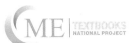
国家级继续医学教育项目教材

家庭肠外营养

名誉主编　［美］沙琳·康弗（Charlene Compher）
　　　　　［比利时］安德烈·凡·戈萨姆（André Van Gossum）
　　　　　李　宁　蔡　威
主　　编　于健春　吴国豪　王新颖

U0305057

中华医学电子音像出版社
CHINESE MEDICAL MULTIMEDIA PRESS
北　京

图书在版编目（CIP）数据

家庭肠外营养／于健春等主编. —北京：中华医学电子音像出版社，2021.3
ISBN 978-7-83005-282-9

Ⅰ．①家…　Ⅱ．①于…　Ⅲ．①肠胃外饲法　Ⅳ．①R459.3

中国版本图书馆 CIP 数据核字（2019）第 275520 号

网址：www.cma-cmc.com.cn（出版物查询、网上书店）

家庭肠外营养

JIATING CHANGWAIYINGYANG

主　　编：于健春　吴国豪　王新颖
策划编辑：史仲静　崔竹青青
责任编辑：崔竹青青　周寇扣
校　　对：张　娟
责任印刷：李振坤
出版发行：中华医学电子音像出版社
通信地址：北京市西城区东河沿街 69 号中华医学会 610 室
邮　　编：100052
E-mail：cma-cmc@cma.org.cn
购书热线：010-51322677
经　　销：新华书店
印　　刷：北京云浩印刷有限责任公司
开　　本：889mm×1194mm　1/16
印　　张：20
字　　数：530 千字
版　　次：2021 年 3 月第 1 版　　2021 年 3 月第 1 次印刷
定　　价：168.00 元

内 容 简 介

  《家庭肠外营养》是"国家级继续医学教育项目教材"系列丛书之一，是中国第一部关于家庭肠外营养的专业书籍，由本领域权威专家于健春教授、吴国豪教授、王新颖教授组织多位国内外营养学专家，融入自己丰富的临床经验和成果撰写而成。全书围绕家庭肠外营养的 5 个维度进行阐述，包括肠外营养的历史回顾与展望、家庭肠外营养临床常见病、肠外营养与代谢需求、家庭肠外营养相关并发症、家庭肠外营养实施的相关问题等，专业性强、讲解全面。本书可作为临床营养专业医师、护士及其他相关专业医护人员的学习和参考用书。

编委会

名誉主编 ［美］沙琳·康弗（Charlene Compher）

［比利时］安德烈·凡·戈萨姆（André Van Gossum）

李　宁　蔡　威

主　　编 于健春　吴国豪　王新颖

副主编 陈　伟　康维明　彭南海　梅　丹

［丹麦］帕勒·贝克尔·耶普森（Palle Bekker Jeppesen）

编　者 （按姓氏笔画排序）

王以朋　朱长真　刘燕萍　孙文彦　李　梅

李子建　李元新　李海龙　杨　桦　杨炯贤

陈莲珍　孟庆华　赵　彬　胡　静　洪　霞

秦环龙　贾震易　钱素云　郭淑丽　唐　云

康军仁　梁　斌　蒋　奕　翟晓梅　薛志刚

名誉主编简介

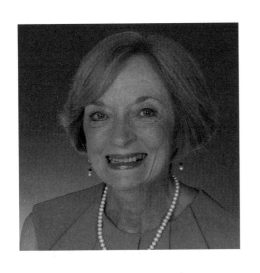

[美国] 沙琳·康弗 (Charlene Compher) 美国宾夕法尼亚大学营养科学教授。美国肠外肠内营养学会主席，健康社区实践名誉主席。

康弗教授创制了营养不良诊疗国际合作模式。启动了全球营养不良领导倡议并一直作为该项目的核心领导。康弗教授荣获 2017 年中华医学会肠外肠内营养学分会荣誉会员；2018 年欧洲肠外肠内营养协会荣誉会员。20 世纪 60 年代作为成员之一参与了由斯坦利·杜德墨克医生发起的美国最早的营养支持团队。康弗教授领导了宾夕法尼亚大学附属医院的家庭肠外营养项目，研究饮食和医学干预减少短肠综合征患者对肠外营养的依赖。在住院患者营养不良的临床结局方面的研究工作，对全球营养不良诊断领导人倡议的临床实践中成人营养不良诊断有重要意义。

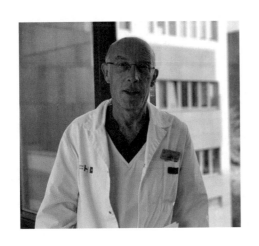

[比利时] 安德烈·凡·戈萨姆 (André Van Gossum) 医学博士，比利时布鲁塞尔自由大学教授，布鲁塞尔 Erasme 医院及 Bordet 研究所咨询教授，胃肠病学专家，医学营养专家。欧洲肠外肠内营养学会 (ESPEN) 主席 (2014—2018 年)，中华医学会肠外肠内营养学分会荣誉会员 (2016 年)。ESPEN 家庭人工营养与慢性肠衰竭组成员，比利时"为所有人提供最佳营养护理" (*Optimal Nutrition Care for all*, *ONCA*) 项目主席，曾任比利时临床营养学会和消化病学会主席。在国际同行评议杂志发表学术论文 267 篇。主要研究领域为炎性肠病、慢性肠衰竭、医学营养学、家庭肠外营养学方面。

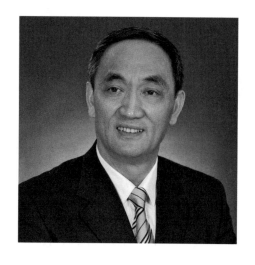

李　宁　教授，上海市第十人民医院结直肠病专科/肠道微生态诊疗中心主任。中华医学会肠外肠内营养学分会前任主任委员；中国医疗保健国际交流促进会加速康复外科学分会主任委员；中国医师协会外科医师分会临床营养医师学组主任委员；中国整合医学大会胃肠外科专业委员会主任委员；江苏省医学会外科学分会主任委员。获国家科技进步奖一等奖 1 项，军队科技进步奖一等奖 3 项、二等奖 4 项；国家教育部科技奖一等奖 2 项；江苏省科技进步奖一等奖 1 项。享受国务院和解放军特殊津贴；荣立军队一等功；全国优秀科技工作者、中国人民解放军专业技术人才奖。入选由人民日报社人民网、健康时报社联合中华医学会、中华预防医学会、中国医师协会推出的 2017 年度首届国家名医高峰论坛——国之名医。

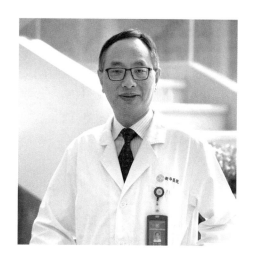

蔡　威　教授，博士研究生导师，上海交通大学医学院附属新华医院主任医师、上海市儿科医学研究所所长。中华医学会肠外肠内营养学分会第三届主任委员，现任常委、儿科营养支持学组组长，中国营养学会副理事长，*Nutrition* 杂志（Pediatrics）副主编，*World Journal of Pediatrics*，*Asia Pacific Journal of Clinical Nutrition* 编委。以第一完成人获国家科技进步奖二等奖等省部级以上奖项 9 项，主持自然科学基金重点项目等国家级课题 7 项，主编《新生儿营养学》《儿科临床营养支持》等 9 部专著，以第一及通讯作者发表 SCI 论文 130 篇。

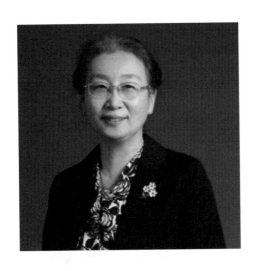

主 编 简 介

于健春 医学博士，主任医师，中国医学科学院北京协和医学院，教授、博士研究生导师，北京协和医院基本外科副主任。曾任中华医学会肠外肠内营养学分会主任委员（2014—2017 年），中华医学会外科学分会营养支持学组副组长，国家卫生健康标准委员会营养标准专业委员会副主任委员，中国医师协会外科医师分会临床营养医师学组副主任委员，北京市住院医师规范化培训外科委员会副主任委员，北京医学会肠外肠内营养学分会主任委员（2018—2021 年），北京医师协会临床专家营养委员会主任委员，北京医学会外科学分会胃肠学组副组长，中国老年保健医学研究会老年胃肠外科分会副主任委员，欧洲肠外肠内营养学会（ESPEN）委员，美国肠外肠内营养学会（ASPEN）委员，美国胃肠道与内镜外科医师学会（SAGES）委员，国际胃癌协会（IGCA）委员。《肠外与肠内营养》杂志副主编。*Clinical Nutrition Experiment* 副主编。

学术成就

培养博士研究生 38 名，硕士研究生 4 名。培养外科博士后 2 名，发表文章 200 余篇，主编及参编专业著作 16 部，继续医学教育教材 6 部，科普专著 1 部。多次荣获中国医学科学院北京协和医学院及北京协和医院优秀教师；曾荣获 1996 年度、2002 年度卫生部、北京市及国家科技进步二等奖，2010 年、2016 年度北京医学会工作贡献奖，2012 年度北京市科学技术奖三等奖，2013 年华夏医学科技奖二等奖，2018 年中华医学会肠外肠内营养学会（CSPEN）杰出贡献奖，2018 年欧洲肠外肠内营养学会（ESPEN）荣誉会员。

专业擅长

主要从事普外科、胃肠外科与营养代谢专业相关临床和基础研究工作。作为主要研究者完成多项全国多中心临床营养研究。带领中华医学会肠外肠内营养学分会制定《临床肠外肠内营养治疗指南和共识》，开展营养风险筛查与营养规范治疗、胃肠肿瘤化疗与免疫营养、保留胃功能的腹腔镜微创手术、减肥手术与多学科综合治疗的研究。

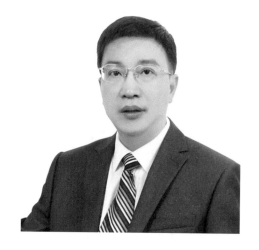

吴国豪 外科学博士，主任医师，教授，博士研究生导师。复旦大学外科学系主任，复旦大学附属中山医院外科教研组主任，复旦大学附属中山医院外科基地主任，复旦大学附属中山医院普外科副主任兼营养科主任，复旦大学普通外科研究所副所长。现任中华医学会肠外肠内营养学分会副主任委员，中华医学会外科学分会临床营养学组副组长，中国医师协会外科医师分会临床营养医师学组副主任委员，中国医药教育协会加速康复外科专业委员会副主任委员，上海市临床营养研究中心主任，上海市医学会肠内肠外营养学会首届主任委员，欧洲营养学会委员，美国营养学会委员。

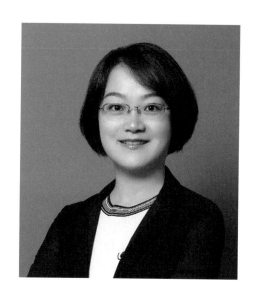

王新颖 医学博士，主任医师，教授，南京大学医学院、南方医科大学医学院、南京医科大学博士研究生导师。东部战区总医院全军普通外科研究所副所长、临床营养治疗中心主任。中华医学会肠外肠内营养学分会副主任委员，中国医师协会外科医师分会临床营养医师学组副组长，江苏省医学会外科学分会营养外科学组组长。

先后主持国家自然科学基金项目 4 项，国家及省部级课题 16 项。发表论文 180 余篇，其中 SCI 论文 71 篇，参编专著 17 部，主编 1 部，副主编 3 部，获得授权国内专利 9 项。相关工作发表在 *Am J Clin Nutr*，*Clin Nutr*，*JPEN*，*Eur J Nutrition*，*Nutrition* 等杂志上。研究结果作为主要内容曾获国家科技进步奖一等奖 1 次，江苏省科技进步奖一等奖、二等奖各 1 次。担任国家级规划教材《临床营养学》副主编，《肠外与肠内营养》副主编，《中华胃肠外科杂志》、《中华临床营养杂志》等杂志编委。

Preface I

Visionary physician leaders in China have laid the groundwork for the expansion of home parenteral nutrition support by publishing this insightful book. The book intends to fulfill two main purposes. The first is to educate Chinese health professionals about evidence-based approaches to the management of patients who experience malnutrition during the course of disease or due to impaired gastrointestinal function. The second is to showcase the experience with home nutrition support from global colleagues whose clinical programs developed more than 50 years ago.

The first goal of education is met by the chapters in this book that provide up to date information about the management of many diseases and conditions where nutrition support and potentially home parenteral nutrition would be helpful to the patient's recovery to a state of optimum health. They represent a careful reading of a broad scientific and clinical literature with interpretation of the findings into a Chinese context. The value of this effort to synthesize the peer-reviewed scientific literature into best practice options for local use cannot be underestimated.

The consideration of the historic developments and experience of older, more established nutrition support programs in the United States and Europe provide examples that differ from each other and will most likely differ from the current and future development of home nutrition support in China. My team at the Hospital of the University of Pennsylvania, for example, is the oldest in the United States and one of the largest, currently providing care to 150 adult patients. We have successfully managed patients with extreme short bowel syndrome and dysmotility as they infuse parenteral nutrition in their home setting in individual cases for more than 30 years. We also provide outstanding care for patients with shorter needs for home parenteral nutrition due to malnutrition, surgical complications, inflammatory bowel disease and cancer care. Managing to limit or avoid the potential complications of parenteral nutrition therapy in patients with complex medical and surgical conditions requires a great deal of experience and clinical judgment by the clinicians. The information provided in the diagnosis-based chapters of this book will most definitely be instructive to those who choose this practice area.

The development of home parenteral nutrition support more broadly in China will be a very important option for Chinese citizens to enable their recovery to their most optimal state of health. This book lays the groundwork by educating providers of the therapy and enabling Chinese physicians and their professional colleagues to learn from the best experiences and hopefully avoid any mistaken directions taken by those in the United States and Europe.

Charlene Compher (USA)
ASPEN Former Chairman
Dec. 2020

序 一

  中国的医学营养领导者洞悉未来，出版此书目的是为扩大中国家庭肠外营养支持工作奠定基础。本书意在实现2个主要目的：其一，让中国健康专业工作者学习胃肠功能损伤或疾病相关营养不良患者基于证据的诊疗方法；其二，展示来自国际同行50余年的家庭肠外营养支持临床经验。

  本书各章节提供了关于多种疾病的营养支持以及家庭肠外营养可能协助患者实现最佳康复的最新证据。这些内容基于广泛的科学和临床文献证据的分析，以中文形式呈现。本书整合了同行评议科学证据、结合中国实际情况，总结最佳证据。

  美国和欧洲更早建立的营养支持项目为家庭营养支持提供了发展方向和经验，提供了不同的例子，也可能与中国家庭营养支持的当前和未来发展有所不同。以宾夕法尼亚大学医院为例，作为美国历史最悠久、规模最大的团队之一，目前为150位成人患者提供医疗照护。我们成功地治疗了一些复杂的短肠综合征和胃肠动力不足的患者。在一些患者中，家庭肠外营养的使用超过30年。我们也为有短期需求的患者提供良好的家庭肠外营养支持，包括营养不良、手术并发症、炎性肠病和恶性肿瘤患者。良好照护能够减少甚至避免肠外营养造成的潜在并发症，对于合并内外科复杂情况的患者，尤其需要大量的经验和临床决策。本书各个章节所提供的疾病诊疗信息无疑将为本领域各从业者引路。

  在中国更广泛的发展家庭肠外营养将是中国患者恢复到最佳健康状态的一个重要选择。本书的编写奠定了基础，提供了治疗方法，使中国医师及其他专业人员学习国内外同行最佳的经验，并希望避免欧美国家经历过的各种失误。

沙琳·康弗

美国肠外肠内营养学会前任主席

2020 年 12 月

Preface II

Food is vital for all the human beings. Eating a diversified diet responds to a basic requirement for the body. In case of diseases, providing nutrients is becoming part of the medical therapy.

Indeed a malnourished patient is at risk of higher morbidity, higher mortality and lower quality of life. In some selected patients medical nutrition is mandatory either enteral nutrition or parental nutrition. Enteral nutrition via a feeding tube should be the first choice in patients for whom the gut may be used. *If the gut works, use it*. However in some clinical conditions the gut is not functionning; the situation of the so-called intestinal failure may be acute, transient or chronic. For the patients with intestinal failure, the parenteral route must be used to provide calories, amino acids, electrolytes, vitamins and trace elements. The parenteral solutions are administered throughout a central venous catheter. The amount of calories and proteins to be administered is calculated in fonction of the body weight of the patient; in most of the cases it should reach 30 kcal/kg body weight/day and $1 \sim 1.2$ g protein/body weight/day. This should be adapted recording to the clinical status of the patient.

For several decades, parenteral nutritions is used for the hospitalized patients; one of the major indication is the peri-operative period for gastrointestinal disorders. For most of the patients, parenteral nutrition is required for a short period of time (a few days to a few weeks). Nevertheless, some patients with a chronic intestinal failure (the major cause is the short bowel syndrome) may require a parenteral nutrition for a long-term. That could be for a few months but in some patients for many years. The administration of parenteral nutrition may be continued at home.

Home Parenteral Nutrition (HPN) has been shown to be safe and well tolerated. However it has been well demonstrated that HPN patients must be followed by a mutli-disciplinary team with an expertise in this domain. The main objectives of HPN is to preserve life, to avoid complications related to HPN, to assure the best quality of life and, hopefully, to wear-off TPN after adaptation of the gut. Teaching the patient about the technique and regular monitoring of the patient are of most importance. In addition of preserving life and assuring quality of life, HPN may be cost-effective in avoiding long-term hospitalisation.

This Book may be extremely useful for the teams that are involved in a HPN programme.

I personnaly congratulate all the Authors who have kindly contributed to this Book.

André Van Gossum (Belgium)

ESPEN Former Chairman

Dec. 2020

序　二

食物对于所有人都至关重要，摄入多样化食物是人体的基本需求之一。疾病状态下，营养支持逐渐成为医学治疗的一部分。

营养不良患者的并发症多，死亡率更高，生活质量更低。在一些特定的患者中，无论是肠内营养还是肠外营养都是必需的。若患者肠道存在一定功能，肠内营养应该作为首选，即遵守"肠道有功能，就尽可能利用"的原则。然而，在一些临床情况下，肠道失去功能即处于肠衰竭状态，可分为急性、一过性或慢性。对于肠衰竭的患者，肠外营养可提供能量、氨基酸、电解质、维生素和微量元素。肠外营养多通过中心静脉导管输注。能量和蛋白质的供给量可基于患者的体重计算。多数情况下，能量按 30 kcal/（kg·d）计算，蛋白质摄入量按（1~1.2）g/（kg·d）计算，但需要根据患者的临床具体状态进行调整。肠外营养自出现以来，主要用于住院患者，最主要的适应证之一是围术期的胃肠功能障碍。对于多数患者，肠外营养在短期内是必需的，一般维持数天到数周。而当患者存在慢性肠衰竭（主要为短肠综合征）时，肠外营养可能成为一种长期必需的治疗，维持数月甚至数年。因此，肠外营养可以延续至家中进行。

家庭肠外营养（home parenteral nutrition，HPN）已被证实安全且耐受性良好。然而，也有研究指出，HPN 患者必须由包括该领域专家的多学科团队随访。HPN 的主要目标是保障患者基本生命需求，避免 HPN 相关并发症的发生，使患者达到最佳生活质量，并期待在肠功能适应性改变后可以脱离完全肠外营养。家族肠外营养最重要的是教会需 HPN 的患者相关操作技术和异常症状的自我监测。与长期住院相比，HPN 可能是更加经济实惠的模式。

本书适用于 HPN 项目的团队，我个人对于为此书作出贡献的所有作者表示祝贺。

安德烈·凡·戈萨姆
欧洲肠外肠内营养学会前任主席
2020 年 12 月

前 言

　　临床营养学从 20 世纪 60 年代至今已经走过 50 余年历程，特别是肠外肠内营养支持治疗技术已挽救了无数肠功能衰竭或疑难重症患者的生命，创造了医学史的奇迹。进入 21 世纪以来，随着经济的快速增长，现代化、工业化、城市化和老龄化社会的来临，以及人民工作和生活习惯的改变，疾病谱也随之改变。慢性疾病已成为消耗医疗和社会资源最多、制约我国走向健康幸福社会的最大障碍。

　　尽管营养学的理论和技术成熟，美国、日本、欧洲等发达国家及地区开展家庭肠外营养已有几十年，但在我国还处于起步阶段，我国营养学与国外还存在较大差距。如何面对 21 世纪的挑战，需要我们审视过去并作出相应对策。以往医学院课程设计中，临床营养学课时少，住院医师及专科培训中缺乏临床营养学知识和技能的培训；受过去的医疗体系和医保支付方式的限制，临床分科过细，同时受到住院时间及周转率等指标限制，临床营养问题不被临床医师认识或重视。上述原因导致我国营养学教育不足，存在许多临床问题。

　　随着慢性疾病合并肠功能障碍或衰竭的营养高风险患者、营养不良患者的增加，患者生存期和生活质量需求提高，住院患者医疗护理及医保负担的增加，亟需加强多学科临床营养专业人才的培养教育。同时，针对临床营养专业管理人才和体系建立、医疗保险政策和营养产品的保障及卫生经济学研究亦需更加深入。

　　2020 年伊始，新型冠状病毒肺炎（COVID-19）突发，人类的生命和健康受到前所未有的威胁和挑战，临床营养在重症患者的救治中发挥了重要作用，尤其是远程医疗和 APP 管理模式在慢性病治疗、管理及家庭肠外营养的教育、医疗和管理中发挥了重要作用。

　　本书是中国第一部关于家庭肠外营养的专业书，凝聚了中国和全世界几代外科人及多学科医务工作者的艰辛努力，是爱与智慧的结晶，展示了当今多学科同道们对于临床营养事业的不懈追求和积极贡献，也是对中华人民共和国成立 70 余年走向繁荣富强、经济腾飞、医疗技术及医药企业蓬勃发展的新时代的呼唤，是开启中国医疗健康事业、引领中国家庭肠外营养事业的序曲和新阶段。

　　为了让读者了解家庭肠外营养相关临床操作步骤及流程，本书附有 5 个视频，包括①长期家庭肠外营养支持病例分享；②外周静脉至中心静脉置管、导管维护及换药护理操作；③药师配制肠外营养袋+护师配制即用型肠外营养三腔袋；④超短肠综合征：肠外肠内营养支持；⑤家庭肠外营出院宣教及上门访视。

　　在此，我们由衷感谢所有参编本书的中外专家们的积极支持、经验分享和无私奉献！特别感谢长期以来热忱帮助和支持中国临床营养事业的国内前辈大师黎介寿院士、蒋朱明教授、吴肇汉教授、李宁教授、蔡威教授等；特别感谢国外著名临床营养学专家沙琳·康弗教授和安德烈·凡·戈萨姆教授担任名誉主编并为本书作序，寄语中国家庭肠外营养的未来；由衷感谢临床营养医师陈伟、康维明教授，临床营养护师彭南海教授，临床营养药师梅丹教授及丹麦著名消化内科专家帕勒·贝克尔·耶普森教授作为副主编，以及国内外多学科同道、专家参编本书！

我们共同希望本书开启临床营养学的新时代，规范慢性疾病相关营养不良的预防、干预治疗与长期家庭治疗管理的起步，促进多学科临床营养研究。

"合理营养，患者受益"，愿我们携手努力，共同培育和促进中国临床营养学事业的发展。

于健春

2020 年 12 月

目　录

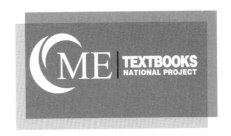

第一篇

肠外营养的历史
回顾与展望

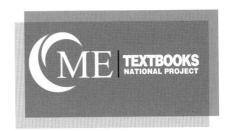

肠外营养的历史与发展

于健春

中国医学科学院北京协和医学院

第 **1** 章

一、临床营养的概念

临床营养至今已经应用 50 多年，挽救了无数胃肠功能衰竭或障碍等危重患者的生命。近 20 年来，随着人们对营养研究的深入，越来越认识到营养支持的必要性，特别是在危重病救治时，以及慢性病伴胃肠功能衰竭或严重障碍的患者，肠外营养和肠内营养具有其他疗法不可替代的重要作用。

肠外营养（parenteral nutrition，PN）是经静脉途径（非胃肠道途径）供应患者所需要的营养要素，包括糖类、脂肪乳剂、必需和非必需氨基酸、维生素、水与电解质及微量元素，目的是使患者在无法正常进食的状况下仍可以维持机体营养状况、增加体重和促进创伤愈合，使幼儿可以继续生长、发育。肠外营养分为完全肠外营养（total parenteral nutrition，TPN）和部分补充肠外营养（supplementary parenteral nutrition，SPN）。肠外营养能够有效救治外科手术、创伤、烧伤、胃肠功能障碍或衰竭危重症患者，在许多肿瘤、慢性疾病、老年共病等疑难病治疗中发挥越来越重要的作用。

肠内营养（enteral nutrition，EN）是一种采用口服或经胃肠道导管途径提供代谢需要的能量及营养基质的治疗方式。存在营养风险的患者，只要其胃肠道有功能，应在安全的前提下首选肠内营养支持。

临床营养理念包括膳食营养宣教、咨询指导、部分口服补充、肠内营养、肠外营养疗法。从预防、治疗、功能康复到临终关怀，临床营养治疗已成为许多疾病治疗方案的重要组成部分，已从传统意义上的补充、支持发展到治疗，并被临床各个学科逐步认识和接受。临床营养与麻醉技术、抗生素、微创手术、器官移植技术是 20 世纪国内外公认的现代外科的五大进展。

二、肠外营养的历史与发展

尽管肠外营养疗法创始于 20 世纪 60 年代初期，但追溯其发展却已有近 400 年的历史。1628 年 William Harvey 对循环系统的探索，确定了静脉输液的解剖学基础；1658 年，报道了克里斯托弗·雷恩和他的同事们给犬注射麦芽酒、葡萄酒、鸦片和油的研究效果，研究中用中空的鹅毛笔充当针或导管，用猪膀胱充当储液器，探索热量与输注系统。表 1-1 总结了 PN 成功实施的一些关键历史事件，首先是在医院，然后是在社区。按照不同的标题列出发展情况，包括发展概况、静脉途径、宏量营养素（脂肪、糖类、蛋白质/氨基酸和酒精）和其他营养素。对创伤、败血症和其他疾病的代谢反应的研究，以及对在此条件下营养液和电解质的需求及其对酸碱调节的影响，促进了 PN 的发展，最终促进了家庭肠外营养（home parenteral nutrition，HPN）的发展。19 世纪后半叶至 20 世纪上半叶，了解和发现各种营养物质的化学结构、稳定性和生物学效应，对 PN 的发展非常重要。

表 1-1　PN 和 HPN 发展史中的关键时间表

肠外营养发展概况

1628 年	William Harvey 报道发现循环系统
1658 年	有动物体内静脉注射酒精、脂质和鸦片的报道（实验开始于 1656 年）
1831 年	成功静脉输注一种溶液（必需的盐水溶液）治疗因霍乱引起体内液体丢失过多（Latta，1831）
1904 年	人体皮下 PN（脂肪、葡萄糖、电解质和蛋白胨）（Freidreich，1904）
1923 年	Seibert 对致热源的研究（Seibert，1923，1963）引导其后来对提供无致热源静脉液体的原则和方法的描述
1955—1965 年	临床医师在特定时期内使用外周或中心静脉 PN（5% 或 10% 的葡萄糖、蛋白水解物和静脉用脂肪乳剂）（Levenson 等，1984）
1967 年	长期静脉营养获得成功，使比格犬幼犬正常生长（Dudrick 等，1967）
1967 年	用 20%~25% 葡萄糖和 4%~5% 氨基酸溶液成功实施长期中心静脉 PN

家庭肠外营养

1969 年	美国开展家庭 PN（Shils 等，1970）
1970 年	加拿大开展家庭 PN（Langer 等，1973）
1970 年	一些欧洲国家和其他国家以不同途径开展家庭 PN

即用型肠外营养袋及质量监察

1972 年	介绍长期应用"全合一"输液袋，现在 HPN 中常规使用（Romieu 等，1972）
1970 年至今	HPN 在不同国家中不同方式的演变（Elia，1995；Elia 和 Baldwin，1999；Moreno 等，2001）
2003 年	国际标准化组织（ISO）编制了一份文件（ISO 14698-1）概述 ISO 14644（环境中粒子和细菌的限制）的执行策略。这一发展源于 PN 袋细菌污染的暴发
2008 年	药品监察检验合作操作计划（PIC/S）的引入成为欧洲医院无菌制剂生产质量管理规范（GMP）的指南（PE 010-1，现行版本 PE 010-4）
2014 年	药品监察检验合作操作计划，2014

静脉通路

1658 年	中空鹅毛笔用作静脉注射的针管
1940 年	给人类输注 15%~20% 葡萄糖溶液，成功率不同（Dennis，1944；Dennis 等，1948），问题在于静脉炎的发生
1949 年	成功通过中心静脉导管将高渗葡萄糖和蛋白溶液输入犬体内（Meng 和 Early，1949；Rhode，1949）
1952 年	中央（锁骨下）静脉置管的描述（Aubaniac，1952），早在 1944 年就有关于导管集中插入的报道（Levenson 等，1984）
1967 年	中心静脉置管技术将高渗 PN 应用于人体（Dudrick 等，1968，1969）
1969 年	将动静脉分流术用作静脉输液通路实施 HPN 的美国首例患者（Shils 等，1970）

宏量营养素

糖类

1843 年	Claude Bernard 证明糖溶液可以安全地通过非肠道途径给动物注射（Foster，1899）（他随后将葡萄糖注射到自己的静脉中）

续　表

1887 年	Landner 提出葡萄糖可以作为"人工营养"方案的一部分
1896 年	人体内葡萄糖静脉输注获得成功（Biedl 和 Kraus，1896）
1915 年	Woodyatt 等报道静脉注射葡萄糖速度达每小时 0.85 g/kg 体重，患者可不出现糖尿（Woodyatt 等，1915）
1967 年	人体内长期输注高渗葡萄糖（Dudrick 等，1968）

蛋白质/氨基酸

1870— 1900 年	将牛奶注入人体内，但可能会发生严重的全身反应
1913 年	将无致敏性蛋白水解物注入山羊体内喂养 16 天获得成功（Henreiques 和 Anderson，1913）
1937 年	蛋白质水解物在动物体内获得相似和更广泛的成功（Elman，1937）
1939 年	将 2% 酪蛋白水解物和 8% 葡萄糖溶液注入患者体内后未出现反应（Elman 和 Weiner，1939）
1940 年	用合成的晶体氨基酸注入婴儿体内（Schohl 和 Blackfan，1940）
1964 年	晶体氨基酸溶液引入德国（Bansi 等，1964）
1970 年	晶体氨基酸取代商业蛋白水解物
1980 年	研制出甘氨酸-谷氨酰胺和丙氨酸-酪氨酸等双肽，解决了单独添加氨基酸不稳定（如谷氨酰胺）和溶解性差（如酪氨酸）氨基酸的稳定性问题。现如今这些上市制剂已被使用

脂肪乳剂

1678 年	Christopher Wren 报道静脉注射动物脂质
1869 年	皮下注射脂肪乳剂在犬体内没有出现不良反应（Menzel 和 Perco，1869）
1869 年	皮下注射脂肪用于患有营养不良和 Pott 病的患者
1915 年	首次静脉注射脂肪乳剂给动物（Murlin 和 Riche，1915）
1920 年	美国首次给患儿通过静脉注射脂肪乳剂（Rhoads，1975）
1961 年	Wretlind 在瑞典研发安全有效的静脉脂肪乳剂（Schuberth 和 Wretlind，1961），1963 年获得大多数欧洲国家批准上市，但北美直到 1977 年才批准应用
1964 年	美国食品和药品监督管理局禁止从蓖麻油和棉籽油中提取脂肪乳剂，原因是它们会引发不良反应
1980 年至今	新型脂肪乳剂的开发，包括含有中链甘油三酯、鱼油和结构脂肪乳剂的乳剂，但尚未得到广泛应用

酒精

1658 年	酒精被注入动物体内
1970 年	酒精被包含在一些上市的 PN 制剂中，并在一些中心广泛使用
1980 年至今	当 HPN 逐渐在许多国家应用时，含酒精的静脉营养产品逐渐退出

　　现代肠外营养的发展始于 1962 年瑞典内科医师 Arvid Wretlind 研发的大豆油脂肪乳剂，并成功应用于临床。美国外科医师（Stanley Dudrick 和 Douglas Wilmore）经锁骨下中心静脉置管进行肠外营养，并临床应用在动物实验和短肠综合征的婴儿，均证明肠外营养具有安全性和有效性。PN 使婴幼儿能够生长发育，由此确定了肠外营养的重要作用并确立其重要地位。美国、欧洲等国家和地区相继成立肠外肠内营养学会，即美国肠外肠内营养学会（ASPEN）、欧洲临床营养与代谢学会（ESPEN）。

　　在我国 20 世纪六七十年代，国家经济状况薄弱，临床营养知识、营养技术和产品稀缺的困难时期，北京、上海、南京等城市的普外科医师（曾宪九教授、吴肇光教授、黎介寿院士、吴蔚然教授、蒋朱明教授、吴肇汉教授等）勇于探索、研究，担当和大胆实践，率先在国内开展临床营养相关的基础研究和临床实践，最早对肠衰竭的外科疑难重症患者（如肠瘘、炎症性肠病等）进行营养支持并取得成功，改变了传统治疗的观念，打破了局限性，明显改善了临床结局，并荣获省、市、卫生部及国家科技进步奖。

21 世纪以来，随着工业化、现代化、城市化、老龄化的社会环境改变，疾病谱也发生变化，特别是慢性疾病如炎症性肠病、糖尿病、恶性肿瘤、短肠综合征、肠功能障碍或衰竭，成为威胁人类健康的主要杀手，也成为消耗医疗和财政资源、影响人民健康福祉、制约国家发展的瓶颈。

尽管"精准医学"的理念家喻户晓，但由于我国医学院临床营养课程设置不合理，医疗技术培训不足，医疗报销比例偏低，医院的医护工作者普遍缺乏临床营养的知识和技术培训，患者和社会对临床营养的认知滞后，导致许多慢性病合并肠衰竭或障碍的患者（如短肠综合征、放射性肠炎等）缺乏专业人才及时的营养筛查、评估和治疗，临床营养的照护和治疗水平远落后于发达国家。PN 在临床广泛应用并用于家庭营养治疗之前，认识到这是以一种安全、可预测的方式提供营养治疗的技术至关重要。因此，培养专业医护人员，建立临床营养的诊疗和长期有效的治疗管理体系势在必行。

三、家庭肠外营养

（一）患者和适应证

1969 年在美国纽约开展了第一例 HPN 治疗，是 Shils 及其同事报道（Shils 等，1970）的一例患有短肠综合征的 37 岁妇女，她接受了为期 7 个月的 PN 治疗之后，因小肠移植再次入院，最后死于术后并发症。这例患者是通过动静脉瘘的途径进行 PN 的，但动静脉瘘感染并阻塞。此后在美国及其他国家开展的大多数 HPN 病例都是经中心静脉导管进行输注的。

1970 年加拿大首位接受 HPN 治疗的是 1 例因肠系膜血管血栓形成而接受近全部小肠切除的患者（Langer 等，1973），其应用 HPN 生存了 20 年。1972 年在加拿大接受 HPN 治疗的患者可能是至今 HPN 治疗时间最长的（超过 32 年）。

在这些具有里程碑意义的事件之后，HPN 于 20 世纪 70 年代开始在北美更广泛地开展，并首次在欧洲及其他国家如澳大利亚开始实施。法国的 Solassol 及其同事在 1973 年报道的 75 名患者长期接受静脉营养（Solassol 等，1974），欧洲的 HPN 发展较为缓慢，英国 HPN 最早的报道在 20 世纪 70 年代末才出现。

1986 年中国首位接受 HPN 治疗的是 1 例 27 岁女性短肠综合征患者，患者因肠扭转、肠系膜血管血栓、肠坏死，在上海中山医院外科接受近全部小肠切除术，术后接受 HPN 治疗，健康存活30 年，患者在接受 HPN 治疗 4 年后正常怀孕生育一女，该女孩成人后并于 2016 年正常生育后代，创造了世界奇迹。

HPN 最常见的适应证主要是因克罗恩病和肠系膜血管病行手术切除所致短肠综合征的成人患者。随着时间的推移，患者的年龄范围逐渐扩大到儿童（通常是更幼小年龄）和老年人；如今这种趋势在一些国家仍在持续。同时，HPN 的适应证范围也在不断扩大。HPN 开始越来越多的用于儿童疾病，如自身免疫性肠病、坏死性小肠结肠炎和先天性畸形。在美国，HPN 也越来越多地用于获得性免疫缺陷综合征患者。此外，在其他国家，HPN 开始越来越多地用于恶性疾病的营养支持。

然而，不同国家 HPN 适应证的差异明显，并且随着时间的推移而发生变化。例如在英国，某一特定时间点的恶性疾病患者比例（患病率）从 1996—2000 年（以及更早）（Elia 等，2001）的 <5% 稳步上升到 2010 年的 7.8%。在 2010 年，所有接受 HPN 治疗的患者中有 14% 患有恶性肿

瘤（期间患病率）（Smith 等，2011）。加拿大 HPN 登记系统显示，在 2004—2006 年，7.1% 的患者因癌症使用 HPN（Raman 等，2007）。在一些国家，接受 HPN 治疗的癌症患者比例高于其他疾病：意大利登记系统显示 1984—1992 年为 57%（De Francesco 等，1995），北美 HPN 登记系统显示 1985—1992 年为 49%（Howard 等，1995），而在意大利的一个区域中心高达 88% 的癌症患者在 2000—2003 年开始接受 HPN 治疗（Violante 等，2006）。一项新登记患者调查证实 HPN 在癌症患者实际应用中存在明显差异（5%~60%）：法国 16%，英国 5%，比利时 23%，丹麦 8%，荷兰 60%，西班牙 39%。

经检索，1997—2019 年开展 HPN 的国家包括美国、英国、意大利、西班牙、德国、加拿大、法国、中国、荷兰、丹麦。

显然，HPN 的应用在各国之间差别很大，这与不同国家经济情况有关（Van Gossum 等，1999），这些经济因素导致的结果：低收入国家应用 HPN 比例最低，如一些非洲国家和印度，西欧国家比例中等，美国 HPN 比例最高。

PN 在人类身上获得的成功也被引入动物（兽医）的应用，例如犬和马，但这种做法还没有扩展到群体。

尽管胃肠道恶性肿瘤的发病率和死亡率仍居高不下，但随着各国和地区的经济和医学科学发展，2000—2014 年的 5 年生存率均有提高：食管癌提高了 4%~12.7%，胃癌提高了 5%~20%，结肠癌提高了 5%~10%。因此，健康工作者应更加关注胃肠道肿瘤患者生活质量（the quality of life，QOL），然而，40%~60% 胃肠道肿瘤患者在入院时即发现因肿瘤和抗肿瘤治疗导致的营养不良。胃肠道肿瘤患者营养不良发生率高于非胃肠道肿瘤患者。营养不良发生率由高到低排序为食管、胃、结肠。

Shim 等观察到围术期重度营养不良发生率为 2.3%，手术后上升为 26.3%，许多营养不良患者需要在家恢复。营养状况差导致患者并发症的发生增加，治疗的耐受性下降，治疗中断，生存时间和生活质量下降。因此，关注患者营养状况对患者生活质量和治疗计划至关重要。

临床医师已意识到营养治疗明显改善胃肠道肿瘤患者营养状况。家庭肠内营养（home enteral nutrition，HEN）可以有效控制胃肠道恶性肿瘤患者手术后和化疗期间的体重下降。

有研究显示 28 天 HPN 可以明显提升患者整体的生活质量和体重。标准的营养管理团队、管理流程和随诊可以有效减少体重丢失及并发症的发生。因此，胃肠道恶性肿瘤患者的综合治疗和家庭肠内营养管理是提升患者生活质量和抗癌治疗计划的主要保障措施。

（二）PN 制备、建立和输注系统装置的进展

在 20 世纪 70 年代，PN 的管理包括 HPN，经常涉及多个瓶子（葡萄糖、氨基酸、盐、脂肪乳剂）。这些烦琐复杂、冗长、乏味、耗时的操作，增加了发生错误的概率和并发症的风险，如导管相关性感染等。此外，小瓶维生素和微量营养素的组成物并不适合长期静脉使用。据报道，第一例 HPN 患者（Shils 等，1970）接受了 4 种不同的商业维生素安瓿，以及 8 种其他类型的溶液（在最初的配方中不包括脂肪乳剂），输液时间表也非常复杂。

自 20 世纪 70 年代以来商业公司推出了简化管理的新配方，实现了飞速发展，也是基于药物的不断进展和对患者具体需求的不断研究和理解。

1. 大型塑料输液袋（全合一输液袋）　大型塑料输液袋将营养物质混合在一起，并在规定的时间内同时输送。虽然在群体中使用一体式输液袋的最早报道是在 1972 年（Romieu 等，1972），但直到 20 世纪 80 年代才开始广泛使用。必须仔细评估营养物质的兼容性，避免导致脂肪乳剂不稳定的因素（如磷酸钙沉淀或二价阳离子）。这一领域的研究促使营养物质前体的发展，如有机磷

酸酯类是稳定、具有可溶性，且不引起沉淀的。一旦进入体内，有机磷酸酯类，如葡萄糖磷酸或甘油磷酸，被水解产生游离磷酸盐和葡萄糖或甘油。

2. 多层袋 它的研究始于 20 世纪 90 年代，结果显示多层袋可以限制氧的扩散，而氧的扩散会导致一些物质的降解：①氨基酸，如半胱氨酸；②维生素，如维生素 C，特别是在铜的催化作用下；③药物，如雷尼替丁。这种多层袋现已在许多国家常规用于 HPN。

3. 背包和塑料"背心" 是将液体装在塑料背心或背包里，使患者可以自由活动，外出上学、工作或回家生活。这些液体通过一个轻便的便携式输液泵输入中央静脉，该泵也可装在背包里。

4. 输液泵 许多最初设计用于医院病房的输液泵，其体积庞大，噪声大，不适合家庭使用。因此，新的可移动泵被设计成更小、更轻、更适合在家庭使用。

5. 输液架 一些输液架不适合在家里的某些地面上使用。例如，因输液架体积庞大，轮子小，不易于上下移动到不同的楼层，也不容易经过某些地毯覆盖的地面。在英国，一个接受静脉和鼻胃管营养治疗的患者组织（PINNT）发现了这些问题，并设计了输液架和泵系统。现在，许多患者使用这种特制的便携式的、轻便实用的输液架。

（三）营养液配送和设备提供

营养液和辅助输液设备最初是从医院送到患者家中，在许多国家主要由商业公司接管，包括从提供营养液配送和辅助设备，到临床、护理在内的全面护理。为便于国际旅行，一些公司已经建立了护理网络，根据患者的特殊需求提供营养液和辅助输液设备，这样患者即使出国工作或度假也可进行肠外营养。

（四）营养素

在 20 世纪 70 年代的趋势应用研究中，HPN 的宏量营养素（氨基酸、糖类、脂肪和酒精）是用氨基酸混合物取代蛋白质水解物（D-氨基酸'和 L-氨基酸被 L-氨基酸取代），用葡萄糖取代果糖（以及其他糖类，如山梨醇，在更有限的范围内），葡萄糖一直是使用最广泛的糖类。在美国，因蓖麻和棉籽油的不良反应（发热、凝血问题、背痛、黄疸），其在 1964 年已被禁用。与许多欧洲国家相比，这导致美国较慢地引入和使用少量的脂肪乳剂。瑞典在 1961 年就已经研发了一种安全的脂肪制剂（Schuberth 和 Wretlind，1961）。后来，酒精被引入，但由于担心其对肝和大脑的潜在不良反应，20 世纪 70 年代酒精从商业静脉制剂中撤出。

通过历史回顾 HPN 中有关其他营养素概况，可简述为以下 3 点。

第一，有些患者接受 PN（包括 HPN）时，所获得的营养物质的量有时低于规定摄入量，这是由于营养物质在袋中降解（如维生素 C 的氧化）或吸附。研究显示，在夜间输注，使用不透光材料覆盖输液袋，并使用含有脂肪乳剂的全合一输液袋，可限制光的传播，能减少某些维生素尤其是维生素 A 的光降解。

第二，PN 使用的微量元素和矿物质与口服营养不同，因为它们的吸收率是可变的，健康受试者的微量元素和矿物质的吸收范围从低于 10%（如铬、锰）到接近 100%（如钠、钾）。由于营养素供应不足或过量，在医院和家庭引进 PN 的几年内，报道了一些营养不足和毒性的事件。

第三，全肠外营养（total parenteral nutrition，TPN）一词至今仍在使用，但现在已被 PN 一词所取代，因为人们认识到有几种营养物质并不包含在常规 PN 中（现在仍然没有），如类胡萝卜素、胆碱、牛磺酸、谷氨酰胺、果糖和一些鱼油。

HPN 是慢性肠衰竭患者（chronic intestinal failure，CIF）的主要治疗方法，也是无法正常进食或肠内营养无法实施患者的基本生命支持治疗手段。2016 年欧洲肠外肠内营养学会（European Society for Parenteral and Enteral Nutrition，ESPEN）发布关于成人 CIF 的指南，对 HPN 的管理做了详细推荐。中华医学会肠外肠内营养学分会于 2017 年发布了《成人家庭肠外营养中国专家共识》。合理的 HPN 能满足患者对能量和营养素的需求，维持和改善患者的营养状况和器官功能，降低并发症发生率，增强身心健康，提高生活质量，同时可减少医疗费用并节省医疗资源。

随着临床营养的基础与临床研究及国内外医药技术、营养产品的发展，肠外营养技术不断成熟和发展；欧洲、美国、日本等发达国家、地区及波兰等发展中国家已相继开展了 HPN，对病情平稳而住院仅需要营养支持的患者进行评估，并成功实施和管理 HPN。

虽然我国的家庭营养支持工作起步较晚，但已取得明显进步和优异的成绩。医院静脉配药系统"全合一"的建立，尤其是合资或国内医药企业工业化生产的即用型三腔袋、双腔袋或多腔袋，以及社区医疗模式、互联网等技术，将在未来为家庭营养支持的患者提供安全、有效、方便的连续性医疗；许多肠功能障碍或衰竭患者将得到长期有效的治疗和管理，以期达到延长患者生存期和提高患者生活质量的目标。

参考文献（略）

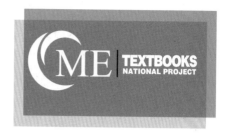

欧洲家庭肠外肠内营养现状

安德烈·凡·戈萨姆（André Van Gossum）　著
比利时布鲁塞尔自由大学
李子建　北京医院
陈羽飞　陈　伟　译　中国医学科学院北京协和医院

第 **2** 章

　　肠外营养的应用始于 20 世纪 60 年代初。Skils 等最先在北美报道了帮助患者在家维持肠外营养的经验，而法国 Solassol 和 Joyeux 是欧洲 HPN 的先驱。HPN 项目逐渐在法国、丹麦、英国、比利时和意大利等西欧国家开展。

　　在实践数年后，欧洲的几个团队汇报了他们在 HPN 上的经验，认为 HPN 并发症发生率低，生存率良好。从 1990 年开始，一些来自欧洲不同的国家、对 HPN 感兴趣的人联合起来，创建了欧洲肠外肠内营养学会（ESPEN）、家庭人工营养及慢性肠衰竭工作组。工作组的目标是交流经验，为优化 HPN 提供临床试验规范。起初，HPN 的应用只针对那些因良性病导致慢性肠衰竭的患者，如克罗恩病、肠系膜血管疾病、放射性肠炎、肠道运动障碍等。HPN 最常见的适应证为短肠综合征，此外也包括肠瘘、运动功能障碍和黏膜病变。

　　过去 10 年间，由于炎症性肠病的药物疗法取得进步（如免疫抑制治疗、TNFα 等生物制剂），需要 HPN 的克罗恩病患者的数量明显减少。相反，随着肠系膜血管疾病的患者数量有所增加，HPN 接受者平均年龄升高。

　　HPN 支持在恶性肿瘤中的应用，一开始只局限于晚期患者出现肠梗阻后，这意味着这些患者已不能从任何治疗中获益了。这些晚期患者的生存时间非常有限（平均生存时间为 3~6 个月），因此，在其身上启动 HPN 需要同时考虑预期寿命、生活质量、是否有不可控疼痛及患者的意愿。值得注意的是，在南欧国家（如意大利、西班牙），晚期肿瘤患者应用 HPN 的情况远多于北欧国家，这是由于文化、社会和法律因素导致的。

　　HPN 的应用已推广到仍在接受治疗的晚期肿瘤患者。现在肿瘤被视为一种"慢性"病，多元治疗模式（手术、放疗、化疗、免疫治疗）改善了某些肿瘤的预后。为了耐受这些治疗，患者应当保持良好的营养状况，这也是 HPN 现在能够更广泛应用于恶性肿瘤患者的原因。

　　在欧洲，每年新启动 HPN 的良性病患者为（2~15）/1000 000，其中应用 HPN 最普遍的国家是丹麦。欧洲各国之间 HPN 的应用率存在很大差别，在西欧国家非常普遍，而在东欧国家 HPN 的应用仍然受限于临床经验不足和（或）财政经济因素（如 HPN 的医疗报销比例低）。

　　目前，肿瘤患者的 HPN 应用率并不明确，但 HPN 接受者中至少有 60% 为恶性肿瘤患者。在大多数国家，需要 HPN 的良性病患者会由专家中心的完整营养团队随访。

　　这个团队不仅负责安排 HPN，还将原发病及个体状况纳入考量，以充分促进肠功能康复。在实际中，有 50% 的患者在接受 2 年的 HPN 后就能够脱离全肠外营养方案了。应用 HPN 的恶性肿瘤患者通常由肿瘤医师直接随访，希望将来他们能够与营养支持团队合作。

总之，应用 HPN 的良性病患者，其长期治疗和监测由营养支持中心来进行；应用 HPN 的恶性肿瘤患者由肿瘤中心随访。因为营养支持通常要配合肿瘤治疗策略，推荐肿瘤治疗团队与营养支持团队进行合作。对于良性病患者，应用 HPN 的目标是维持生存、尽量提高生活质量及避免 HPN 相关并发症。中心静脉置管相关的感染是目前最常见和最危险的 HPN 相关并发症，而肝损害、骨病、营养缺乏等代谢并发症由于中心高度专业化的管理已经变得不多见了。

一、肠内营养

家庭肠内营养（HEN）在欧洲各国应用非常普遍，尽管与此相关的数据还不多，我们可以认为应用 HEN 的患者数量是 HPN 患者数量的 10~50 倍。长期肠内营养支持的适应证主要是神经系统病变或头颈部肿瘤导致的吞咽障碍。HEN 在痴呆患者中的应用仍存在较大争议，在做决策时我们应当遵循伦理，具体分析每一例病例。患者出院后过渡到家庭肠内营养，可通过鼻饲管或胃/空肠造口途径（更推荐后者）进行喂养，绝大多数患者能够因经皮内镜下胃造口术获益。

二、家庭肠外肠内营养的监测

HPN 大多是在夜间规律进行，这可以保证患者在白天行动自如，许多接受 HPN 的良性病患者还能维持其职业和社交活动。通过中心静脉置管途径输注肠外营养，既可以由患者来操作（经过培训后），也可以由有相关护理经验的社区护士来进行。肠外营养制剂可以在医院药剂科、当地药店购买或物流公司配送。

HPN 患者的监测和随访由医院营养支持团队、家庭医生、社区护士合作进行。强烈建议患者接受慢性肠衰竭及肠外营养相关信息的教育。根据个体不同情况，患者每周或每半年检测一次血生化指标，肠外营养方案必须随能量需求变动而调整。虽然 HEN 相关并发症较少发生，但也不可掉以轻心。最严重的并发症是喂养反流性肺病。出院前患者的居家治疗方案必须由医师、护士和营养师妥善安排好。必须提供具体的护理肠内营养途径（管饲或胃造口）的信息，给患者提供一本记录相关资料的小册子。无论肠外或肠内营养都推荐用流量调节泵，以将营养制剂输注速度调整到合适的范围。

三、启动 HEN 和 HPN 的原则

综上所述，HEN 和 HPN 应当由多学科营养支持团队来开展，成员包括医师、药剂师、营养师和护士。优化出院及居家随访方案对营养支持团队的专业性提出了很高要求。尤其对于那些长期行 HPN、伴随慢性肠衰竭的良性病患者。患者和（或）家属的健康教育对提升家庭肠外肠内营养的有效性和安全性有巨大帮助，此外，医院营养支持团队与社区医生、护士及营养师之间的良好合作也非常重要。

四、限制因素

启动家庭肠外肠内营养有以下 4 条限制因素：

1. 多学科营养支持团队需要时间来组建。
2. 需要负责供应、输注肠外肠内营养制剂的后勤组织。

3.在欧洲，不同国家与地区的报销比例不相同，需要建立肠外肠内营养支持的医疗偿付机制。

4.国家卫生部门需要支持并提供发展家庭护理服务所需资金。

许多研究表明，让患者出院进行家庭肠外或肠内营养支持不仅能够改善患者的生活质量，还能节约财政开支。

参考文献

［1］Pironi L，Corcos O，Forbes A，et al. References from the ESPEN Home Artificial Nutrition and Chronic Intestinal Failure working group. Intestinal failure in adults：recommendations from the ESPEN expert groups. Clin Nutr，2018，37（6 Pt A）：1798-1809.

［2］Baxter JP，Fayers PM，Bozzetti F，et al. An international study of the quality of life of adult patients treated with HPN. Clin Nutr，2019，38（4）：1788-1796.

［3］Joly F，Baxter J，Staun M，et al. Five-year survival and causes of death in patients on home parenteral nutrition for severe chronic and benign intestinal failure. Clin Nutr，2018，37（4）：1415-1422.

［4］Pironi L，Konrad D，Brandt C，et al. Clinical classification of adult patients with chronic intestinal failure due to benign disease：an international multicenter cross-sectional survey. Clin Nutr，2018，37（2）：728-738.

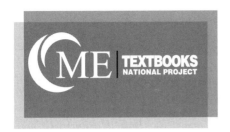

美国家庭肠外营养历史与实践现况

第 3 章

沙琳·康弗（Charlene Compher） 著 美国宾夕法尼亚大学

薛志刚 译 中国医学科学院北京协和医院

1975 年，一位 23 岁男性因突发腹部剧烈疼痛至当地医院急诊科就诊，患者无明确既往史。初诊为消化不良，治疗策略为镇静、过夜留观。次日凌晨，患者出现腹胀，腹部皮肤发绀，腹痛无明显缓解。影像学提示肠扭转，采取手术治疗，切除范围包括大部分小肠和右半结肠。此外，又进行了多次手术治疗吻合口病灶。患者家属担心其命不久矣，处在惶恐与无助的绝望中，后联系到 Stanley Dudrick 医师，转院到宾夕法尼亚大学医院（Hospital of the University of Pennsylvania, HUP）做进一步治疗。

本文旨在介绍美国 PN 的起步、发展，列举既往 40 余年间促成安全开展 HPN 实现的重要成就或关键因素，最后以 HUP-HPN 项目（又称 Penn 家庭输注治疗，PHIT）为实例，介绍 HPN 在美国开展的现况。

一、肠外营养的起步发展

营养不良是外科不良预后因素。Hiram Studley 1936 年的关于消化性溃疡的研究显示，如果患者术前体重下降超过 20%，术后死亡率增加 2 倍。人们开始认识到营养不良的重要预后价值，这也激发了众多研究者在随后数十年对这一主题的研究兴趣，将治疗营养不良作为改善基本病情的重要策略之一。

其中一位杰出的学者 Jonathan E. Rhoads，他坚持不懈地致力于探索、制定胃肠病的饲喂策略，使患者进一步通过手术获得良好结局。在 2001 年一次采访中，Rhoads 详细介绍了 20 世纪三四十年代患者营养及蛋白状态与临床结局之间的关联研究与进展。20 世纪 60 年代，他与 Harry Vars 等几位外科住院医师尝试通过动物实验证实仅仅通过静脉途径喂养犬的可行性，实验连续失败，直到 1964 年 Stanley Dudrick（当时是外科住院医师，也是 Rhoads 的学生）接手。Dudrick 首次成功地在比格犬幼犬的上腔静脉中放置导管，解决了静脉输注高浓度营养物质的核心难题。这些静脉营养饲喂下的幼犬与经口进食幼犬以相近的速率长大，静脉营养的有效性终于得以证实。这些突破性实验成功之后，在 1969 年，临床上首次给一位因小肠闭锁导致的重度短肠综合征（short bowel syndrome, SBS）患儿成功实现静脉营养。患儿的生长速率良好，直到 22 个月后逐步转换到经口进食。至此，Dudrick 证实了肠外营养在动物和患者中施行的可行性和有效性。有关 PN 发展的这些早期重要事件，对于外科实践极其重要。得益于 PN，很多胃肠重症患者的生存状况也能在住院期间得到极大改善。可以说，严重肠衰竭患者得到静脉营养支持治疗是 20 世纪医学领域最重大的成就发展之一。

二、家庭肠外营养的发展

一些疾病状态依赖肠外营养支持治疗，长期 PN 使得对食物来源的营养及液体的（生理性）吸收功能发生永久性改变，需要一种可以在患者家中安全进行长期 PN 的方法，也就是 HPN。最初，来自 HUP 的一个典型病例 Bobby Thomas 的青年男性。Thomas 是一位重度 SBS 患者，23 岁时（1975 年）因肠扭转行全小肠切除术和十二指肠-结肠吻合术。重度 SBS 使他通过饮食维持自身足够营养的可能性基本为零，但在当时尚没有 HPN。患者 8 个月后才住进 HUP。最终，于 1976 年出院回家，但在随后的日子里，他和他的父亲每周都要回到医院进行瓶装 PN 输注，PN 的配制主要由医院药剂科完成。当时尚缺乏家庭药品供应商。

宾夕法尼亚大学健康系统（University of Pennsylvania Health System，UPHS）在开展外科静脉置管技术后，接收了第一批 HPN 患者。当时，因为导管相关血流感染（catheter-related bloodstream infection，CLABSI）的发生，患者不得不拔除导管及放置新导管。住院期间，患者多通过锁骨下静脉导管暂时输注 PN，此类导管在家中使用的安全性低。

最初这批 HPN 患者从 UPHS 接受 PN 制剂，在住院期间患者得到输注专科护师（infusion nursing specialists）的指导与训练。最初的制剂均为瓶装（图 3-1），在使用时必须消除里面的气体，还需要有输液杆支撑。当时的输液泵结构也很复杂，需要在护师指导下学习使用。静脉脂肪乳和氨基酸（如果需要）经由一个"Y"形连接器输给患者。当时的输注装置无法避免患者反复接触静脉输液管路，每次接触都有污染输液管路的风险。基于玻璃瓶装、结构复杂的泵和"Y"形连接器等的传统输注系统产生了一系列安全隐患。当时 CLABSI 发生率很高，至今也是影响 HPN 整体治疗效果和患者生活质量的最重要因素之一。

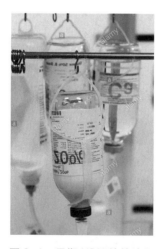

图 3-1　早期 HPN 的输液瓶

三、HPN 系统的优化完善

直到 20 世纪 80 年代末，由于家庭药品输注供应商的快速发展，可以提供 HPN 制剂、装置、临床支持（护士定期家庭访视）等服务，更好地满足了 HPN 患者在家输注肠外营养的需求。这项重大变革意味着患者可以拥有属于自己的 HPN 供应，肠外营养配制完成后可以直接快递到家，在很大程度上缓解了医院在 HPN 中的工作量，有助于医务人员更好地专注于临床诊疗。输液护士在新体系里发挥着重要作用，比如护士可以上门指导一部分患者在家中完成 HPN 学习训练，一方面在实际环境中学习应用、操作性更强；另一方面这部分患者可以更早出院。此外，抽血和换药也由护士在患者家中完成。需要明确的是，对于患者 HPN 支持治疗整体方向的把控依旧由医院 HPN 团队负责。

四、HPN 支持体系现况

早期的 HPN 静脉导管需要外科操作放置，近些年，静脉导管已经可以由放射科医师安全放置，甚至由经验丰富的护士在床旁操作。如果预计 HPN 需求时间不长，那么经外周中心静脉导管（peripherally-inserted central catheter，PICC）可以由一位经过训练的专科护士在住院期间操作完成。如果预计需要长期应用 HPN，可以由放射科医师或者外科医师操作放置隧道式或置入式导管。家庭输注护士负责指导或提供每种导管护理的规范化流程。

对于患者来说，现在的 HPN 供给-邮递系统已经非常简单、方便。输注液体以全合一营养液（图 3-2）的形式提供，仅需要在其中添加一些复合维生素，再邮寄一个对应输液口的穿刺针。现在的输液泵（图 3-3）更小巧，更简易，而且可以与 HPN 液体一同装在背包里。

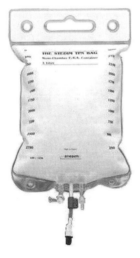

图 3-2　全合一营养液

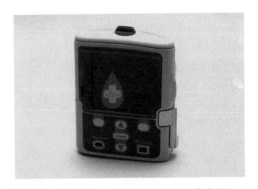

图 3-3　时下小巧、简便、动态 PN 输注泵

五、宾夕法尼亚大学健康系统中的 HPN 实践

尽管现在对于 HPN 这类病情复杂的患者的很多照护、服务理念在不断变化，但对一个训练有素、多学科组成的专业诊疗团队的需求是不变的。HPN 处方的医师负责监督和把控治疗的整体方向。高级护师基于患者每日基本情况提供初步 HPN 诊疗管理方案，并且负责随时接听患者的问题反馈及其担忧。高级临床营养师确保 HPN 成分对于患者是最佳的，同时指导口服膳食支持治疗。HPN 团队中的药剂师负责协助评估 HPN 剂量、兼容性和稳定性，避免出现成分沉淀和药物-药物之间或药物-营养素之间的相互作用。通过定期电话随访及季度性门诊随访实现患者管理。患者在多学科专业团队指导管理下得到最高质量的 HPN 支持治疗。基于医院建立的 HPN 团队成员根据

循证实践指南和各自每年的角色记录能力（document competency）进行实践。团队针对具体患者的情况，监督家庭输注公司的行为。最近一篇综述描述了提供 PN 时各种安全问题的最佳实践策略。HPN 团队中每个人的特征性贡献都在进一步改善患者接受 HPN 支持治疗的效果。

在患者个体化治疗中，与其他涉及该患者治疗的临床专家进行交流，这对保证治疗安全性和实现最佳临床结局十分重要。感染科医师监视 CLABSI 类型，确保合理应用抗生素治疗，监督任何导管装置或流程操作变化对治疗效果产生的影响。胃肠病专家在 SBS 方面的专业知识可以为患者提供个体化治疗，包括对腹泻的控制、改善和应用生长因子药物治疗等。

家庭输注药物供应商为多位患者提供专业的药物配送及家庭护理指导服务。药剂师收到 HPN 处方并进行确认和审查，监督个体化 HPN 配方的配制过程。家庭静脉输注护士定期到患者家中访视，（导管维护）换药，评估患者整体状态（体重、是否有脱水情况等），抽血化验。此外，家庭护士还为患者及其照护者提供最开始的 HPN 家庭维护训练指导，确保 HPN 安全开展（具体训练项目见表 3-1），每 6 个月更新一次训练内容，以实现 HPN 最优化和 CLABSI 最小化。

表 3-1　家庭肠外营养患者训练模块

住院期间训练内容

　如何操作输液泵？

　如何刺入 HPN 输液系统？

　如何连接和分离输液管路？

　如何与 HPN 供应商沟通联络？

　（首次出院后）家庭访视训练内容

　如何收集和整合所需补充品？

　如何操作输液泵？

　如何通过标签确认 HPN 成分正确？

　如何安全添加复合维生素和药物（如胰岛素）？

　如何在接通输液管和静脉导管时避免引入气体？

　如何从静脉导管上分离输液管并钳闭管端？

　如何开始和终止 HPN 输注全过程？

每 6 个月家庭访视，观察、再评估患者 HPN 操作

　如何添加复合维生素和药物（如胰岛素）而不污染？

　如何正确连接和分离输液管路与静脉导管？

　如何在日常基础及游泳、旅行等特殊情况下保护导管敷料？

接受 HPN 支持治疗的患者定期抽血化验，监测电解质的变化。患者第一次出院后，每周监测一次电解质、转氨酶、白蛋白和血细胞计数，随后依据患者指标的改善情况，监测频率逐步减少到每 2 周一次、每月一次，直到每季度一次。需要在 HPN 中添加胰岛素的患者在指导下学会定期测量血糖，同时给予如何调整 HPN 中胰岛素剂量的指导。

每周电话随访，评估患者对目前每日 HPN 总量的耐受性，评估患者整体健康情况或新出现的医疗情况，同时分析讨论血液化验结果。教育患者定期测量体重，学会识别感染的症状和表现。如果患者出现发热，建议到医院进行评估和治疗，如果发热不严重（≤38.5 ℃），家庭输注护士会上门抽血，进行血培养检查。与患者及其家属保持良好的沟通对 HPN 支持治疗成功同样至关重要。患者在周期性门诊访视时再次进行评估，以确保实现最佳的诊疗照护。

六、短肠综合征或胃肠动力不足的处理

在我们团队现在的 HPN 队列中，根据疾病诊断分类如图 3-5 所示。这些年来，最主要的诊断一直是 SBS 和胃肠动力障碍。HPN 需求时间较短的病种包括营养不良、难治性克罗恩病、外科并发症、肠梗阻和终末期癌症。

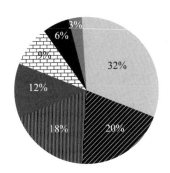

短肠综合征（32%）
癌（20%）
胃肠动力障碍（18%）
营养不良（12%）
克罗恩病（9%）
手术并发症（6%）
小肠梗阻（3%）

图 3-5　Penn 家庭肠外营养患者诊断分布

对于近期刚刚经历手术切除肠管的 SBS 患者，最迫切的治疗目标是调整并保持营养状态稳定（包括液体和电解质平衡）。早些年，这类患者往往会旷置一个小肠造口，而不与结肠段接通，这种情况下有一个挑战性非常大的临床问题，即很难在鼓励患者经口进食的情况下依旧保证水和电解质平衡。依据留存的小肠长度不同，夜间 HPN 补液可能需要多达 4 L，因此，白天补液就需要添加更多补液盐。胃的高分泌状态也通常是在经口液体补充的极大促进下出现的。当患者静脉补液量不足，会有极度的口渴感，引起小肠分泌。我们鼓励患者限制经口液体补充每日最多不超过 1 L，同时小口抿（而不是喝）水以增加肠道对盐水的吸收。质子泵抑制剂或组胺 H2 受体拮抗剂类药物可以考虑适当应用来减少肠液丢失。每周血液化验，确保患者电解质平衡，同时为指导调整 HPN 和静脉补液需求提供参考依据。患者病情达到临床稳定后，尽快进行剩余小肠与结肠吻合手术。

需要向患者解释胃肠有适应性改变的能力和过程（肠道适应）。当经口进食最合适的时候，剩余小肠节段可能增生（细胞肥大），增加吸收营养物质的能力，尤其在保留有相当一部分回肠时，但空肠造口时吸收能力也会改善。在小肠与结肠吻合术后，患者吸收液体和营养物质的能力显著提升。

对于 SBS 患者最大化肠道适应性的重要原则是饮食最优化。有规划动力的患者应该考虑的最佳饮食包括复合碳水化合物（不仅仅是单一糖类）、简易烹制的高质量蛋白质食物、烹饪熟的蔬菜、好消化（软）的水果等，同时限制每日经口液体摄入量和口服补液盐浓度。建议在每餐时不要同时经口补充液体，这项策略有助于延长食物与肠道上皮细胞之间相互作用时间。可以遵守这些指南建议的患者，很可能也需要抗腹泻药物来减缓食物经过肠道的过程。当小肠与结肠重新吻合后，口服补液吸收会增加，患者能量吸收的效率也可能增加。

随着肠道适应性过程，还有一部分健康小肠和部分结肠的患者可能逐步"戒断"HPN 支持治疗。当患者体重增加到之前与 HPN 团队一同制定的目标体重时，就可以开始考虑逐步暂停 HPN。当患者每日 HPN 总量不超过 2 L 时，可以考虑每周减少一天 HPN 输注，这对电解质管理和脱水症状几乎没有影响。随着肠道适应性提高，患者体重会继续增加，并能够逐步减少其他非连续 HPN

输注的天数。对于每日 HPN 输注量很大的患者，建议每日能量补充和 HPN 液体量减少 15%~20%，随着时间的推移逐步减少。患者在逐步"戒断"HPN 一段时间后可以停用，考虑拔除 HPN 导管之前，再保留导管至少 1 个月，以确保患者情况稳定，每日用生理盐水冲洗维护导管。

相对于 SBS 患者，胃肠动力障碍的患者能够脱离 HPN 的可能性更小。如果胃肠动力障碍尚未影响小肠，患者可能在 HPN 稳定后耐受胃管或空肠管给予部分营养。咨询此类患者的胃肠病专家可以提供药物治疗方案，提高胃肠对饮食或管饲营养的耐受性。如果胃肠动力障碍严重，患者小肠菌群容易过度生长，这时可能需要抗生素治疗。

七、结　语

总之，提供一流的 HPN 支持治疗，需要多学科专业团队的密切合作，积极进行患者教育，同时与药品供应商、治疗团队、患者或照护者之间保持广泛的沟通交流，以及增强患者个人的意志与鼓励患者坚持。在良好的管理与恰当的支持下，很多患者能够获得良好的生活质量。然而，不论患者还是 HPN 支持团队务必要常怀戒备之心，关注血流感染、电解质紊乱的风险，及时调整 HPN 成分，实现 HPN 疗效最大化。

参考文献

[1] Fairman J, Compher C, Morris J, et al. Living long with short bowel syndrome: a historical case of twenty-nine years of living with home parenteral nutrition. JPEN J Parenter Enteral Nutr, 2007, 31 (2): 127-134.

[2] Studley HO. Percentage of weight loss: basic indication of surgical risk. JAMA, 1936, 106: 458-460.

[3] Rhoads JE. The development of TPN: an interview with pioneer surgical nutritionist Jonathan E. Rhoads, MD. J Acad Nutr Diet, 2001, 101 (7): 747-750.

[4] Dudrick SJ, Wilmore DW, Vars HM, et al. Long-term total parenteral nutrition with growth, development, and positive nitrogen balance. Surgery, 1968, 64 (1): 134-142.

[5] Wilmore DW, Dudrick SJ. Growth and development of an infant receiving all nutrients exclusively by vein. JAMA, 1968, 203 (10):

860-864.

[6] Compher C. 41st ASPEN President's Address: advancing the science and practice of nutrition support into the future. JPEN J Parenter Enteral Nutr, 2018, 42 (1): 56-60.

[7] Kovacevich DS, Corrigan M, Ross VM, et al. American Society for Parenteral and Enteral Nutrition Guidelines for the Selection and Care of Central Venous Access Devices for Adult Home Parenteral Nutrition Administration. JPEN J Parenter Enteral Nutr, 2019, 43 (1): 15-31.

[8] Naylor CJ, Griffiths RD, Fernandez RS. Does a multidisciplinary total parenteral nutrition team improve patient outcomes? A systematic review. JPEN J Parenter Enteral Nutr, 2004, 28 (4): 251-258.

[9] Ayers P, Boullata J, Sacks G. Parenteral nutrition safety: the story continues. Nutr Clin Pract, 2018, 33 (1): 46-52.

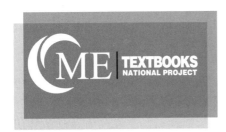

家庭肠外营养支持团队

陈　伟　中国医学科学院北京协和医院
蔡　威　上海交通大学医学院附属新华医院

第 **4** 章

　　HPN 的顺利实施单纯依靠患者和家属是不够的，需要有完善的团队合作，制订肠外营养方案和计划，紧密配合，监测效果，及时处理并发症，才能确保 HPN 的有效治疗。

　　HPN 营养支持的核心团队至少应包括临床医师、营养医师/营养师、药师和护士。每个角色在 HPN 的执行中承担不同的责任，确保 HPN 按照合理规程执行，最大程度地减少 HPN 的并发症。

一、HPN 营养支持团队的人员构成

　　ESPEN 的 HPN 指南中建议，营养支持团队的临床医师应包括消化内科医师和（或）胃肠外科医师。临床医师负责并领导整个营养支持团队的活动。应该对营养素在健康和疾病情况下的不同代谢特点十分了解，了解营养不良在病理生理和临床上的所有不同表现形式，具有处理一些其他疾病的临床经验。在实施过程中，对患者的营养状况和风险进行具体评估，判断患者是否需要 HPN，制定 HPN 的处方，选择合适的 HPN 方式、途径，进行与 HPN 相关的必要的医疗操作（如插管）等，进行营养治疗相关的咨询。如果患者的临床疾病为恶性肿瘤或神经系统疾病，那么医师的范围还应包括相应专业的临床医师。对某些症状的特点予以鉴别，判断是否为肠外营养的不良反应所致，或者需要考虑调整或终止 HPN。

　　营养医师/营养师负责对患者进行营养状态评估，包括患者的身体测量和营养评估，计算营养必需量和营养摄取量，有实践经验的营养医师可以制定 HPN 的处方。营养医师/营养师应主导对 HPN 营养支持的效果进行评估，以随时调整营养计划，以及提供肠外营养制剂相关问题的咨询。有的 HPN 患者尚有部分肠内营养或可经口摄入，这方面的相关咨询和治疗调整亦可由营养医师/营养师来承担。

　　药师负责参加肠外营养处方的决定和审核，全合一肠外营养液的配制，指导患者的输液和内服药。核对和检查肠外营养液。对患者及医护人员提供药物相互作用、配伍禁忌等相关问题的咨询。如果患者应用的肠外营养液为家庭配制，可由药师进行指导和培训，并进行配制所需药品的管理。

　　护士负责 HPN 的导管护理，指导患者家属进行规范化的日常导管护理，定期检查输液途径的通畅性及是否出现相关并发症。负责肠外营养液的输液操作和管理，指导患者或家属进行安全规范的输液操作。护理工作，尤其是经过培训的专业护理人员和合理的导管护理计划，是有效减少导管相关血流感染（catheter related blood stream infection，CRBSI）的重要因素。

　　营养支持团队还可以包括社会工作者，帮助患者解决生活及治疗中的非医疗困难，做初步的

心理护理或疏导。精神/心理医师，评估 HPN 患者的情绪和心理状态，及时给予适宜的调整。

二、营养支持团队的工作规划

按照时间顺序，HPN 的工作在患者出院前即开始启动。

核心团队的临床医师负责评估患者的一般情况、脏器功能、远期预后，家庭环境及其他外部条件是否适合 HPN，如能确定可行 HPN，则尽快建立合适的输液通路。

由营养医师进行详细的营养状态和代谢能力评估，进行必要的人体测量和计算，初步制定患者所需的能量和各类营养素需要量。由临床医师和（或）营养医师制定 HPN 方案，并根据患者的生化检测结果，选择合适的肠外营养药品剂型。

由药师审核处方的合理性，明确是否存在配伍禁忌，并进行无菌配制操作，使患者在出院前即按此方案应用，及时发现不良反应。如一切顺利，则开始准备家庭配制全合一肠外营养液。一种情况是，营养液在医院或指定的场所（如药房或药厂配制室）配制后，统一配送至患者家中，在家庭环境中，仅连接导管即可使用肠外营养液体。另一种情况是，采购或配送各类肠外营养药品到患者家中，在家中建立局部无菌操作环境，进行全合一肠外营养液配制。这就需要更高的要求，比如药品和耗材的分类、储存，肠外营养液的无菌配制，操作台/操作间的消毒与无菌监控，医疗垃圾的回收处理等，均需由药师负责安排，并对家庭中进行肠外营养液配制的成员进行培训与考核，确保可以熟练掌握配制操作。

由护士评估静脉置管的通畅性与安全性，对患者和（或）家属进行培训，使其掌握导管的连接操作与日常护理，使患者或家庭中照顾 HPN 患者的护理人员能够及时识别并发症，是出院前培训的重要目标。充分细致的培训可以使患者成为"专家"患者，从而降低与导管有关的并发症（尤其是 CRBSI）的发生率，并因此减少再次入院的机会。

除了培训以外，在患者回到家中进行 HPN 实施的过程中，还应制订周密的监测与护理计划，包括治疗和监测的总体目标，具体的操作规范与流程。监测的频率、具体指标及危急值，以便能够及时识别和处理并发症。这就要求除了核心成员以外，还需要其他人的参与，共同组成完整的营养支持团队。比如全科医师、社区护士和可以提供上门服务的护理人员，每隔 3 个月进行监测评估，病情不稳定的患者还须给予更多关注。营养支持效果的监测方面，应定期评估患者的体重变化与水化状态（每周至少 1 次，可由患者或家庭护理人员评估）。病情稳定的患者，每 3 个月应监测血液指标，如血常规、肝肾功能、电解质、血糖、血脂水平和蛋白水平（如白蛋白、前白蛋白、铁蛋白、C 反应蛋白等）；每 6~12 个月监测微量营养素水平，如维生素 A、维生素 D、维生素 E、维生素 B_{12} 和叶酸等；每年通过双能 X 线吸收法评估骨密度。导管监测包括感染、机械性堵塞/断裂、静脉血栓形成等，患者或家属可进行自我评估和初步判断，对于有疑问之处，应随时可联系社区护士或全科医师给予专业处理，如需进一步检查或治疗，可由后者联系营养支持团队的核心成员。监测的目的是改善 HPN 患者的生活质量，除了上述客观因素以外，还应关注患者情绪变化和其他症状。考虑到 HPN 的复杂性和日常性对情绪的影响，应对患者的心理状态进行监测，以便及时发现抑郁或其他情绪变化。对恶性疾病患者来说，还应解决其特定的非营养问题，包括缓解疼痛、社会心理问题。这就要求营养支持团队还要与肿瘤科医师和（或）姑息治疗小组密切合作。

三、营养支持团队的管理与培训

不同国家和地区的营养支持团队，运作与管理模式不同，大致分为集中式管理和分散式管理两类。集中式管理指的是建立独立的提供营养支持服务的部门，包括从营养途径的建立、维护，制剂的配制、输注，营养治疗的疗效评估与监测，处方的调整等，出院后的家庭营养计划，营养支持和（或）治疗全程都由这个营养支持团队负责，承担所有相关的责任。这种模式的好处是营养支持全过程管理严格规范，疗效评估更全面，发生营养相关并发症的风险较低，对慢性疾病、需要家庭营养支持尤其是 HPN 的患者可能更适合。但应注意对患者出现的症状，尤其是非营养相关的问题，需要及时与其他专业的医师沟通，以免造成判断和处理的延误或偏差。分散式管理是采用会诊的形式进行工作。在营养治疗之初参与营养风险的筛查和营养状况的评估，指导营养处方的制定，而具体执行则交由临床主管医师执行。在此期间营养医师、药师或护士定期随访，并向主管医师提供治疗和监测的建议，由主管医师总体评估后做出决策，也由主管医师承担所有相关的责任。这样的模式更适合住院患者的营养支持和治疗，也是国内采用较多的管理模式。对于 HPN 的患者来说，如果采用这样的模式运作，需要有一位掌握患者整体病情的医师作为主要负责人和联络人，制定长期监测评估计划，定期访视患者，组织会诊，调整营养支持方案。从人员角色来看，患者居住地的社区全科医师可能更为适合。营养支持团队需要在循证水平上进行实践，在临床框架内开展工作，对绩效进行审核。这就要求团队核心成员不断提高自身素养，在不同阶段进行不同层次和深度的培训学习，使水平螺旋式上升。国内外目前有针对营养师和临床药师的研究生培训、规范化培训教程，以及资格考试。临床营养医师尚无特定的培训教程，主要通过临床经验的积累和参加各类专题报告、临床研讨会，以及各级各类学术会议等进行学习。如美国肠外肠内营养学会（American Society for Parenteral and Enteral Nutrition，ASPEN）、欧洲营养与代谢学会（Europe Society for Parenteral and enteral nutrition，ESPEN）、中华医学会肠内肠外营养学分会（Chinese Society for Parenteral and Enteral Nutrition，CSPEN）等。营养护士可以通过《临床营养支持护士核心课程》等进行学习，并参加临床营养支持护士资格考试来明确专业水平等级评估。

营养支持团队在 HPN 中的总体有效性尚未得到最终证实。有证据表明，营养支持团队有助于降低住院患者营养支持机械并发症的发生率，但是对于减少导管相关血流感染和代谢性并发症的支持证据仍较少。尽管如此，通过营养支持团队对 HPN 患者进行高质量的管理，似乎可以改善或维持其营养状况，降低并发症发生率，改善患者独立生活的能力，从而改善生活质量，减少并发症，并降低医疗成本。

参考文献

［1］中华医学会肠外肠内营养学分会. 成人家庭肠外营养中国专家共识. 中国实用外科杂志，2017，37（4）：406-411.

［2］蔡骏，宣正荣，蔡威. 营养支持小组建立的意义. 肠外与肠内营养，2001，8（2）：106-107.

［3］贾建国. 临床营养支持团队的建设与质量保证. 2012 年北京医学会肠外肠内营养学分会学术年会论文集，2012：61-65.

［4］柴巍中，赵尔萍. 国外营养教育和营养师发展概况. 中国食物与营养，2004（12）：11-13.

［5］Wengler A, Micklewrightb A, Hébuterne X, et al. Monitoring of patients on home parenteral nutrition（HPN）in Europe：a questionnaire based study on monitoring practice in 42 centers. Clin Nutr，2006，25（4）：693-700.

［6］Schneider PJ. Nutrition support teams：an evidence-based practice. Nutr Clin Pract，2006，21：62-67.

［7］Staun M, Pironi L, Bozzetti F, et al. ESPEN Guidelines on Parenteral Nutrition：home parenteral nutrition（HPN）in adult patients. Clin Nutr，2009，28（4）：467-479.

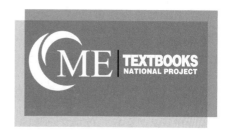

家庭肠外营养在慢病管理中的作用

于健春

中国医学科学院北京协和医学院

第 5 章

临床营养是 20 世纪现代外科的五大进展之一。随着中国现代化的进程，经济的腾飞发展，快速的工业化、城市化和老龄化社会的来临，人民工作和生活方式发生巨大变化，疾病谱的改变，慢性病的增长已成为医疗健康领域的主要问题。现阶段我国慢性病的预防和管理仍凸显不足。

一、临床营养的历史与发展

1962 年，瑞典内科医师 Arvid Wretlind 研发大豆油脂肪乳剂作为经肠外途径提供热量和必需脂肪酸的静脉制剂并成功应用于临床。1967 年，美国外科医师 Stanley Dudrick 和 Douglas Wilmore 进行动物实验和对短肠综合征婴儿进行经锁骨下中心静脉置管全肠外营养的临床应用，证明了长期肠外营养的安全性和有效性。先天性代谢性疾病苯丙酮尿症及克罗恩病患儿，长期应用特殊配方食品及肠内营养制剂，进一步证实合理营养不但使患儿疾病得到长期控制，而且使婴幼儿能够生长发育成人，达到正常生活和工作的良好目标，确立了肠内营养在疾病控制和营养支持中的重要地位。20 世纪 70 年代，美国、欧洲等发达国家和地区相继成立肠外肠内营养学会（ASPEN，ESPEN）。

尽管肠外营养支持在少数外科危重症患者取得显著疗效，但由于传统医学院课程、住院医师及专科医师培训均缺乏营养教育和培训，医疗保险支付不足，缺乏对患者及其家属的营养普及教育，特别是临床医务工作者对营养的认知和重视程度不足，且临床营养师数量不足，只有较少医院成立营养支持小组，片面追求住院时间短、周转率快，许多住院患者得不到营养相关的评估、支持、治疗和指导，出院和家庭的患者更缺乏营养相关的指导。

在黎介寿院士、吴蔚然教授、吴肇光教授、朱预教授、蒋朱明教授、吴肇汉教授等老一辈外科大师引领下，1990 年中华医学会外科学分会成立了由外科医师组成的外科营养支持学组，促进了肠外肠内营养技术在外科领域的规范应用和发展。随着临床多学科和对外交流的需要，在蒋朱明教授等老前辈的积极努力下，民政部于 2004 年 11 月 16 日批准予以登记。于 2004 年 12 月 2—4日在北京国际饭店召开中华医学会肠外肠内营养分会成立大会，由外科医师、内科医师、ICU 医师、营养师、护理人员、药剂师、麻醉科医师等加入的多学科分会，旨在将"外科营养"技术推广至多学科，带动提高整体医疗水平。作为多学科分会逐步建立发展、不断完善组织建设，如青年委员会和 5 个多学科临床营养学组（肿瘤、护理、老年、小儿、神经营养学组）及 6 个多学科临床营养协作组（营养药师、加速康复外科、营养代谢、危重症、胃肠病、肠道微生态营养协作组），针对临床常见的营养问题，集学会委员的智慧和国内外研究进展，制定和更新了中华医学会肠外肠内营养分会指南（"围手术期肠外肠内营养指南""小儿肠外肠内营养指南"），操作规范及共识（"老年营养共识""神经营养共识""静脉注射维生素共识""部分补充肠外营养共识""部分口服补充共识""家庭肠外营养共识""加速康复外科共识""克罗恩病专家共识"）等，并进一步推广。

中华医学会肠外肠内营养分会以"传承、规范、交流、创新"的宗旨，搭建继续教育、学术交流、临床研究及医学转化的平台，让临床营养的理念融入健康与疾病的管理，促进整体医疗和健康领域的发展。

二、慢性非传染性疾病

慢性非传染性疾病，简称"慢病"，是一类起病隐匿、病程长且病情迁延不愈、缺乏确切的传染性生物病因证据的疾病的概括性总称，是目前我国和世界主要的致死原因。随着人口老龄化、城市化快速发展，生活方式改变及环境污染日益严重，当前我国慢病流行趋势呈增长势态。WHO 统计数据显示，到 2030 年，国内 65 岁以上老年人数量将增至近 2.4 亿，可能使慢病负担增加 40%。由慢病所导致的健康损失、伤残等将会使卫生系统、家庭、社会负担日益加重。

中国因慢病导致死亡的人数占总死亡人数 86.6%；如心脑血管病、癌症、糖尿病、慢性阻塞性肺疾病等。慢病常合并营养不良，从而导致不良的临床结局，如并发症增多、死亡率增加、住院时间延长、医疗费用增加、家庭社会负担增加、生活质量降低。

营养不良是营养状况的失衡改变（能量、蛋白质、维生素及微量营养素缺乏），可导致机体组织形态、功能（组织和器官及认知功能障碍）和临床结局产生不良反应（并发症或死亡等临床不良事件风险增加）。饥饿、疾病和老年是营养不良的主要影响因素。营养不良明显增加疾病的发病率、并发症、住院时间、医疗费用及死亡率，降低患者生活质量和生存时间，增加医疗、家庭和社会负担。

合理的膳食营养与教育，疾病相关营养不良的临床营养干预与治疗，是营养不良与营养风险患者必要的有效治疗手段，也是预防疾病、慢病康复乃至疾病临终关怀全过程的重要治疗方法。

三、慢病的临床营养管理

慢病管理是指组织慢病专业医师、药师及护理人员，为慢病患者提供全面、连续、主动的管理，以达到促进健康、延缓慢病进程、减少并发症、降低伤残率、延长寿命、提高生活质量并降低医药费用的一种科学管理模式。WHO 公布，心脑血管病、癌症、糖尿病、慢性阻塞性肺疾病为 4 类最主要的慢性疾病，与之相应的 4 类主要生物学危险因素包括超重或肥胖、高血压、高血脂、糖代谢异常。而针对慢病最常见的可干预的健康主要危险因素包括 4 种：吸烟、有害饮酒、缺乏运动、不健康饮食。研究认为，如能控制慢病的主要危险因素，至少可以预防 80% 的心脏病、卒中和 2 型糖尿病及超过 40% 的恶性肿瘤。

随着外科急诊、内科和 ICU 的发展，慢性病的营养问题已成为医疗与管理中的瓶颈，特别是肠功能障碍或衰竭患者需要长期进行营养支持治疗，临床营养技术和国家经济水平体现对肠功能障碍或衰竭患者的治疗管理水平。

中国作为发展中国家，如何面对人口老龄化、疾病谱改变、慢病增长、医疗资源不足等巨大压力和挑战，直接影响我国社会和家庭的福祉。临床营养应作为人类健康与疾病管理的重要组成部分，其重要作用正受到全世界的关注。

尽管我国已经出台了一系列的政策、制度和规章，旨在规范我国慢病管理，很多社区卫生服务机构也普遍开展多项慢病管理工作，如针对高血压、糖尿病患者进行管理，但目前慢病患者的临床营养管理问题日益凸显。中国临床营养联盟等机构公布的一项数据显示，在我国 1.6 亿住院患者中，有 8000 万~1 亿患者需要临床营养诊断与治疗，而实际临床营养治疗率不足 3%，同时，院外还有数以亿计的慢病患者的临床营养相关问题未得到有效管理。营养相关问题在慢病患者中发生率高，与并发症发病率、肿瘤复发风险、死亡率、住院时间、医疗费用及生活质量关系密切，是影响患者疾病治疗效果和整体预后的重要因素。因此，呼吁临床工作者重视慢病患者的临床营养治疗，最终建立系统、规范的慢病临床营养管理体系极具意义。

四、临床营养的作用和挑战

营养是孕育生命、修复创伤、控制疾病、维护器官功能和机体康复、维系健康的重要基石，同时也是调节机体免疫功能和心理状态、影响生存期和生活质量的重要因素，但在健康与疾病的天平上，人们往往忽略了营养的重要作用，忽略了营养对于机体免疫功能的影响，过度追求专科治疗，特别是过度应用抗生素、抑酸剂、糖皮质激素及进行放化疗与大手术等。对手术患者缺乏手术前营养评估，围术期营养支持不合理，疾病或手术后并发症，药物及放化疗后并发症，如由创伤、感染、消化道瘘、肠功能障碍、炎性肠病、放射性肠炎等造成的营养不良，处理时缺乏整体营养观念，延长住院时间和增加医疗负担，增加并发症的发生及提高死亡率。

在人类生存发展与自然界的抗争中，古老的中医理论发挥了非常重要的作用，曾提出"有胃气则生，无胃气则死"的理念，阐明能否正常进食可作为决定人类的生死的标志。西医对肠功能障碍或衰竭的定义是肠道功能减少至难以维持消化、吸收食物营养的最低生理限度的需要。为体现不同的病因，国际共识小组提出肠衰竭应定义为由梗阻、动力障碍、外科手术切除、先天性缺陷或疾病相关导致吸收减少，不能维持蛋白质-热量、水与电解质、微量元素平衡。尽管定义包括所有类型，但并未能反映临床不同时期和临床实际每一天的严重程度。毕竟永久性的肠衰竭是少数，手术后常见的急性肠衰竭多在 6 个月内好转和恢复。

在 21 世纪蓬勃发展的中国，将中医的整体观念和西医的技术有机结合，可进一步助力慢病健康管理。对于临床慢病患者，需要临床医师、临床护师、临床营养师、药剂师及健康工作者不断学习，转变观念，与时俱进，扩展职能，探索创新。在慢病治疗管理中，应进一步将临床营养的理念和技术与专科疾病的预防、治疗及康复、管理相融合。

五、家庭肠外营养在慢病管理中的作用

家庭肠外肠内营养是一种在家庭中进行肠外肠内营养治疗、挽救良性或恶性疾病导致慢性肠功能严重障碍或衰竭患者生命的医疗技术。

近年来，国家越来越重视全民健康，医疗体系开始关注疾病的全程管理，"生、老、病、死"关系到每个人，营养贯穿生命的全程，从预防、治疗、康复，到缓和医疗及临终关怀，需要临床医务工作者不断学习，提高营养认识理念和知识技术，引领全国临床工作，提高多学科协作、营养照护和身心关爱的能力。

家庭肠外肠内营养的教育与医疗管理体系有待建立。家庭肠外肠内营养是临床营养技术的延伸。如能建立和实现家庭肠外肠内营养的教育和医疗管理，将使许多慢病患者受益，特别是在医疗费用、护理费用、住院时间及社会资源等方面，同时可提高患者的自身管理水平和生活质量。

　　总之，为实现"合理营养，患者受益"，需要多学科的智慧交融和携手共进，促进临床营养助力慢病全程管理和健康，实现健康中国的伟大梦想，这也是国家和老一代临床营养前辈赋予新一代临床医务工作者和健康工作者更大的使命和期望。

参考文献（略）

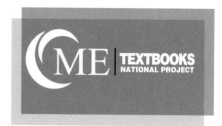

家庭肠外营养与卫生经济学

第 6 章

杨 桦

陆军军医大学第二附属医院

市场经济环境下，卫生政策的制定也越来越重视治疗方法与措施的经济学效益。卫生经济学是一门研究卫生服务、人民健康与经济发展之间相互制约关系、卫生领域内经济关系和经济资源合理应用，探寻卫生领域内经济规律作用的范围、形式和特点的学科，其关注重点是用最小或相近的投入（成本）获得最大收益，其次还要关注服务质量、公平公正等问题。

常用的卫生经济学研究方法包括①最小成本分析：假定各治疗方案，比如肠外营养、肠内营养的效果一样，比较其成本差异。②成本-效益分析：比较不同治疗方法的成本和由此产生的效益，两者均需用货币量化，成本指医疗费用，可用货币单位作为依据，也可用具体的医疗服务作参考对象间接获取数据，如住院天数，投入的医护人员人数，诊疗器械等。效益指某种医疗措施产生的具体结果。其优点在于它在不同医疗措施间比较和决策时能用相对一致的单位来评价；缺陷在于不能用于结局等非货币化指标的分析。③成本-效果分析：用于比较不同治疗方案的成本与效果，常用于不能货币化比较的结局指标，它可分析比较改善一个单位结局指标不同治疗方案所耗费的成本。④成本-效用分析：它是药物经济学中最常用的方法，采用质量调整生命年（quality-adjusted life years，QALY）作为测量结果的指标。

家庭营养支持分为 HPN 和 HEN，其在改善患者营养状况，提高生活质量方面具有很大优越性。尽管 HPN 只有短短 50 多年的历史，且国内外卫生保健的体系也不尽相同，但 HPN 花费数目巨大，因此，合理有效的 HPN 干预和支持无疑将会产生巨大的社会经济效益。虽然多数资料来源于国外，但对国内 HPN 仍有借鉴意义。

良、恶性疾病 HPN 患者治疗费用有别。一项来自西班牙的研究显示，HPN 患者逐年增加，2007 年为 133 例，2014 年为 220 例。隧道导管为最常用的通路，并发症中以感染最常见。良、恶性疾病 HPN 患者人均年花费分别为 8393.30 欧元、9261.60 欧元；良、恶性疾病 HPN 患者 2014 年总费用分别为 1 846 524.96 欧元、2 037 551.90 欧元，其中 HPN 直接费用分别为 1 389 910.55 欧元、1 580 937.50欧元。

HPN 较住院 PN 可显著节省费用。加拿大一项研究比较了 HPN 患者在院最后 2 周与出院后 1 个月的日均直接医疗费用，共有 29 例患者入选，潜在疾病包括恶性肿瘤（$n=12$）、炎症性肠病（$n=6$）和缺血性肠病（$n=4$）。在院最后 2 周与出院后 1 个月的日均直接医疗费用分别为 567 美元、405 美元（$P<0.000\ 1$）。HPN 紧急医疗支出小于总支出的 10%。与住院费用相比，每月每例 HPN 患者节省约 4860 美元，这在老年、恶性肿瘤患者中更为明显。

HPN 是不能手术的恶性肿瘤所致肠梗阻姑息治疗最常用的治疗方式。荟萃分析显示，截至 2015 年，12 项研究共纳入 244 名患者：平均生存时间为 116 天，患者生存时间中位数为 83 天，患者存活 3 个月、6 个月、12 个月的比例分别为 45%、24%、2%，其中梗阻症状严重者生活质量低，每个生命质量年的增量成本-效益比（incremental cost effectiveness ratio，ICER）为 176 587 法郎。因此，作者认为 HPN 用于恶性肿瘤所致肠梗阻姑息治疗来说成本很高，患者仅能获得短期存活，用于梗阻症状不严重的患者可能获益更多。

慢性肠衰竭患者大多有 SBS，需要 HPN 治疗维持生命。一项针对慢性肠衰竭 HPN 患者的单中心回顾性研究显示，肠衰竭 HPN 患者生存时间中位数为 5.3 年，平均每周 HPN 输注时间为 4.3 天，第 1 年费用的中位数为 83 503 欧元，其中与 HPN 相关、与潜在疾病相关、与疾病无关的费用分别为 57 593 欧元（69%）、22 505 欧元（27%）、3065 欧元（4%）。第 1 年 HPN 并发症治疗费用为 16 077 欧元，在 HPN 相关费用中占 31%。随着并发症降低及住院次数减少，第 2 年总费用减少 15%，金额为 71 311 欧元。之后费用逐年降低，至第 5 年费用减少 40%（58 187 欧元 *vs.* 83 503 欧元）。作者认为，慢性肠衰竭患者总费用中 HPN 相关费用高，由于并发症及住院次数减少，HPN 相关费用会逐年降低。

研究显示，儿童 SBS 患者第一年人均总费用为（505 250±248 398）美元，住院费用为（416 818±242 689）美元，约占总费用的 82%，主要用于多次重症监护病房（intensive care unit，ICU）的治疗、手术及住院费。之后医院医疗费用逐年下降，但前 5 年家庭护理费有逐年增加的趋势，第 5 年人均家庭护理费用为（184 520±111 075）美元，主要用于 HPN 并发症，尤其是感染并发症的支出，5 年内家庭护理人均年费用为（1 619 851±1 028 985）美元，患者残存小肠越短，所需医疗费用越高。

儿童肠衰竭 HPN 患者进行肠康复治疗具有很好的成本-效益，肠康复治疗可延长生存期并且降低医疗费用。研究显示，干预组、对照组人均存活时间、费用分别为 19.4 年、1 129 230 美元，18.2 年、1 622 025 美元，费用主要为住院及肠外营养支出。

克罗恩病（crohn's disease，CD）可导致短肠综合征、肠道狭窄、肠瘘，常需进行 HPN 治疗。大多数 CD 患者属于Ⅱ型肠衰竭，适合进行肠康复治疗，包括营养支持、药物治疗、自体移植重建、肠延长术等，常可以获得成功，尤其对于无症状的 CD 患者。对 HPN 失效的、难治的Ⅲ型肠衰竭，肠移植是唯一挽救生命的手段。目前肠移植可以获得同其他实质脏器移植相近的存活时间，而且 CD 与非 CD 患者肠移植存活期相同，多数患者可以脱离 PN，并有很好的生活质量，长期成本-效益高，而且 CD 复发罕见，即使复发也对移植肠功能无影响。

HPN 用于减重手术后严重营养不良患者的尝试。患者减重手术后可以获得持续减重，然而术后并发症或吸收不良也可能导致营养不良，此时 PN 显得尤为必要，长期 PN 患者可能转为 HPN。有回顾性研究分析了减重术后须 HPN 的 54 名患者（占 HPN 人群的 6.3%），平均年龄（52.1±12.8）岁，80% 为女性，其中 72% 的患者接受了胃转流手术，HPN 启动前及 HPN 治疗后平均体重分别为（71.9±20.4）kg、（78.9±24.4）kg（$P = 0.000\ 1$）；同时血清蛋白水由（2.8±0.77）g/dl 升到（3.7±0.58）g/dl（$P < 0.000\ 1$）。其中 45 名患者（83.3%）为此不得不再行翻修手术。鉴于此，HPN 可用于减重术后营养不良患者或作为一种翻修手术之前的过渡方式。

HPN 患者能从生理上获益，但 HPN 本身是一种高风险、高花费，并且有潜在问题的治疗方式。HPN 患者是导管相关血行感染、静脉血栓、代谢性骨病、肝病的高风险群体，不但要克服技术上的困难，还要承受身体上的打击、心理上的压力和经济方面的负担。由于体弱、无法更换工作等原因，他们不仅面临失业的压力、就业的障碍，还要承受可能买不到保险的后果。与一般家庭相比，62% 的 HPN 患者家庭面临医保覆盖年龄降低，开支吃紧。上述各方面都会导致 HPN 患者生活质量下降、心情压抑，经济入不敷出，不能支付保险费用，可以预期 HPN 患者生活质量会进一步降低，并且面临更高的感染率，更多的紧急救护及急诊费用。同样，加拿大研究也显示，低收入 HPN 患者较收入平均或平均线以上的 HPN 患者有更高的导管感染率。在美国，HPN 患者家庭要用一半收入支付保险费和不能报销的医疗费用。

导管相关血流感染（catheter-asso-ciated bloodstream infections，CRBSI）是 HPN 患者最担心的事情，其发病率较高，常导致医疗费用骤增，含有特定抗菌药的封管液可能有助于防止导管相关感染。一项回顾性研究显示滔罗林封管可能有助于预防 CRBSI。研究一共纳入 13 例患者（6 名男性、7 名女性），平均年龄（61.08±14.18）岁，其中 5 例为良性疾病，8 例为恶性肿瘤。采用滔罗林封管前后观察时间分别为 12 186 天、5293 天，每千日导管相关血行感染率分别为 3.12 *vs.* 0.76（$P=0.005\,8$），高感染风险患者则为 9.72 *vs.* 0.39（$P<0.001$），CRBSI 相关总花费分别为 151 264.14 欧元 *vs.* 24 331.19 欧元。

关于含有特定抗菌药的封管液对透析患者导管感染的随机对照试验（randomized control trial，RCT）研究也得出了类似结论。该研究评估了滔罗林封管对透析患者管道相关感染及导管堵塞的作用。研究纳入 106 例新置管的透析患者，研究组采用含滔罗林、肝素和尿激酶的封管液封管，对照组用 4% 柠檬酸盐封管液，研究期限为 15 690 个带管日，结果显示 2 组导管相关性感染发病率分别为 11.5%、24%，2 组千导管日感染发生率分别为 0.67%、2.7%，具有显著性差异；2 组千导管日堵管率分别为 18.7%、44.3%，研究组较对照组每年每例患者可节省 43% 的支出费用。

针对肠衰竭需 HPN 治疗患者的 RCT 研究也支持应用含有特定抗菌素的封管液。该研究评估了滔罗林-柠檬酸盐-肝素封管液对减少 CRBSI 的作用。41 例高风险患者被随机分为 2 组，研究终点为 2 年、拔出中心静脉导管（central venous catheter，CVC），或者出现 CRBSI。研究开始前每千日 CVC 置管发生 2.4 起 CRBSI。研究组 20 例，对照组 21 例，观察时间分别为 9622 天、6956 天。结果研究组未发生 CRBSI，对照组发生 7 例（每千日 CVC 置管发生 1 起）CRBSI（$P=0.005$）；千日 CVC 拔出率分别为 0.52、1.72（$P=0.06$）。研究组、对照组年费用分别为 2348 欧元、6744 欧元（$P=0.02$），且研究组住院时间更短。最后作者认为，针对肠衰竭需 HPN 治疗患者，滔罗林-柠檬酸盐-肝素封管液比单纯肝素封管液更有助于降低高 CRBSI 风险患者 CRBSI 的发生率，且临床应用安全有效。

HPN 患者的费用受地理区域、医保和卫生政策影响。研究显示 HPN 患者人均直接花费为 83 欧元/天，其中药物、材料支出为 58%，医院费用为 16%，维护费用为 16%，患者转运费用为 4%，材料运输费用为 4%，化验费为 2%。社保人均支付金额为 18 欧元/天，占医院专项经费支付总费用的 78%。在 HPN 患者日常花费上，斯特拉斯堡比蒙彼利埃低很多（62.1 欧元 *vs.* 103.3 欧元）。

毫无疑问，对于高度依赖 HPN 存活的患者，HPN 虽然费用巨大，但 HPN 的费用比住院 PN 患者的费用少，如能减少患者对 HPN 的依赖，可以进一步降低费用。研究显示，美国 HPN 患者每年的费用为 15 万~25 万美元，在英国则为 55 000 英镑，占住院 PN 费用的 25%~50%。HPN 患者获得每个质量调整生命年花费 69 000 英镑（1995 年，英国），14 600 美元（1984 年，加拿大）。从长期来看，尝试一些新的治疗方式可能降低患者对 HPN 的依赖，并且降低并发症的发病率。比如替度鲁肽在短肠综合征的应用，显著减少了 PN 及静脉输液量的需求。短肠综合征 HPN 患者使用替度鲁肽费用约 30 万美元/年，显著高于 HPN 年花费，因此目前指南尚未作推荐。

HPN 和小肠移植是不可逆肠衰竭的 2 种治疗选择，如能选择性实施小肠移植，也可减少 HPN 花费。一项研究比较了成人 HPN 与小肠移植的经济学效益，该研究每月入组 40 例，连续 10 年，最长随访时间 40 年，对入组 10% 的单纯实施 HPN 预期寿命小于 12 个月的患者实施了小肠移植。结果显示：小肠移植组、未行移植组的平均存活时间分别为 14.9 年、14.6 年，HPN 初期花费 3276 英镑，之后每年 77 652 英镑；小肠移植组第一年花费 73 000 英镑，之后每年 13 000 英镑；每个生命质量年的增量成本-效益为 19 529 英镑。

移动加密技术支持下的远程医疗服务有助于降低 HPN 患者医疗成本。医疗服务成本对于广泛有效开展营养支持非常重要。一项研究比较移动加密技术支持下的远距离可视化 HPN 与传统 HPN 成本在多学科医疗服务方面花费的时间、HPN 干预设备、服务费用等方面的差异，研究中共有 20 个采用移动远距离输液护理新技术的诊所，共有 45 位患者接受 HPN 输液护理，每位患者平均用时为 56 分钟，初期成本包括移动设备，4G 数据加密服务，HPN 组员耗费的时间，护理材料等，平均 916.64 美元/人，之后每月随访需 361.63 美元/人。随着使用频率及患者数量增加，成本持续降低。同时，患者满意度明显提高、车旅费显著减少，而且护理质量也显著提升。因此研究认为，将加密移动技术用于可视化远距离 HPN 护理干预和临床评估，有助于方便患者获取 HPN 服务、减少交通费用，有利于早期发现感染等并发症。

合适的商业化 HPN 营养产品有助于提升安全性、降低医疗支出。HPN 是相对比较昂贵的营养支持方式，商业化预装三腔袋是最经济的肠外营养输注方式。Pichard 等研究显示，商业化预装三腔袋比多瓶串输和医院配置全合一营养液节省 20%～50% 的费用，其他研究也得出相近结论。HPN 的管理需要建立多学科营养支持团队（nutritional support team，NST）进行宣教和指导，小组内成员之间需要充分沟通，这样可以减少营养支持的不合理应用，减少导管相关并发症的发生率，有较高的经济效益。多学科专业团队指导 HPN，有助于减少每月人均抽血次数及治疗费用（2.9 次 *vs.* 1.14 次；2014 美元 *vs.* 792 美元）。

以上研究计算费用的方式各异，且全部都是在欧洲国家进行的，现阶段国内此类研究很少。相关研究的费用构成分析显示，HPN 营养药费差别不大，主要的费用差异是管理费用和人力资源费用。欧美国家人力成本高，与我国情况不同，这提示我们相关研究结果的外推受限，需要考虑不同国家和地区的经济状况、医保政策和卫生政策等。总体看来，国内外关于 HPN 的经济学研究还比较少，研究设计比较粗糙，费用计算欠完整，高级别的研究证据仍较缺乏。近年来，关于临床营养的指南、结局和循证方面的研究数量显著增加，但成本-效益研究数量却不够，而成本-效用分析研究更少，且比较陈旧。我们需要在国内开展高质量的 HPN 经济学研究，以为国内相关指南制定和卫生决策提供参考依据。

参考文献

[1] Pritchard C, Duffy S, Edington J, et al. Enteral nutrition and oral nutrition supplements: a review of the economics literature. JPEN J Parenter Enteral Nutr, 2006, 30 (1): 52-59.

[2] 李伟，宗东升，陈玉爽. 药物经济学评价方法在临床药学中的应用. 实用药物与临床，2004，7 (3): 53-54.

[3] Hurt RT, Steiger E. Early History of Home Parenteral Nutrition: From Hospital to Home. Nutr Clin Pract, 2018, 33 (5): 598-613.

[4] Burgos Peláez R, Virgili Casas MN, Cuerda Compés MC, et al. Cost analysis of home parenteral nutrition in Spain. Nutr Hosp, 2017, 34 (2): 271-276.

[5] Marshall JK, Gadowsky SL, Childs A, et al. Economic analysis of home vs hospital-based par-enteral nutrition in Ontario, Canada. JPEN J Parenter Enteral Nutr, 2005, 29 (4): 266-269.

[6] Naghibi M, Smith TR, Elia M. A systematic review with meta-analysis of survival, quality of life and cost-effectiveness of home parenteral nutrition in patients with inoperable malignant bowel obstruction. Clin Nutr, 2015, 34 (5): 825-837.

[7] Canovai E, Ceulemans LJ, Peers G, et al. Cost analysis of chronic intestinal failure. Clin Nutr, 2018, S0261-5614 (18): 31245-31247.

[8] Spencer AU, Kovacevich D, McKinney-Barnett M, et al. Pediatric short-bowel syndrome: the cost of comprehensive care. Am J Clin Nutr, 2008, 88 (6): 1552-1559.

[9] Groen H, Neelis EG, Poley MJ, et al. Intestinal rehabilitation for children with intestinal failure is

cost-effective: a simulation study. Am J Clin Nutr, 2017, 105 (2): 417-425.

[10] Nyabanga C, Kochhar G, Costa G, et al. Management of Crohn's Disease in the New Era of Gut Rehabilitation and Intestinal Transplantation. Inflamm Bowel Dis, 2016, 22 (7): 1763-1776.

[11] Mundi MS, Vallumsetla N, Davidson JB, et al. Use of Home Parenteral Nutrition in Post-Bariatric Surgery-Related Malnutrition. JPEN J Parenter Enteral Nutr, 2017, 41 (7): 1119-1124.

[12] Winkler MF, Ross VM, Piamjariyakul U, et al. Technology dependence in home care: impact on patients and their family caregivers. Nutr Clin Pract, 2006, 21: 544-556.

[13] Huisman-de Waal G, Schoonhoven L, Jansen J, et al. The impact of home parenteral nutrition on daily life: a review. Clin Nutr, 2007, 26: 275-288.

[14] Winkler MF, Hagan E, Wetle T, et al. An exploration of quality of life and the experience of living with home parenteral nutrition. JPEN J Parenter Enteral Nutr, 2010, 34: 395-407.

[15] Gaskamp CD. Quality of life and changes in health insurance in long-term home care. Nurs Econ, 2004, 22: 135-139, 146, 107.

[16] Smith CE, Piamjariyakul U, Yadrich DM, et al. Complex home care, part Ⅲ: economic impact on family caregiver quality of life and patients' clinical outcomes. Nurs Econ, 2010, 28: 393-399, 414.

[17] Padgett DK, Brodsky B. Psychosocial factors influencing non-urgent use of the emergency room: a review of the literature and recommendations for research and improved service delivery. Soc Sci Med, 1992, 35: 1189-1197.

[18] Chang A, Enns R, Saqui O, et al. Line sepsis in home parenteral nutrition patients: are there socioeconomic risk factors? A Canadian study. JPEN J Parenter Enteral Nutr, 2005, 29: 408-412.

[19] Piamjariyakul U, Ross VM, Yadrich DM, et al. Complex home care, part I: utilization and costs to families for health care services each year. Nurs Econ, 2010, 28: 255-263.

[20] Arnoriaga Rodríguez M, Pérez de Ciriza Cordeu M, Camblor Álvarez M, et al. Clinical and economic impact of the taurolidine lock on home parenteral nutrition. Nutr Hosp, 2018, 35 (4):
761-766.

[21] Winnicki W, Herkner H, Lorenz M, et al. Taurolidine-based catheter lock regimen significantly reduces overall costs, infection, and dysfunction rates of tunneled hemodialysis catheters. Kidney Int, 2018, 93 (3): 753-760.

[22] Tribler S, Brandt CF, Petersen AH, et al. Taurolidine-citrate-heparin lock reduces catheter-related bloodstream infections in intestinal failure patients dependent on home parenteral support: a randomized, placebo-controlled trial. Am J Clin Nutr, 2017, 106 (3): 839-848.

[23] Tu Duy Khiem-El Aatmani A, Senesse P, Reimund JM, et al. Home Parenteral Nutrition: a direct costs study in the approved centres of Montpellier and Strasbourg. Gastroenterol Clin Biol, 2006, 30 (4): 574-579.

[24] Cade A, Puntis J. Economics of home parenteral nutrition. Pharmacoeconomics, 1997, 12 (3): 327-338.

[25] Jeppesen PB, Gilroy R, Pertkiewicz M, et al. Randomised placebo-controlled trial of teduglutide in reducing parenteral nutrition and/or intravenous fluid requirements in patients with short bowel syndrome. Gut, 2011, 60: 902-914.

[26] Klek S, Kunecki M, Sobocki J, et al. The Polish Intestinal Failure Centres' consensus on the use of teduglutide for the treatment of short bowel syndrome. Nutrition, 2017, 38: 28-33.

[27] Roskott AM, Groen H, Rings EH, et al. Cost-effectiveness of intestinal transplantation for adult patients with intestinal failure: a simulation study. Am J Clin Nutr, 2015, 101 (1): 79-86.

[28] Kim H, Spaulding R, Werkowitch M, et al. Costs of multidisciplinary parenteral nutrition care provided at a distance via mobile tablets. JPEN J Parenter Enteral Nutr, 2014, 38 (2 Suppl): 50S-57S.

[29] Pichard C, Schwarz G, Frei A, et al. Economic investigation of the use of three-compartment total parenteral nutrition bag: prospective randomized unblinded controlled study. Clin Nutr, 2000, 19 (4): 245-251.

[30] Menne R, Adolph M, Brock E, et al. Cost analysis of parenteral nutrition regimens in the intensive care unit: three-compartment bag system vs multi-

bottle system. JPEN J Parenter Enteral Nutr, 2008, 32（6）：606-612.

［31］Raper S, Milanov S, Park GR. The cost of multi-compartment 'big bag' total parenteral nutrition in an ICU. Anaesthesia, 2002, 57（1）：96-97.

［32］Pietka M, Watrobska-Swietlikowska D, Szczepanek K, et al. Nutritional support teams: the cooperation among physicians and pharmacists helps improve cost-effectiveness of home parenteral nutrition（HPN）. Nutr Hosp, 2014, 31（1）：251-259.

［33］Naylor CJ, Griffiths RD, Fernandez RS. Does a multidisciplinary total parenteral nutrition team improve patient outcomes? A systematic review. JPEN J Parenter Enteral Nutr, 2004, 28（4）：251-258.

［34］Kennedy JF, Nightingale JM. Cost savings of an adult hospital nutrition support team. Nutrition, 2005, 21（11-12）：1127-1133.

［35］Smith A, Feuling MB, Larson-Nath C, et al. Laboratory Monitoring of Children on Home Parenteral Nutrition: A Prospective Study. JPEN J Parenter Enteral Nutr, 2018, 42（1）：148-155.

［36］Genton L, Mühlebach S, Dupertuis YM, et al. Ergonomic and economic aspects of total parenteral nutrition. Curr Opin Clin Nutr Metab Care, 2006, 9（2）：149-154.

［37］Pichard C, Genton L. From basic research to cost-effectiveness trials: the needed spirit to promote clinical nutrition. Curr Opin Clin Nutr Metab Care, 2005, 8（4）：373-376.

［38］Richards DM, Irving MH. Cost-utility analysis of home parenteral nutrition. Br J Surg, 1996, 83（9）：1226-1229.

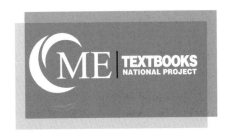

第二篇

家庭肠外营养临床常见疾病

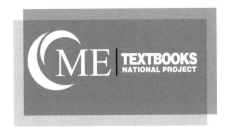

短肠综合征的肠康复激素治疗

帕勒·贝克尔·耶普森　著　丹麦鲁本哈根大学健康与医学科学院

薛志刚　译　中国医学科学院北京协和医院

第 7 章

在正常受试者中，复杂的神经内分泌干扰会影响食欲、食物摄入、消化和吸收（即同化）的高度协调过程，确保摄入和吸收足够的营养，以满足身体代谢需求并确保身体代谢平衡，从而保持身体的成分、功能和整体健康。

这种持续的干扰始终意味着确保最佳的肠道功能。完整而健康的胃肠道具有相当大的营养吸收能力。但是，在口服摄入不足、肠道疾病或代谢需求增加的患者中，营养平衡受到损害，可能出现营养不良、脱水等。

小肠功能不全（intestinal insufficiency，INS）的短肠综合征（short bowel syndrome patients，SBS）患者保持了口腔或肠道的功能，可以通过减少体力活动来代偿因过度饮食所导致的消化不良或吸收不良，身体能暂时适应这种"半饥饿"的状态，甚至能通过代谢适应来避免慢性器官损伤。

患有 SBS 和肠衰竭（intestinal failure，IF）的患者需要肠外支持（parenteral support，PS），以确保为身体提供足够的营养、液体和（或）电解质，防止永久性的器官损伤，同时保持器官功能，避免疾病和维持生命。根据吸收不良的严重程度和对此的补偿能力，将 SBS 患者分为轻度 INS、中度 INS 和重度 INS，以及轻度 IF、中度 IF 和重度 IF。

肠切除术后 SBS 患者出现的消化不良常被认为是由于残余吸收黏膜的表面积减少所引起，但也可能与胃肠道分泌（如胃、胰胆管和肠）、转运、血流、黏膜功能，甚至复杂的器官间通讯（如肠脑和肠肝轴）等的有害病理生理变化有关。根据残存肠道的解剖结构，由分布在胃肠道（gastrointestinal，GI）的内分泌传感器细胞暴露不足或过度，引起膳食刺激神经内分泌反馈机制的改变，可导致胃肠功能失调、受损或代偿性改善。

总的来说，考虑到更有利的残端解剖结构，近端的肠切除术及保留回肠和右侧结肠，积极的神经内分泌反馈机制可能有助于"自发的、先天的、内源性的肠道适应"，这是一个逐渐使肠道吸收恢复至肠切除前水平的过程。相反，远端回肠和右半结肠切除术倾向于胃肠道高分泌、快速转运、结构和功能黏膜适应迟钝，导致更持续、严重的吸收不良，并且随着时间的推移，自发的整体功能适应性逐渐下降。

在过去的几十年中，人们对 SBS 患者异质性和病理生理特征与肠切除后有害或有益的神经内分泌变化之间的关系有了更深入的认识。基于此及相关内源性胃肠激素的有效类似物（激动剂或甚至拮抗剂）用于临床的前景，从根据经验对 SBS 患者进行常规治疗和对症治疗，包括无适应证时使用抗腹泻和抗分泌药的模式，转变为循证、个性化、靶向和"病理生理表型驱动"的治疗。当正常的胃肠生理功能因肠切除受到干扰时，对病理生理过程进一步了解和减轻这些过程的方法将提高我们充分干预的能力。

本章总结了主要临床试验的发现，这些试验旨在恢复、模拟甚至超越自发性肠道适应中的关键激素作用。目前，这些研究主要包括使用生长抑素、生长激素或胰高血糖素样肽作为天然激素或类似物。但是，由于只有胰高血糖素样肽-2类似物替度鲁肽被批准为第一种长期治疗SBS的循证药物，因此该药的作用是本章的重点。自适应激素的使用相对较新，且以后将有更多医疗保健专业人员会使用这些药物，因此有关它的介绍和建议是有意义的。

一、启动治疗之前的理论和实践考虑

（一）治疗的目的

SBS患者所有治疗的终极目标是减少可能出现的SBS和IF症状及并发症，从而为患者提供良好的生活质量和延长生存时间。

由于SBS人群的异质性很强，且每位患者都以其自身的诉求、恐惧和痛苦来定义疾病，因此，应通过重点访谈和客观的辅助检查确定患者最严重的困扰及其原因，要以个性化的方式，寻找改善或解决问题的最佳途径。

一般而言，治疗应最大限度地提高肠道的吸收能力，减少吸收不良症状及其带来的不便，同时预防、减少或消除患者对代偿性多食或家庭肠外营养（HPS）的需要。完全脱离PS、拔除中心静脉导管是SBS-IF患者治疗的最终目标，但提供休息日、减少输注次数等措施也对某些患者有重要意义。应该考虑卫生经济学效益。

积极的适应性治疗也可使患有严重肠功能不全的SBS患者受益。这些患者每天都在努力保持营养、体液和电解质平衡，防止因脱水和其他由调节所致的器官损害引起的代谢紊乱而再次入院。

SBS患者的身体症状可能与SBS本身或导致SBS的胃肠道状况有关（如腹泻、尿失禁或造口问题、腹痛），也可能是机体代谢失衡导致器官或系统损伤〔如营养不良、脱水和电解质紊乱，无法满足的口渴，体力和（或）性欲下降〕或HPS输注本身（如恶心、肌肉痉挛、头痛）。HPS需要每天及时、熟练地操作，具有侵入性并且经常扰乱患者的睡眠习惯。输注过程耗时长，并且限制了患者的休闲社交活动。SBS-IF患者有发生导管相关性并发症的风险，如导管相关性血流感染、转移性感染、败血症或血栓栓塞。导管功能发生障碍或意外拔出导管可能导致患者再次住院。SBS或肠外给药可引起慢性器官损伤（如肝、肾衰竭）。害怕SBS和PS引起的后果及相关的体征、症状和不便，经常导致患者出现显著的心理负担、焦虑和抑郁。

（二）患者选择

成功的SBS患者管理通常基于全面细致的对话，即将具体病情、后果、可能的治疗选择和风险（效益-安全性）一一告知患者。关于患者的依从性、积极性及支持治疗动机的评估和讨论可能有所裨益，讨论干预措施的预期结果也可能有帮助，以便使预期与患者需求相一致。预先设立的成功标准可证明高成本的治疗费合理和有意义。

为了评估新疗法的效果，患者须病情稳定，并且已接受目前最佳的常规治疗和个性化护理。在SBS-IF患者中开始任何新的治疗干预之前，先确定他们的肠外营养需求没有变化，肾功能、血液生化指标和体重保持稳定。

若SBS患者的部分肠节段不连续，则应由有经验的外科医师进行或者拒绝最终的修复性手术。

若SBS-IF患者结肠仍有功能，除非目标是加速适应，应该给足够的时间让肠道自发适应。回顾性队列研究表明，进行空肠-回肠吻合术的患者（解剖3型），在完成手术后5年内，75%的人肠道已经适应并脱离肠外营养。进行空肠–结肠吻合术（解剖 2 型）的患者，在完成手术后 5 年，约有 50% 的患者肠道逐渐适应并脱离了肠外营养，而术后第 2~3 年还很少。因此，积极促使患者脱离肠外营养似乎适合上述 2 组患者。而在进行空肠造口或回肠造口术（解剖 1 型）的患者中，1 年内只有不足 20% 的患者表现出肠道适应性并脱离肠外营养，而且在此之后并没有更多适应者出现。因此，对于这些患者，早期应用促适应性药物可能是合理的。

在能够进行代谢平衡研究的中心，测量肠道吸收的能量可能有助于个别 SBS-IF 患者，尤其是解剖 2 型和解剖 3 型患者，以及在患者开始促适应治疗前后。因为蛋白质–能量的供给对他们来说是最关键的，而非液体和电解质。在以上患者中，替度鲁肽对能量吸收的效应已在 II 期研究得到证实。

在消化道连续体中缺乏结肠段的 SBS 患者，即做过空肠或回肠造口术的患者（解剖 1 型）中，干预的客观效果可以在治疗开始后，通过简单的液体平衡研究或让患者在家自测尿量和体重来评估。

一般而言，疑似或活动性恶性肿瘤患者不应使用促生长激素治疗，这也适用于过去 5 年内有消化道恶性肿瘤史的患者，包括肝胆系统和胰腺。开始治疗时应进行结肠镜检查并切除息肉。在治疗的前 2 年，建议每年进行一次随访结肠镜检查（或替代的影像学检查）。建议至少每隔 5 年进行一次结肠镜检查。应根据患者特征（年龄和潜在疾病）进行个体评估，确定是否需要增加监测频率。如果发现息肉，建议遵守当前的息肉随访指南。如果是恶性肿瘤，必须终止新疗法。≤12 岁的儿童，应在开始适应性治疗之前进行粪便隐血试验，之后每年进行一次检查。若粪便隐血试验结果呈阳性，则行结肠镜检查。建议所有儿童在开始治疗 1 年后进行结肠镜检查，连续治疗后至少每隔 5 年进行一次检查。

消化道连续体中缺乏结肠段的 SBS 患者，其最佳监测计划仍需要再次平衡风险和收益。在使用促适应激素治疗后，可能发生胆囊炎、胆管炎、胆石症，慢性/急性胰腺炎、胰管狭窄、胰腺感染及血淀粉酶和脂肪酶水平升高。发生这些不良事件时，应重新评估继续治疗的收益和必要性，可能需要额外做相应的实验室和影像学检查。

在使用促适应激素的临床研究中，已报道过肠梗阻的病例。应避免对有慢性腹痛病史和造口狭窄的患者进行治疗，且患者发生肠梗阻时应暂停治疗直至症状消退。为避免再次出现肠梗阻，应重新评估治疗的适应证和剂量。

SBS-IF 患者的整个既往病史将成为考虑重点，因为在初始治疗阶段启动促适应治疗可能会干扰营养、液体或电解质的平衡，而这种干扰可能会影响患者的任意一种合并症。如患有潜在心脏损伤的患者可能出现明显的心功能失代偿。

由于肠吸收增加，口服小治疗指数药物的患者可能会受到药物水平升高的损害（镇痛药、抗凝血药、甲状腺素或抗甲状腺素药等），医疗卫生专业人员应该意识到这种风险并进行相应的管理。

注：治疗指数（therapeutic index）＝半数致死剂量/半数有效剂量，用来估计药物的安全性，此数值越大，安全性越高。

（三）收益–风险评估

在理想的情况下，应当始终评估药物的有效性，评估其益处是否超过对患者潜在的风险。

1. 安全性　SBS 被认为是一种罕见的疾病。SBS 患者的护理和治疗常因患者间巨大差异和效果的不均一性而变得复杂。因此，在 SBS 患者中实行新的药物治疗，理论上在初期应局限在技术熟练且大流量的肠衰竭中心，那里有足够的资源分配给专门的跨学科和多学科专业护理和监督。

全面监测药物效果和上市后的密切监督对验证特定疗法的长期收益-风险特征非常重要。

大多数促适应性药物具有多种生理作用，并且可能影响胃肠道黏膜生长和分泌功能。因此，长期治疗可能诱发各种器官功能的病理生理障碍，甚至发生肿瘤。由于大多数药物的 3 期临床试验中纳入的患者数量较少且治疗时间较短，因此需要进行多国家、多中心注册的研究，以确保长期的药物安全。

2. 有效性　尽管促适应治疗已有 3 期临床试验（随机、安慰剂对照）证明其在 SBS 患者组中可能有效果或益处，但患者间通常存在巨大的个体差异和效应差异。因此，在 SBS 患者开始治疗后，应建立一个有临床意义和客观可测量的效果作为目标。

理想条件下，开始治疗前后这段时间应确定每位患者的绝对肠吸收量（液体、电解质和常量营养素），这可以通过持续 48~72 小时的代谢平衡研究来完成，研究中可确定经口摄入量与粪便和尿液排泄的重叠部分。在 SBS 这种罕见病中，主观工具或问卷很难实施或客观评价。

在现实条件下，只有少数中心具备最佳的组织、后勤和技术来量化治疗效果。然而，肠外营养的调整至少应该根据传统的护理标准和简单的液体平衡测定，并跟踪尿量、体重和生化指标的变化。不同患者对于促适应药物治疗后受益的主观感受有很大差异，即使是根据 ESPEN 建议而被归到同一兴趣群体的患者。个体效应可能在使用传统测量工具时显得十分微小，却能显著改善某些患者的生活质量，而在另一些患者中治疗的其他效果更受青睐。

（四）成本考虑

由于罕见病开发新药的成本很高，并且潜在的患者群体相对较小，故新疗法的价格远高于传统的药物治疗。此外，大多数患者都需要终身治疗。因此，需要卫生部门与公司进行谈判来维持平衡，以确保科学与道德推动下的新药研发不会遇到过多阻碍，确保资助这种研发的经济激励是公平的，并确保引入这些药物不会损害医疗系统良好的财务状况。

二、用促适应药物治疗的生理学基础

在我们讨论使用促适应药物治疗 SBS 患者时，重要的是强调肠道作为内分泌器官的概念。因此，尽管肠内分泌细胞仅占肠黏膜细胞的 1%，但进食相关的过量激素释放可确保生理过程达到最佳消化效果。胃-肠-胰-肝系统现在被认为是体内最大的内分泌器官。

一般而言，肠切除术、空肠或回肠造口术患者的特点是餐后、促分泌和促蠕动激素的升高，如胃泌素、胆囊收缩素、促胰液素和胃动素。这有利于胃、肠、胆汁和胰腺分泌物的快速推进和过量分泌，但可能导致大的造口损失。若缺乏远端肠道分泌的内源性促适应反馈激素，如胰高血糖素样肽（GLP-1、GLP-2）、YY 肽（PYY）、胃泌酸调节素和成纤维细胞生长因子 19（FGF-19），可能会使胃排空变快、各种分泌过量、肠道转运迅速、血液/淋巴流动和黏膜功能受损等状况加剧。餐后缺乏近端肠道分泌的激素，如葡萄糖依赖性胰岛素营养肽（GIP）也可能与解剖 1 型患者的病理特征有关。

解剖 2 型和 3 型的患者因尚存回肠末端和右侧结肠而情况不同。结肠具有补偿小肠吸收不良的能力，主要通过增加自身对液体（可达 5 L/d）、钠（可达 800 mmol/d）及糖类/蛋白质发酵能（可达 4 MJ/d）的吸收能力，回肠末端和右侧结肠对于近端胃肠道功能的激素调节也具有重要意义。因此，远端促适应反馈激素的持续过量分泌，解释了患者为何在肠切除术后拥有自发适应及脱离肠外营养的能力，患者中最短的小肠甚至只有 40 cm。综上所述，我们相信将来 SBS 患者的促适应治疗将寻求模拟以上效应，通过替代疗法来补充这些有益的反馈激素组合，也可能用小分子治疗以刺激神经-内分泌调节。

三、临床研究结果概述

（一）生长抑素和类似物

生长抑素广泛分布于整个胃肠道的神经内分泌细胞和胰腺 D 细胞中。它可以减少胃、胆和胰腺的分泌，抑制空肠和结肠分泌促分泌素诱导的水和电解质，刺激回肠吸收钠和氯，减少肠道蠕动并抑制释放可导致腹泻的激素（如 VIP、GIP、促胃液素）。然而，生长抑素可以抑制葡萄糖吸收和胰酶分泌，这会降低 SBS 患者对常量营养素的吸收。此外，生长抑素可减少内脏血流量，并减少氨基酸合成内脏蛋白质的通路，从而干扰适应肠切除的生理过程。

Dharmsathaphorn 等第一个报道了 SBS 患者使用生长抑素的急性效应。4 位克罗恩病患者中，有 3 位进行了全结肠切除术，残余空肠长度<3 m。输注生长抑素使这 4 位患者的粪便重量全部减少，〔从（1892±241）g/d 降至（1236±254）g/d，平均降低 35%，$P < 0.05$〕，血糖水平从 25 mg/dl 增加到 40 mg/dl，餐前/餐后的胰高血糖素、GIP 和 PP 肽水平被抑制。输注后立即出现了反弹效应。

SMS 201-955（奥曲肽）是一种长效生长抑素类似物，可将半衰期从几分钟延长到 3~4 小时。奥曲肽的首次报道是一位切除回肠直肠吻合口的女性克罗恩病患者。回肠造口术后 4 个月，她的常规出量为每天 4~6 L（正常经口摄食），禁食时每天 2~3 L，因此患者需要肠外营养支持。在输注奥曲肽（25 μg/h）的 24 小时里，回肠造口出量从 5300 g/d 降至 1600 g/d，钠排泄从 656 mmol/d 降至 162 mmol/d。粪便排泄的脂肪和葡萄糖未受影响。小肠通过时间从 76 min 延长至 134 min。随后，给予患者每天 50 μg 奥曲肽皮下注射，其造口出量可保持在 2.5 kg/d 以下，因此不再需要肠外营养。

Rodrigues 等比较了 4 例空肠末段造口的 SBS-IF 患者使用奥曲肽、大豆多糖、洛哌丁胺、口服和肌内注射可待因对术后营养液和电解质吸收的影响。标准化试验餐后 6 小时，造口出量从（923±213）g 减少到（358±78）g，钠排量从（95±12）mmol 减少到（49±9）mmol，热量平衡从（11±6）% 增加到（35±8）%，肠道通过时间（以造口收集 60% 标志物所需的中位数时间）从（64±23）min 增加到（205±8）min。然而，患者觉得皮下注射奥曲肽十分疼痛。

Nightingale 等研究了奥曲肽对 6 例 SBS 患者的疗效。患者中有 1 例行空肠-直肠吻合术，其余均行末段空肠造口术，剩余小肠长度小于 70 cm。2 例患者在入组时接受了可待因和洛哌丁胺治疗。平均每日肠道出量为 3.6~6.9 kg，所有患者每天至少需要 4.5 L 的 PS。2 个对照日后，奥曲肽通过中心静脉导管给药以避免皮下注射带来的疼痛，剂量为 50 μg、每日 2 次，随后尽可能在每日三餐前 30 min 使用 100 μg 奥曲肽以重复试验。奥曲肽治疗显著减少了肠道总出量，从平均 5.13 kg/d 降至 3.30 kg/d（平均减少了 1.83 kg/d，区间 0.60~5.01 kg/d，$P = 0.04$）。钠排出量从 405 mmol/d 降至 248 mmol/d（平均减少 157 mmol/d，区间 56~405 mmol/d，$P = 0.03$），钾从 73 mmol/d 降至 52 mmol/d（平均减少 21 mmol/d，区间 6~61 mmol/d，$P = 0.05$），而粪便排泄能量从 6894 kJ/d 降到 5625 kJ/d（平均减少 1270 kJ/d，区间 1092~5083 kJ/d，$P = 0.20$，非统计学显著）。

Rosenberg 等在 6 例 SBS 患者中研究了皮下注射奥曲肽的作用，剂量从每天 2 次、每次 50 μg 到每天 3 次、每次 100 μg。2 例患者进行过回肠造口，另外 4 例患者的胃肠道连续。6 例患者中有 5 例的顽固性腹泻减少了（73±7）%（该文献未提供确切的原始数据）。尽管奥曲肽治疗在控制腹泻方面非常有成效，但有 2 例患者因腹部绞痛和腹胀，在开始治疗后 1 周内停止了治疗。2 例患者在门诊顺利治疗 6 周，此后停止治疗，没有再发生腹泻。

以下 2 项研究仅以摘要形式进行报道。Shaffer 等在 6 位持续造口高流量（1.3~6）L/d 的患者中进行了随机安慰剂对照交叉试验。患者在连续 3 天内接受 50 μg、100 μg 和 150 μg 的奥曲肽或安慰剂，在洗脱 14 天后，用替代药物重复研究。奥曲肽显著降低了中位造口流量（2.39 L/d，区间 0.62~4.48；安慰剂：4.03 L/d，区间 1.28~5.98，$P<0.001$），钠排出量（153 mmol/d，区间 27~271；安慰剂：311 mmol/d，区间 94~594，$P<0.001$）和钾排出量（39 mmol/d，区间 8~58；安慰剂：54 mmol/d，区间 23~154，$P<0.001$）。尿量相应增加（2.09 L/d，区间 0.75~6.62；安慰剂：1.16 L/d，区间 0.47~5.13，$P<0.002$）。2 位患者接受了超过 2 年的治疗，并未出现任何长期用药的不良反应或药物耐受迹象。

Gilsdorf 等在 7 例需要全肠外营养的 SBS 患者中进行了研究。3 例有造口的患者，给予奥曲肽剂量为 50~300 μg 皮下注射 1~3 次，造口出量分别从 5.0 L/d、4.0 L/d 和 2.0 L/d 下降到 3.5 L/d、2.5 L/d 和 0.6 L/d。患者的排便次数从每天 20 次减少到每天少于 6 次。4 例患者通过肠外营养袋输注奥曲肽，取得了与皮下注射时相同的效果。1 例患者因体液负荷过重出现了继发的意识模糊、水肿，体重增加 7.7 kg。1 例患者血糖不稳定。所有患者都有头部钝痛、恶心症状，并认为这是由奥曲肽引起的，因此 3 例患者停止了治疗，另外 3 例继续通过肠外营养通路输注奥曲肽。

以上研究之后是 Ladefoged 等的双盲、安慰剂对照平衡研究。在 6 位 SBS-IF 患者中，5 位患者进行过空肠造口术，小肠长度小于 225 cm，而剩下 1 位患者仅切除了末段 30 cm 的回肠。患者的排便量为 2320~8125 g/d，造口钠损失量为 144~601 mmol/d。将患者随机分组至静脉内安慰剂组或奥曲肽 25 μg/h 组，每组治疗 2 天。之后安排 2 天的新基线期，再以相同的方式将患者分配到皮下注射安慰剂组或奥曲肽组（剂量为每 12 小时 50 μg）。在整个实验期间，分析患者口服摄入营养及排出粪便、尿液的成分。输注奥曲肽期间，湿重吸收中位数显著增加 1124 g/d（区间 347~1854 g/d，$P<0.005$），钠吸收增加 126 mmol/d（区间 52~191 mmol/d，$P<0.005$），而未观察到钾、钙、镁、磷酸盐、锌、氮或脂肪净吸收的显著变化。每 12 小时一次的皮下注射奥曲肽也取得了类似的效果。然而，一名患者出现了肠梗阻症状，在停用奥曲肽、保守治疗后好转。没有患者能够完全脱离 PS。

一项公开分组研究中，O'keefe 等在初始空白 1~3 天的代谢平衡测定后，开始在每日三餐前 30 分钟给予皮下注射奥曲肽 100 μg，并于第 11~13 天再次进行代谢平衡测定。研究纳入 10 位成人 SBS 患者，均在 1 年以前进行过末段空肠造口术。所有患者的残余小肠均在 200 cm 或以下，均依赖肠外营养（平均 PS 入量 4.5 L/d，区间 1~5.5 L/d；平均钠入量 387 mmol/d，区间 247~982 mmol/d）。所有患者均接受过 H_2 受体拮抗剂治疗并于研究开始 1 周前停止，均接受了常见的抗腹泻药物试验。平均造口出量为 8.1 L/d（区间 2.4~20.7 L/d），钠损失量 510 mmol/d（区间 24~982 mmol/d）。研究方案包括为期 3 天的基线代谢平衡测定，研究期间不使用抑分泌或抗蠕动药物，然后启动三餐前 30 min 皮下注射奥曲肽 100 μg，在治疗第 8 天时再次进行 3 天的代谢平衡测定。开始治疗后每天造口出量的下降通过减少静脉给液和电解质的量来抵消，以维持尿量在 1~1.5 L/d。此外，在 10 天奥曲肽治疗期开始前和结束时，测定氨基酸代谢、胰酶合成和分泌，以及黏膜蛋白质周转率。研究还评估了使用五肽促胃液素、缩胆囊素刺激前、后肠黏膜组织活检、激素分泌的变化。

奥曲肽减少造口出量在每位患者身上都有立竿见影的效果，无论经口液体摄入量是否减少，可使几乎所有患者的肠外入量显著减少（除 1 人以外）。总的来说，造口损失液体和钠的平均量分别降至 4.8 L/d 和 340 mmol/d（均 $P<0.03$）。尽管净吸收量增加，仍没有患者可以完全脱离 PS。

肠外给液体和钠的量分别平均减少 1.3L/d 和 118 mmol/d（$P<0.03$）。一般而言，对于造口损失最多和肠外需求最高的患者，治疗效果最明显。在治疗期间，未观察到奥曲肽引起的肠道常量营养素吸收变化。

除 1 名 SBS 患者外，奥曲肽治疗使所有患者五肽促胃液素刺激的胃酸分泌显著减少。在进行 10 天的奥曲肽治疗期后，CCK 刺激的胰腺外分泌脂肪酶显著减少，胰蛋白酶和淀粉酶也有减少。尽管与治疗前相比，胭脂红染料的出现时间平均延长了 12 分钟，但并不显著。研究通过同位素标志和形态学测量计算了黏膜蛋白质周转率及十二指肠绒毛生长速率，奥曲肽对其都表现出显著的抑制作用。治疗后血浆中的胰高血糖素、胰岛素、促胃液素和 YY 肽的浓度均降低。通过测定尿素清除速率，还获得了肾功能改善的证据，如血尿素浓度降低、尿液中尿素氮排泄增加。然而，尽管奥曲肽在空肠造口的 SBS 患者中显著降低了吻合口出量，改善了体液平衡，但也引起了一些担忧，如长期治疗是否会干扰肠道适应过程。在研究结束后，有 7 例患者继续使用奥曲肽治疗超过 2 年。有 2 例死于败血症，另 1 例合并肠衰竭相关肝病。2 例发生胆结石，需进行经皮胆囊切除术。还有 2 例患者主诉偶尔出现腹部绞痛。

Nehra 等在 8 名 SBS-IF 成人患者中进行了 15 周公开分组试验，应用一种生长抑素长效释放剂型（善宁 LAR）。所有患者均已进行了 1～22 年的 PS，残留小肠长度均不超过 200 cm，其中 3 名患者的肠道连续体中包含结肠段。研究在间隔 15 周的 2 个时间点，采用鸡蛋餐、放射性核苷酸闪烁显像技术进行肠道转运相关的代谢平衡测定。经历最初 48 小时空白平衡测定之后，患者接受 20 mg 的善宁 LAR 肌内注射。接下来在第 3 周、第 7 周和第 11 周，患者在门诊给自己用相同方法注射。PS 在整个研究期间持续进行，并且患者在每次出院期间都具有固定的习惯性饮食。平均 48 小时粪便重量为 4.54 g/d（区间 2.91～11.16 kg）。善宁 LAR 治疗未导致体重、48 小时尿量、粪便重量、粪便钠或钾损失、粪便脂肪排泄量的显著差异。然而，长效药物治疗显著延长了小肠通过时间，胃半量排空时间或餐后 2 小时/4 小时胃排空的食物比例都无变化。

ESPEN 指南提出，奥曲肽仅建议在肠切除术后短期内使用，并且仅应用于那些空肠造口高流出量的患者，这类患者在传统治疗后仍然难以控制液体和电解质平衡。建议在使用时小心监测，预防与治疗相关的液体潴留和潜在的不良反应。尽管治疗效果对流出量最高的患者来说十分显著，但生长抑素和类似物对激素分泌的影响是全局性的，并且长期使用可能对肠适应过程产生潜在负面干扰。

（二）生长激素和类似物

"肠康复"的概念是 Byrne 和 Wilmore 首先提出的，主要指给予 SBS 患者以高剂量生长激素 0.14 mg/（kg·d）、谷氨酰胺和高糖类饮食的治疗。8 例保留结肠的 SBS 患者连续治疗 5 周，湿重吸收量从 1.7 kg/d 增加到 2.4 kg/d，钠吸收量从 74 mmol/d 增加到 113 mmol/d。然而，尽管这些患者正在接受肠外营养，但尚不清楚他们是否符合 Jeppesen 等所定义的肠衰竭诊断标准。同时，作为康复治疗方案的一部分，患者接受高糖类饮食和口服补液溶液。

随后 Scolapio 等进行的安慰剂、对照、双盲研究中，给予生长激素 0.13 mg/（kg·d）和口服谷氨酰胺对肠道钠和钾吸收量的影响小于 5 mmol/d，而对粪便排泄量湿重无影响。

在 Szkudlarek 等的一项研究中，口服和静脉输注生长激素 0.11 mg/（kg·d）和谷氨酰胺会降低湿重吸收量，并增加粪便中钠和钾的排泄量，和基线差异有显著性（$P<0.05$）。同时伴有全身水肿、体重增加等现象，并且需要减少肠外给钠量和增加利尿药剂量。在治疗结束后的 5 天代谢平衡研究期间，研究者认为患者正在排出治疗期间潴留的水和钠。

在 Ellegard 生长激素 0.024 mg/（kg·d）和 Seguy 0.05 mg/（kg·d）的较低剂量研究中，未观

察到生长激素对湿重或钠吸收的显著正向影响。

在一项公司赞助的随机、双盲、平行组的关键研究中，纳入41位依赖肠外营养的SBS患者（主要是保留结肠、粪便体积<3L/d），调查了重组人生长激素、生长激素［0.1 mg/(kg·d)，持续4周］和谷氨酰胺对肠外营养需求量的影响。脱离PS的方案基于体重、机体含水量（通过生物电阻抗分析）、血清钠、钾和碳酸氢盐的测定。生长激素加谷氨酰胺组和生长激素单药组的PN需求量相比基线显著减少，且减少量显著高于安慰剂加谷氨酰胺组（分别为−7.7 L/周和−5.9 L/周 vs. −3.8 L/周）。生长激素加谷氨酰胺组降低PN需求量的平均效果为557 ml/d。此项研究中并没有进行肠道吸收的代谢平衡测定，也没有报告排尿的情况。根据已有报道，生长激素通过促进远端肾单位进行钠重吸收、抑制压力性尿钠排泄来增加细胞外液量。因此，若在断除PS期间采用生物电阻抗方法分析，应该考虑到生长激素对SBS患者体液平衡的影响可能是通过影响肾脏和细胞外液量，而非作用在肠道上。

在应用生长激素的研究中，肠道吸收能量和常量营养素的结果是相互矛盾的。在Byrne和Wilmore的研究中，基线膳食能量摄入量为2692 kcal/d，吸收量为1618 kcal/d（即6773 kJ/d，60%）。因此，根据Jeppesen等提出的肠衰竭的标准，这些患者大多数不需要肠外支持。治疗3周后，摄入量和吸收量分别为2367 kcal/d和1759 kcal/d（即7363 kJ/d，74%），吸收百分比有了显著改善（$P<0.003$），但仅增加了141 kcal/d（即590 kJ/d）的绝对量。"康复"治疗方案包含了高糖类、低脂肪饮食，而这种饮食本身已被广泛证明可以使留有结肠的SBS患者增加能量吸收。康复治疗并未改善肠道对脂肪的吸收，而这支持了只有饮食在发挥作用的假设。在Scolapio等的研究中，8名患者中只有2名患者保留了结肠，安慰剂组和治疗组均提供高糖类饮食，未测定能量吸收情况，但未观察到生长激素对氮或脂肪吸收的变化。在Ellegård和Szkudlarek等的研究中，肠道对能量、脂肪或氮的吸收均没有变化。由Seguy等进行的随机、双盲、安慰剂对照、交叉研究中，12例患者中有9例保留结肠，生长激素0.05 mg/(kg·d)加无限制的过量饮食增加了肠道吸收氮（14±6）%（$P<0.040$）、糖类（10±4）%（$P<0.040$）、能量（15±5）%（$P<0.002$），能量吸收绝对量增加了427 kcal/d（即1787 kJ/d），脂肪吸收不受影响。在生长激素治疗期间，平均膳食能量摄入量比安慰剂治疗阶段高192 kcal/d（804 kJ/d）。

在一项生长激素的关键性研究中，生长激素加谷氨酰胺或者单用生长激素的肠外能量需求平均降低幅度显著高于安慰剂加谷氨酰胺（分别为5751 kcal/周，4338 kcal/周 vs. 2633 kcal/周）。3个平行研究组的膳食能量摄入没有变化。因此，生长激素加谷氨酰胺联合治疗的效果相当于增加445 kcal/d（1863 kJ/d）。

在Byrne等的生长激素研究中，治疗21天后，8名患者的体重平均增加了（5.4±1.2）kg。研究没有提到水肿，但考虑到治疗21天内累计约12.4 MJ（590 kJ/d）对能量平衡的影响，很难解释明显的体重增加的原因。体成分和尿肌酐排泄都没有测定。Ellegård、Scolapio和Szkudlarek等的研究中，体重变化很小，尿肌酐排泄没有变化。在Seguy等的研究中，体重增加了2.0 kg（$P<0.003$），通过生物电阻抗测量的瘦体重增加了2.2 kg（$P<0.006$）。低剂量生长激素治疗中无不良事件发生。

在一项断除PS时应用生长激素的研究中，从第2周（治疗前）到第18周（治疗后12周），接受生长激素加谷氨酰胺联合治疗的患者，体重明显减轻了5.2 kg（63.9 kg降至58.7 kg）。每天肠外供给能量减少了1863 kJ/d，实际体重减轻符合预期。

总之，应用生长激素的总体结论是：高剂量时主要影响湿重吸收量，而对能量吸收的影响较小，主要用于保留结肠的SBS患者；较低剂量的生长激素，可能会影响保留结肠的SBS患者的能量吸收，而对湿重吸收的影响是微小的（与具体肠解剖结构无关）。

2003 年，美国食品药品监督管理局（FDA）批准药物 Zorbtive 在 SBS 患者中进行为期 4 周的治疗。它尚未获得 EMA 批准。生长激素加谷氨酰胺在停止治疗后对肠道吸收的长期益处仍有待确定。生长激素的作用是全身性的，并不只针对肠道。它对全身的影响、与高剂量治疗相关的不良事件（肿胀、液体潴留、肌痛、关节痛、妇科疾病、腕管综合征、噩梦和失眠）及其严重性引起了人们的注意，尤其是长期、终身使用这种治疗方式的患者。最近，为了协调生长激素研究中相互矛盾的研究结果，一篇 Cochrane 综述总结道："研究结果表明人生长激素对体重增加、能量吸收有积极作用。然而，大多数试验中的药效持续时间短，且停止治疗后不久就恢复到基线水平。生长激素的获益如此短暂，不免让人们对它的临床实用性产生疑问。

（三）胰高血糖素样肽-2 和类似物

胰高血糖素样肽-2（GLP-2）是 33 个氨基酸残基的单链多肽，它是在肠内分泌 L-细胞中将 160 个氨基酸的胰高血糖素分子通过组织特异性翻译后处理而产生。这些细胞分布在整个胃肠道中，在回肠末端和结肠中密度最高。膳食摄入后，GLP-2 从肠 L-细胞分泌。重复使用 GLP-2 通过刺激隐窝细胞生长和减少肠上皮细胞凋亡来促进肠黏膜的增生。GLP-2 可抑制胃酸分泌，胃排空刺激肠道血流量，增加肠屏障功能并增强临床前和临床模型的营养和液体吸收。GLP-2 也被认为具有抗炎作用，此外，GLP-2 可能会减少骨吸收。这些作用是通过 GLP-2 受体（GLP-2R）介导的，GLP-2 受体是属于 B 类胰高血糖素-分泌素受体家族的 G 蛋白偶联受体。GLP-2R 表达主要存在于胃肠道和中枢神经系统中，在肺、子宫颈和迷走神经传入纤维中表达有限。在胃肠道的空肠中发现最丰富的 GLP-2R 表达，其次是回肠、结肠和胃。不同的研究已经确定了 GLP-2R 在肠内分泌细胞、肠神经元和上皮下肌成纤维细胞中的表达。然而，隐窝上皮细胞和肠上皮细胞都不表达 GLP-2R，这一发现导致 GLP-2 需要间接信号（可能通过旁分泌机制起作用）诱导其对肠道生长的影响的假设。GLP-2R 活化导致几种生长因子如 IGF-1、EGF 和 KGF 的释放。

生物活性 $GLP-2_{1\sim33}$ 在位于蛋白水解酶二肽基肽酶-4（DPP-4）催化的 N 末端 2 位的丙氨酸残基处被分解，从而转化为生物学上更无活性的代谢物 $GLP-2_{3\sim33}$。替度鲁肽是一种 GLP-2 类似物，其中在第二位用甘氨酸取代丙氨酸导致肽对 DPP-4 的降解具有抗性，因此具有比天然 GLP-2 更长的半衰期。在皮下注射后，对应于替度鲁肽的生物半衰期为 2~3 小时，而 GLP-2 的半衰期为 7 min。

在第一次由 Jeppesen 等用天然 GLP-2 进行的非对照、临床、"概念论证"研究中，8 名患者每天 2 次使用经验性剂量 400 μg 天然 GLP-2 治疗［相当于（0.013±0.002）mg/（kg·d），区间（0.011~0.017）mg/（kg·d）］，在开放标记研究中皮下给药 35 天。所有患者均没有可使用的结肠。它们在基线时的平均湿重吸收为（1.2±1.7）kg/d，并且增加了（420±480）g/d（$P=0.04$），而对钠吸收的影响没有达到统计学意义［（33±49）mmol/d，$P=0.10$］。天然 GLP-2 处理使能量的相对吸收提高 3.5%（$P=0.04$），氮提高 4.7%（$P=0.04$）。绝对能量吸收倾向于增加（441±634）kJ/d［（105±151）kcal/d，$P=0.09$］。GLP-2 对脂肪吸收的影响不显著。尽管摄入量为 173 kJ/d，没有显著减少，但仍然获得了绝对吸收能量的改善，这意味着吸收能量的减少量（等于排泄物排泄量）成比例地增加：617 kJ/d。

第一项关于替度鲁肽在 SBS 中疗效的临床研究是开放、标记，临床 2 期研究并进行了评估。16 名 SBS 患者接受 3 种不同剂量的替度鲁肽治疗 21 天。根据残余功能解剖将 SBS 患者分为 3 个亚组：末端空肠造口术（$n=10$），结肠连续性<50%（$n=1$）或结肠连续性>50%（$n=5$）。空肠端式造口术的 10 名 SBS 患者接受 0.03 mg/（kg·d）（$n=2$），0.10 mg/（kg·d）（$n=5$）或 0.15 mg/（kg·d）（$n=3$）的替度鲁肽。结肠连续性<50%的患者接受 0.03 mg/（kg·d），结肠连续

性>50%的 5 名患者接受 0.10 mg/（kg·d）。选择这些剂量检查 SBS 患者一系列剂量下的反应，以找到能获得临床益处的剂量。在平衡研究期间膳食摄入量计划为固定量，该研究没有计划评估替度鲁肽对自主饮食摄入的影响。进行了 3 次 72 小时平衡研究：基线时在第 18~21 天的替度鲁肽治疗期间，并在第 39~42 天终止替度鲁肽治疗后。在平衡研究期间，收集所有口服摄入、粪便/排泄物输出和尿液，称重并分析能量、氮、脂肪和钠钾含量。在基线、第 21 天和第 42 天进行肠黏膜活组织检查。患者服用他们常用的药物，例如质子泵抑制剂、可待因或洛哌丁胺，并且在整个研究期间口服和肠外补充剂保持恒定。

与基线相比，使用替度鲁肽治疗 21 天增加了 16 名 SBS 患者中的 15 名的绝对肠湿重吸收。湿重吸收的平均增加量为（743±477）g/d（$P<0.001$）。相对湿重吸收的总体增加为（22±16）%（$P<0.001$），空肠造口术的 SBS 患者［（20±18）%，$P=0.007$］和结肠连续性>50%的患者［（26±16）%，$P=0.023$］的增幅相似。与湿重吸收的增加一致，与基线相比，整体 SBS 患者组的粪便湿重显著降低［（711±734）g/d，$P=0.001$］。由于本研究中口服摄入量和 PS 保持不变，因此，肠道湿重吸收和水化的益处转化为 16 名 SBS 患者中 14 名尿液产生增加。尿重量增加（555±485）g/d（$P<0.001$）。在整个 SBS 患者组［第 1 组 =（808±1453）kJ/d，$P=0.040$］中，在连续性结肠患者亚组［第 3 组 =（1343±916）kJ/d，$P=0.031$］和那些饮食依从性高的患者［第 4 组 =（1060±1083）kJ/d，$P=0.013$］中观察到粪便能量排泄显著减少。这种能量排泄的减少很好地转化为显著改善的绝对能量吸收［第 3 组 =（1027±798）kJ/d，$P=0.045$ 和第 4 组 =（963±1290）kJ/d，$P=0.043$］和相对能量吸收［第 3 组 =（10±7）%，$P=0.030$，第 4 组 =（8±11）%，$P=0.040$］。

此外，该研究还检查了从患者获得的肠活检组织中可能的组织学变化。在空肠活检中，绒毛高度增加［（38±45）%，$P=0.030$］，隐窝深度增加［（22±18）%，$P=0.010$］，有丝分裂指数增加［（115±108）%，$P=0.010$］。在所有 5 组 3 名患者中获得了测量结肠隐窝深度的活检组织，并且显示 4/5 活检组织中隐窝深度增加。然而，隐窝深度的平均增加无统计学意义［（13±22）%，$P=0.330$］，有丝分裂指数也没有增加［（76±112）%，$P=0.170$］。在随访中，与替度鲁肽治疗相关的肠吸收和组织学的大多数变化已经逆转。说明湿重吸收的增加与尿产量的增加相平行，根据尿产量的增加来减少 PS 的能力成为替度鲁肽的 3 期临床研究开发的终点。

在 2 个为期 24 周 3 期的门诊研究中，SBS 患者的 PS 和流食摄入被优化以产生 1~2 L/d 的稳定尿液输出而不是随机尿量。随后，PS 要求降低，同时保持临床状态和水化。

第一个长期、多国、双盲随机安慰剂对照的替度鲁肽试验在美国、加拿大和欧洲进行了多中心研究（004 研究）。研究包括 83 名患有各种病因的 SBS-IF 患者。患者随机分为替度鲁肽 0.05 mg/（kg·d）（$n=35$），替度鲁肽 0.10 mg/（kg·d）（$n=32$）或安慰剂（$n=16$），试验时间长达 24 周。研究中的主要疗效变量最初是应答率，即在治疗的第 20 周肠外营养使用量从基线减少 20%~100%并在第 24 周得到维持的患者百分比。后来，引入分级反应评分（graded response score，GRS）作为扩展分级的主要终点来比较使用替度鲁肽与安慰剂治疗的患者。次要疗效终点包括应答患者的数量和百分比（定义为第 20 周肠外营养量减少 20%~100%，第 24 周维持）；肠外营养量和肠外千焦耳从基线开始绝对减少，以及每周肠外给药至少减少一天或 PS 完全停止。最初以 2 周的间隔在门诊随访患者。研究人员使用停药流程，允许 PS 量每月最多减少 10%。该研究的主要疗效终点 GRS，替度鲁肽 0.10 mg/（kg·d）剂量组与安慰剂无显著差异。进而探索 0.05 mg/（kg·d）剂量组对主要终点的影响，结果显示与安慰剂相比具有显著的改善（$P=0.007$）。次要疗效终点－应答率在 0.10 mg/（kg·d）组和安慰剂组之间无显著差异，但 0.05 mg/（kg·d）剂量组的应答率显著高于安慰剂组［46%（16/35）*vs.* 6%（1/16），$P=$

0.005〕。3 名受试者完全摆脱 PS。0.05 mg/（kg·d）剂量组中的 2 名患者完全不依赖于 PS，尽管他们已分别接受该治疗 25 年和 6.5 年，在基线时每周接受 5.4 L 和 3.5 L PS。0.10 mg/（kg·d）剂量组中的另一名患者在每周接受 4.5 L PS 治疗 3.7 周后，在第 24 周治疗结束时也不依赖于 PS。

没有一个活跃的治疗组 PS 天数显著减少，这可以解释为 PS 停药流程没有规定将累积效应转换为 PS 的天数，许多研究者可能发现它更容易减少每日肠外容量。

在 0.05 mg/（kg·d）替度鲁肽剂量组中，可以看到在所有时间点尿的产生显著增多，尽管保持恒定的口服液体摄入并且肠外营养量显著降低。由于在研究期间尿量稳定增加，这与研究方案的目标形成对比，该方案通过逐渐降低 PS 量来维持恒定的尿量。因此，替度鲁肽 0.05 mg/（kg·d）的剂量对 PS 量减少的绝对作用似乎被低估了。引入"液体复合效应"的概念以反映口服液体摄入减少、尿量增加和每日 PS 量减少的总和。因此，单看 0.05 mg/（kg·d）替度鲁肽剂量的总效果，在第 20 周时，与安慰剂相比，液体复合效应终点显著增加（816±982）ml/d（$P = 0.03$）。单看替度鲁肽剂量为 0.10 mg/（kg·d）组的总体绝对效果，与安慰剂相比，复合效应在第 12、16 和 20 周分别显著增加（489±619）ml/d、（700±723）ml/d 和（953±830）ml/d（所有 $P < 0.05$）。因此，在 0.05 mg/（kg·d）替度鲁肽剂量组中，尿量增加 350 ml/d，PS 量减少 350 ml/d，而口服液体摄入减少 350 ml/d，并且在 0.10 mg/（kg·d）的替度鲁肽剂量组中，PS 量减少 350 ml/d。因此，据估计替度鲁肽剂量对肠湿重吸收的真实效果约是 700 ml/d（即每周 4.9 L），这也贴近反映了在 2 期研究中证明的效果。

当比较替度鲁肽组和安慰剂组时，肠外能量降低并不显著（$P = 0.11$），但与 2 期研究相反，未测量口服摄入的能量和粪便排泄量。0.10 mg/（kg·d）剂量与安慰剂的非显著性差异可能通过方案的限制性来解释，例如，在开始使用替度鲁肽治疗 4 周前无法开始降低 PS，以及最大限度地允许每月减少 10% 的 PS。

通过脂肪量、瘦体重和总骨矿物质含量（bone mineral content，BMC）的变化来评估对身体组成的影响。在所有预约中记录体重，并且在基线时进行 DEXA 扫描，在第 24 周再次重复。在安慰剂组的不同时间点，替度鲁肽组的体重显著增加，这一发现主要是由于瘦体重的变化。与安慰剂相比，替度鲁肽组的 BMC 显著更高，但未导致 T 和 Z 评分的显著变化。

在 2 个替度鲁肽组中，证实了活组织检查中小肠绒毛高度的显著增加。在替度鲁肽 0.10 mg/（kg·d）组中证实了结肠隐窝深度的显著增加。

血浆瓜氨酸是一种衍生自氨基酸精氨酸的有机化合物，是 SBS 中肠细胞减少的生物标志物。与基线相比，2 个治疗组血浆瓜氨酸均增加，2 个治疗组治疗 24 周后血浆瓜氨酸相对于基线均显著增加（$P < 0.000\ 1$）〔替度鲁肽 0.10 mg/（kg·d）组（15.7±12.7）μmol/L，替度鲁肽 0.05 mg/（kg·d）组（10.9±11.3）μmol/L，安慰剂组（1.9±5.0）μmol/L〕。虽然与安慰剂组相比，替度鲁肽 0.10 mg/（kg·d）组的基线值往往较低（$P = 0.051$），但该组显示出最高的增量。在使用替度鲁肽治疗期间，QoL 没有显著变化。

完成安慰剂对照研究的患者可以选择进入开放标签的 28 周延伸研究（005 研究）。52 名患者参加了相同剂量的替度鲁肽的持续治疗〔25 名患者接受 0.05 mg/（kg·d），27 名患者接受 0.10 mg/（kg·d）〕，总研究时长为 52 周。与最初的 RCT 一样，主要疗效终点是临床反应，定义为与基线相比，第 52 周每周 PS 量减少 20%~100%。

在整个研究期间，替度鲁肽治疗组的 PS 量不断减少，在 0.05 mg/（kg·d）组中最大。在第 24 周（研究 004 结束），0.05 mg/（kg·d）组中 46% 的患者和 0.10 mg/（kg·d）组中 25% 的患者的 PS 量相对于基线已经减少 ≥20% 的用量。这些数字在相应的 0.05 mg/（kg·d）和 0.10 mg/（kg·d）组中分别为 68% 和 52%。转换为停用 PS≥1 天，在 0.05 mg/（kg·d）组中 68% 的患者实现了这一点，在0.10 mg/（kg·d）组中达到了37%。4名患者完全脱离PS（004研究期间3名，28周延期研究期间1名）。第24周的19名无应答者中有11名成为应答者，并且在第52周达到减少基线PS量≥20%。相比之下，第24周的24名应答者中有4名在第52周成为无应答者。

在第52周时空腹血浆瓜氨酸水平相对于基线开始增加，在0.05 mg/（kg·d）组中有68%，而在0.10 mg/（kg·d）组中为86%。在治疗结束后4周，各组的水平降低，但没有恢复到基线水平，分别降低20%和32%。

随后使用类似的研究设计进行了后续的3期关键研究（020研究或STEPS研究），但采用了改良的PS摆脱方案，允许更早（第2周与第4周）和更积极的摆脱（优化PS量的10%～30%对比10%）。43名SBS患者随机分为0.05 mg/（kg·d）替度鲁肽组和安慰剂组，应用时长为24周。与安慰剂相比，在第20周和第24周时，替度鲁肽治疗患者的PS减少20%～100%的比例显著更高（27/43患者，63% vs. 13/43患者，30%，$P = 0.002$）。在第24周时，替度鲁肽治疗导致PS量从治疗前基线12.9 L/周减少4.4 L/周，对比安慰剂组的治疗前基线为13.2 L/周，每周减少2.3 L。然而，安慰剂治疗组的患者口服液体摄入量显著增加（1.6±3.6）L/周（$P < 0.009$），以保持稳定的目标尿量（1.0～2.0）L/d。在用替度鲁肽治疗的患者中，尿量继续增加，表明净液体吸收增加。即使在试验结束时，在用替度鲁肽治疗的患者中也可能进一步脱离PS。使用替度鲁肽显著减少PS量转化为额外的临床益处：在治疗期结束时（第24周），在替度鲁肽组中超过50%的患者需PS至少可减少1天（53.8%，21/39），而安慰剂组仅不足1/4的患者（23.1%，9/39），$P = 0.005$。

020研究数据的事后分析显示，基线PS量与PS量减少与替度鲁肽治疗之间呈正相关（$y = -0.3870x + 90.0279$，$r^2 = 0.61$；$P < 0.000\ 1$）。患者根据肠道解剖分组（第1组，空肠造口术/回肠造口术；第2组，结肠连续性≥50%，无造口；第3组，其他结肠解剖情况）和疾病特征（炎症性肠病、肠系膜血管疾病或其他疾病）。替度鲁肽对PS绝对容量的绝对影响在第1组患者中显著更高［减少（919±644）ml/d］，不仅与安慰剂组相比［减少（340±436）ml/d，$P = 0.011\ 2$］，也与第2组中替度鲁肽治疗患者相比［减少（355±306）ml/d，$P = 0.006\ 6$］。替度鲁肽对第3组患者有中等程度的作用。仅有少数SBS和炎症性肠病患者的结肠可以使用（10.5%，$n = 2/19$），而大多数患有SBS和血管或其他疾病的患者的结肠可以使用（分别为84.4%，$n = 27/32$；67.6%，$n = 23/34$）。这些发现可能为这些严重残疾患者的初始肠外支持量调整和管理提供信息。

021研究是020研究的开放标签长期延伸，其中评估了替度鲁肽0.05 mg/（kg·d）长达2年。临床上有意义的反应被定义为每周PS容量相对于基线减少20%～100%。招募了88名患者；37名患者在24周研究期间（020研究）接受了替度鲁肽（TED），39名患者接受了安慰剂（PBO），12名患者在020研究期间进行了优化和稳定，但未用替度鲁肽（NT）治疗。所有患者每天皮下注射0.05 mg/（kg·d）的替度鲁肽（TED）。因此，研究人群包括3个亚组TED/TED、PBO/TED和NT/TED。包括020研究中的24周，对于TED/TED，替度鲁肽的总暴露时间长达30个月，对于NT/TED和PBO/TED亚组，长达24个月。

共有65名受试者（74%）成功完成了2年的研究期。TED/TED组中93%受试者（28/30）表现出临床反应，PS量相对于基线每周平均减少7.6 L（66%）。PBO/TED组55%受试者（16/29）的这一数字为每周3.1 L（28%），NT/TED组67%的受试者（4/6）为每周4.0 L（39%）。

总体而言，TED可导致临床上有意义的PS需求减少，允许每周PS额外休息几天。38%受试者（25/65）实现额外≥3天/周的减少；13名患者完全脱离PS，对比于020研究结束时没有患者能脱离PS。

仅在2个3期替度鲁肽研究的第一个中报道了对肠外能量供应的影响。与基线相比较在安慰剂组、替度鲁肽0.10 mg/（kg·d）组和替度鲁肽0.05 mg/（kg·d）组中，第24周肠外能量减少分别为 243~450 kJ/d（$P=0.056$），（447±1051）kJ/d（$P=0.030$）和（912±1333）kJ/d（$P=0.001$）。然而，在积极治疗组［替度鲁肽 0.10 mg/（kg·d）和 0.05 mg/（kg·d）组］和安慰剂组之间，肠外能量的降低并不显著（$P=0.11$）。

在使用天然 GLP-2 治疗的 35 天研究中，15 MJ 的能量吸收总体增加转化为体重显著增加（1.2±1.0）kg（$P=0.010$）。该研究显示尿肌酐排泄的阳性结果［（0.7±0.7）mmol/d，$P=0.02$］，这表明与 GLP-2 治疗相比，肌肉量增加或肾功能增加。

在安慰剂对照的临床替度鲁肽 3 期研究中，尽管 PS 减少，但体重仍保持稳定。在第 24 周时，观察到体重的数值增加［第 3 周时（0.9±2.1）kg；替度鲁肽 0.10 mg/（kg·d）组（1.4±2.5）kg，替度鲁肽 0.05 mg/（kg·d）组（1.2±2.8）kg；替度鲁肽 0.05 mg/（kg·d）组（1.0±2.8）kg］。然而，与安慰剂相比，差异均无统计学意义。

（四）随访研究

在一项描述性的随访研究中评估了替度鲁肽治疗用药后的效果。从停药开始，在 0 个月、3 个月、6 个月和 12 个月的临床随访中获得数据。纳入 37 名患者（25 名应答者，12 名无应答者），并将他们分为 PS 量减少（DEC）组，NEUT/DEC 组 PS 量保持不变（NEUT）组或 INC 的 PS 增加组。

在停药后的 12 个月内，在受试者组中，12 人将 PS 量（INC）组增加至药物使用前的量，而 13 人保持相同的 PS 量或进一步减少 PS 量（NEUT/DEC）。在 NEUT 中，通过使用替度鲁肽治疗而脱离 PS 的 3 例患者中，所有患者在药物治疗后 12 个月仍未使用 PS。相应的，INC 组患者在 3 个月、6 个月和 12 个月时 BMI 下降（$P=0.001$），而 NEUT/DEC 组则没有。与 INC 组相比，NEU/DEC 组具有较长的中位短肠长度（58 cm *vs.* 35 cm），较长的中位结肠长度（85 cm *vs.* 58 cm）和更多的保持结肠连续性的患者（92% *vs.* 57%）。在 INC 组和 NEUT/DEC 组中，药物使用后 PS 量减少也更多（−4.7 L *vs.* −1.9 L，$P=0.04$）。INC 组的并发症发生率（3/13）高于 NEUT/DEC（3/5）；INC 组每年 1.5 人的并发症发生，而 NEUT/DEC 组为 0.38 人（$P<0.01$）。并发症包括 INC 组患者 3 人多次住院，1 人血行感染，NEUT/DEC 组患者 3 人住院 4 次。

目前正在开发其他具有比替度鲁肽更长半衰期的 GLP-2 类似物。希望代替在使用前需要每日注射和重构的冻干粉末，可以开发具有每月潜在注射量更易于使用的产品。但是，如果有不良事件出现时，则需要较短的半衰期。

（五）其他自适应因素和组合

如前所述，许多生长因子可能涉及后期肠道适应，如胰高血糖素样肽-1（GLP-1）、胃泌酸调节素、肽 YY、神经降压素、胰岛素样生长因子-1、肝细胞生长因子、血管内皮生长因子、胆囊收缩素、表皮生长因子、促胃液素、胰岛素、血管内皮生长因子、成纤维细胞生长因子和角质形成细胞生长因子。GLP-2 只是肠道切除后肠道适应过程中涉及的许多内源性分泌激素之一。因此，其他激素或其降解酶的抑制剂，单独或与 GLP-2 一起，可能对 SBS 患者的肠道吸收具有积极作用。目前已经在一些临床前研究和小型、开放标签的试验研究中得到证实。在小鼠中，抑制二肽基肽酶-Ⅳ（DPP-Ⅳ），这是一种丝氨酸蛋白酶，在倒数第二位用 1-脯氨酸或 1-丙氨酸从 N 末端切割二肽（GIP，GLP-1 和 GLP-2），有学者建议作为一种新方法来促进保留 L 细胞分泌的 SBS 患者的适应性。其他肽也被建议在 SBS 患者的治疗中应用，如肽 YY、肠高血糖素、胃泌酸调节素和 GLP-1。在一项为期 1 个月的小型研究中，5 例小肠不足 90 cm 的 SBS 患者（其中 4 例患者具有结肠连续性）在用 GLP-1 激动剂 exanatide 治疗后大便频率和形态得到改善。5 例患者中有 3 例成功停止 PS。十二指肠测压显示在禁食期间持续低幅度胃收缩，通过使用 exanatide 完全使其正常。使用 GLP-1 类似物利拉鲁肽的另一项试验研究显示很有希望的结果。在一项为期 8 周的开放性试验性研究中，给 8 例空肠造口术患者每天 1 次皮下注射利拉鲁肽，年龄为（63.4±10.9）岁，小肠长度为（110±66）cm。在治疗前和治疗结束时进行 72 小时的代谢平衡研究。食物摄入量不受限制。口服液体摄入量和肠外支持量保持不变。利拉鲁肽使造口湿重出量减少（474±563）g/d，从（3249±1352）减少至（2775±1187）g/d（$P=0.049$）。肠道湿重吸收倾向于增加（464±557）g/d（$P=0.05$），尿液产量增加（765±759）g/d（$P=0.02$）。肠道能量吸收提高（902±882）kJ/d（$P=0.02$）。

在 9 例输注天然 GLP-1、GLP-2 和联合输注 GLP-1 和 GLP-2 的 SBS 患者（2 例具有结肠连续性）中观察到了肠道吸收的快速反应。GLP-1 减少了 SBS 患者的腹泻和粪便排泄，但它似乎不如 GLP-2 有效。与单独给予相比，GLP-1 和 GLP-2 的组合在数值上提供了对肠吸收的累加效应。

四、总　　结

肠切除术后功能和适应的控制是复杂的。因此，对肠切除术后个体患者 GI 功能相关病理生理学变化的精确检测的准确理解和发展仍有待解决。在过去的几十年中，人们对一些关键激素及其功能的认识不断提高。制药公司现在能够为 SBS 患者提供临床使用的促适应因子及类似物。然而，即使已有推荐的 SBS 分类，但患者间的异质性较大，且个体对于治疗的效果也存在差异，因此个性化治疗方法显得尤为重要。未来将有更广泛的适应性药物作为治疗选择。由于 SBS 患者相对罕见，因此商业的兴趣可能有限。然而，在 SBS 患者中测试这些药物所带来的相关生理学发现同样能帮助对于人体生理学的理解，包括肠-脑和肠-肝轴的信号传导和调节，食欲调节和代谢，这可能在将来对其他患者群体有益。

参考文献

[1] Kasper H. Faecal fat excretion, diarrhea, and subjective complaints with highly dosed oral fat intake. Digestion, 1970, 3 (6): 321-330.

[2] O'Keefe SJ, Buchman AL, Fishbein TM, et al. Short bowel syndrome and intestinal failure: consensus definitions and overview. Clin Gastroenterol Hepatol, 2006, 4 (1): 6-10.

[3] Jeppesen PB, Mortensen PB. Intestinal failure defined by measurements of intestinal energy and wet weight absorption. Gut, 2000, 46 (5): 701-706.

[4] Pironi L, Arends J, Baxter J, et al. ESPEN endorsed recommendations. Definition and classification of intestinal failure in adults. Clin Nutr, 2015, 34 (2): 171-180.

[5] Jeppesen PB. Spectrum of short bowel syndrome in adults: intestinal insufficiency to intestinal failure. JPEN J Parenter Enteral Nutr, 2014, 38 (1 Suppl): 8S-13S.

[6] Messing B, Crenn P, Beau P, et al. Long-term survival and parenteral nutrition dependence in adult patients with the short bowel syndrome. Gastroenterology, 1999, 117 (5): 1043-1050.

[7] Jeppesen PB. Growth factors in short-bowel syndrome patients. Gastroenterol Clin North Am, 2007, 36 (1): 109-121.

[8] Baxter JP, Fayers PM, Bozzetti F, et al. An international study of the quality of life of adult patients treated with home parenteral nutrition. Clin Nutr, 2019, 38 (4): 1788-1796.

[9] Amiot A, Messing B, Corcos O, et al. Determinants of home parenteral nutrition dependence and survival of 268 patients with non-malignant short bowel syndrome. Clin Nutr, 2013, 32 (3): 368-374.

[10] Prahm AP, Brandt CF, Askov-Hansen C, et al.

The use of metabolic balance studies in the objective discrimination between intestinal insufficiency and intestinal failure. Am J Clin Nutr, 2017, 106（3）：831-838.

［11］ Chaudhri O, Small C, Bloom S. Gastrointestinal hormones regulating appetite. Philos Trans R Soc Lond B Biol Sci, 2006, 361（1471）：1187-1209.

［12］ Nightingale JM, Kamm MA, van der Sijp JR, et al. Gastrointestinal hormones in short bowel syndrome. Peptide YY may be thecolonic brake to gastric emptying. Gut, 1996, 39（2）：267-272.

［13］ Jeppesen PB, Hartmann B, Hansen BS, et al. Impaired meal stimulated glucagon-like peptide 2 response in ileal resected short bowel patients with intestinal failure. Gut, 1999, 45（4）：559-563.

［14］ Nordgaard I, Hansen BS, Mortensen PB. Importance of colonic support for energy absorption as small-bowel failure proceeds. Am J Clin Nutr, 1996, 64（2）：222-231.

［15］ Jeppesen PB, Hartmann B, Thulesen J, et al. Elevated plasma glucagon-like peptide 1 and 2 concentrations in ileum resected short bowel patients with a preserved colon. Gut, 2000, 47（3）：370-376.

［16］ Gyr KE, Whitehouse I, Beglinger C, et al. Human pharmacological effects of SMS 201-995 on gastric secretion. Scand J Gastroenterol, 1986, 119（Suppl）：96-102.

［17］ Creutzfeldt W, Lembcke B, Folsch UR, et al. Effect of somatostatin analogue（SMS 201-995, Sandostatin）on pancreatic secretion in humans. Am J Med, 1987, 82（5B）：49-54.

［18］ Reichlin S. Somatostatin（second of two parts）. N Engl J Med, 1983, 309（25）：1556-1563.

［19］ Lembcke B, Creutzfeldt W, Schleser S, et al. Effect of the somatostatin analogue sandostatin（SMS 201-995）on gastrointestinal, pancreatic and biliary function and hormone release in normal men. Digestion, 1987, 36（2）：108-124.

［20］ Dueno MI, Bai JC, Santangelo WC, et al. Effect of somatostatin analog on water and electrolyte transport and transit time in human small bowel. Dig Dis Sci, 1987, 32（10）：1092-1096.

［21］ Krejs GJ, Browne R, Raskin P. Effect of intravenous somatostatin on jejunal absorption of glucose, amino acids, water, and electrolytes. Gastroenter-

ology, 1980, 78（1）：26-31.

［22］ Fuessl HS, Carolan G, Williams G, et al. Effect of a long-acting somatostatin analogue（SMS 201-995）on postprandial gastric emptying of 99mTc-tin colloid and mouth-to-caecum transit time in man. Digestion, 1987, 36（2）：101-107.

［23］ Davis GR, Camp RC, Raskin P, et al. Effect of somatostatin infusion on jejunal water and electrolyte transport in a patient with secretory diarrhea due to malignant carcinoid syndrome. Gastroenterology, 1980, 78（2）：346-349.

［24］ Lucey MR, Yamada T. Biochemistry and physiology of gastrointestinal somatostatin. Dig Dis Sci, 1989, 34（3 Suppl）：5S-13S.

［25］ Bass BL, Fischer BA, Richardson C, et al. Somatostatin analogue treatment inhibits post-resectional adaptation of the small bowel in rats. Am J Surg, 1991, 161（1）：107-111.

［26］ O'Keefe SJ, Haymond MW, Bennet WM, et al. Long-acting somatostatin analogue therapy and protein metabolism in patients with jejunostomies. Gastroenterology, 1994, 107（2）：379-388.

［27］ Dharmsathaphorn K, Gorelick FS, Sherwin RS, et al. Somatostatin decreases diarrhea in patients with the short-bowel syndrome. J Clin Gastroenterol, 1982, 4（6）：521-524.

［28］ Williams NS, Cooper JC, Axon AT, et al. Use of a long acting somatostatin analogue in controlling life threatening ileostomy diarrhoea. Br Med J Clin Res Ed, 1984, 289（6451）：1027-1028.

［29］ Rodrigues CA, Lennard Jones JE, Thompson DG, et al. The effects of octreotide, soy polysaccharide, codeine and loperamide on nutrient, fluid and electrolyte absorption in the short-bowel syndrome. Aliment Pharmacol Ther, 1989, 3（2）：159-169.

［30］ Nightingale JM, Walker ER, Burnham WR, et al. Octreotide（a somatostatin analogue）improves the quality of life in some patients with a short intestine. Aliment Pharmacol Ther, 1989, 3（4）：367-373.

［31］ Rosenberg L, Brown RA. Sandostatin in the management of nonendocrine gastrointestinal and pancreatic disorders：a preliminary study. Can J Surg, 1991, 34（3）：223-229.

[32] Shaffer JL, O'Hanrahan T, Rowntree S, et al. Does somatostatin analogue (SMS 201 – 995) reduce high output stoma effluent? A controlled trial. Gut, 1988: 1432–1433.

[33] Gilsdorf RB, Gilles P, Gigliotti LM. Somatostatin effect on gastrointestinal losses in patients with short bowel syndrome. ASPEN13th Clinical Congress Abstracts, 1989: 478.

[34] Ladefoged K, Christensen KC, Hegnhoj J, et al. Effect of a long acting somatostatin analogue SMS 201–995 on jejunostomy effluents in patients with severe short bowel syndrome [see comments]. Gut, 1989, 30 (7): 943–949.

[35] O'Keefe SJ, Peterson ME, Fleming CR. Octreotide as an adjunct to home parenteral nutrition in the management of permanent end-jejunostomy syndrome. JPEN J Parenter Enteral Nutr, 1994, 18 (1): 26–34.

[36] Nehra V, Camilleri M, Burton D, et al. An open trial of octreotide long-acting release in the management of short bowel syndrome. Am J Gastroenterol, 2001, 96 (5): 1494–1498.

[37] Byrne TA, Morrissey TB, Nattakom TV, et al. Growth hormone, glutamine, and a modified diet enhance nutrient absorption in patients with severe short bowel syndrome. JPEN J Parenter Enteral Nutr, 1995, 19 (4): 296–302.

[38] Byrne TA, Persinger RL, Young LS, et al. A new treatment for patients with short-bowel syndrome. Growth hormone, glutamine, and a modified diet. Ann Surg, 1995, 222 (3): 243–254.

[39] Scolapio JS, Camilleri M, Fleming CR, et al. Effect of growth hormone, glutamine, and diet on adaptation in short-bowel syndrome: A randomized, controlled study. Gastroenterology, 1997, 113 (4): 1074–1081.

[40] Szkudlarek J, Jeppesen PB, Mortensen PB. Effect of high dose growth hormone with glutamine and no change in diet on intestinal absorption in short bowel patients: a randomised, double blind, crossover, placebo controlled study. Gut, 2000, 47 (2): 199–205.

[41] Ellegard L, Bosaeus I, Nordgren S, et al. Low-dose recombinant human growth hormone increases body weight and lean body mass in patients with short bowel syndrome. Ann Surg, 1997, 225

(1): 88–96.

[42] Seguy D, Vahedi K, Kapel N, et al. Low-dose growth hormone in adult home parenteral nutrition-dependent short bowel syndrome patients: a positive study. Gastroenterology, 2003, 124 (2): 293–302.

[43] Byrne TA, Wilmore DW, Iyer K, et al. Growth hormone, glutamine, and an optimal diet reduces parenteral nutrition in patients with short bowel syndrome: a prospective, randomized, placebo-controlled, double-blind clinical trial. Ann Surg, 2005, 242 (5): 655–661.

[44] Johannsson G, Sverrisdottir YB, Ellegard L, et al. GH increases extracellular volume by stimulating sodium reabsorption in the distal nephron and preventing pressure natriuresis. J Clin Endocrinol Metab, 2002, 87 (4): 1743–1749.

[45] Jeppesen PB, Szkudlarek J, Hoy CE, et al. Effect of high-dose growth hormone and glutamine on body composition, urine creatinine excretion, fatty acid absorption, and essential fatty acids status in short bowel patients: a randomized, double-blind, crossover, placebo-controlled study. Scand J Gastroenterol, 2001, 36 (1): 48–54.

[46] Wales PW, Nasr A, de Silva N, et al. Human growth hormone and glutamine for patients with short bowel syndrome. Cochrane Database Syst Rev, 2010, (6): CD006321.

[47] Drucker DJ, Erlich P, Asa SL, et al. Induction of intestinal epithelial proliferation by glucagon-like peptide 2. Proc Natl Acad Sci USA, 1996, 93 (15): 7911–7916.

[48] Wojdemann M, Wettergren A, Hartmann B, et al. Glucagon-like peptide-2 inhibits centrally induced antral motility in pigs. Scand J Gastroenterol, 1998, 33 (8): 828–832.

[49] Wojdemann M, Wettergren A, Hartmann B, et al. Inhibition of sham feeding-stimulated human gastric acid secretion by glucagon-like peptide-2. J Clin Endocrinol Metab, 1999, 84 (7): 2513–2517.

[50] Guan X, Karpen HE, Stephens J, et al. GLP-2 receptor localizes to enteric neurons and endocrine cells expressing vasoactive peptides and mediates increased blood flow. Gastroenterology, 2006, 130 (1): 150–164.

［51］ Bremholm L, Hornum M, Henriksen BM, et al. Glucagon-like peptide-2 increases mesenteric blood flow in humans. Scand J Gastroenterol, 2009, 44 (3): 314-319.

［52］ Bremholm L, Hornum M, Andersen UB, et al. The effect of Glucagon-Like Peptide-2 on mesenteric blood flow and cardiac parameters in end-jejunostomy short bowel patients. Regul Pept, 2011, 168 (1-3): 32-38.

［53］ Cani PD, Possemiers S, Van de WT, et al. Changes in gut microbiota control inflammation in obese mice through a mechanism involving GLP-2-driven improvement of gut permeability. Gut, 2009, 58 (8): 1091-1103.

［54］ Brubaker PL, Izzo A, Hill M, et al. Intestinal function in mice with small bowel growth induced by glucagon-like peptide-2. Am J Physiol, 1997, 272 (6 Pt 1): E1050-E1058.

［55］ Jeppesen PB, Hartmann B, Thulesen J, et al. Glucagon-like peptide 2 improves nutrient absorption and nutritional status in short-bowel patients with no colon. Gastroenterology, 2001, 120 (4): 806-815.

［56］ Jeppesen PB, Lund P, Gottschalck IB, et al. Short bowel patients treated for two years with glucagon-like Peptide 2: effects on intestinal morphology and absorption, renal function, bone and body composition, and muscle function. Gastroenterol Res Pract, 2009, 2009: 616054.

［57］ Ivory CP, Wallace LE, McCafferty DM, et al. Interleukin-10-independent anti-inflammatory actions of glucagon-like peptide 2. Am J Physiol Gastrointest Liver Physiol, 2008, 295 (6): G1202-G1210.

［58］ Sigalet DL, Wallace LE, Holst JJ, et al. Enteric neural pathways mediate the anti-inflammatory actions of glucagon-like peptide 2. Am J Physiol Gastrointest Liver Physiol, 2007, 293 (1): G211-G221.

［59］ Henriksen DB, Alexandersen P, Hartmann B, et al. Four-month treatment with GLP-2 significantly increases hip BMD: a randomized, placebo-controlled, dose-ranging study in postmenopausal women with low BMD. Bone, 2009, 45 (5): 833-842.

［60］ Munroe DG, Gupta AK, Kooshesh F, et al. Prototypic G protein-coupled receptor for the intesti-notrophic factor glucagon-like peptide 2. Proc Natl Acad Sci USA, 1999, 96 (4): 1569-1573.

［61］ Dube PE, Brubaker PL. Frontiers in glucagon-like peptide-2: multiple actions, multiple mediators. Am J Physiol Endocrinol Metab, 2007, 293 (2): E460-E465.

［62］ Yusta B, Huang L, Munroe D, et al. Enteroendocrine localization of GLP-2 receptor expression in humans and rodents. Gastroenterology, 2000, 119 (3): 744-755.

［63］ Bjerknes M, Cheng H. Modulation of specific intestinal epithelial progenitors by enteric neurons. Proc Natl Acad Sci USA, 2001, 98 (22): 12497-12502.

［64］ Orskov C, Hartmann B, Poulsen SS, et al. GLP-2 stimulates colonic growth via KGF, released by subepithelial myofibroblasts with GLP-2 receptors. Regul Pept, 2005, 124 (1-3): 105-112.

［65］ Bahrami J, Yusta B, Drucker DJ. ErbB activity links the glucagon-like peptide-2 receptor to refeeding-induced adaptation in the murine small bowel. Gastroenterology, 2010, 138 (7): 2447-2456.

［66］ Marier JF, Beliveau M, Mouksassi MS, et al. Pharmacokinetics, safety, and tolerability of teduglutide, a glucagon-like peptide-2 (GLP-2) analog, following multiple ascending subcutaneous administrations in healthy subjects. J Clin Pharmacol, 2008, 48 (11): 1289-1299.

［67］ Marier JF, Mouksassi MS, Gosselin NH, et al. Population pharmacokinetics of teduglutide following repeated subcutaneous administrations in healthy participants and in patients with short bowel syndrome and Crohn's disease. J Clin Pharmacol, 2010, 50 (1): 36-49.

［68］ Jeppesen PB, Sanguinetti EL, Buchman A, et al. Teduglutide (ALX-0600), a dipeptidyl peptidase IV resistant glucagon-like peptide 2 analogue, improves intestinal function in short bowel syndrome patients. Gut, 2005, 54 (9): 1224-1231.

［69］ Jeppesen PB, Gilroy R, Pertkiewicz M, et al. Randomised placebo-controlled trial of teduglutide in reducing parenteral nutrition and/or intravenous fluid requirements in patients with short bowel syndrome. Gut, 2011, 60 (7): 902-914.

［70］ O'Keefe SJ, Jeppesen PB, Gilroy R, et al.

Safety and efficacy of teduglutide after 52 weeks of treatment in patients with short bowel intestinal failure. Clin Gastroenterol Hepatol, 2013, 11 (7): 815-823.

[71] Jeppesen PB, Pertkiewicz M, Messing B, et al. Teduglutide reduces need for parenteral support among patients with short bowel syndrome with intestinal failure. Gastroenterology, 2012, 143 (6): 1473-1481.

[72] Jeppesen PB. Teduglutide, a novel glucagon-like peptide 2 analog, in the treatment of patients with short bowel syndrome. Therap Adv Gastroenterol, 2012, 5 (3): 159-171.

[73] Jeppesen PB, Gabe SM, Seidner DL, et al. Factors Associated With Response to Teduglutide in Patients With Short-Bowel Syndrome and Intestinal Failure. Gastroenterology, 2018, 154 (4): 874-885.

[74] Schwartz LK, O'Keefe SJ, Fujioka K, et al. Long-Term Teduglutide for the Treatment of Patients With Intestinal Failure Associated With Short Bowel Syndrome. Clin Transl Gastroenterol, 2016, 7: e142.

[75] Jeppesen PB, Sanguinetti EL, Buchman A, et al. Teduglutide (ALX-0600), a dipeptidyl peptidase IV resistant glucagon-like peptide 2 analogue, improves intestinal function in short bowel syndrome patients. Gut, 2005, 54 (9): 1224-1231.

[76] Compher C, Gilroy R, Pertkiewicz M, et al. Maintenance of parenteral nutrition volume reduction, without weight loss, after stopping teduglutide in a subset of patients with short bowel syndrome. JPEN J Parenter Enteral Nutr, 2011, 35 (5): 603-609.

[77] Sueyoshi R, Woods Ignatoski KM, Okawada M, et al. Stimulation of intestinal growth and function with DPP4 inhibition in a mouse short bowel syndrome model. Am J Physiol Gastrointest Liver Physiol, 2014, 307 (4): G410-G419.

[78] Okawada M, Holst JJ, Teitelbaum DH. Administration of a dipeptidyl peptidase IV inhibitor enhances the intestinal adaptation in a mouse model of short bowel syndrome. Surgery, 2011, 150 (2): 217-223.

[79] Kunkel D, Basseri B, Low K, et al. Efficacy of the glucagon-like peptide-1 agonist exenatide in the treatment of short bowel syndrome. Neurogastroenterol Motil, 2011, 23 (8): 739-328.

[80] Hvistendahl M, Brandt CF, Tribler S, et al. Effect of Liraglutide Treatment on Jejunostomy Output in Patients With Short Bowel Syndrome: An Open-Label Pilot Study. JPEN J Parenter Enteral Nutr, 2018, 42 (1): 12-121.

[81] Madsen KB, Askov-Hansen C, Naimi RM, et al. Acute effects of continuous infusions of glucagon-like peptide (GLP) -1, GLP-2 and the combination (GLP-1 + GLP-2) on intestinal absorption in short bowel syndrome (SBS) patients. A placebo-controlled study. Regul Pept, 2013, 184: 30-39.

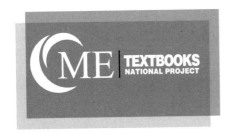

胃肠功能障碍相关疾病

于健春 著 中国医学科学院北京协和医学院

安德烈·凡·戈萨姆（André Van Gossum） 著

比利时布鲁塞尔自由大学

薛志刚 译 中国医学科学院北京协和医院

第 8 章

家庭肠外营养（home parenteral nutrition，HPN）是一种挽救良性或恶性疾病导致慢性肠功能严重障碍或衰竭患者生命的医疗技术。

一、肠衰竭的定义及分型

肠衰竭（intestinal failure，IF）是指肠功能减少至难以维持消化、吸收食物营养的最低生理限度的需要，即宏量营养素或水及电解质、维生素等微量营养素低于最小的生理需要量，需要静脉输注补充以维持机体健康或生长。当吸收功能下降、不需要静脉输液即可维持机体健康或生长，可称为"肠功能不足或不全"。肠衰竭分为获得性与先天性，是胃肠道或全身性的良性或恶性疾病的病因。

慢性肠功能障碍或衰竭根据可能恢复的肠功能和肠衰竭时间进行分型。根据发病基础、代谢和预期结果的标准，肠衰竭可分为三型。

为体现不同的病因，国际共识小组提出将肠衰竭定义为由梗阻、动力障碍、外科手术切除、先天性缺陷或疾病引起相关吸收减少，不能维持蛋白质-热量、水与电解质或微量元素平衡的临床征象。尽管定义包括所有类型，但并未能反映临床不同时期和临床实际每一天的严重程度。永久性的肠衰竭毕竟是少数，手术后常见的急性肠衰竭多于手术后 6 个月内好转恢复。

急性胃肠功能损伤常发生在危重症的过程中，是多器官功能障碍综合征的一个组成部分，受累脏器越多，其发生率越高，病死率也明显增高。随着危重症医学的发展，对胃肠道功能障碍的认识与研究也在逐渐深入。2012 年，欧洲重症监护医学会（European Society of Intensive Care Medicine，ESICM）正式提出急性胃肠功能损伤（acute gastrointestinal injury，AGI）的概念，将之界定为"由于重症患者急性疾病本身导致的胃肠功能障碍"，根据患者粪便或胃内容中可见性出血、腹泻次数、下消化道麻痹、喂养不耐受、恶心、呕吐、大便次数、肠鸣音、胃潴留和腹腔内压等客观指标提出 AGI 定义与分级标准。

ESICM 年会推荐意见（2012）对于重症患者肠道功能障碍进行定义和分级。AGI 指由于重症患者急性疾病本身导致的胃肠道功能障碍。AGI 严重程度分级及定义如下。

Ⅰ级（存在胃肠道功能障碍和衰竭的危险因素）：存在胃肠道功能障碍和衰竭的风险，界定为有明确病因，胃肠道功能部分受损。常见症状为腹部术后早期出现恶心、呕吐症状；休克早期出现肠鸣音消失；肠动力减弱。病因是患者在手术后、发生休克时等出现的胃肠道反应，它具有暂时性和自限性的特点。

Ⅱ级（胃肠功能障碍）：患者胃肠道不具备完整的消化和吸收功能，无法满足机体对营养物质和水的需求。胃肠功能障碍尚未影响患者一般状况。

Ⅲ级（胃肠功能衰竭）：给予干预处理后，患者胃肠功能仍不能恢复，整体状况没有改善。

Ⅳ级（胃肠功能衰竭伴有远隔器官功能障碍）：因急性胃肠损伤逐步进展，多器官功能障碍综合征和休克进行性恶化，患者随时有生命危险。

ESPEN 指南将肠功能障碍或衰竭分为以下 3 种类型。

Ⅰ型肠功能障碍（Type Ⅰ IF-acute）：多指腹部手术后自限性肠功能障碍，急性，短期，通常为自限性的胃肠功能障碍状况；通过补液、维持水电解质平衡、肠内/肠外营养支持一段时间后，可获得完全康复，不留有后遗症。

Ⅱ型肠功能障碍或肠衰竭（Type Ⅱ IF-prolonged acute condition）：较长时间的急性状况，通常伴有不稳定的代谢，需要多学科团队的综合治疗照护和数周或数月的代谢和静脉营养补充治疗。常见于危重症患者的肠功能障碍，患者除行胃肠道手术外，还伴发脓毒症、代谢和营养并发症。

Ⅲ型肠功能障碍或肠衰竭 [Type Ⅲ IF-chronic condition（CIF）: in metabolically stable patients, requiring intravenous supplementation over months or years. It may be reversible or irreversible]：慢性状况，患者需要静脉补充营养数月或数年，可逆或不可逆性肠功能状况。慢性肠衰竭Ⅲ型是指需要长期甚至终身营养支持，尤其是需要 HPN 和肠移植。

二、家庭肠外营养适应证

HPN 治疗用于肠内营养摄入不能满足需要的患者或不能外出接受急诊输液的患者。HPN 应考虑到基础疾病和适应证本身。

HPN 用于良性疾病相关的肠衰竭的适应证：①炎症性肠病，包括反复肠梗阻、肠瘘、肠切除、短肠综合征。②缺血性肠系膜血管疾病，即因肠系膜血管血栓或血管狭窄导致慢性肠道缺血、坏死、短肠综合征。③肠道动力障碍或先天性肠道闭锁疾病。

HPN 用于恶性疾病相关的肠衰竭的适应证：①肠梗阻，因恶性肿瘤或肿瘤切除术后长期慢性肠梗阻，肠内营养摄入不能满足需要的患者；对于无法治愈的恶性肿瘤晚期患者，HPN 有助于提高患者的生活质量，如果病情不稳定，患者可以转入姑息治疗病房或缓和医疗（安宁治疗）机构。②短肠综合征，因恶性肿瘤或肿瘤切除术后肠瘘、广泛小肠切除或小肠造瘘导致的短肠综合征，肠内营养摄入不能满足需要的患者。③吸收功能和（或）动力功能障碍，因肿瘤放射治疗后导致急性或慢性放射性肠炎、吸收障碍、假性肠梗阻等，肠内营养摄入不能满足需要的患者。

在需要长期肠外营养支持的成年患者中，最常见的良性疾病是克罗恩病，肠系膜血管梗死或血栓，放射性肠炎，胃肠动力障碍（如系统性硬化症、肌萎缩性脊髓侧索硬化症）及手术后并发症。短肠综合征是 HPN 的主要适应证，占 50%~80%，其次是肠瘘、吸收不良、肠梗阻和重度营养不良。克罗恩病的严重程度和手术次数直接影响短肠综合征 HPN 患者数量的增加。其他较为少见的是自身免疫性疾病患者，如胃肠道淀粉样病变、硬化包裹性腹膜炎（腹茧症）、小肠黏膜萎缩等。

近年来，减肥手术（又称"代谢手术"）治疗肥胖症和糖尿病在全世界日益增长，尽管术式都比较安全，但仍有 3%~5% 的患者发生术后并发症，如肠漏或瘘、脓肿等，这样的患者接受肠内营养困难或耐受性差。

Hamilton 等（2011）报道了 23 例减肥手术后肠瘘或肠梗阻患者接受 1 个半月 HPN，平均每天输注蛋白质 1.2 g/kg，低热量 13.6 kcal/kg，BMI 下降（7.1%±5.2）%，血浆白蛋白水平增加

12.5%［由（2.8±0.5）g/dl 至（3.2±0.6）g/dl］，52.2% 的 HPN 患者因并发症（占 40%）而再入院。

我国自 1995 年开展减肥手术以来，各种术式逐年增多，如腹腔镜胃可调节绑带术、腹腔镜胃袖状切除术、腹腔镜 Roux-en-Y 胃旁路术、胆胰分流并十二指肠转位术等，近年来每年减肥手术达 2000~4000 例，尚缺乏相关并发症的统计。肥胖症患者减肥手术后易出现肠功能障碍或衰竭并发症，需要提供低热量、保持充足蛋白质的肠外营养，输液管理需要个体化。

近年来，美国、英国、日本等国 HPN 病因中恶性肿瘤患者比例明显上升。恶性肿瘤或肿瘤相关手术、放化疗治疗相关的肠梗阻、肠瘘、放射性肠炎致吸收障碍、假性肠梗阻、营养不良等，导致慢性肠功能障碍或衰竭的 HPN 患者逐年增多，腹腔硬纤维瘤如合并肠瘘、小肠梗阻及吸收障碍等并发症，需要 HPN 的支持治疗。美国克利夫兰医院报告 1615 例 HPN 患者中，有 18 例是较年轻的腹腔硬纤维瘤并发肠瘘、小肠梗阻及吸收障碍，需要长期 HPN 治疗。

由于肠外营养是严重小肠功能障碍（如短肠综合征）患者获得足量营养的唯一治疗方法，自 1985 年以来，日本已将 HPN 纳入医疗保险报销适应证，并已经广泛应用于适应证患者。

日本肠外肠内营养学会提出 HPN 标准和指南：①家庭营养治疗必须是患者本人和家人或照护人员知情同意。②患者本人和家人或照护人员能够实施 HPN 的流程操作。③家庭营养治疗如果是必需的，应首选肠内营养，如果患者因消化功能障碍不能耐受实施完全肠内营养，才是 HPN 的适应证。④营养治疗应规律随访、定期监控。

日本 HPN 指南提出建议 HPN 实施的先决条件：①患者的原发病稳定，不需要治疗，HPN 将改善生活质量。②医护人员有能力提供和指导实施住院患者和出院的院外患者 HPN，建立全面、系统的营养管理体系。③患者和家属双方应全面理解 TPN 的原则及 HPN 的需求，并且双方均要求 HPN。做出 HPN 决策应满足以下条件：①在家实施 HPN，会相关静脉输注及调量的操作。②实施输液操作安全管理。③并发症发生率低。

三、家庭肠外营养禁忌证

HPN 不适用于因脑血管病或脑神经病变等原因造成长期经口摄食困难的患者，因为此类患者胃肠功能正常，可以实施肠内营养。

HPN 禁忌证包括：①老年痴呆症。②脑卒中（如脑梗死、脑出血或颅脑外伤）的后遗症。③植物人状态。④肌萎缩性脊髓侧索硬化症、肌肉萎缩或帕金森病。⑤疾病的终末期状态。

为安全起见，对于因腹腔脓肿、胃肠道瘘、泌尿系感染、肺部感染及不明原因的发热患者，不宜实施 HPN。HPN 也不宜用于严重糖尿病、胰岛素使用不稳定期间的患者。

由于营养支持团队（nutrition support team，NST）的增长，日本实施 HPN 及 HEN 医疗保险报销制度，使 HEN 比例明显增长，NST 促进了家庭医疗护理的稳步增长，提高了患者的生活质量。

四、相关疾病家庭肠外营养的时间及转归

不同疾病导致的肠功能障碍或衰竭，需要不同时间的临床营养治疗、康复，其效果和时间有明显差异，有待健康工作者进一步对相关领域的学习、研究和评价。

2003 年日本 Takagi 的调查包括 HPN 患者 355 例，其中人数最多的是恶性肿瘤（202 例，56.9%），但其中只有 12% 回归社会，平均接受 HPN 时间较短（139 天）；153 例良性患者（炎症性肠病、肠系膜血管缺血疾病、肠动力障碍疾病）接受 HPN，时间长达 1969 天，其中 60% 患者回

归社会，短肠综合征患者67例，其中65%回归社会。

总之，许多疾病导致肠道吸收不良或肠梗阻需要HPN维持生命。HPN需要医疗保险、医院内外医疗体系或医联体的相互支持。如何在中国建立临床营养的医疗和教育体系，特别是创建HPN、HEN管理体系，以维护中长期或终生家庭医疗照护及营养管理，让适应证患者能够安全、有效、长期实施和获得HPN或HEN及管理模式，需要培养临床营养的专业人才，建立多学科团队（临床医师、临床营养师、临床护士及临床药师等）的相互支持，包括相关基础疾病的评估治疗、HPN适应证、特殊营养需求、预期治疗结果、预期生活质量、患者和家属的愿望及相关人员培训，将有助于优化HPN计划及安全实施，让患者、家庭、医院及社会受益。

参考文献

［1］ Pironi L，Arends J，Baxter J，et al. ESPEN endorsed recommendations. Definition and classification of intestinal failure in adults. Clin Nutr，2015，34（2）：171-180.

［2］ O'Keefe SJ，Buchman AL，Fishbein TM，et al. Short bowel syndrome and intestinal failure：consensus definitions and overview. Clin Gastroenterol Hepatol，2006，4（1）：6-10.

［3］ Lal S，Teubner A，Shaffer JL. Review article：intestinal failure. Aliment Pharmacol Ther，2006，24：19-31.

［4］ 中国医师协会外科医师分会肥胖和糖尿病外科医师委员会. 中国肥胖和2型糖尿病外科治疗指南（2014）. 中国实用外科杂志，2014，34（11）：1005-1010.

［5］ Haigashiguchi T. Where are we standing in all over the world，considering about the development of medical system for nutrition therapy. Journal of Japanese Society for Parenteral and Enteral Nutrition，2011，26：5-10.

［6］ Takagi Y. Home Parenteral Nutrition in Japan：present and future. Japanese Journal of Gastroenterology，2003，100：819-828.

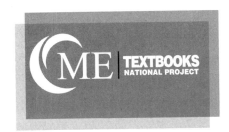

炎症性肠病

王新颖

东部战区总医院

第 9 章

炎症性肠病（inflammatory bowel disease，IBD）是一类病因不明的慢性非特异性肠道炎性疾病，主要包括溃疡性结肠炎（ulcerative colitis，UC）和克罗恩病（Crohn's disease，CD）。IBD 的诊断需要结合临床、内镜、影像及病理表现，且需在排除感染性肠炎和其他非感染性肠炎的情况后作出诊断。

一、炎症性肠病患者的营养状况分析

（一）IBD 患者营养不良的发生率

IBD 患者受营养摄入不足、肠道炎症反应及化学药物干扰等因素的影响，营养不良的发生率较高。据文献报道，IBD 营养不良发生率在 16%~85%，疾病活动期营养不良的发生比缓解期更加普遍。2017 年国内 IBD 住院患者的营养状况调查结果表明，IBD 患者营养不良的发生率为 55%。因并发症住院手术的国内 CD 患者合并营养不良的发生率高达 86.7%。小肠尤其是回肠是消化和吸收营养的主要部位，因为 CD 病变部位常累及小肠，而 UC 仅累及结直肠，故 CD 患者营养不良要比 UC 更多见。

（二）IBD 患者常见的机体组成改变

机体主要由骨质、脂肪和瘦体重 3 部分组成，瘦体重又分为细胞外群与体细胞群 2 部分。IBD 患者由于营养摄入缺乏及疾病的干扰，常出现机体组成的变化，如骨骼肌含量减少、脂肪组织堆积或脂肪含量减少。在这种情况下，尽管患者体重和体重指数（body mass index，BMI）可能在正常范围之内，但由于机体组成已经发生改变，通过机体组成成分分析能够更精确地反映患者的营养状况。骨骼肌减少亦称为肌少症，主要指骨骼肌质量、力量及功能的进行性下降。肌少症在 IBD 患者中较为普遍，并且受疾病状态及药物的影响。60% 成年 IBD 患者合并肌少症；BMI 正常的 IBD 儿童中，有 93.6% 的 CD 和 47.7% 的 UC 患儿存在肌少症。由于骨骼肌减少和力量下降，肌少症患者的活动量减少，容易出现疲劳、骨质疏松和脂肪堆积，使 IBD 手术率和术后并发症增加，生活质量降低。

肥胖状态亦能影响 IBD 病程，甚至加重炎症反应，但目前研究结果并不一致。肥胖症或肥胖伴肌少症在儿童 IBD 的研究较多见，而成人的研究相对较少。西方患者合并肥胖的比例可能更高，但国内尚缺乏相应数据。内脏脂肪含量与 CD 疾病活动度及炎症反应水平显著相关，并影响机体对生物制剂的反应性。内脏脂肪增多的 CD 患者术后并发症（尤其是感染并发症）发生率明显升高，且术后更易复发。

（三）炎症性肠病患者常见的微量营养素变化

人体所需的营养物质除了宏量营养素外，还有微量营养素，其主要指维生素和微量元素。IBD 患者因摄入不足、肠道炎症反应及治疗药物干扰等的影响，不仅容易出现宏量营养素缺乏，还常合并微量营养素的缺乏，病程长或手术后患者尤为显著。微量营养素缺乏在 IBD 活动期和缓解期均可发生。处于疾病缓解期或营养状况正常的患者亦可能存在微量营养素缺乏。

因 CD 常累及回肠，病情严重时甚至需要切除回肠，而回肠是脂肪和脂溶性维生素吸收的主要部位，故 IBD 患者尤其是 CD 患者常合并脂溶性维生素缺乏，其中以低维生素 D 水平常见。一般将血清 25-OH 维生素 D<75 nmol/L 定义为维生素 D 不足，<50 nmol/L 定义为维生素 D 缺乏。有研究表明，近 70% 结肠切除术后的 UC 患者血清 25-OH 维生素 D 水平<77.5 nmol/L。高达 30% 的回肠造口的 IBD 患者骨密度降低。除累及回肠的因素外，应用糖皮质激素、活动量、生活习性、体型肥胖、吸烟、日照时间等均影响维生素 D 水平。目前尚不明确维生素 D 缺乏与 IBD 发病及严重程度之间的因果关系。

80% 的 IBD 患者叶酸缺乏，约 22% 的 CD 患者和 25% 的 UC 结肠切除患者存在维生素 B 缺乏。回肠病变（>30 cm）、末端回肠切除（>20 cm）及药物等均可影响维生素 B 和叶酸的吸收。缺铁性贫血在 IBD 患者中的发生亦相当普遍。由于结肠溃疡出血等原因，UC 患者缺铁性贫血发生率较高；即使结肠切除术后，其贫血发生率也在 20% 以上；超过 50% 的合并储袋炎的 UC 患者存在铁缺乏。贫血会导致患者疲劳，影响生活质量。约 10% 的 CD 患者会出现锌缺乏的表现，而儿童 CD 患者锌缺乏现象更普遍。锌缺乏的 IBD 患者预后较差，及时补充锌能够减少 CD 的相关风险。腹泻也会造成 IBD 患者不同程度的钾、镁、钙和磷的丢失。

（四）营养不良对炎症性肠病患者预后的影响

IBD 患者营养不良的表现多样，其中以蛋白质热量型营养不良多见，表现为体重减轻及消瘦，病程较久者多表现为混合型营养不良。营养不良增加 IBD 患者住院率，延长住院时间，降低患者抗感染能力，妨碍手术切口和肠吻合口愈合，增加手术并发症发生率和病死率，影响相关药物的治疗反应，降低患者生活质量。据相关文献报道，营养不良也是 IBD 患者发生急诊手术和静脉血栓事件的独立风险因素，是造成儿童和青少年患者生长发育迟缓的主要原因。纠正营养不良有利于改善患者营养状况，提高治疗效果，降低疾病的复发率。

二、炎症性肠病患者的营养筛查与评定

美国肠外肠内营养学会（ASPEN）指出，营养风险筛查是识别与营养问题相关特点的过程，目的是发现个体是否存在营养不足或有营养不足的风险。而欧洲临床营养与代谢学会（ESPEN）认为，通过营养筛查发现患者存在营养风险，即可制订营养计划。营养风险被定义为"现存或潜在的、与营养因素相关的、导致患者出现不利于临床结局的风险"。营养风险筛查宜快速而简单，目前国际上常用的营养风险筛查工具主要包括主观全面评定、微型营养评定、营养不良通用筛查工具和营养风险筛查（nutritional risk screening，NRS）。其中 NRS2002 建立在循证医学基础上，简便易行，包括 4 个方面内容：①人体测量，②膳食摄入情况，③近期体重变化，④疾病严重程度。同时，ESPEN 提出，没有必要对当前无营养风险的患者进行营养支持，以避免医疗资源的不合理

应用甚至浪费。目前大多数观点认为，临床营养支持应建立在对患者营养风险及状况客观评价的基础上，对于是否需要营养支持及如何实施营养支持治疗，都需要充分的依据。在实施营养支持治疗时，应采取严密的监测，以尽早发现营养支持过程中的并发症，做出相应处理，改善患者预后。监测的项目包括患者的应激和代谢状态、总热量的摄入、肠外和肠内营养并发症及营养支持代谢并发症等。

相关研究显示，对无营养风险或目前阶段并不存在营养不足的患者进行额外营养支持，其感染性并发症的发生率升高，对 IBD 患者应常规行营养风险筛查及营养状况评定。伴随着 IBD 疾病严重程度的加剧，存在营养风险的患者数量显著增加。而病情变化可以影响患者营养状况和代谢状态，合并感染或使用糖皮质激素、饥饿、肠梗阻或肠瘘等亦能使患者的营养状况和代谢状态恶化。因此，在治疗期间应动态严密监测患者的营养状况，并根据监测结果及时调整营养支持治疗方案。目前国内外营养风险筛查工具有多种，最适合 IBD 患者的筛查工具尚未统一。目前应用较为广泛的营养风险筛查工具是 NRS2002。当 NRS2002 评分≥3 分常提示有营养风险，需要进行营养支持治疗干预。

IBD 患者营养状况评定可分为主观与客观 2 个部分。可使用患者整体营养状况评估表（scored patient-generated subjective global assessment，PG-SGA）作为营养状况主观评定工具。PG-SGA 将营养状况分为重度营养不良（≥9 分）、中度营养不良（4~8 分）和营养正常（0~3 分）。客观部分包括静态和动态 2 类测定指标。静态指标指人体测量指标，主要包括身高、体重、BMI、三头肌皮褶厚度、机体组成、上臂肌围及其他可用于评估慢性营养不良的指标；动态测定指标包括氮平衡和半衰期较短的内脏蛋白如前白蛋白等。氮平衡是可靠且常用的动态评价指标，有条件的地方建议常规进行。但需要指出的是，血浆总蛋白和白蛋白半衰期较长，结果受多种因素影响，两者作为疾病急性期机体营养状况的评价指标不够敏感。

三、炎症性肠病患者家庭肠外营养的纳入标准与排除标准

IBD 患者给予 HPN 的常见适应证：①因肠梗阻无法实施 EN，②高位肠内瘘（如胃或十二指肠-结肠内瘘）且无法实施 EN，③CD 继发短肠综合征早期有严重腹泻，④高流量小肠瘘（流量>500 ml/d）且肠内营养无法维持水电解质及营养平衡，⑤不耐受 EN 的其他情形，如重症 UC 或其他原因造成的严重腹胀或腹泻，严重的肠动力障碍，⑥无法建立 EN 通路。

此外，需要营养支持治疗的 IBD 患者若 EN 禁忌或无法达到有效剂量，应给予 PN 治疗；EN 联合 PN 优于 TPN。如 EN 能够实施，但在 48~72 小时后仍无法达到 60% 以上能量及蛋白质需求时，供给不足部分由 SPN 补充，当 EN 提供的能量超过所需目标量的 60% 时可以停用 PN。考虑到 TPN 相关的并发症风险，营养风险高（NRS2002≥5 分）或重度营养不良的 IBD 患者，如 EN 禁忌证或无法实施，应在 24~48 小时给予 TPN；营养风险低（NRS2002≤3 分）或轻中度营养不良的 IBD 患者，只有在预计营养摄入受限>7 天时才给予 TPN。

肠外营养的排除标准：①预期生存期短、多器官功能障碍等，②行 HPN 有较大风险，如病情不稳定、基础状况差、生活无法自理。

四、炎症性肠病患者家庭肠外营养的实施

关于 IBD 能量消耗的研究较少。有研究指出，IBD 并不增加静息能量消耗（resting energy expenditure，REE），即使疾病活动期 REE 可能增加，但因为患者活动量减少，抵消了炎症反应活动

增加的 REE。因此，对缓解期和轻、中度活动期疾病，可以沿用正常人的能量供给。而极度营养不良、重症 UC 或 CD 患者的 REE 有别于正常人：体温每升高 1℃，CD 患者的 REE 增加 10%~15%，合并脓毒症时 REE 约增加 20%。活动期 CD 的能量消耗高出缓解期 8%~10%，因此，对重症患者应采用间接能量测定的方法，个体化确定患者的能量需求。动态评估 REE 能够为 IBD 患者的精准营养支持治疗提供依据。

儿童和青少年 IBD 患者处于生长发育期，摄入的营养还要考虑追赶同龄人身高和体重的营养需求，因此，每日提供的能量应为正常儿童推荐量的 110%~120%，以避免能量供给不足造成蛋白质分解供能。对于高分解代谢或 TPN 早期（1 周内）患者，建议采用允许性低热量、高蛋白配方 ［每日总能量≤20 kcal/kg（1 kcal=4.184 kJ）或每日提供总能量只占预计需要量 80%，蛋白质≥1.2 g/kg］，以免加重脏器代谢负担。

指南建议采用"全合一"方式进行 HPN，并根据病情调整营养配方。PN 时应将所有营养成分放在同一容器内，同时输注给患者，即为"全合一"输注方式，其优点是能够提高机体对营养物质的利用效率，减少代谢并发症，降低营养液和输注管路污染的发生率。在"全合一"的总能量构成中，糖类供能应占 50%~70%，其余能量由脂肪乳剂供给，为 30%~50%。糖类比例过高容易产生糖代谢紊乱、二氧化碳潴留、肝内胆汁淤积等并发症。脂肪乳剂的主要作用是提供能量和必需脂肪酸，主要成分为多不饱和脂肪酸（polyunsaturated fatty acid，PUFA），不同成分的脂肪酸具有不同的免疫调节功能。ω-6 PUFA 是脂肪乳剂的主要成分，但其代谢产物具有加剧炎症反应的作用，不宜作为脂肪酸的唯一来源，而应添加促炎作用很弱的鱼油脂肪乳剂（主要成分为 ω-3 PU-FA）、橄榄油脂肪乳剂 ［主要成分为 ω-9 单不饱和脂肪酸（ω-9 monounsaturated fatty acid，ω-9 MUFA）］ 或不影响炎症反应并且能够快速供能的中链甘油三酯（medium-chain triglyceride，MCT）。研究证实，添加 ω-3 PUFA 的 TPN 对活动期 CD 可能具有诱导缓解、减少术后感染风险、缩短术后住院时间。目前尚无证据支持静脉给予谷氨酰胺二肽对 IBD 活动度具有调节作用。IBD 患者蛋白质代谢受摄入量、肠道消化和吸收能力、肠道炎症反应、使用糖皮质激素和全身炎症反应等综合因素的影响。缓解期 IBD 患者每天蛋白质需要量与普通人相似即 1.0 g/kg，活动期蛋白供给应达到 1.2~1.5 g/kg。

参考文献

[1] 王新颖. 营养配方制定与治疗效果评价. 中国实用外科杂志，2012，32（2）：115-117.

[2] 王新颖，李宁，黎介寿. 规范化营养支持在外科治疗中的地位. 外科理论与实践，2014，19（1）：16-20.

[3] 中华医学会消化病学分会炎症性肠病学组. 炎症性肠病营养支持治疗专家共识（2013·深圳）. 胃肠病学，2015，20（2）：97-105.

[4] 中华医学会消化病学分会炎症性肠病学组，中华医学会肠外与肠内营养学分会胃肠病与营养协作组. 炎症性肠病营养支持治疗专家共识（第二版）. 中华炎性肠病杂志，2018，2（3）：154-172.

[5] Casanova MJ, Chaparro M, Molina B, et al. Prevalence of malnutrition and nutritional characteristics of patients with inflammatory bowel disease. J Crohns Colitis, 2017, 11（12）：1430-1439.

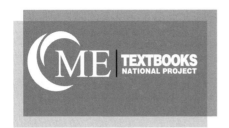

短肠综合征

第 **10** 章

康军仁
中国医学科学院北京协和医院

短肠综合征（short bowel syndrome，SBS）是一个功能性定义，指小肠广泛切除后的吸收不良状态，吸收不良不仅是因为小肠表面积的减少，还与食物在小肠内停留时间缩短有关，是肠衰竭（IF）最常见的病因。短肠综合征与小肠切除长度目前尚无统一标准，不同文献报道不一，如切除200 cm，切除100 cm，残留小肠<1 cm/kg加结肠不全等。但是，小肠越短，症状越重，越难以代偿是普遍共识。成人常见病因包括肠扭转、肠系膜血管栓塞或血栓形成、外伤、克罗恩病、广泛的放射性肠炎、恶性肿瘤、医源性损伤等。

一、病理生理过程

小肠是人体主要的消化吸收器官，脂肪、蛋白质、糖类、无机盐、微量元素和维生素及水均在此消化吸收。空肠与回肠对营养成分的吸收有所不同，一般情况下，水和电解质、糖类、蛋白质、脂肪及各种维生素等在空肠和回肠吸收，铁、钙和叶酸主要在近端小肠吸收，胆汁酸盐、胆固醇、维生素 B_{12} 等只在回肠吸收。切除上述肠管将导致相应营养物质的吸收障碍。胆汁酸盐和脂肪进入结肠后刺激结肠大量分泌，造成脂肪泻。脂溶性维生素的吸收是伴随着脂肪的吸收进行的，脂肪泻严重影响脂溶性维生素的吸收。虽然空肠是大多数营养物质的吸收部位，但食糜在空肠内的移动速度较快，当食物到达回肠时已处于消化完善状态，移动速度还不及空肠的1/3，所以，营养物质尤其是蛋白质和脂肪在回肠内吸收更完全。空肠切除后，其功能可由回肠所弥补。回肠切除后，食物在肠道内的停留时间明显缩短，不利于营养物质的吸收。因此，回肠大量切除的后果比空肠更为严重。

正常情况下，每天有7~9 L水经过小肠，其中80%能被吸收，余下的1.5 L进入结肠。广泛小肠切除以后，肠黏膜吸收面积明显减少，肠道过短，肠内容物通过速度加快，引起水和电解质大量丢失。回盲瓣是单向阀门，既可以保证食物在小肠内停留足够的时间，促进吸收，又可以阻止结肠内容物和细菌向小肠反流。若缺乏回盲瓣，食糜通过小肠过快，不利于小肠的吸收。同时，结肠内细菌进入小肠过度生长，并分解胆汁酸盐和脂肪酸，加重脂肪泻和腹泻。回肠具有减慢肠蠕动速度的作用，称作"回肠刹车"。如果回肠广泛切除，小肠蠕动速度也将明显加快。回肠切除后，结肠能够部分替代回肠的"回肠刹车"作用，称作"结肠刹车"。如果广泛肠切除后行小肠末端外置造口，其肠蠕动速度将较小肠结肠吻合者更快，消化液丢失量也更大。

进食后，由于神经、内分泌和肠内容物的局部刺激，胃酸和其他消化液大量分泌，帮助胃内容物消化。食物进入十二指肠后，通过肠抑胃肽的分泌、肠胃神经反射和十二指肠壁内感受器的刺激，胃酸分泌受到抑制。同时，胆汁、胰液和小肠液等碱性液体大量分泌以中和胃酸，所以食糜进入肠道后变为碱性。大量小肠切除后，小肠对胃酸分泌的抑制作用因小肠的大量减少而消失，导致 G 细胞增生并持续大量分泌，因此患者常有高胃泌素血症，这种现象持续 6 个月以上。高胃酸可导致消化性溃疡，大量酸性胃液进入肠道后使肠腔内呈现酸性环境，刺激小肠分泌增加，蠕动加快，出现所谓"酸性"腹泻。胃酸使胰脂肪酶失活，胆盐溶解度下降。同时，由于大量小肠被切除，造成肠道激素如促胰液素和胆囊收缩素（cholecystokinin，CCK）分泌减少，胰酶和胆汁的分泌量明显下降，从而导致消化不良。

胆酸盐、卵磷脂和胆固醇占胆汁干重的 90%，胆固醇的溶解度与 3 种成分的比例关系密切。胆固醇不溶于水，而胆酸盐有亲水基团和疏水基团，胆固醇与胆酸盐的疏水基团结合，方能使胆固醇不从胆汁中结晶析出。由于 SBS 造成胆酸盐的肠肝循环途径被阻断，重吸收减少，造成胆盐池缩小，胆汁中胆酸盐比例降低，胆固醇呈过饱和状态；同时，肠外营养的应用、缺少食物刺激和 CCK 分泌减少等原因使胆囊排空延迟，因而胆石症的发生率明显增高。

正常情况下，摄入的草酸在肠腔内与钙结合成不溶于水的草酸钙，随粪便排出。而 SBS 造成胆酸盐的丢失，使脂肪吸收障碍，大量脂肪酸与草酸竞争性地与钙结合，形成皂钙，消耗大量的钙，同时由于频繁腹泻，肠道来源的钙减少，表现为低血钙。低血钙刺激甲状旁腺增生，使骨骼脱钙。由于食糜中脂肪从粪便中大量丢失，造成脂溶性维生素吸收障碍，维生素 D 摄入减少，因而容易造成骨质疏松。未与钙结合的游离草酸与钠结合成可溶性草酸钠，由结肠吸收入血。胆酸盐的刺激使结肠黏膜的通透性增加，促进草酸盐大量吸收。草酸盐从尿中排出时与尿中的钙离子结合成草酸钙，导致尿路结石和肾损害。据统计，约 75% 的 SBS 患者合并有肾结石，主要为草酸盐结石，结肠完整者患草酸盐结石的比例更高。

小肠大量切除后数天，残留的肠段即开始逐步进行代偿，代偿方式为肠黏膜绒毛变长，皱襞增多，肠腺凹加深，肠管增粗、伸长，肠壁增厚，肠传递时间延长，同时小肠和结肠黏膜的吸收能力也有提高。代偿的结果增加了小肠的消化吸收功能。然而很早就有研究证实，小肠的代偿必须依靠肠腔内食物与肠黏膜进行直接接触，长期禁食和全肠外营养时肠黏膜不但不能增生、代偿，反而萎缩。虽然有观察表明，人经过 3 周的禁食和肠外营养，肠黏膜的形态尚不至于发生改变，但肠黏膜刷状缘水解酶活性已开始下降。肠黏膜的增生和代偿与食物中所含营养物质的种类和数量有关，种类越复杂，数量越多，越能刺激肠黏膜的增生。长链脂肪酸，尤其是 ω-3 脂肪酸，比糖类和蛋白质更能刺激肠黏膜的增生。但由于 SBS 时脂肪的消化吸收功能受到削弱，长链脂肪酸难于完全消化利用，因此给予中长链三酰甘油更为合理。膳食纤维对小肠和结肠黏膜具有营养作用，其分解产物短链脂肪酸还能提供部分能量。在正常人，通过结肠吸收的能量不足身体需要总能量的 5%，因此，在正常人，结肠吸收能量的作用往往被忽视。但 SBS 患者，由于小肠吸收能力不足，结肠进行代偿，通过结肠吸收的能量甚至可以达到机体所需总能量的 30%。所以在肠内营养时，给予适量的膳食纤维，可以通过结肠提供适量的能量，以弥补小肠吸收的不足。谷氨酰胺是肠黏膜生长的必需营养物质，肠内和肠外给予谷氨酰胺对肠黏膜增生均有促进作用。食物的刺激不但增加胰液和胆汁的分泌量，对肠道具有十分重要的营养作用，还提供肠黏膜增生所需的营养物质，并增加肠黏膜和门静脉的血流量，刺激肠道激素和生长因子如肠高血糖素、胰岛素、胆囊收缩素、促胰液素、胰高血糖素等的分泌。肠道激素可以通过刺激多胺类物质的释放促进肠黏膜上皮细胞增生。外源性生长激素（rGH）、胰岛素样生长因子 1（IGF-1）、表皮生长因子（EGF）、肝细胞生长因子（HGF）及前列腺素 E2（PGE2）和白细胞介素 11（IL-11）等物质对肠黏膜上皮细胞的生长也具有促进作用。

肠功能代偿程度除与患者残留肠管的长度、部位和功能状况及是否保留回盲瓣和完整的结肠等因素有关外，还与患者年龄有关。儿童患者发病原因多为先天性疾患，由于处于生长发育阶段，若残余肠管功能正常，则儿童的代偿能力强于成年患者。

二、临床表现

短肠综合征的临床表现包括严重的腹泻、体重减轻、多种维生素缺乏、低蛋白血症、水肿等。长期的慢性表现有骨代谢异常、胆石症、草酸盐结石、D-乳酸性酸中毒、小肠细菌过度生长和肠外营养相关肝损伤等。

三、分　　期

（一）急性期

由于肠道过短，肠内容物通过速度快，肠道吸收功能还没有完成代偿，患者可以出现严重腹泻，每日肠液量可达 2~10 L。此时应完全禁食，纠正水电解质和酸碱失衡，进行肠外营养支持。如腹泻量过大，即使采用积极的液体治疗，也仍可能无法维持内稳态。同时，大量胃液进入远端小肠和结肠，可严重刺激肠黏膜，甚至可能导致严重的下消化道出血，或者腐蚀肛门周围黏膜，造成糜烂。在这种情况下，可考虑使用生长抑素治疗，同时可以使用 H_2 受体阻滞剂，以抑制胃酸分泌等。在纠正水电解质及酸碱平衡失调之后，基本以肠外营养支持为主，尤其要注意维生素和微量元素的补充，预防低钾血症、Wernicke 脑病、低磷血症和低镁血症等。

（二）代偿期

此时肠内液体丢失量在 2 L 以内，应积极评估肠功能恢复情况，考虑肠内营养启动的可行性，早期肠内营养在于滋养型喂养，目的在于维持肠黏膜的完整性和肠屏障功能，不强调足量，否则过犹不及，反而容易加重腹泻和体液丢失，得不偿失。推荐泵入，因为持续肠内喂养可以使载体转运蛋白保持恒定饱和，充分利用可使用的吸收表面积。根据患者的耐受情况逐步增加泵速和肠内营养剂量，稳步增加，如肠内营养供能大于机体需求的 60%，可以停止肠外营养。根据肠道耐受性，可逐步开始向自然饮食过渡，此时的饮食应以低脂、高蛋白质、固体或糊状为主，强调少量多次。此时的营养治疗以肠内营养为主，辅助性肠外营养或经口膳食。

（三）恢复期

如正常进食尚不足以达到营养需求，仍需采用经口营养素补充或管饲营养支持。在长达 1~2 年的代偿期内，可能口服摄食并不能满足机体的营养需要，应酌情采用肠外营养补充。此时的营养治疗以自然饮食为主，辅助性肠内营养，必要时给予间断肠外营养。

四、治　　疗

SBS 的治疗需要考虑保留的小肠长度。保留的小肠节段和是否保留结肠和完整的回盲瓣。部分难复性短肠综合征可能需要终身肠外营养治疗。有学者采用瓜氨酸浓度来预测 IF 是永久性还是暂时性，瓜氨酸水平<20 μmol/L 对识别最终将形成永久性 IF 患者的阳性预测值和阴性预测值分别为 95% 和 86%，但尚缺乏更多验证性研究。原发病治疗上，通常可以使用 H_2 受体阻滞剂以抑制胃

酸分泌，止泻药可减少过多的水分丢失。手术治疗，如小肠移植、连续横向肠成形术（serial transverse enteroplasty，STEP）等。此外，SBS 患者主要的问题是营养不良，因此要积极、尽早地进行合理的营养治疗。肠外和肠内营养应遵循现有指南和共识，标准化给予，同时应定期监测出入量、肝肾功能、血脂和骨代谢等。

SBS 营养支持的实施要点：

1. 营养支持路径的选择取决于残存小肠的长度和结肠是否存在。当残存小肠较短，比如空肠造口后<100 cm，或者仍连接结肠时<50 cm，建议采用肠外营养。长期肠外营养支持时注意补充水和电解质，根据患者耐受情况可酌情逐步开始口服摄食，逐渐加量，肠外营养则随之减少用量。

2. 饮食情况因人而异，常与有无结肠有关。结肠具有很重要的作用，不仅可以吸收水和电解质，还能延缓食物通过小肠的时间。糖类在结肠内被细菌分解产生的短链脂肪酸，可被结肠吸收作为能量利用。与结肠吻合的患者小肠吸收功能在 1~3 年会有改善。对于存在结肠的患者，饮食建议非常重要，可促进肠功能的恢复。

3. 体内维生素水平很难监测，应予以预防性补充。水溶性维生素口服后能在近端小肠内被吸收，无法口服者可经静脉补充，对于消化液大量丢失者，尤其要注意及时补充。

4. 在失代偿期，在用肠外营养支持的同时应鼓励患者口服摄食。肠外营养应补充全面的营养素，包含维生素、电解质和微量元素，以满足机体生长发育和合成蛋白质的需要。

5. SBS 患者吸收钙、镁和锌的量仅为正常人的 1/3~1/2，可出现骨密度降低等。大量小肠被切除者应注意经静脉充分补充。对于长期肠外营养的患者，应关注其是否有维生素 D 缺乏、骨质疏松、代谢性骨病和病理性骨折的发生。

6. 能口服的患者应给予高钙（碳酸钙）高镁（氧化镁）饮食。每天饮食中要含有钙 800 mg，不适应时可改用枸橼酸盐。氧化镁用量为每日 360~720 mg。

7. 结肠完整的 SBS 患者应给予富含糖类、低脂肪、低草酸盐饮食。

8. 末段回肠切除>100 cm 者应每月注射维生素 B_{12}。

9. 肠外营养供给非蛋白质热量以每日 25~30 kcal/kg 计，糖脂比例（1~2）：1。供氮量为每日 0.16 g/kg。肠外营养途径可以选择经外周静脉穿刺中心静脉置管（PICC）、中心静脉导管（CVC）或输液港。对于长期家庭肠外营养的患者，输液港或 PICC 可能是更好的选择。导管相关静脉血栓和血流感染是肠外营养途径相关严重并发症，应长期监测。肝功能损害是长期肠外营养的常见并发症，造成的原因可能包括长期高能量、糖脂比不合理和胆汁淤积等。早期肝功能损害多为可逆性，此时应调整肠外营养方案，同时加用保肝治疗，考虑早期肠内营养。若持续进展可致肝功能不全、肝硬化、肝衰竭等。

10. 肠内营养建议持续泵入或滴入，以使载体转运蛋白保持恒定饱和，充分利用可使用的吸收表面积。本质上，无特殊肠内营养配方是必需的，但经验上可以考虑短肽或氨基酸配方，低容量、低浓度开始（从 1/4 浓度和容量开始），根据耐受情况逐步增加。

11. ESPEN 指南尚不建议常规使用生长激素、谷氨酰胺双肽。可考虑胰高血糖素样肽-2（GLP-2）。GLP-2 是当肠腔内有营养素时反应性分泌的肠道内分泌肽，可以启动和维持小肠对切除的适应性反应，并改善营养素吸收，目前研究显示，可能减少 SBS 的肠外营养。

12. 密切关注 SBS 患者的生活质量。

参考文献

[1] Pironi L, Arends J, Bozzetti F, et al. ESPEN guidelines on chronic intestinal failure in adults.

Clin Nutr, 2016, 35 (2): 247-307.

[2] Pironi L, Arends J, Baxter J, et al. ESPEN endorsed recommendations. Definition and classification of intestinal failure in adults. Clin Nutr, 2015, 34 (2): 171-180.

[3] Martin K, Gardner G. Home enteral nutrition: updates, trends, and challenges. Nutr Clin Pract, 2017, 32 (6): 712-721.

[4] Strollo BP, McClave SA, Miller KR. Complications of home enteral nutrition: mechanical complications and access issues in the home setting. Nutr Clin Pract, 2017, 32 (6): 723-729.

[5] Pinto Costa B, Serôdio M, Simões M, et al. Citrullinemia stimulation test in the evaluation of the intestinal function. Nutr Hosp, 2013, 28 (1): 202-210.

[6] Jones BA, Hull MA, Potanos KM, et al. Report of 111 consecutive patients enrolled in the International Serial Transverse Enteroplasty (STEP) Data Registry: a retrospective observational study. J Am Coll Surg, 2013, 216 (3): 438-446.

[7] Theilla M, Kagan I, Chernov K, et al. Self-evaluation of quality of life among patients receiving home parenteral nutrition: a validation study. JPEN J Parenter Enteral Nutr, 2018, 42 (3): 516-521.

[8] Staun M, Pironi L, Bozzetti F, et al. ESPEN Guidelines on Parenteral Nutrition: home parenteral nutrition (HPN) in adult patients. Clin Nutr, 2009, 28 (4): 467-479.

[9] Cotogni P, Pittiruti M, Barbero C, et al. Catheter-related complications in cancer patients on home parenteral nutrition: a prospective study of over 51, 000 catheter days. JPEN J Parenter Enteral Nutr, 2013, 37 (3): 375-383.

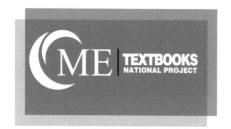

胃肠道瘘

唐 云
中国人民解放军总医院

胃肠道瘘是一种并发症。根据南京军区南京总医院（现更名为东部战区总医院）的统计，胃肠道瘘继发于腹部手术占77.1%，继发于腹部创伤后胃肠组织的缺血和感染占13.3%，继发于放射性治疗损伤占2%，继发于胃肠道肿瘤穿破占1.2%，继发于小肠炎性疾病占1.2%，极少数是先天性畸形。

本章主要论述腹部手术后胃肠道瘘，多是胃肠和胆道手术后出现，也可见于肾、输尿管、妇科手术的误伤。对于术前具有营养支持指征的患者，进行术前营养支持，可降低腹部手术后胃肠道瘘的发生。近年来，随着对胃肠生理功能和营养支持的研究进步，胃肠道瘘的治疗水平明显提高，但病死率仍在15%左右。提高胃肠道瘘的治愈率对降低其病死率意义重大。

一、胃肠道瘘的临床表现和诊断

腹部手术后2~5天就可发生胃肠道瘘，大多发生在术后6~13天。

一般症状为腹部疼痛，食管、胃或食管空肠吻合口瘘可伴有胸背部疼痛，十二指肠残端瘘可伴有牵涉到右肩背部的疼痛。出现持续性发热（38~41℃），可伴有胸闷、气促症状，食管、胃或食管空肠吻合口瘘可出现胸腔积液。有全腹腹膜炎体征或局限性腹膜炎体征。心率增快可>120次/分，甚至出现中毒性休克症状。

可从放置在吻合口附近的腹腔引流管中引出胃液或唾液，并有气体出现在引流袋中，口服亚甲蓝后从腹腔引流管引流出亚甲蓝，可确定食管、胃或食管空肠吻合口瘘的诊断。可从放置在十二指肠残端附近的引流管中引流出淡黄色胆汁样液体。通过此引流管注入泛影葡胺，X线下发现造影剂从残端进入十二指肠，可确定十二指肠残端瘘的诊断。

二、胃肠道瘘后的临床处理

随着吻合器在胃肠道手术的消化道重建中的广泛应用，吻合口瘘的发生率已有明显下降。对于腹腔镜手术没有放置腹腔引流管的患者，如果手术后出现腹膜炎体征，同时伴体温增高、心率增快，血白细胞计数和中性粒细胞增高，应该警惕胃肠道瘘的发生。做腹部B超或CT检查，如果发现吻合口或十二指肠残端周围有积液，在B超或CT引导下行穿刺引流，多可明确诊断。腹部手术后胃肠道瘘的诊断明确后，最重要的是确保瘘口周围引流通畅，同时使用抗生素加强抗感染治疗。

(一) 胃肠道瘘后的腹腔引流

确诊胃肠道瘘后，由于高流量胃肠道液体溢入腹腔，在伴有胰瘘情况下胰液溢入腹腔，引起大量炎性渗出及内环境紊乱，甚至导致中毒性休克的发生。腹腔引流通畅是治疗的关键。如果瘘口附近的腹腔引流管非常通畅，可继续保持，但大量渗出的炎性坏死物质和肠内容物容易造成引流管堵塞。可将放置的腹腔引流管置换为双套管 24 小时持续冲洗，可保证腹腔引流通畅。如果经过处理，放置的腹腔引流管或双套管不在瘘口附近，不能充分引流，应再次手术。虽然胃肠道瘘是由于吻合口或十二指肠残端裂开，但此时手术的目的不是去修补裂口，因为瘘口周围组织水肿严重，肠管与组织粘连成饼状，仅仅是去显露瘘口就可能造成周围组织损伤，甚至肠瘘。即使努力显露了瘘口，由于瘘口水肿，瘘口黏膜外翻，修补也很难成功，反而有可能因缝线的割裂使瘘口进一步扩大。此时手术的目的主要是在瘘口周围建立充分的确实有效的引流，以及清除腹腔和盆腔内积聚的肠液、胆汁、胰液，减少毒素的吸收，避免这些消化液对周围肠管和组织的腐蚀。

加速康复概念下的腹部手术，手术后已经不放胃管。确诊胃肠道瘘后，如果瘘口周围的引流通畅，可以继续不放胃管。对于非全胃切除患者可使用 H_2 受体阻断剂 (西咪替丁 $0.4 \sim 0.6$ g，静脉滴注 $2 \sim 3$ 次/日) 或质子泵抑制剂 (奥美拉唑 240 mg/d，24 小时持续泵入) 控制胃酸分泌。非全胃切除患者和全胃切除患者均可使用生长抑素 (奥曲肽 0.6 mg/d，24 小时持续泵入)，控制肠液、胆汁、胰液的分泌，能使胃肠液分泌量降低 90%。对胃肠液大量存留在胃腔后呕吐或上胃肠有梗阻的患者，可进行胃肠减压。如果确诊胃肠道瘘后需要开腹手术引流，则应同时放置空肠营养管。对于合并胸腔积液的患者，可多次在 B 超引导下行穿刺引流，则如果积液黏稠，要行胸腔置管冲洗及闭式引流。

确保瘘口周围的引流通畅极其重要。曾有 2 例胃癌切除术后因胃肠道瘘导致患者死亡，均是由于腹腔冲洗引流不到位。一例全胃切除合并胰体尾脾切除患者，术后吻合口瘘合并胰瘘，因为腹腔冲洗引流不到位，发生严重的左侧胸腔和腹腔感染，虽然第二次手术行左侧胸腔置管冲洗闭式引流、腹腔双套管冲洗引流、盆腔双套管冲洗引流，但术后合并肺部感染，于首次胃癌切除术后 42 天死于呼吸衰竭。另一例姑息性远端胃大部切除患者，术后出现十二指肠残端瘘，因十二指肠残端处的引流不到位，造成十二指肠残端瘘周围感染，加上胆、胰液的腐蚀，造成胃十二指肠动脉出血合并十二指肠残端出血，虽然选择性栓塞胃十二指肠动脉后，又开腹引流十二指肠残端瘘周围感染，出血一度停止，感染呈现局限，但第二次手术后，再次并发胃十二指肠动脉出血及十二指肠残端出血，于首次胃癌切除术后 62 天死亡。

(二) 胃肠道瘘后的营养支持治疗方法

腹部手术后出现胃肠道瘘患者，术前多有因长期摄入不足导致的营养不良、低蛋白血症，术后组织修复能力差。因此，重视术前营养支持可降低腹部手术后胃肠道瘘的发生。胃肠道瘘发生后，营养支持治疗亦极为重要。

明确胃肠道瘘的诊断后，应予以禁食水。先用肠外营养支持，除能保证营养的供给和液体的容积外，还能减少胆汁、胰液、胃肠液分泌量的 60% ~ 70%，同时还易于纠正内稳态失衡，渗透性紊乱及酸碱、电解质失衡。非全胃切除患者可使用 H_2 受体阻断剂 (西咪替丁 $0.4 \sim 0.6$ g，静脉滴注，$2 \sim 3$ 次/日) 或质子泵抑制剂 (奥美拉唑 240 mg/d，24 小时持续泵入) 控制胃酸分泌，使用 H_2 受体阻断剂或质子泵抑制剂，既降低胃液的分泌，又抑制分解代谢。如果胃肠道瘘的漏出量仍较多，加用生长抑素 (奥曲肽 0.6 mg/d，24 小时持续泵入)，控制肠液、胆汁、胰液的分泌，能使胃肠液分泌量降低 90%。在肠外营养液中强化谷氨酰胺（20% 丙氨酰谷氨酰胺注射液 100 ml，加入 3 升袋，1 次/日），谷氨酰胺的重要功能是促进肠黏膜细胞再生，同时也是肠黏膜上皮细胞和肠淋巴细胞代谢的主要能源。

在腹部手术时已放置的鼻肠管或空肠造瘘营养管，术后应尽早利用，因为肠内营养的能量效益约是肠外营养的 1.2 倍，肠内营养只要能提供人体需要的 20% 非蛋白热量，就可以起到保护肠黏膜屏障、防止细菌移位的作用。由于肠内营养物质直接进入空肠，营养底物刺激空肠黏膜细胞分泌的因子可抑制胆汁、胰液、胃液分泌，因此，空肠肠内营养不但不增加胆汁、胰液、胃液的分泌量，反而可降低胆汁、胰液、胃液的分泌量，促进吻合口瘘的愈合。

对于在腹部手术时没有建立肠内营养途径的患者，在腹膜炎稍有局限后，想办法建立肠内营养支持通道，进行肠外结合肠内营养支持。我们的经验是，对于近端胃大部切除术后患者，可在胃镜或 X 线下，将鼻肠管的头端放到距曲氏韧带 15 cm 以远的空肠。对于全胃切除后的代胃空肠，鼻肠管的放置容易一些，一般在 X 线下，就能将鼻肠管的头端放到最低一个吻合口 15 cm 以远，很少需要胃镜下。对于远端胃大部切除 Billroth Ⅱ 式吻合患者，需要胃镜下，才能将鼻肠管的头端放到距胃肠吻合口 15 cm 以远的输出襻。肠外结合肠内营养支持，可通过周围静脉输入肠外营养液，避免完全依靠肠外营养支持时的中心静脉插管并发症、导管感染并发症和代谢并发症，也避免完全依靠肠内营养支持时的肠道不耐受。肠内营养在刚开始时，用泵控制匀速输入，约提供 1/3 的营养需要量，一般在应用肠内营养 7 天后，肠内营养可提供 2/3 的营养需要量，逐步由肠外结合肠内营养支持，向肠内营养支持为主过渡。由于生长抑素不仅可以抑制胃酸和消化液的分泌，还可以延长营养底物在肠道的运输时间，增加水和电解质在肠内的吸收，减少蛋白质的丢失，改善机体营养状况，因此，在胃肠道瘘的早期，肠内营养与生长抑素联用对患者是非常有益的。当机体状态稳定，胃肠道瘘的漏出量逐步减少时，即在胃肠道瘘的愈合期停用生长抑素，可加速胃肠道瘘的愈合。

腹部手术后胃肠道瘘，往往都要经历 4 个阶段：弥漫性腹膜炎期，局限性腹膜炎期，瘘管形成期和瘘管闭合期。在弥漫性腹膜炎期和局限性腹膜炎期，由于病理生理变化急剧，患者需要住院处理。当病情进入瘘管形成期和瘘管闭合期，患者腹膜炎体征消失，没有腹痛和腹胀，体温正常，心率和呼吸在正常范围内，血白细胞计数和中性粒细胞在正常范围内，可以在家庭等待瘘管闭合。在我们治疗的病例中，绝大多数腹部手术后胃肠道瘘，瘘管都可以自行闭合，不需要确定性手术来关闭瘘管。在 2016 年美国肠外肠内营养学会（ASPEN）的临床指南中，肠外瘘成年患者的营养支持，建议家庭肠外营养支持的时机是"当患者病情稳定，瘘排出量可控时，以及肠外瘘排出量高（>500 ml/d）的患者，尚不建议手术闭合时，建议考虑家庭肠外营养。"

一项研究 1997 年 1 月至 2006 年 12 月期间共实施胃癌手术 3047 例，其中 37 例发生胃癌切除术后胃肠道瘘，包括食管胃吻合口瘘 6 例，食管空肠吻合口瘘 13 例，十二指肠残端瘘 18 例。应用上述措施对这 37 例胃肠道瘘进行治疗，9 例在首次胃癌切除术后 21~30 天瘘口自愈；24 例在首次胃癌切除术后 30~60 天瘘口自愈，其中 2 例十二指肠残端瘘在瘘管形成期在 X 线下从腹腔引流管中伸进瘘口黏堵管，用耳脑胶黏堵，分别在首次胃癌切除术后 38 天和 49 天瘘口愈合；2 例在首次胃癌切除术后 60~81 天瘘口自愈；2 例由于引流不足，死于严重的腹腔感染和出血。吻合口瘘自行闭合患者中，4 例有吻合口狭窄，经胃镜下置入支架后，吻合口通畅，取得良好效果。

腹部手术后胃肠道瘘重在预防。包括术前纠正低蛋白血症，给予合理的术前营养支持。术中使用吻合器，吻合可靠，避免吻合口有张力，保证吻合口血供良好，避免十二指肠残端血供障碍或闭合不良。关腹前，对于有类固醇治疗史、新辅助化疗、转化性化疗、术前营养不足、手术不顺利及术中吻合不可靠的患者，建议建立肠内营养支持途径，术后早期实施肠内营养支持，能减少胃肠道瘘的发生。

参考文献（略）

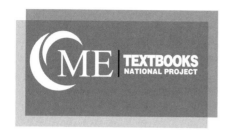

慢性假性肠梗阻

第12章

李元新　朱长真
清华大学附属北京清华长庚医院

　　假性肠梗阻是一组具有异质性、临床上以无器质性肠梗阻为特征性表现的肠功能紊乱性疾病，分为急性、慢性2种。本章重点讲述慢性假性肠梗阻。一般认为，慢性假性肠梗阻（chronic intestinal pseudo-obstruction，CIPO）临床症状持续时间应超过6个月。CIPO最早是由Dudley对13例肠梗阻患者剖腹探查仍未能明确病因后于1958年首次提出的，这是一种肠壁神经肌肉和（或）自主神经异常所致肠蠕动功能紊乱等的病变。该病诊断具有排他性，通常要在明确无机械性梗阻后才能明确诊断。因其临床表现无特异性且发病罕见，此类患者误诊率极高，通常需经历多次重复、有创性检查才能明确诊断。

　　目前，CIPO确切的患病率尚不清楚，除后天发展为CIPO的患者外，美国每年出生即诊断CIPO的新生儿不足100人。2014年日本CIPO发病率为3.7/1 000 000，其中56.5%患者在新生儿期即出现肠梗阻症状。鉴于此次调查参照的CIPO诊断标准十分严格，故CIPO实际发病率可能高于这一数据。

一、分类、病因及病理分型

（一）分类和病因

　　CIPO分类方法较多，可分为原发性、继发性和特发性。一般倾向分为两大类即先天性和获得性。每类又可分为3个组织类型即肠神经病变型、肠肌肉病变型、肠间质病变型。同一病例可出现一种以上变型。另外，很大一部分儿科CIPO患者因未发现任何异常原因而被划分为特发性。

　　大部分先天性CIPO患者临床发病呈散发性，无家族病史。然而，有文献报道，肠神经病变型与肠肌肉病变型CIPO患者会出现常染色体显性、隐性遗传。肠神经病变型CIPO患者X隐性遗传基因为 $Xq28$。也有研究称，大部分CIPO患者为常染色体显性遗传而非常染色体隐性遗传。CIPO也是多种由细胞核基因或参与线粒体复制/有氧呼吸链的线粒体基因突变导致的线粒体肌病常见的临床表现，如线粒体神经胃肠型脑肌病（mitochondrial neurogastrointestinal encephalopathy，MNGIE）。类似疾病还有 ACTG2 基因突变导致的巨膀胱–细小结肠–肠蠕动不良综合征（megacystis microcolon intestinal hypoperistalsis syndrome，MMIHS）、SGOL1 基因突变所致的慢性心房–肠道节律失常综合征（chronic atrial intestinal dysrhythmia syndrome，CAID）。此外，CIPO还与阿尔珀斯病（polg 突变）或线粒体脑病、乳酸性酸中毒和卒中样发作综合征有关。

　　CIPO获得性致病因素包括①胎儿在子宫内发育关键期的毒物暴露史，②影响神经成熟、迁移、肠道神经丛发育的物质接触史，③胎儿酒精综合征或胎儿在子宫内麻醉剂接触史，④持续性病毒感染或自身免疫紊乱所致肌间神经丛神经炎。CIPO 还可能是巨细胞病毒、EB 病毒和 JC 病毒感染的罕见后遗症。

（二）病理分型

肠神经元和肠肌层随年龄增长出现的发育变化尚不明确，这使 CIPO 患者组织病理学的解读十分困难，临床上肠道全层评估无任何异常发现的情况非常普遍。专家建议对肠道神经、肌肉进行标准化评估有望提高对 CIPO 相关组织病理学异常表现的认识。目前，CIPO 的组织病理分型主要分为以下 3 种。

1. 神经病变型　为 CIPO 最常见病因，也是预后最好的组织病理类型。主要与下列疾病有关。

（1）神经元核内包涵体病：为罕见的神经退行性疾病，具有异质性，可累及中枢、外周神经系统，表现为神经节细胞进行性退化如空泡化、核固缩、胞质轮廓不规则等，在疾病终末期，可见神经节细胞显著减少。病理可见肠神经节细胞核内大量嗜酸性包涵体聚集。临床表现除 CIPO 外，还可有共济失调、家族性自主神经功能异常、痴呆和锥体外系症状。婴儿、儿童、成人均可发病。

（2）跳跃型节段性先天性巨结肠：为先天性巨结肠中较为罕见的类型。主要表现为正常神经节细胞呈节段性分布于肠管不同位置，节段中间部分则无正常神经节细胞存在。

（3）弥漫性小肠节细胞神经瘤病：是跨壁错构瘤性病变，弥漫性分布，主要由成熟的、体积较大且细胞核偏心的神经节细胞组成。临床主要表现为慢性便秘伴巨结肠样改变，具体发病机制尚不明确。

（4）肠神经节细胞减少症：患者小肠、结肠神经节细胞均显著减少，其在婴儿早期即可出现 CIPO 表现。

（5）其他疾病：肠神经节炎、神经源性肠发育异常。

2. 肌肉病变型　小肠肌层通常由相互垂直的内（环行）外（纵行）2 层构成。CIPO 相关原发性平滑肌发育不良有 2 种即肠壁肌层弥漫性异常和节段性异位平滑肌增多，前者与小肠扩张相关，后者与结肠节段性扩张有关，但与小肠扩张是否相关尚不清楚。此类患者部分肠壁肌层仍保留正常双层结构，发育不良处则富含大量垂直或斜向收缩的平滑肌束。此类退行性平滑肌病中，肠道平滑肌进行性丢失并逐渐被纤维组织取代，患者逐渐出现 CIPO 表现。但膀胱受累时间、CIPO 发病年龄及遗传方式因人而异，差异较大。许多患者发病时间在成年以后。

另外，肠道肌层被大量密集的淋巴细胞弥散性浸润的小肠平滑肌炎、肠缺血、药物中毒和自身免疫性疾病亦可继发肠肌病。

3. 间质病变型　主要表现为间质卡哈尔细胞（interstitial Cajal cell，ICC）及肠壁结缔组织异常。ICC 主要分布于胃肠道黏膜下层、肌内和肌间。肌间 ICC 作为节律起搏器，可产生生物电慢波电位，引起平滑肌收缩。研究发现，成年、儿童 CIPO 患者的 ICC 数量减少同时伴结构异常，如细胞骨架、细胞器破坏等。肠壁肌层结缔组织在肠蠕动中起重要作用。肠结缔组织发育不良和后天获得性改变均与肠道运动障碍有关，如结缔组织自身免疫性病——系统性硬化病。

二、临床表现、诊断及治疗

（一）临床表现

CIPO 发病年龄从 2～59 岁不等，中位发病年龄为 17 岁，临床表现因人而异，主要与消化道受累位置、范围有关。最常见症状包括腹痛（80%）、恶心、呕吐（75%）、便秘（40%）、腹泻（20%）。食管受累表现为吞咽困难，胸痛，烧心，反胃。累及胃则有早饱、上腹胀满的表现。若持续腹胀、腹痛，则代表病变在小肠或结肠。慢性便秘是由于结肠慢传输所致。约50%CIPO患儿在婴儿期发病，产前超声提示，羊水过多、肠管扩张、膀胱呈巨大囊性改变。不良因素如病毒或细菌感染、中心静脉导管相关脓毒症、全身麻醉、心理应激和营养不良等均可加重假性梗阻症状。多数患者梗阻后数小时即发病，极少数患者在梗阻数月后才出现症状。

小肠细菌过度生长（small intestinal bacterial overgrowth，SIBO）是CIPO常见并发症，可加重腹胀、腹痛，并引起吸收不良和微量营养缺乏，进而导致营养相关并发症。并发SIBO的CIPO患者经常出现脂肪泻。

CIPO最常累及的消化道外部位为泌尿系统，主要表现为膀胱、输尿管扩张，及时诊断、尽早干预可避免泌尿系统感染及肾功能损害。

总之，CIPO表现缺乏特异性，易与嗳气、胃瘫、功能性便秘、周期性呕吐综合征、药物中毒和甲状腺功能减退相混淆，甚至被误诊为Munchausen by proxy综合征，确诊十分困难，患者病程一般较长。研究发现，CIPO首次发病到确诊中位时间一般为8年，为确诊平均约进行3次手术。

（二）诊断

影像评估和消化道测压是确诊CIPO的必备检查。影像征象为非特异性消化道梗阻表现。造影剂检查可排除机械性梗阻。但该检查有造影剂滞留、粪石形成加重梗阻的风险，宜使用水溶性造影剂或确保造影剂顺利排出。闪烁扫描提示，CIPO患者胃排空时间延长。氢呼气试验显示，空腹呼气氢含量明显升高，进食后，呼气氢含量进一步迅速升高。

消化道测压比影像检查灵敏度高，可有效评估消化道收缩强度及协调性。约50%患者食管压力异常。胃窦-十二指肠测压有助于评估胃窦、近端小肠运动状况。胃窦-十二指肠压力正常且无肠管扩张即可排除CIPO，若症状仍持续，心理疾病可能性较大。结肠测压显示，胃-结肠反射消失，结肠整体及局部均无大幅收缩。肌肉病变型CIPO患者结肠收缩幅度更低，这与结肠扩张所致的低幅收缩很难鉴别。单靠消化道测压结果不能判定CIPO病理组织类型。

消化内镜可明确肠道有无占位、狭窄及机械梗阻。结肠镜还可起到短暂减压作用。胶囊内镜可测定消化液pH、肠腔温度、肠道压力，但对CIPO的诊断价值仍不明确。

若上述检查均无阳性发现，可考虑内科疾病可能，如自身免疫性病，结缔组织病，营养不良等。血清学检查包括血常规、红细胞沉降率或C反应蛋白；血清电解质包括葡萄糖、钙、镁和磷；血清白蛋白；促甲状腺激素；凝血时间。特异性检查如空腹皮质醇、抗核抗体、抗双链DNA和硬皮病/系统性硬化病抗Scl-70抗体。如果上述检查均为阴性，可暂时对症治疗，若病情缓解，可继续按原方案治疗并继续观察病情变化。

胃窦、小肠、结肠全层活检对CIPO诊断价值有限，目前不将其作常规确诊检查。

（三）治疗

仅11%CIPO患者无任何临床症状，可观察病情变化，无须治疗。大部分CIPO呈进行性加重型，通常需要医疗干预控制疾病的进展。尽量减少手术干预、保护残存肠道运动活性、保持水电解质平衡及内环境稳态、治疗感染、控制症状、改善营养状态是CIPO患者的终极治疗目标。若CIPO为继发性，应积极治疗原发病。

1. 营养支持 严格、充分、系统的营养评估及及时、恰当、合理的营养支持对CIPO患者症状控制，缓解及远期预后至关重要，内容详见"营养评估与支持"部分。

2. 肠梗阻急性期治疗　肠梗阻急性期治疗最为棘手。消化道减压及患者呕吐造成的体液大量丢失加剧水、电解质失衡。严密监控并保持内环境稳定尤为关键。因手术可抑制肠管蠕动，术后粘连也会进一步破坏肠功能、诱发肠衰竭，故应尽量减少手术干预。儿童 CIPO 患者，尤其合并巨结肠时，结肠扭转的风险较高，此时，及时诊断并手术干预对改善患者预后至关重要。

3. 镇痛药物　疼痛尤其慢性疼痛，是 CIPO 患者最难忍受之处。慢性疼痛可用低剂量三环抗抑郁药和加巴喷丁（gabapentin）治疗。由于胃肠道蠕动抑制作用明显，尽量避免使用阿片类药物。建议与慢性疼痛专家、心理健康专家共同参与 CIPO 疼痛管理。其他镇痛方法包括认知行为疗法、催眠、放松、瑜伽和按摩疗法等。

4. 止吐药物与胃肠动力药物　目前尚无针对 CIPO 特异性止吐药，需根据患者情况而定。胃肠动力促进药物仅对少数患者有效。红霉素可刺激胃窦收缩，促进胃排空；奥曲肽可促进小肠收缩；阿莫西林-克拉维酸亦能增加小肠收缩，同时可治疗 SIBO；西沙必利（cisapride）、替加色罗（tegaserod）促进胃肠蠕动效果良好，但均因诱发致命性心律失常，已被禁用。

5. 通便及消化道减压　便秘早期可用聚乙二醇、灌肠药等进行通便治疗。鼻胃管、直肠管、内镜甚至肠造口行消化道减压可缓解部分患者临床症状。消化道造口最常见方式为胃造口。研究证实，胃造口可明显缩短住院时间。但目前因缺乏相关研究，CIPO 患者消化道造口减压时机尚无共识性意见。

6. 抗生素的应用　SIBO 是慢性肠管扩张最常见的并发症，可引起黏膜损伤、营养吸收不良、体重下降、脂肪泻、脂溶性维生素及维生素 B_{12} 缺乏。口服抗生素可明显改善腹胀、腹痛症状。多数临床医师建议，每月抗生素治疗 7~10 天，次月更换抗生素种类，连续使用 5~6 个月。常用抗生素有阿莫西林克拉维酸、磺胺甲噁唑甲氧苄啶和氨基糖苷类抗生素。

7. 干细胞移植　异基因造血干细胞移植可长期改善 MNGIE 患者临床症状。但并发肠衰竭性晚期肝病 CIPO 患者，即便接受造血干细胞移植，预后也较差。

8. 小肠移植　合并肠衰竭、危及生命肠外营养并发症的 CIPO 患者可考虑小肠移植。CIPO 小肠移植量约占全部小肠移植的 9%。由于 33%CIPO 累及泌尿系统，移植前还应明确泌尿系统情况，如巨大膀胱、膀胱-输尿管反流。此类患者需预防性使用抗生素避免泌尿系感染。若 CIPO 累及胃，可行包含胃、十二指肠、胰腺和小肠在内的器官簇移植手术；若肝功能失代偿，可同期行肝移植。

器官共享联合网显示，在入组的 814 例因各种原因如坏死性小肠结肠炎、肠扭转、先天性裂腹畸形、先天性巨结肠、短肠综合征、功能障碍性肠道疾病行小肠移植的儿童患者中，肠功能障碍小肠移植患儿术后 1 年、3 年、5 年生存率分别为 75%、62%、57%，这和全部小肠移植 1 年、3 年、5 年总体生存率（73%、61%、55%）相当，这说明小肠移植患者的长期预后已有了显著改善。CIPO 和非 CIPO 小肠移植患者的感染和机会性并发症发生率相似。Hiroki Nakamura 对因全肠神经节细胞缺乏症进行小肠移植病例的研究也发现，小肠移植后 3 年总体生存率为 66%，最长存活时间为 12.8 年。由此可见，对于 CIPO 患者而言，小肠移植已经是一种行之有效、可明显改善患者远期预后的治疗方法。

三、营养评估与支持

目前，虽然营养支持手段很多，但对于 CIPO 患者的营养管理，至今尚无公认的、以大量循证医学证据为支撑的临床指南。再加上肠道受累部位、患者临床症状及主诊医师水平的差异性，此类患者的营养支持与治疗一直极具挑战性。目前认为，CIPO 患者营养支持的首要目的是纠正营养障碍导致的营养缺乏、缓解临床症状，最大程度经口摄食仍是首选的营养支持方式。

文献报道，高达 2/3 CIPO 患者存在营养摄入不足，甚至出现难以控制的体重减轻。因此，进行严格、充分、系统的营养评估并结合患者自身情况选择恰当的营养支持方式将极大提高患者生活质量，改善远期预后。

（一）营养评估

CIPO 患者应由经验丰富营养师进行严格、系统的营养评估。人体宏观评估项目包括体重、BMI、饮食习惯。实验室指标如血清白蛋白、前白蛋白、淋巴细胞计数和 C 反应蛋白等。由于摄入减少、营养吸收不良，临床还应加测血清钙、铁、维生素 B_{12}、叶酸和脂溶性维生素 A、维生素 D、维生素 E 和维生素 K。严重 SIBO 患者可有维生素 B_1 和烟酰胺缺乏，也应将其纳入营养评估范围并及时纠正。

（二）营养支持

1. 饮食支持　一般提倡患者最大程度经口进食。建议少食、多餐，每日进餐 5~6 次。鉴于供能超过总能量 30% 的高脂食物会延迟胃排空，出现并加重饱胀、恶心症状。高纤维、多渣食物易出现腹胀、促进粪石形成，进一步加重梗阻。乳糖和果糖也会加重腹胀。故应避免高脂、高纤维食物摄入，尽量以流质、蛋白质饮食为主。目前，CIPO 患者所用营养剂均为高热量、少渣或无渣型，脂肪浓度不尽相同。注意补充日常所需多种维生素、必需维生素、微量元素。如并发 SIBO，除补充上述物质外，还应重点关注脂溶性维生素 A、维生素 D、维生素 E、维生素 K 和维生素 B_{12} 的量并及时纠正。若上述措施仍不见效，可考虑使用要素饮食及富含中链甘油三酯的膳食补充剂。建议由营养师为患者进行营养教育并制订个性化饮食方案。

2. 肠内营养　如经口进食不能满足患者营养需求，则应考虑实施 EN。Scolapio 回顾性研究表明，标准、非要素型 EN 一般可满足 CIPO 患者营养需求。可采用鼻胃管或胃造口管进行持续、小剂量喂养。胃造口管还可吸引胃内容物、促进胃排空、在假性梗阻加重时进行有效的消化道减压。如果出现胃排空障碍，建议施行鼻空肠管或空肠造口管进行小肠喂养。胃窦-十二指肠测压可反映患者对小肠喂养管的耐受性。相较于一次性大剂量喂养方式，患者对持续、小剂量或夜间连续 12 小时的周期性喂养耐受性更好。

3. 肠外营养　文献报道，有 30%~50% 成年患者需采取 PN 支持，其中 HPN 约 20%。特发且出生第 1 年即诊断 CIPO 的儿童患者需要 PN 支持率更是高达 60%~80%。PN 是营养支持最后的选择，对于晚期 CIPO 患者也是唯一的选择。多数患者由于长期误诊导致有效治疗的缺失、疾病本身的进展，最终均会接受 PN 支持。研究表明，CIPO 患者进行 PN 后，理想体重达标率从 74.7% 升至 93.5%。同样，理想瘦体重和理想体脂也不同程度增加。Amiot 也发现，PN 可有效维持体重、缓解症状。51 例 PN 支持的 CIPO 患者中，1 年、5 年、10 年、15 年生存率分别为 94%、78%、75%、68%。远期生存率与经口进食成正比、与 PN 依赖程度成反比，但未发现 PN 与 CIPO 死亡率增加有明显的相关性，患者远期生存率仍然较高，约 2/3 患者使用 HPN 长达 15 年。PN 联合经口进食可显著提高患者生存率，经口进食是 CIPO 患者远期预后的独立预测因素。该研究为单中心、小样本研究，循证医学证据略显不足。

大部分文献表明，90% CIPO 患者死亡与 PN 并发症如蜂窝织炎、败血症、血栓形成、非酒精性脂肪性肝病、肝硬化和胰腺炎等有关。CIPO 儿童患者死亡率高达 10%~16%，大部分也与 PN 并发症相关。Amiot 研究也发现，51 例 PN 支持的 CIPO 患者，导管相关脓毒症共发生 180 次，急性胰腺炎出现 9 次，5 例发生乳酸性酸中毒脑病，4 例进展为肝硬化，1 例死于导管相关脓毒症。故目前主流观点认为，故除非经口进食不耐受或 EN 无法满足营养需求，否则应尽量避免使用 PN。

若患者完全依靠 PN 供能，则总能量按 25 kcal/（kg·d）计算，脂肪供能约占总能量的 30%，蛋白质供能按 1.0~1.5 g/（kg·d）计算，剩余能量则由葡萄糖提供。如前所述，经口进食是 CIPO 患者远期良好预后的独立预测因素，所以，接受 PN 的 CIPO 患者如能耐受经口进食，即便进食量不能满足营养需求，哪怕使用 PN 补充剩余能量，仍建议此类患者充分利用经口摄食这一营养支持方式。

四、预　后

CIPO 是一种罕见的以肠蠕动障碍、体征及影像学均提示机械性肠梗阻为临床特征的神经、肌肉功能紊乱性消化道疾病，误诊率极高。临床医师应详细询问病史、仔细查体，一旦排除器质性梗阻，则应考虑 CIPO 的可能。CIPO 无法根治，镇痛药、止吐药和促动力药可缓解临床症状，轮替使用抗生素可治疗 SIBO。常规治疗失败或出现危及生命的 PN 并发症者可行小肠移植。疾病进程中，严格、充分、系统的营养评估及贯穿全程的营养支持至关重要。尽管不少 CIPO 患者需要不同程度 EN 或 PN 支持，但只要情况允许，营养补充仍然首推经口摄食。CIPO 患者远期预后不佳。多数患者因长期慢性腹痛而产生镇痛药物依赖。10%~25% 儿童 CIPO 患者于成年前死亡。临床医师应提高对本病的认识，及时发现、尽早进行恰当治疗，这对提高患者生活质量及改善远期预后有重要作用。

参考文献

[1] El-Chammas Khalil, Sood Manu R. Chronic Intestinal Pseudo-obstruction. Clin Colon Rectal Surg, 2018, 31: 99-107.

[2] Gabbard Scott L, Lacy Brian E. Chronic intestinal pseudo-obstruction. Nutr Clin Pract, 2013, 28: 307-316.

[3] Kirby Donald F, Raheem Sulieman Abdal, Corrigan Mandy L. Nutritional Interventions in Chronic Intestinal Pseudoobstruction. Gastroenterol. Clin. North Am, 2018, 47: 209-218.

[4] Krasaelap Amornluck, Kovacic Katja, Goday Praveen S. Nutrition Management in Pediatric Gastrointestinal Motility Disorders. Nutr Clin Pract, 2019.

[5] Lehmann Sara, Ferrie Suzie, Carey Sharon, Nutrition Management in Patients With Chronic Gastrointestinal Motility Disorders: A Systematic Literature Review. Nutr Clin Pract, 2019.

[6] Amiot A, Joly F, Alves A. Longterm outcome of chronic intestinal pseudo-obstruction adult patients requiring home parenteral nutrition. Am J Gastroenterol, 2009, 104 (5): 1262-1270.

[7] Lauro Augusto, De Giorgio Roberto, Pinna Antonio Daniele, Advancement in the clinical management of intestinal pseudo-obstruction. Expert Rev Gastroenterol Hepatol, 2015, 9: 197-208.

[8] Dibaise J K. Home Parenteral Nutrition: Complications, Survival, Costs and Quality of Life// Intestinal Failure: Diagnosis, Management and Transplantation, 2009.

[9] Messing B, Joly F, Colomb V. Guidelines for Home Parenteral Nutrition Support in Chronic Intestinal Failure Patients//Intestinal Failure: Diagnosis, Management and Transplantation. Blackwell Publishing Ltd, 2009.

[10] Lao Oliver B, Healey Patrick J, Perkins James D et al. Outcomes in children after intestinal transplant. Pediatrics, 2010, 125: e550-e558.

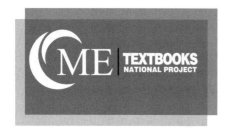

放射性肠损伤

第 **13** 章

李元新
清华大学附属北京清华长庚医院

放射治疗（简称放疗）已成为治疗恶性肿瘤的重要方式。一方面，随着近年放疗技术的进步，如同步放化疗技术、肿瘤靶体积剂量适形度更好的调强放疗（intensity modulated radiation therapy，IMRT）技术、以三维影像为基础的三维治疗计划设计等，使得放疗的肿瘤治疗效果显著提高。另一方面，国内外有关腹盆腔恶性肿瘤相关的治疗指南也越来越强调放疗在肿瘤综合治疗中的应用，随着这些指南的推广和规划化应用，放疗在生殖系统、结直肠、泌尿系统和腹膜后肿瘤中的应用也越来越广泛。约40%的生殖系统、泌尿系统和低位直肠癌患者接受放疗。放疗技术进步大大提高恶性肿瘤治愈率，显著延长患者生存时间，但放疗相关的肠损伤发生率也相应增加。

放疗不可避免地会对周围组织和器官造成损伤，消化道是腹腔放疗最易损伤的部位，50%的盆腔放疗患者存在明显影响生活质量的消化道症状，称为放射性肠病或放射性肠损伤，又称放射性肠炎。这是一组不同病理改变、不同分期的症状的总称，其急性期更多表现为肠黏膜炎症，而到了慢性期，其病理基础是肠壁缺血和纤维化，称为"放射性肠损伤"更为合适。另外，慢性放射性肠损伤是SBS和肠衰竭的重要病因之一，这类后果造成巨大的社会经济负担，HPN是这部分患者的维持生存的重要措施。

一、慢性放射性肠损伤的定义、发病率及危险因素

放射性肠损伤根据病期、病理和临床表现等的不同分为急性期和慢性期，一般以3~6个月为界限。根据部位不同分为小肠损伤和直肠损伤，最终分为4个亚型：急性放射性小肠炎（acute radiation enteritis），急性放射性直肠炎（acute radiation proctitis），慢性放射性小肠炎（chronic radiation enteritis），慢性放射性直肠炎（chronic radiation proctitis）。急性放射性肠损伤发生在放疗结束后早期，持续数周，可自行限止，治疗上以对症支持治疗为主。慢性放射性伤多发生在放疗结束后数月或数年，病程呈进行性加重，治疗难度大。急性放射性肠损伤的病理改变以肠黏膜上皮细胞变性脱落、肠黏膜充血水肿及广泛炎症细胞浸润为主要病理特征，而慢性放射性肠损伤的病理变化为肠上皮细胞增生抑制、肠壁内小动脉广泛闭塞及进行性的肠壁纤维化。放射性直肠损伤和小肠损伤的临床表现和治疗原则都不完全相同，放射性直肠损伤临床表现以便血和直肠狭窄为主，治疗以非手术治疗为主，即使手术治疗也多为姑息性手术。慢性放射性小肠损伤临床表现以腹泻、肠梗阻和肠瘘为主，其中肠梗阻和肠瘘的治疗以手术治疗为主，治疗难度大。

放疗患者慢性放射性肠损伤的确切发病率文献报道差异巨大，为所有放射治疗患者的5%~55%。虽然精准放疗技术的升级换代降低了正常组织的损伤，但是我国地区间医疗水平差异巨大，

接受放射治疗的患者基数在扩大，也造成我国放射性肠损伤发病率上升。

约有 80% 的接受盆腔放疗的患者会出现长时间的排便习惯改变，其中 20% 的患者因中度至重度胃肠道不适而影响生活质量，只有约 55% 的患者前往医院就诊。因此，慢性放射性肠损伤的实际发病率远高于文献报道。此外，慢性放射性肠损伤易被误诊为其他炎症性、感染性、药物性肠道疾病，从而延误治疗，甚至出现梗阻、肠瘘、穿孔、出血等并发症后才得以确诊，这也降低了报道的发病率。

引起放射性肠损伤的危险因素如下：①照射的强度、时间。以腹盆腔区放疗为例，如果在 4~6 周给予 45 Gy 以下的总放射剂量，放射性肠损伤的发生率不高，约为 5%；一旦放射总剂量增加至 50 Gy 以上，其发生率显著增加至 8%；而一旦放射的总剂量超过 65 Gy，其发生率可高达 50%。总的来说，放射性肠损伤的发生率与照射的强度和时间呈正相关。②距离放射源的远近。距放射源越近，肠道遭受的放射损伤也越严重，子宫颈肿瘤及膀胱肿瘤常需进行放疗，虽然直肠紧贴子宫颈和膀胱，但直肠较回肠更耐受放射损伤，故邻近放射野的回肠放射性损伤的发生率较高。③肠管的活动度。肠管的位置固定，限制了肠管的活动度，其肠管单位面积的照射率增加，放射性肠损伤发生率升高。因为末端回肠及远端结肠位置固定，且离盆底较近，故其发生辐照损伤的概率较高。当腹腔内有炎症或有腹腔手术史时，部分小肠常粘连于盆底，限制了该段肠管的活动，故这部分肠管发生放射性损伤的概率也较大。④不同个体对射线的敏感性耐受性差异很大，如高血压、动脉硬化及糖尿病等有血管病变的患者，其发生放射性肠炎的概率更高，消瘦、体弱者及老年患者放射性肠损伤的发生率明显更高。⑤是否合并化疗。肿瘤患者在放疗时同步化疗可增加放疗的效果，但也加重了放疗对正常组织的损伤。国内的研究表明，当用顺铂及氟尿嘧啶同步化疗时，放射性肠损伤的发生率明显高于未采用同步化疗方案组。

二、慢性放射性肠损伤的发病机制和病理

放射性肠损伤的发生主要是通过辐照诱导产生的自由基造成的。辐射产生大量氧自由基不但可以作用于细胞膜、细胞内 DNA，还损伤线粒体，造成呼吸链断裂，导致更多自由基释放。放射性肠损伤的发生主要与肠隐窝干细胞的分化能力降低有关，肠隐窝干细胞的凋亡在放射性肠损伤的病理生理过程中发挥着重要作用。

放射线作用于肠管后数小时内即可发生组织学改变：早期表现为上皮细胞凋亡、固有层炎症、隐窝脓肿，其后特征性的病理改变是闭塞性小动脉内膜炎导致组织缺血、坏死，淋巴管扩张，基质细胞活化，胶原沉积导致肠壁纤维化增生。这些病理改变使慢性放射性肠损伤具有外科意义的 2 个病理学特点：①闭塞性小动脉内膜炎和间质纤维化使肠壁水肿、脆弱，愈合能力差。②放射损伤所产生的严重粘连，可通过肠襻间瘢痕愈着形成"饼状融合"和"冰冻腹盆腔"。这 2 个病理学特点决定了慢性放射性肠损伤的外科手术极具挑战性。

慢性放射性肠损伤最常见的手术原因是小肠梗阻，占所有手术患者的 75%~80%，另一常见原因是肠瘘（占 5%~10%）。放射损伤形成的小肠梗阻分为 2 型：①融合狭窄型，病变位于末端回肠，回盲部及末端回肠 5~15 cm 无明显累及，但近端的数十厘米小肠互相包裹粘连于盆腔，表面苍白，质硬，浆膜面融合。这一型占绝大多数。②孤立狭窄型，病变一般位于小肠中段，不伴有肠襻包裹。这一型少见。

放射性肠损伤形成的肠瘘有 2 个特点：①肠瘘外口腹壁受放射和肠液双重损伤，呈板样纤维化改变，无愈合能力，肠瘘自愈可能性低。②易形成难以愈合的复杂性肠瘘，包括一些空腔脏器间内瘘，如小肠膀胱瘘、小肠阴道瘘等。

三、慢性放射性肠损伤的临床表现和诊断

放射性肠损伤的临床表现几乎涵盖所有可能出现的消化系统症状和体征。慢性放射性小肠损伤的主要临床表现是肠梗阻、肠瘘、腹泻、消化道出血、贫血和营养不良。导致这些症状的原因包括小肠纤维化狭窄或瘢痕样愈合形成的冷冻腹腔、冷冻盆腔、肠瘘、新生的肿瘤或肿瘤复发、肠道内细菌过度增殖、胆盐吸收障碍、脂肪或糖类吸收障碍、肠道炎症、胰腺功能不全、肠易激综合征。慢性放射性肠损伤的症状多在放射治疗后 6~24 个月出现，有个别病例发生在 20 年以后。

根据放疗病史和消化道症状，诊断放射性肠损伤并不困难，但需要鉴别原发肿瘤复发或转移及手术后腹腔粘连造成的肠梗阻。

腹部增强 CT 特征性改变是"对称脂肪晕轮征"，并可排除肿瘤复发，有助于评估腹腔纤维化的严重度和判断梗阻位置。通过内镜下经皮空肠造口管或小肠减压管注入水溶性造影剂进行全消化道造影并即刻行 CT 平扫也可评估小肠放射损伤的范围。纤维结肠镜及钡灌肠排除结直肠狭窄，对决定慢性放射性肠损伤的手术方式具有重要意义。

四、慢性放射性肠损伤的治疗

慢性放射性肠损伤的治疗包括内科治疗、外科手术治疗及营养支持。

肿瘤放射治疗协作组（radiation therapy oncology group，RTOG）、欧洲癌症治疗与研究组（european organization for research and treatment of cancer，EORTC）对慢性放射性肠损伤进行分级并指导治疗：Ⅰ级，肠蠕动增强，或者排便质量改变，无须药物治疗，直肠不适感，无须镇痛药；Ⅱ级，腹泻需苯乙哌啶等副交感止泻药物，直肠黏液分泌，但不需要卫生护垫，肛门疼痛或腹痛需要镇痛药；Ⅲ级，需要 PN 支持的腹泻，严重黏液分泌或便血，需要用卫生垫，腹胀（腹部 X 线片提示肠管扩张）；Ⅳ级，急性或亚急性梗阻、肠瘘、肠穿孔，胃肠道出血需输血，腹痛或里急后重需胃肠减压或粪便转流等。其中需外科手术干预的多为Ⅳ级患者。

1. 内科治疗　包括治疗腹泻的对症治疗，抗炎治疗（如 5-氨基水杨酸），治疗肠道细菌过度增殖的肠道内抗生素及改善肠道微生态的益生元使用，考来烯胺治疗胆盐吸收障碍导致的腹泻，高压氧治疗，内镜下止血和采用内镜球囊扩张小肠狭窄段。

2. 外科手术　主要治疗小肠梗阻，占所有手术患者的 75%~80%。具体手术方式主要有 4 种：①放射损伤肠段切除并同期行肠吻合术。②放射损伤肠段切除，小肠末端拖出造口术。③保留放射损伤肠襻的短路手术。④保留放射损伤肠襻及小肠拖出造口术。放射损伤肠段切除同时行肠吻合是最为理想的术式，也是目前应用最多的术式，手术疗效好。但如果术中遭遇冷冻腹腔，并且外科医师的心理和技术均不足时，行肠襻短路手术也是明智之举。如果远侧结直肠存在放射性损伤所致狭窄，或者患者手术时处于重度营养不良状态，应行回肠拖出造口。总的原则是应争取切除放射损伤肠襻，因为残留的放射损伤肠段存在穿孔、出血、瘘、脓肿、癌变和盲襻综合征风险。

放射性肠损伤的肠瘘手术难度大，理想手术仍然是放射损伤肠段切除，同期进行吻合，或者小肠末端拖出造口，二期行吻合手术。如为腹盆腔致密粘连，形成冷冻腹盆腔，手术有困难，则应将手术目的改为恢复肠道的连续性和完整性，再争取后期手术切除放射损伤肠段。如果被迫施行肠道短路手术，并将肠瘘肠段旷置，应争取放射损伤肠段隔离。进行肠道短路手术时，也应尽量切除放射损伤肠段，缩短旷置肠段长度，降低盲襻综合征风险。吻合口尽量放置在远离肠瘘及放射性损伤部位，即使发生再次吻合口瘘，因局部具有组织愈合能力，可创造条件促进术后新发

肠瘘自愈。最后，腹腔双套管充分引流是放射损伤肠瘘手术的非常重要措施。

3. 营养支持　放射性肠损伤患者治疗的全周期都面临着巨大的营养不良风险。营养不良在慢性放射性肠损伤患者中发生率很高。肿瘤状态、小肠细菌过度生长、短肠综合征、抑郁造成的食欲下降都是造成营养不良的原因，而发生梗阻、肠瘘、消化道出血等并发症的患者更容易发生营养不良。慢性放射性肠损伤需要外科手术的患者中，约 1/3 的患者存在营养不良。因此，营养支持治疗是慢性放射性肠损伤的重要治疗方式之一，放射性肠损伤的营养治疗以外科治疗的基础。有 10.6% 的长期 HPN 的肠衰竭患者病因是放射性肠损伤。

对慢性放射性肠损伤患者应该规范化进行营养风险筛查和营养评估，对营养不良的患者常规进行营养支持。慢性放射性肠损伤营养支持可发生在慢性放射性肠损伤整个病程中或病程的某一段时间，如放疗后早期反复发作不全性肠梗阻，肠瘘或严重腹泻，围术期营养支持，术后部分患者肠功能恢复过程漫长。慢性放射性肠损伤患者的营养支持应首选肠内营养，选择等渗、预消化配方，以减少大便容积和对肠黏膜的刺激，增加营养的吸收。慢性放射性肠损伤患者接受长时间肠外营养比例非常大。部分慢性放射性肠损伤患者还可能发生肠衰竭。HPN 治疗成为这类患者维持生存的重要治疗措施。

五、肠衰竭与家庭肠外营养支持

肠衰竭是指肠吸收功能障碍导致患者已丧失或即将丧失营养自主性，必须依赖全肠外营养支持维持生存。由于放射损伤肠段慢性缺血及较差的组织愈合修复能力，有高达 30% 的慢性放射性肠损伤患者术后发生吻合口瘘，从而需要第二次手术甚至更多次的手术，导致小肠大范围被切除。放射性肠损伤患者除了因小肠广泛切除导致的肠衰竭之外，还因小肠进行性纤维化而发生严重吸收功能障碍，进而导致肠吸收功能丧失，引起肠衰竭。Ruiz-Tovar 等回顾分析 77 例慢性放射性肠损伤患者，术后肠衰竭的发生率约为 20%。南京某医院普外科对 155 例慢性放射性肠炎患者进行回顾性分析，结果显示约 14.6% 的患者术后因小肠广泛切除而发生肠衰竭，12.12% 因为肠衰竭而需要全肠外营养支持维持生存。通过对国内外的研究进行综合的回顾，慢性放射性肠损伤患者术后肠衰竭的发生率为 10%～19%，一旦发生肠衰竭，病死率可达到 30%。英国的一组资料表明，在各种原因导致的肠衰竭患者中，约 4% 为放射性肠损伤患者，其长期生存率远低于其他原因导致的肠衰竭患者。肠衰竭是慢性放射性肠损伤患者最严重的并发症。

不可逆的肠衰竭的临床治疗方法只有 2 种即小肠移植和 HPN。小肠移植的适应证就包括放射损伤导致的肠衰竭。

HPN 也是维持放射性肠损伤肠衰竭患者生存的重要手段。有学者统计美国 1985—1992 年 8 年间 5481 例接受 HPN 的患者中慢性放射性肠损伤占 3%，欧洲在 1997 年接受 HPN 的 494 例患者中慢性放射性肠损伤占 7%，其他导致患者接受 HPN 的原因包括肿瘤、克罗恩病、缺血性肠病、肠道动力障碍、艾滋病、先天性肠病等。然而，接受 HPN 的良性疾病中，患者的 1 年和 3 年生存率分别为 87% 和 58%，仅高于慢性假性肠梗阻患者，明显低于其他良性疾病患者。

随着近年来放疗技术的进步和慢性放射性肠损伤外科手术技术的提高，慢性放射性肠损伤导致的肠衰竭病例数明显减少。

对于已发生肠衰竭的放射性肠损伤患者来说，特异性促进肠黏膜生长及代偿的"肠康复"治疗可提高残存小肠的代偿能力，使患者部分或全部摆脱 TPN。我们曾在黎介寿院士指导下，通过严格的动物实验和大量的临床实践，建立起应用生长激素、谷氨酰胺和含膳食纤维的特殊饮食促进 SBS 残存小肠适应性代偿的治疗措施，取得了较好的临床疗效，使得部分患者摆脱 TPN。然而，对于放射性肠损伤导致的肠衰竭患者来说，残存小肠适应性代偿能力极其有限，研究表明，对于放射性肠损伤，当残存的小肠为120~180 cm时，患者仍不能摆脱TPN，而这一长度远远大于其他类型的肠衰竭患者（<50 cm）。放射性损伤是影响残存小肠适应性代偿康复的主要因素之一。回肠和结肠的肠L细胞分泌的胰高血糖素样肽-2（glucagon-like peptide 2，GLP-2）是新近发现的肠上皮特异性生长因子，可刺激小肠隐窝上皮生长，减少肠上皮细胞凋亡，可促进残存小肠适应性代偿。皮下注射的重组人GLP-2类似产物替度鲁肽已在美国上市，已证明它可促进小肠黏膜生长和小肠吸收，是第一个被美国食品药品监督管理局批准可长期应用于依赖肠外营养支持的成人SBS患者的药物。我们期待着GLP-2为代表的肠康复治疗能使部分原本终身需HPN的慢性放射性肠损伤患者摆脱HPN支持，恢复部分甚至全部口服饮食。

参考文献

［1］Galland RB, Spencer J. The natural history of clinically established radiation enteritis. Lancet, 1985, 1（8440）：1257-1258.

［2］Harling H, Balslev I. Long-term prognosis of patients with severe radiation enteritis. Am J Surg, 1988, 155（3）：517-519.

［3］Kalaiselvan R, Theis VS, Dibb M, et al. Radiation enteritis leading to intestinal failure：1994 patient-years of experience in a national referral centre. Eur J Clin Nutr, 2014, 68（2）：166-170.

［4］Shadad AK, Sullivan FJ, Martin JD, et al. Gastrointestinal radiation injury：prevention and treatment. World J Gastroenterol, 2013, 19（2）：199-208.

［5］Qin Q, Huang Q, Zhong Q, et al. Clinical risk factors for late intestinal toxicity after radiotherapy：a systematic review protocol. Syst Rev, 2013, 2：39.

［6］Cox JD, Byhardt RW, Wilson JF, et al. Complications of radiation therapy and factors in their prevention. World J Surg, 1986, 10（2）：171-188.

［7］Theis VS, Sripadam R, Ramani V, et al. Chronic radiation enteritis. Clin Oncol（R Coll Radiol）, 2010, 22（1）：70-83.

［8］Li N, Zhu W, Gong J, et al. Ileal or ileocecal resection for chronic radiation enteritis with small bowel obstruction：outcome and risk factors. Am J Surg, 2013, 206（5）：739-747.

［9］Reuter S, Gupta SC, Chaturvedi MM, et al. Oxidative stress, inflammation, and cancer：how are they linked? Free Radic Biol Med, 2010, 49（11）：1603-1616.

［10］Haton C, Francois A, Vandamme M, et al. Imbalance of the antioxidant network of mouse small intestinal mucosa after radiation exposure. Radiat Res, 2007, 167（4）：445-453.

［11］Kim K, McBride WH. Modifying radiation damage. Curr Drug Targets, 2010, 11（11）：1352-1365.

［12］Gavazzi C, Bhoori S, Lovullo S, et al. Role of home parenteral nutrition in chronic radiation enteritis. Am J Gastroenterol, 2006, 101（2）：374-379.

［13］Henriksson R, Franzen L, Littbrand B. Effects of sucralfate on acute and late bowel discomfort following radiotherapy of pelvic cancer. J Clin Oncol, 1992, 10（6）：969-975.

［14］Keefe DM, Schubert MM, Elting LS, et al. Updated clinical practice guidelines for the prevention and treatment of mucositis. Cancer, 2007, 109（5）：820-831.

［15］Regimbeau JM, Panis Y, Gouzi JL, et al. Operative and long term results after surgery for chronic radiation enteritis. Am J Surg, 2001, 182（3）：237-242.

［16］Meissner K. Late radiogenic small bowel damage：guidelines for the general surgeon. Dig Surg, 1999, 16（3）：169-174.

［17］Karamanolis G, Triantafyllou K, Tsiamoulos Z, et al. Argon plasma coagulation has a long-lasting therapeutic effect in patients with chronic radiation proctitis. Endoscopy, 2009, 41（6）：529-531.

［18］Clarke RE, Tenorio LM, Hussey JR, et al. Hyperbaric oxygen treatment of chronic refractory radiation proctitis： a randomized and controlled double-blind crossover trial with long-term follow-up. Int J Radiat Oncol Biol Phys, 2008, 72（1）：134-143.

［19］Galland RB, Spencer J. Surgical management of radiation enteritis. Surgery, 1986, 99（2）：133-139.

［20］Girvent M, Carlson GL, Anderson I, et al. Intestinal failure after surgery for complicated radiation enteritis. Ann R Coll Surg Engl, 2000, 82（3）：198-201.

［21］Howard LYN. Home parenteral nutrition：survival, cost, and quality of life. Gastroenterology, 2006, 130：S52-S59.

［22］邱啸臣，张博，李元新. 慢性放射性肠炎的研究进展. 大连医科大学学报, 2015, 37（3）：306-312.

［23］李元新. 小肠移植发展现状、困惑与挑战. 器官移植, 2016, 7(1)：8-13.

［24］李幼生，李宁，李元新，等. 慢性放射性肠损伤的外科治疗. 中华医学杂志, 2012, 92（2）：91-93.

［25］李宁，朱维铭，任建安，等. 慢性放射性肠炎的外科治疗. 中华外科杂志, 2006, 44（1）：23-26.

［26］李元新，周欣，李宁，等. 生长激素联合谷氨酰胺促进小肠广泛切除术后残存小肠适应性代偿的研究. 肠外与肠内营养, 2004, 11（1）：8-13.

［27］郭明晓，李幼生，李元新，等. 肠康复治疗对短肠综合征患者残余小肠黏膜形态学的影响. 肠外与肠内营养, 2011, 18（6）：326-330.

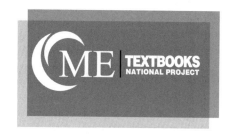

恶性肿瘤及终末期患者家庭肠外营养的情况

第14章

康维明
中国医学科学院北京协和医院

一、概　　述

现代医学目前普遍接受的肿瘤患者营养支持的适应证包括：①可通过纠正营养不良、改善免疫应激状态、维持肠道功能、减轻分解代谢相关诱因，从而降低患者的手术风险。②可改善因疾病或治疗并发症所致营养不良患者对抗肿瘤治疗的耐受性。③维持因放疗、化疗、手术并发症或恶性梗阻所导致的肠衰竭患者的生命。

无法治愈肿瘤患者HPN适应证在不同领域的专家，以及同一领域不同医师中也存在持续的争议。主要包括两方面原因：一方面，临床医师清楚地认识到，营养不良和无法进食在某些患者身上，甚至在恶性疾病中，最终很可能是影响生存时间长短的主要决定因素；另一方面，所有参与HPN实践的医师都非常清楚，良性肠衰竭患者可以依靠HPN存活，而肿瘤患者最终将在"营养支持治疗"下死亡。此外，还有一些心理、文化和经济因素会影响护理人员、患者及其亲属的选择。决定是否开始及是否将无法治愈的肿瘤患者从HPN计划中撤出始终是十分困难的医疗问题。

肿瘤恶病质发生在晚期肿瘤患者的病程中，约占70%，被认为是晚期肿瘤患者死亡的原因。厌食症、吞咽困难和持续的负能量平衡是恶病质的主要特征。高代谢和体重减轻是降低存活率的重要预测因素。不同国家的HPN患者登记报告，以恶性肿瘤为诊断的比例各有不同，其中意大利57%，美国46%，法国18%，日本12%。1997年欧洲对500名HPN患者的调查显示，荷兰、西班牙、法国、比利时、丹麦和英国肿瘤患者分别占60%、39%、27%、23%、8%和5%。一项分析报告显示，在意大利成人中，应用HPN数量为每百万居民22.3例，其中肿瘤患者占60.9%。

二、肿瘤患者家庭肠外营养的适应证及短期寿命

（一）肿瘤患者HPN指征

因恶性梗阻（或不全梗阻）而无法进食，无严重症状，无（或极少）重要器官功能损害。这些肿瘤患者的预期寿命可能更多地取决于饥饿及其营养状况的持续恶化，而非肿瘤的进展。

在临床实践中，腹膜肿瘤，特别是生长缓慢的肿瘤（如一些卵巢癌，腹膜后肿瘤，相对进展缓慢的胃肠道肿瘤及一些腹腔内复发的肿瘤），是最适宜的适应证。最不适宜的患者包括病情严

重、多器官功能衰竭、需要强化姑息治疗的老年患者。

（二）预期寿命

对预期寿命的评估对接受 HPN 的患者是极其重要的。文献提示，如果患者不接受肠外营养支持，恶性梗阻住院患者的生存期通常不超过 2 个月，若患者未住院，生存期缩短至 2 个月以内（表 14-1）。然而，另一些研究证实，生存期预测的准确性较差。

表 14-1　恶性梗阻肿瘤患者的生存期

相关研究	患者数（例）	平均生存期（天）
Tunca et al.（1981）	27	33
Piver et al.（1982）	11	60
Krebs and Goplerud（1983）	14	<30
Baines et al.（1985）	40	87
Gemlo et al.（1986）	27	60
Rubin et al.（1989）	11	54
Hardy et al.（1998）	39	75
Laval et al.（2000）	58	41
Ripamonti et al.（2000）	17	11
Mercadante et al.（2000）	18	2~37
Mystakidou et al.（2002）	68	7~61

Caraceni 等的报道指出，姑息治疗患者生存 2~3 个月的概率>70%，这取决于患者是否存在谵妄。但另一项前瞻性调查中，343 名医师预测 468 例患者的生存期（中位生存期为 24 天），作者认为生存期被高估了 5.3 倍。总体来说，只有 20% 的预测是准确的。然而，可能很难将这些评分标准应用于需要 HPN 的患者，因为其中一些指标如吞咽困难或体重减轻等变量，除了反映疾病的严重程度外，这些变量本身也是营养恶化的原因，而这些变量可以通过营养支持部分地逆转。因此，在这种情况下，正确使用 HPN 需要对每位患者进行仔细的临床评估。很少有研究（也没有前瞻性研究）报道 Karnofsky 功能状态的评分、血清白蛋白水平和血清胆碱酯酶水平，这对预后有显著影响；而且这些数据并不适合指导临床医师应用 HPN。因此，欧洲和美国肠外营养指南在这个问题上相当模糊。

三、营养支持疗法

许多接受 HPN 治疗的肿瘤患者对宏量营养素和微量营养素的需求与接受静脉营养治疗的其他患者相当（SBS 除外）。肿瘤患者接受短期营养支持时，给予常规配方即可，如需改善患者免疫功能，减轻术后分解代谢或降低高血糖风险，也可补充特殊的免疫营养素，如谷氨酰胺、ω-3 脂肪酸、精氨酸等。如果营养支持的目标是逆转恶病质，则应根据恶病质的代谢特点调整营养方案（表 14-2）。

表14-2   终末期肿瘤患者每日肠外营养推荐量

营养素	使用剂量
水	≤30 ml/kg
非蛋白热量	25 kcal/kg
葡萄糖	50%（3.0 g/kg）
脂肪（LCT/MCT+ω-3）	50%（1.3 g/kg）
氨基酸	1.5~2 g/kg
钠	≤1 mmol/kg

注：LCT. 长链甘油三酯；MCT. 中链甘油三酯

（一）能量代谢

肿瘤患者静息能量消耗（resting energy expenditure，REE）的研究已经相当充分。体重丢失的肿瘤患者往往伴有 REE 增高。但有关进展期肿瘤患者的总能量消耗（total energy expenditure，TEE）的研究却相对缺乏。

Gibneyl 等测定 8 例无营养不良的小细胞肺癌患者 1~2 天的 TEE，结果显示其基础能量消耗增加 6%，TEE/REE 比值仅为 1.36。Moses 等的研究显示，伴有恶病质的胰腺癌患者 REE 较公式预计值增高 9%，但 TEE/REE 比值仅为 1.24，而健康个体为 1.50，通常 TEE/REE 比值低于 1.4 常见于那些具有久坐生活方式且活动量不足的个体。

由此可见，进展期肿瘤患者代谢虽略微增高，但活动相关能量消耗值降低，因此能量需求量并无异常增加。按照 REE 测定值为每日 23 kcal/kg，TEE 应大致处于每日 27~31 kcal/kg 这一范围，也与进展性实体瘤患者通过代谢测定仪连续测定 3 天得出的数值相近。

（二）能量底物

肿瘤患者营养支持方案优先选择脂肪供能，主要原因基于以下 3 点。

1. 研究证实，无论体重稳定或是体重丢失的肿瘤患者，均显示餐后内生性脂肪的充分动员和氧化为每日 0.7~1.9 g/kg，即每日 6.3~17 kcal/kg（占 REE 值的 60%~78%）。

2. 分别给予健康对照组、体重正常的肿瘤患者和体重丢失的肿瘤患者长链甘油三酯（LCT）或 LCT/MCT 脂肪乳剂后，各组每日脂肪清除率分别为 1.4 g/kg、2.3 g/kg、3.5 g/kg 和 1.2 g/kg、1.6 g/kg、2.1 g/kg。

3. 营养不良的肿瘤患者输注 LCT 或 LCT/MCT 脂肪乳剂后，每日氧化速率分别为 1.3~1.6 g/kg 和 0.62 g/kg。

一些研究者关注于长期应用脂肪乳剂的潜在毒性反应，并提出每日 1 g/kg 的安全使用剂量。这一推荐量主要基于大豆油脂肪乳剂的使用经验；LCT/MCT 和结构脂肪乳剂、多种油脂肪乳等的临床应用数据优于大豆油脂肪乳剂，尚需进一步临床研究证实。

（三）水

肿瘤患者应注意限制水的管理，因恶病质常与细胞外液体积增多有关。如果有腹膜肿瘤，过量的水、葡萄糖和钠的摄入会使腹水急剧加重。Gamble 于 1946 年首次证明，葡萄糖可减少肾脏钠排泄。Bloom 提示这些过量摄入是通过增加细胞外分泌的胰岛素介导细胞外液丢失造成的。以葡萄糖为基础的肠外营养对水和钠平衡的影响已被 Rudman 等证实。随后 Fan 等、Bozzetti 等和 Gray、Meguid 等的研究中描述了这种影响。

在肿瘤患者中，肿瘤可能会产生过多的抗利尿激素（antidiuretic hormone，ADH），在疾病晚期或者使用吗啡后，患者容易出现恶心的症状。此外，肿瘤恶病质与细胞内水分的丢失有关，溶质通过刺激 ADH 释放而影响下丘脑渗透压感受器细胞，维持低于正常水平血清渗透压的钠水平。因此，游离水的清除率降低，这也是由于蛋白质营养不足而引起尿素负荷减少的结果，而内源水则是由于糖类和脂肪的氧化维持生成及由于体力活动减少造成非显性失水减少。因此，每日液体和钠的总量分别应不超过 30 ml/kg 和 1 mmol/kg。

（四）氨基酸

中国、欧洲、美国指南均建议肿瘤患者的蛋白质摄入量应高于常规剂量（每日约 1.5 g/kg）。

四、患者的临床结局

（一）生存预期

接受 HPN 治疗的肿瘤患者生存预期取决于基础疾病的严重程度，即肿瘤的类型和分期。然而，许多肿瘤患者应用 HPN 多集中在肿瘤治疗后（如放射性肠炎）、接受化疗或放疗期间，以及出现医源性并发症的终末期肿瘤患者中。因此，HPN 成分及适应证选择的差异可以解释不同研究中生存率的差异。下面总结了主要并发症数量和结果。根据文献中所描述的结果得出以下结论。

1. 国家数据库或登记的长期使用 HPN 的肿瘤患者数据库中的大量数据显示，19%～50% 的患者生存期>6 个月，但是这些数字未说明是否适用于终末期肿瘤患者（表 14-3）。

表 14-3　登记在册的长期使用 HPN 的肿瘤患者数据库结果

研究	患者数量（例）	生存期
Howard et al.（1991）	777	50% 为 6 个月，25% 为 1 年
Howard.（1992）	1362	50% 在 6～9 个月，25% 为 1 年
Howard et al.（1995）	2122	37% 为 1 年
Messing et al.（1998）	524	19% 为 6 个月
Van Gossum et al.（1999）	200	26% 为 6~12 个月
SINPE Register.（2004）	1103	20% 为 1 年，中位数为 6 个月

2. 在包括终末期肿瘤患者的有限的回顾性分析中，中位生存期约为 100 天（表 14-4）。

表 14-4　特定的回顾性研究中 HPN 结果

研究	患者数量（例）	中位生存期
Weiss et al.（1982）	9	67% ≥6 个月（15～578 天）
Hurley et al.（1990）	9	13.6 个月（平均数）

续 表

研究	患者数量（例）	中位生存期
August et al.（1991）	17	53 天（5~208 天），88%觉得 HPN 有用
King et al.（1993）	61	60 天（82~780 天），23%≥30 天
Mercadante.（1995）	13	3~121 天（23%≥30 天）
Cozzaglio et al.（1997）	75	121 天（30~456 天）
Pasanisi et al.（2001）	76	74 天（6~301 天），85%≥30 天
Duersken et al.（2004）	9	26~433 天（2%>1 年）
Hoda et al.（2004）	52	152 天（30~4620 天），31%≥1 年
Brard et al.（2006）	28	72 天
Santarpia et al.（2006）	152	45 天（6~1269 天），11%≥90 天
Fan.（2007）	115	6.5 个月
Chermesh et al.（2011）	38	140 天（20~783 天）

3. 在少数前瞻性研究中，平均存活时间为 85~122 天（表 14-5）。

表 14-5　前瞻性研究中 HPN 数据

研究	患者数量（例）	生存期（d）
Pironi et al.（1997）	29	85（平均数）
Bozzetti et al.（2002）	69	122（中位数）（30~426）
Violante et al.（2006）	140	81（平均数）

（二）家庭肠外营养对生活质量的影响

在阐明 HPN 对患者生活质量的影响之前，应当指出，正如 Chochinov 等（1999 年）所指出的，如果焦虑、抑郁、一般状况和社会幸福感是决定患者生存意愿的主要因素，那么对这些症状缺乏控制，就会极大地影响 HPN 效果。

关于 HPN 对生活质量影响的数据很少。一些回顾性分析表明，肿瘤患者在 HPN 上受益有限，肿瘤患者中 68%的患者存活超过 3 个月，27%的患者有能力维持日常活动和经口进食。Bozzetti 等对 69 例终末期肿瘤患者进行前瞻性研究，意大利有 6 个中心参加，研究的主要目的是：① HPN 对患者营养状况改变和生存期的影响。②通过问卷评估 HPN 对患者生活质量的影响。这些参数分别在 HPN 开始时采集，然后按月间隔采集。入组患者严重营养不良，几乎没有治愈的可能。中位生存期为 4 个月（范围为 1~14 个月），1/3 的患者存活时间超过 7 个月，且直到死亡时营养状况均比较稳定，死亡前 2~3 个月生活质量指数保持稳定。

综上所述，HPN 可能使一小部分患者受益，这些患者的存活时间可能超过肿瘤晚期耗竭状态所允许的时间。有证据表明，只要存活超过 3 个月，患者生活质量可保持稳定，并可继续接受延续期治疗。

五、肿瘤患者家庭肠外营养的步骤

医学的传统目标是：有时治愈，常常去帮助，总是去安慰。

终末期肿瘤患者使用 HPN 时，应采取以下 3 个步骤：①沟通，②区分效果和益处，③反复试错法。

（一）沟通

对任何患者来说，最糟糕的经历就是当他们认为不同的专家（如外科医师、肿瘤学家、姑息治疗专家、营养学家和其他护理人员）提出的治疗方案并不一致，而且这些方案每天都在变化。因此，只有在对治疗目标做出决定后，医师才应该与患者讨论具体的治疗方案。

对于患者知情权这一点存在很多争议。在南欧，只有 25%～38% 的患者在病情发展到晚期时才知道诊断结果，而这些患者中只有不到一半希望获得更多信息。1999 年对 2088 例转移性肿瘤患者的调查显示，39% 的患者认为自己的疾病是"很难治愈"，47% 的人认为自己的疾病是"严重"。在西班牙，只有 11.5% 的终末期患者知道他们在短期内将面临死亡风险。患者家属可能是影响患者知情权及制约患者了解疾病诊断和预后的主要因素，在 73%～84% 的病例中，家属希望避免以直接的方式告知患者疾病进展情况。另外一项调查显示，只有 12% 的肿瘤患者愿意亲自讨论维持自己生命的治疗问题。

我们必须尊重患者"不想知道"的权利。欧洲委员会在 1996 年 9 月 10 日生效的《人权和生物医学公约》第三章第 10 条第 2 款规定，"人人有权了解所收集的关于其健康的任何信息。但是，个人不被告知的愿望应得到遵守。"事实上，1/3 的医师认为，患者从来不想知道真相，同时医师认为，要尊重患者的自主选择，但知情同意是必要的。

当患者主动或暗示地请求时，医师应该给患者提供足够的信息，但是对于沟通的真正理解却存在很大的不确定性。患者主动与医师交流沟通要求需具备 4 个完整的认知功能：①清楚地理解和判断有关信息的能力；②能够正确理解情况和替代办法的后果；③在完整、连贯的价值观和目标的范围内，合理地阐述和衡量信息的能力；④在护理方面与医护交流或作出选择的能力。

值得注意的是，一项加拿大的研究表明，姑息治疗中心中 44% 的患者在住院时存在认知障碍，55% 患者在临近死亡或出院时存在认知缺陷。如果诊断特别是预后没有向患者透露，医师和（或）亲属应推测患者的意愿进行后续诊治，事实上这是一个相当困难的任务。

一项对 92 例预期寿命不足 6 个月的肿瘤晚期患者死亡愿望的研究报告显示，在不同的时间段（12 小时、24 小时、7 天、1 个月）内，"活下去的意愿"得分出现了大幅波动。因此，对患者生存意愿的评估应该重复进行，只有在答案一致的情况下，才能利用这些信息来决定是否开始或退出姑息性维持生命的治疗。

在某些情况真正发生之前，通过预测来获得知情同意也充满了困难。Coppola 等在 2536 例患者中观察到，事先口头和书面表达的关于挽救生命治疗的选择并没有一致性。具体来说，将人工营养作为一种维持生命持续的方法，并没有得到患者的一致同意。

（二）区分效果和益处

应该与患者和家属认真讨论通过 HPN 能够达到的目标，评估患者是否能够真正获得临床效益。如果 HPN 的目标仅仅是减缓逐渐恶化的营养状况，并确保患者在家庭中生存的时间更长，那么答案可能是肯定的，对某些被认为是合适人选的患者来说是这样的。

如果 HPN 的目标是提高患者的生活质量，那么答案是相当不确定的。这是因为患者的生活质量不仅是一个严格的生存问题，而且可能更多地与原发疾病症状、相关肿瘤治疗及社会心理状态有关，不仅仅是维持及治疗肠衰竭或营养不良。

对 HPN 目标和成功的预判定义至关重要，这不仅是为了避免过于乐观的预期，而且也因为如果 HPN 不能达到这些目标，退出治疗对家庭及患者的创伤就会更小，在伦理上也会被接受。

（三）反复试错法

对于 HPN 来说，区分适合患者和不适合患者，只会选择或排除一小部分患者，对大多数患者来说，HPN 的益处是难以预测的，其适应证也非常不确定。可采用反复试错的方法进行尝试。也就是说，如果在随后的重新评估中发现 HPN 不合适或没有益处，可以停止。这也是欧洲姑息治疗协会 1996 年协商会议的最终结论。

六、总　　结

在无法治愈的肿瘤患者中使用 HPN 仍然存在争议，因为这种类型的营养支持可能被认为是一种拯救不能进食患者生命的方法，必须充分与患者及其家属沟通，使其了解 HPN 只是能够延缓饥饿导致的死亡，无法治疗肿瘤导致的死亡。

对于不能进食的肿瘤进展期患者，非饥饿因素预期寿命超过 3 个月，HPN 可能会被推荐使用。无症状的一般状况良好的患者，可在接受 HPN 期间维持良好的生活质量。

选择接受或拒绝接受 HPN 方案都非常困难，研究显示只有 30%～50% 的患者通过 HPN 延长了假定的生存期。因此，患者及其家属应积极参与 HPN 的决策过程。

研究显示，Karnofsky 评分良好、由胃肠道完全或不全梗阻导致不能进食、相对无症状、肿瘤局限于非重要器官（通常是腹膜）的肿瘤患者，最适宜选择 HPN。

HPN 的方案应限制水和钠的摄入（特别是对发生腹水的患者），葡萄糖与脂肪的热量比约为 1∶1，每天提供约 30 kcal/kg 的能量。

参考文献（略）

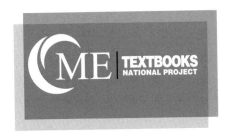

老年患者及终末期情况

陈 伟 李海龙
中国医学科学院北京协和医院

第15章

随着人口老龄化的加剧和医疗水平的进步，HPN 也越来越多地应用于老年患者及疾病终末期人群。但是，这样的营养方式并非有百利而无一害，尚需权衡利弊，以避免增加额外的负担和并发症。但是这方面的数据并不多，给临床决策带来了一定的困难。

一、老年患者家庭肠外营养的适应证

通常认为年龄为 65 岁及以上为老年人。老年患者往往存在高度虚弱和多种活动性疾病，80 岁以上的高龄老人尤为普遍。由于急性和（或）慢性疾病及与年龄有关的退行性变化，老年人的营养摄入通常受到损害，发生营养不良的风险增加，营养对于老年患者尤为重要。需要 HPN 的慢性肠衰竭、炎症性肠病、肠瘘、肠系膜血栓性疾病、放射性肠炎、恶性梗阻或消化道部分性梗阻、各种原因所致的老年患者营养不良也相应增加。欧洲营养与代谢学会（ESPEN）和中华医学会肠外肠内营养学分会（CSPEN）对老年患者应用肠外营养的指导主要关注在急性期而非长期使用。ESPEN 指南建议，如果预期不能口服和肠内摄入超过 3 天或摄入不足能量需求的一半的时间超过 1 周，则应向具有合理预后（预期利益）的老年人提供肠外营养，以满足营养要求、维持或改善营养状况。肠外营养是一种安全有效的治疗方法，年龄本身并不是将患者排除在肠外营养外的原因。CSPEN 的老年家庭营养专家共识建议，肠内营养是营养支持治疗的首选，当肠内营养不能满足患者总热量的 60%，或者肠内营养禁忌和不耐受时，应选用肠外营养。CSPEN 家庭肠外营养专家共识推荐，对于无法正常进食、肠内营养有障碍或无法满足机体需要，需长期依赖肠外营养支持维持生命的患者，在病情稳定后使用 HPN。虽然各指南/共识关于适应证的推荐意见有所不同，但均未建议把年龄作为 HPN 的排除标准。随着年龄增长，并发症增多，HPN 的并发症风险更大，是影响 HPN 老年患者生存期的重要因素。可以在 HPN 前应用评分工具进行相应风险评估，如 Charlson 合并症指数（charlson comorbidity index，CCI）。

二、老年患者家庭肠外营养的途径与肠外营养处方

肠外营养支持途径包括外周静脉、经外周静脉穿刺中心静脉置管（PICC）、静脉输液港、带隧道的中心静脉导管等。肠外营养支持的途径选择与使用肠外营养的时间长短、全合一肠外营养液的渗透压等有关。中心静脉管径粗，血流速度快，对渗透压的耐受性好，不易产生静脉炎和静脉血栓形成，适合长时间 HPN 使用。CSPEN 老年患者肠外肠内营养支持专家共识建议：较长时间

肠外营养输注途径可选择 PICC。而 CSPEN 成人 HPN 专家共识则推荐，HPN 静脉通路首选通过颈内静脉或锁骨下静脉途径置入上腔静脉导管，短期 HPN 可考虑使用 PICC，长期 HPN 或终身依赖肠外营养支持以维持生命的患者，推荐采用隧道式锁骨下静脉穿刺的中心静脉置管。综合来看，PICC 的置管操作难度较低，但长期家庭使用的护理相对较烦琐，对护理要求较高。作为长期 HPN 使用，其优势不如隧道式中心静脉置管或静脉输液港。如果使用 HPN 超过 1 年，后 2 种置管方式可作为优先选择。静脉导管应选择硅胶或聚氨酯为材料的高质量导管，导管质地柔软，组织反应小，导管内壁光滑，有较好的抗血栓性能，溶液中的成分、血凝块及细菌等不容易沉着或附壁，降低导管阻塞或导管感染的发生率，可以较长时间留置和使用。

　　老年患者 HPN 的营养素供给量应符合该年龄段的生理需求。75 岁以上老年人的基础代谢率低，较 30 岁的青年人下降约 30%。制订 HPN 处方时应根据患者疾病严重程度、代谢状态、生理特点及恢复期的变化，在参考青年人剂量下适当调整肠外营养处方。HPN 的营养底物由糖类、脂肪乳剂、氨基酸、水、维生素、电解质及微量元素等基本营养素组成，同时供给机体所需的液体，以避免出现脱水。根据体重计算机体每日的液体及能量需要量。ESPEN 对于 HPN 患者的液体摄入量，建议病情稳定完全依赖肠外营养的患者，每日液体入量 30～35 ml/kg，60 岁以上的患者，由于机体代谢降低，每日液体需要量约 30 ml/kg。如无发热、感染等应激情况，每日能量需要量为 20～35 kcal/kg，已有临床经验证实，长期 HPN 患者不宜摄入过多能量，以免增加代谢性并发症和器官功能损害的风险。老年患者由于胰岛素敏感度降低，更易出现糖耐量异常或糖尿病。肠外营养中不宜过多供给葡萄糖，以免引起血糖紊乱，增加肺的负担，诱发呼吸衰竭，且增加脂肪肝的风险。有研究显示，75 岁以上的老年患者应用肠外营养，葡萄糖摄入按 2.5 g/kg 计算，占总能量 50%～55%，非蛋白热量按约 18 kcal/kg 计算，能满足生理需要和额外消耗，且不引起血糖紊乱和呼吸衰竭，并能保持肝肾功能正常。与此同时，老年患者的脂肪氧化能力并不逊于青壮年，因此，适当控制肠外营养中葡萄糖的量，同时提高脂肪供能比例，可能是有益的。如无额外应激，可以通过 HPN 提供非蛋白热量 15～25 kcal/kg，其中葡萄糖供能不低于 50%，脂肪乳供能不超过 50%。脂肪乳制剂中，传统大豆油来源的长链脂肪乳中亚油酸的含量过高而抗氧化物质含量较低，长期应用会抑制淋巴细胞、单核细胞及中性粒细胞的增殖和活性，引起免疫功能受损，增加脂质过氧化产生，影响炎性调节反应。因此，HPN>6 个月的患者，可选择中/长链脂肪乳（LCT/MCT）、结构脂肪乳、橄榄油脂肪乳等制剂作为理想的供能底物。且应注意每日甘油三酯≤1 g/kg 为宜。对高甘油三酯血症的老年患者，为了避免必需脂肪酸缺乏，应保证每日甘油三酯脂肪乳摄入不少于 7～10 g 或每周甘油三酯摄入按 1 g/kg 计算。ω-3 多不饱和脂肪酸具有独特的抗炎和免疫调节作用，有学者认为富含 ω-3 多不饱和脂肪酸的肠外营养对老年患者的临床预后和康复进程有益。因此，含有 ω-3 脂肪酸的鱼油脂肪乳也可以作为 HPN 处方的一部分予以考虑。充足的蛋白质摄入可促进机体的合成代谢，保存瘦体重，维护器官功能。病情稳定的 HPN 老年患者，每日蛋白质摄入量为 0.8～1.4 g/kg，可满足机体代谢需求。平衡型氨基酸溶液作为肠外营养处方中蛋白质的来源，能满足大部分患者对氮的需求，可达到较好的营养支持治疗效果。老年患者维生素和矿物质缺乏也较常见，20 世纪 90 年代美国对老年患者的调查结果显示，超过 40% 的 65 岁以上患者存在多种维生素或矿物质（如维生素 C、维生素 B_1、维生素 B_2、镁、铁和锌等）的摄入不足。因此，老年患者的 HPN 处方还应包含必要的维生素、电解质和微量元素，以免出现摄入不足。

三、老年患者 HPN 的并发症与监测

　　长期 HPN 可导致一系列并发症，影响 HPN 的实施效果，甚至危及患者生命。HPN 的并发症

包括导管相关并发症、代谢性并发症及器官功能损害。导管并发症中最常见、最严重的莫过于导管相关血流感染（catheter related blood stream infection，CRBSI），一旦发生，有时不得不拔除导管，这就会中断 HPN 的实施，引起严重的后果。临床实践和研究提示，严格执行无菌操作和符合规范化流程操作的导管护理在预防 CRBSI 中起重要的作用。此外，置管方式、置管部位、导管质量和导管腔数也是影响 CRBSI 的重要因素。有研究显示，采用锁骨下静脉穿刺置管，并经皮下隧道由前胸壁引出，可明显降低导管相关感染的发生率。选用单腔导管、避免静脉导管的频繁操作、有效预防导管堵塞等，均能有效降低导管相关感染风险。大量有关年龄对 CRBSI 影响的证据多来自长期血液透析患者群体。Murea 等研究 464 例应用隧道式中心静脉导管长期血液透析患者，结果显示 75 岁以上的老年患者 CRBSI 的发生率更低。探讨 HPN 人群中年龄对 CRBSI 影响的研究相对有限，且结论不一。有的研究认为年龄没有影响，而有的研究则提示老年患者 CRBSI 风险更低。原因之一可能是老年患者的皮肤细菌定植比年轻者少，其他因素如老年人活动量少，更有助于减少影响中心静脉导管的外部机械压力，降低了与锻炼有关的导管破裂风险，可以保持皮下隧道的完整性，并减少细菌进入皮肤和导管生物膜形成。英国的一项纳入 277 例老年 HPN 患者（使用 HPN 平均时间 1778 天）的单中心随机对照研究中，按年龄高于和低于 65 岁分组，多因素回归分析显示，年龄对 CRBSI 的影响并无差异，而 HPN 应用时间和中心静脉导管（CVC）护理提供者才是 CRBSI 的独立预测因素。导管堵塞是 HPN 另一个常见并发症，导管的材质好坏、输液后的导管护理、营养液的成分在管壁内沉积等都是引起导管堵塞的重要因素。除了传统的生理盐水冲管、肝素盐水封管以外，复旦大学附属中山医院经过长期的实践和研究，发明了氢氧化钠溶液冲洗法，既能防止导管阻塞，又能使大部分已经堵塞的导管再通，有助于维持 HPN 途径通畅。长期 HPN 可引起肝功能损害及肠外营养相关性肝损害（parenteral nutrition-associated liver disease，PNALD），造成胆汁淤积和肝脂肪浸润，引起转氨酶及胆红素升高、黄疸，甚至可引起肝衰竭，尤其应引起老年 HPN 患者重视。其发病与胃肠道长时间缺乏食物刺激造成胆汁淤积，长期过高的能量供给，葡萄糖、脂肪与氮量的提供不合理等有关，因此，需要合理进行能量供给，避免过度营养。在肠道可用的情况下，尽可能利用胃肠道摄入营养物质。此外，老年患者长期 HPN 更易引起代谢性骨病，可出现骨钙丢失、骨质疏松、高钙血症、四肢关节疼痛，甚至出现骨折等表现。因此，老年 HPN 患者除了补充钙、磷外，还应适量补充维生素 D，以防止代谢性骨病的发生。

对于病情稳定的老年 HPN 患者，每个月至少应监测 1~2 次血常规、肝肾功能、血脂水平、蛋白水平和电解质水平，以了解营养支持效果及营养支持对机体电解质平衡、血液系统和肝肾功能的影响。亦应定期进行体重、肱三头肌皮褶厚度等测量，帮助判断患者的营养状况。有条件时，还应监测血清维生素和微量元素水平。确保 HPN 效果的同时，尽量避免并发症的发生或减弱并发症的危害。

四、终末期情况

人工营养支持，尤其是肠外营养支持，作为满足不能正常进食患者的营养需要的支持手段，已广泛用于生命末期、持续植物状态、严重认知损害、进展性痴呆、晚期肿瘤等终末期患者。但是，如何实施营养支持尚无定论，而营养支持，特别是肠外营养的终止（撤除）更是存在着巨大的伦理上的争议。ESPEN 老年人营养与水化治疗指南推荐：肠内营养、肠外营养和水化治疗都应被视为药物治疗，而不是基本护理。因此，仅在有切实机会改善或维持患者的状况和生活质量时才应使用肠内营养和肠外营养。肠外营养需要静脉内置管和医师的处方，开始肠外营养最重要的原因应该是接受者可以从中获益。临床改善及防止进一步的临床恶化都是患者的相关目标。对于任何治疗包括 HPN，在预期不能使患者获益的情况下，都不应启动。终末期患者，由于全身状况和疾病的恶化，进食困难、消化吸收障碍和分解代谢增加等情况尤为严重，自主摄入严重不足，导致营养不良，对人工营养支持的依赖程度更高。但终末期患者常出现恶病质，且难以纠正。Orrevall 等的队列研究显示，生存期在数周以内的患者接受肠外营养，并未使其获益。另一项队列研究也提示，积极的营养支持并不能改善进展性肿瘤合并营养不良患者的并发症的发生率和病死率，甚至降低患者的存活率。对终末期患者来说，营养支持包括 HPN，不能延长其生命，也难以满足其能量需求。此时的营养目的应以缓解症状、减轻痛苦为主，这与其他姑息性治疗的目的一致。在 HPN 处方中并不再以补充充足的糖类、脂肪或蛋白质为主，而应更多地考虑给予患者充足的液体摄入，纠正脱水和电解质紊乱。如果 HPN 达不到预期的目标，应考虑停止。在何种情况下不实施或撤除终末期患者（尤其是无行为能力者）的人工营养，无论在学术界、法律界还是社会上都存在争议。该问题涉及疾病本身的治疗、人权、家庭、医疗护理人员、费用、宗教、法律、伦理、道德等多方面因素。因此，CSPEN 相关专家共识"对于终末期患者不实施或终止人工营养的问题，应在审慎评估的基础上，尊重患者本人（清醒有行为能力者）或家属、法定监护人（患者无行为能力时）的意见，作出不实施或终止人工营养的决定"。

对于老年患者，虽然随着年龄增长共患病/合并症也增多，HPN 的预期获益有可能不如青壮年且并发症风险高，但年龄不应作为排除使用 HPN 的因素，且更应该根据每位患者的不同状况，制定个体化的 HPN 方案，以满足其营养需求。在实施过程中应该定期监测营养支持效果和并发症情况，及时处理，避免并发症加重危及患者生命。对终末期患者来说，HPN 可视为姑息治疗的一部分，目的应以缓解症状、减轻痛苦为主，而非满足营养需求或延长生存期。如不能达到预期目标，应综合考虑，多方共同讨论，谨慎终止。

参考文献

[1] 中华医学会肠外肠内营养学分会. 成人家庭肠外营养中国专家共识. 中国实用外科杂志, 2017, 37（4）：406-411.

[2] 中华医学会肠外肠内营养学分会老年营养支持学组. 老年患者肠外肠内营养支持中国专家共识. 中华老年医学杂志, 2013, 32（9）：913-929.

[3] Volkert D, Beck AM, Cederholm T, et al. ESPEN guideline on clinical nutrition and hydration in geriatrics. Clin Nutr, 2019, 38（1）：10-47.

[4] Howard L, Ashley C. Management of complications in patients receiving home parenteral nutrition. Gastroenterology, 2003, 124（6）：1651-1661.

[5] Dibb M, Teubner A, Theis V, et al. Review article：the management of long-term parenteral nutrition. Aliment Pharmacol Ther, 2013, 37（6）：587-603.

[6] Murea M, James KM, Russell GB, et al. Risk of catheter-related bloodstream infection in elderly patients on hemodialysis. Clin J Am Soc Nephrol, 2014, 9（4）：764-770.

[7] Bond A, Soop M, Taylor M, et al. Home parenteral nutrition and the older adult：Experience from a national intestinal failure unit. Clin Nutr, 2019, S0261-5614（19）：30274-30275.

[8] Charlson M, Szatrowski T, Peterson J, et al. Validation of a combined comorbidity index. J Clin Epidemiol, 1994, 47（11）：1245-1251.

[9] 万燕萍, 沈婉蓉, 汤庆娅, 等. 肠外营养支持在老年患者中的临床应用. 肠外与肠内营养, 2000, 7（3）：125-127.

[10] Wu GH, Jiang Y, Zhu X, et al. Prevalence and risk factors of complications in adult patients with short bowel syndrome receiving long-term home parenteral nutrition. Asia Pac J Clin Nutr, 2017, 26（4）：591-597.

[11] Kosaka Y, Satoh T, Fujii M, et al. Terminal medicine in geriatrics. Nihon Ronen Igakkai

Zasshi, 2008, 45 (4): 398-400.

[12] Dev R, Dalal S, Bruera E. Is there a role for par-
enteral nutrition or hydration at the end of life?
Curr Opin Support Palliat Care, 2012, 6 (3):
365-370.

[13] Orrevall Y, Tishelman C, Permert J, et al. The
use of artificial nutrition among cancer patients en-
rolled in palliative home care services. Palliat
Med, 2009, 23 (6): 556-564.

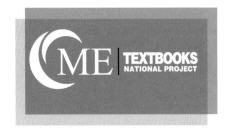

儿童肠衰竭及家庭肠外营养特点

杨炳贤　钱素云
首都医科大学北京儿童医院

第 16 章

HPN 是长期需要肠外营养支持患儿最好的选择。HPN 不仅使患儿在院外得到较好的营养支持，还可降低血源性感染发生率和总体费用，提高患儿生活质量。随着医疗水平的提高，危重患儿、外科手术患儿的存活率提高，营养支持尤其是家庭营养支持作为治疗的重要组成部分也随之得到快速发展。HPN 是临床状态稳定、需要长期（>3 个月）肠外营养支持患儿的可靠、有效的选择。目前我国 HPN 实施较少，多数长期需要肠外营养的患者在住所附近二级医院或社区医院进行，儿童 HPN 更是鲜有报道。肠衰竭（intestinal failure，IF）是儿童长期肠外营养的主要原因之一。儿童肠衰竭的病因与成人存在很大差异。2018 年欧洲儿科胃肠病学、肝病学和营养协会（ESPGHAN）、欧洲临床营养与代谢学会（ESPEN）、欧洲儿科放射学会（ESPR）、中华医学会肠外肠内营养学分会（CSPEN）联合发布了关于儿科 HPN 指南，本章就儿童肠衰竭的病因及 HPN 的特点参照 2018 版儿科 HPN 指南进行介绍。

一、儿童肠衰竭

食物摄入肠道消化吸收等功能不能满足患儿生长发育的能量及液体需要时称为肠衰竭。慢性肠衰竭需要长期肠外营养支持治疗，支持治疗时间可达数月到数年，甚至更长。儿童肠衰竭常见原因包括小肠淋巴管扩张症，短肠综合征（肠闭锁、坏死性小肠结肠炎、肠扭转），全消化道肠神经元发育不良，难治性腹泻，肠吸收不良综合征等。儿童肠衰竭病情复杂，病死率较高，但是随着医疗水平的提高，生存率逐渐升高。

50% 以上肠衰竭为短肠综合征，主要并发症为脱水和营养不良，大部分患儿需要长期肠外营养治疗。短肠综合征婴儿应该接受个体化的治疗，包括营养治疗。肠衰竭治疗目标是有效的营养支持，降低并发症及病死率。据报道，儿童短肠综合征存活率较高，1 年存活率可达 97%，5 年生存率可达 89%。婴儿（早产儿、足月儿）短肠综合征肠道恢复能力较强，残存小肠长度达到 25 cm 以上肠道可基本完全代偿，脱离肠外营养；即使残存小肠长度不足 25 cm，肠道恢复、生活质量及远期生存均明显优于成年患者。

肠外营养和肠内营养均关注液体量、电解质、能量等。大量肠切除术后的患儿在术后即开始接受肠外营养，并尽早开始肠内营养。安全有效的肠外营养需要多学科团队支持，评估患儿液体量、电解质、能量及微量营养素（维生素和矿物质）等。

营养治疗团队成员组成及负责内容：注册营养师评估患儿的营养状况；护士定期评估维护静脉通路；营养药师评定肠外营养液的无菌安全配制及处方的合理性；医师负责各环节的实施及判

定、评估患儿的病情变化。同时还需与外科及监护室密切沟通合作，了解患儿肠衰竭的原因，基础营养状况（早产儿、低出生体重儿、适于胎龄儿/小于胎龄儿及发病前的生长发育情况等），胃肠道切除及吻合情况（剩余肠道的长度，吻合情况，是否保留回盲瓣，以及是否切除结肠等），血管穿刺通路，以及相关疾病状态、并发症，家庭成员组成及经济状况等。长期肠外营养可以挽救患儿的生命，也可能伴发多种并发症。随着脂肪乳剂的发展，SMOF 脂肪乳（大豆油、鱼油、橄榄油、中链甘油三酯）在临床的应用逐渐增加，一定程度上降低了肠衰竭患儿相关肝病的发生率。

肠内营养的开始时间及制剂选择取决于患儿肠道的储备状况，过早给予肠内营养并不能缩短病程，甚至增加病死率的报道。

母乳是短肠综合征婴儿最好的肠内营养制剂。母乳中含有生长因子及免疫球蛋白等免疫成分，可促进肠道的适应及发育。母乳可减少患儿对肠外营养的依赖，降低肠衰竭相关肝病发生率。肠衰竭患儿肠道屏障功能下降导致患儿易发生过敏性胃肠疾病，当不能提供母乳时，可选用氨基酸配方粉。

与口服营养相比，肠内营养持续泵输注可提高营养素吸收率，更好地维持体重增长。顿服式喂养可使胃肠激素（胰岛素、胰多肽、胃抑制多肽、促胃液素、胃动素、肠胰高血糖素和神经紧张素）出现周期性的变化，这些激素的规律分泌对刺激肠道的适应及生长起到积极的作用。复合型的喂养方式可能更有利于患儿长期生存，如夜间持续喂养和日间顿服式喂养。合理的肠内营养喂养方案可以缩短肠外营养时间，降低肠衰竭相关肝病的发生。

患儿经口进食，有助于刺激口腔及肠道的运动，并可能有助于防止长期禁食水导致厌食。对于肠道存在部分功能的患儿，适时添加辅食也有助于肠道功能恢复。

待患儿病情稳定，可在家庭进行营养支持，需由专业人员制定肠内营养和肠外营养的个体化方案。患儿父母应接受专业的培训，保证营养支持的顺利进行。

HPN 是营养治疗的有效手段之一，接受 HPN 的患儿存活率高，肠功能恢复的可能性大，身心更健康。国外报道实施 HPN 的患儿中 40%~70% 随着原发病的改善而脱离肠外营养。当肠道功能不可逆转时，可考虑肠移植，有效的肠移植也是脱离长期 PN 的有效手段。

二、儿童家庭肠外营养特点

（一）适应证及使用现状

HPN 分为完全性肠外营养（total parenteral nutrition，TPN）和部分性肠外营养（supply parenteral nutrition，SPN）。当肠内营养和（或）经口摄入不足或不能时，尤其是在一些肠道疾病状态下，需通过肠外营养进行部分或全部的能量补充。当患儿生命体征平稳，不需要住院治疗，但需要长期肠外营养支持时，HPN 是最好的选择，其可提高患儿的生存质量。小儿长期肠外营养或 HPN 的最常见原因是消化道疾病导致的肠衰竭。肠衰竭常见原因为短肠综合征，还包括各种原因导致的腹泻，如肠黏膜发育不良及运动障碍性疾病、慢性肠梗阻、炎症性肠病（尤其是克罗恩病），以及免疫缺陷、肿瘤、代谢疾病及神经系统疾病等。新生儿疾病需要长期肠外营养的病例数呈逐渐增加的趋势，占儿童 HPN 的 40% 左右。HPN 的时间一般短于原发性肠道疾病恢复所需要的时间。

由于定义和纳入标准存在差异，不同国家的 HPN 使用情况很难比较。按照单一国家或采用统一标准的欧洲国家统计儿童 HPN 的使用情况，分析其使用现状、结局及并发症，可能会提高数据的可信度。荷兰的一项研究显示，每百万人中有 9.6 名儿童使用 HPN；而英国的报道显示 HPN 的使用情况为每百万人中有 13.7 名儿童。然而，近年来由于护理质量、手术治疗、新生儿护理、日常护理及导管护理水平的提高，接受 HPN 治疗的儿童数量迅速增加。实施儿童 HPN 治疗应由多学科团队管理。欧洲的一项研究表明，无论是成人还是儿童，专业团队管理 HPN 均会降低患者的死亡风险。

（二）适用年龄、实施及经济花费

实施 HPN 没有最小年龄限定标准，主要依据具体个体情况来定。国外一项 139 例患儿 HPN 的调查显示，1 岁以内的患儿占 15%。小月龄婴儿身体状况还不稳定，小于 4 月龄（矫正月龄）患儿实施 HPN 可能增加其死亡风险。

HPN 适用于临床病情稳定，需要长期（>3 个月）肠外营养支持，且已经置入静脉导管的患儿。另外，患儿状态要稳定，对液体及电解质的需求相对稳定。理想状态下，患儿可耐受肠外营养液在 10~14 小时完成输注，但是在特定环境或状态下，肠外营养的输注时间可能需要 18 小时，甚至 24 小时。

英国报道一组短肠综合征等待肠移植患儿的经济费用，结果显示 30 个月的平均费用为 20.7 万英镑，其中 HPN 费用达 15.9 万英镑，可见 HPN 花费巨大。我国因 HPN 实施较少，未见类似研究的报道。随着家庭治疗的有效性增加，长时间需要依靠 HPN 存活的患儿并发症呈下降趋势，效益/成本比越来越高，相对费用降低。

（三）对家庭、社会及环境的要求

开始 HPN 前，专业团队需要对患儿及其家庭环境进行系统评估，以判断其是否适合进行 HPN。实施 HPN 不仅需要父母、照看者和（或）大龄儿童自身处理肠外营养相关的所有药物及输注相关技术问题，还涉及冰箱的空间、输注泵配备及家庭护士帮助等问题。接受 HPN 治疗患儿的父母和看护者均需要接受培训，单亲家庭不是实施 HPN 的禁忌，但需要更多社会支援及家庭护士的帮助。父母的知识水平及社会地位也列为考察范畴，尽管鼓励患儿的父母尽可能继续工作，但是出于照看的需要，父母一方有可能需要停止工作。

（四）家庭准备

经专业团队评估可进行 HPN 的患儿，除需人员培训（父母或照看者已接受专业培训并通过考核）等准备外，还需完善家庭设备，如一个独立整洁空间（流动水，稳定的电源等），稳定的电源可以保证输注泵准确运行，流动水源可以有效进行手清洁，卧室与洗手间之间距离不能太远，方便如厕，防止摔伤。患儿父母双方及照看人均需接受 HPN 的系统培训。

（五）各年龄段营养素及液体的需求

儿童肠外营养的具体需要量与年龄、体重、所患疾病、营养状态，以及目前的水负荷状态和环境等相关。当患儿需要 SPN 时，需专业人员充分评估肠功能，制定肠外营养液体量、能量及其他营养素的需求量。

1. 液体和电解质　液体和电解质是肠外营养的重要组成，总液量需要注意液体亏损及丢失情况，消化道液体及电解质丢失需做详细记录。患儿病情平稳状态下，液体需要量可参照《中国儿科肠内肠外营养支持临床应用指南》2010 版（表 16-1）；也可参照其他计算方法，计算结果均接近。Na^+ 及 K^+ 每日各给予 2~4 mmol/kg 可满足生理需要量。

表 16-1　儿科患儿肠外营养液推荐量

年龄	每日液体量（ml/kg）
0~1 岁	80~150
1~2 岁	80~120
2~3 岁	80~100
3~6 岁	60~80
>6 岁	50~70

2. 维生素和微量元素　肠外营养混合液应提供维生素及微量元素，根据患儿年龄、体重及其他特殊需求等综合给予。长期肠外营养打断了肠肝循环，容易发生脂溶性维生素缺乏；回肠末端切除后，细菌的过度增长可导致胆盐过早分解，进一步加剧小肠损伤。氧化反应是维生素损失的主要因素。光暴露也会导致维生素降解，其中维生素 A 降解最为严重。HPN 一定要注意避免光暴露状况，肠外营养中加入脂肪乳剂可有效减少光暴露。长期应用肠外营养的患儿应注意维生素及微量元素积聚，必要时可去除肠外营养液中的维生素及微量元素，经口或肠道补充。

3. 能量供给　HPN 能量供给应该同时满足患儿多方位需求，包括基础代谢、日常活动、生长发育、食物特殊动力学效应，以及纠正已经存在的营养不良。过多的营养供给可能会增加并发症的发生，比如高血糖增加潜在的感染机会，肝功能损伤导致脂肪肝、肠外营养相关性肝损伤，能量摄入不足会导致生长发育受限，体重（尤其是瘦体重）丢失，免疫系统受损，甚至有可能增加婴幼儿的死亡风险。

蛋白质给予的原则是满足瘦体重增长的需要，同时不引起代谢并发症。能量供给是指三大营养素总能量，其中包含蛋白质。能量摄入不足时，蛋白质作为能量来源被机体消耗。经口进食或肠内喂养时，一部分能量会通过肠道损失，所以肠内营养目标量比肠外营养高 10%~20%。

评估和计算能量需求：推荐 Schofield 公式（表 16-2）计算静息能量消耗（REE）。总能量=REE+日常活动+生长发育+疾病导致的 REE 增加或减少的部分。若患儿病情复杂，可通过间接能量测定仪进行 REE 测定。

表 16-2　各年龄段 Schofield 公式

年龄	性别	通过体重计算	通过身高及体重计算
<3 岁	男	59.48W-30.33	0.167W+1517.4H-617.6
	女	58.29W-31.05	16.252W+1023.2H-413.5
3~10 岁	男	22.7W+505	19.59W+130.3H+414.9
	女	20.3W+486	16.97W+161.8H+371.2
10~18 岁	男	17.7W+659	16.25W+137.2H+515.5
	女	13.4W+696	8.365W+465H+200

注：H. 身高（m）；W. 体重（kg）；基础代谢率单位：kcal/d

各年龄段能量、蛋白质、脂肪推荐量也可参照《中国儿科肠内肠外营养支持临床应用指南》2010 版（表 16-3）。每日具体给予量应根据患儿具体情况进行调整。

表 16-3   儿童肠外营养能量、氨基酸和脂肪每日推荐用量

年龄（岁）	能量（kcal/kg）	氨基酸（g/kg）	脂肪（g/kg）
0~1	60~70	2.0~3.0	2.0~3.0
1~3	50~70	1.5~2.5	1.5~2.5
3~6	40~60	1.0~2.0	1.0~2.0
>6	30~50	1.0~2.0	1.0~2.0

4. 肠外营养营养混合液   儿童肠外营养混合液中宏量营养素及微量营养素应给予个体化制定。目前尚无儿童 HPN 的固定配方。理想状态下应给予 HPN 患儿全合一的营养液输注，配制后待输注期间应放在冰箱 4 ℃冷藏保存。

（六）并发症监测

肠外营养并发症包含 3 类：中心静脉导管相关并发症，代谢并发症及其他并发症（包括肠外营养液稳定性及其与加入药物的相互作用）。中心静脉导管相关并发症包括感染、阻塞、中心静脉血栓、肺栓塞和意外损伤。患儿父母或照看者需准确判断导管相关并发症并做出相应的处理。代谢并发症包括电解质、无机盐、葡萄糖、必需脂肪酸、维生素和微量元素失调。肠外营养液和（或）潜在疾病可能损伤其他组织，导致肝胆疾病、代谢性骨病和生长障碍。生长发育是儿科需要监测的重要内容之一，主要的测量指标为身高和体重，2 岁以下患儿还需进行头围监测。评估患儿的生长及营养状况需由专业人员进行，可应用中位数百分比法（表 16-4）或 WHO 的 Z 评分进行营养状态判定。

表 16-4   判定营养不良的标准（中位数百分比法）

分级	年龄别体重	年龄别身高	身高别体重
正常	90~110	>95	>90
轻度营养不良	75~89	90~94	80~90
中度营养不良	60~74	85~89	70~79
重度营养不良	<60	<85	<70

参考文献

［1］Susan H, Janusz K, Christine P, et al. ESPGHAN/ESPEN/ESPR/CSPEN guidelines on pediatric parenteral nutrition：Home parenteral nutrition. Clin Nutr, 2018, 37（6）：2401-2408.

［2］中华医学会肠外肠内营养学分会儿科协作组. 中国儿科肠内肠外营养支持临床应用指南. 中华儿科杂志, 2010, 48（6）：436-441.

［3］Duggan CP, Jaksic T. Pediatric intestinal failure. N Engl J Med, 2017, 377（7）：666-675.

［4］Javid PJ, Wendel D, Horslen SP. Organization and outcomes of multidisciplinary intestinal failure teams. Semin Pediatr Surg, 2018, 27（4）：218-222.

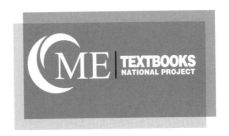

第三篇

家庭肠外营养与代谢需求

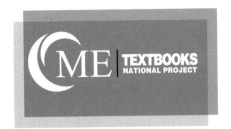

肠外营养的代谢需求

第17章

吴国豪
复旦大学附属中山医院

人体在正常生命活动过程中需要不断摄取各种营养物质，通过转化和利用以维持机体的新陈代谢。临床营养支持所需的营养底物包括糖类、脂肪、蛋白质、水、电解质、微量元素和维生素，这些营养物质进入人体后，参与体内一系列代谢过程，通过合成代谢使人体结构生长、发育、修复及再生。这些营养物质在体内氧化过程中产生能量，成为机体生命活动必不可少的能源，所产生的代谢废物则排出体外。本章主要介绍肠外营养中宏量营养素（糖类、脂肪、蛋白质）和微量营养素（矿物质、维生素、微量元素）消化代谢途径及生化过程。

一、糖　代　谢

糖类物质是人类食物的主要成分，糖类在生命活动中的主要作用是提供能源和碳源。食物中的糖类是机体的一种重要的能量来源，人体所需能量的50%～70%来自于糖。糖类不仅是机体的主要供能物质，它还是机体重要的碳源，糖代谢的中间产物可转变成其他的含碳化合物，如氨基酸、脂肪酸、核苷等。此外，葡萄糖的某些代谢产物可为机体其他代谢途径提供必需的物质，如还原型烟酰胺腺嘌呤二核苷酸磷酸（reduced nicotinamide adenine dinucl eotide phosphate，NADPH）、磷酸核糖等。另一方面，糖类也是组成人体组织结构的重要成分。例如，蛋白聚糖和糖蛋白构成结缔组织、软骨和骨的基质；糖蛋白和糖脂是细胞膜的构成成分，糖类与蛋白质、脂类的聚合物还在调节细胞间或细胞与其他生物物质的相互作用中发挥着重要作用，糖类作为调节细胞相互作用的介质的优越性在于这类物质具有丰富的结构多样性。体内还有一些具有特殊生理功能的糖蛋白，如激素、酶、免疫球蛋白、血型物质和血浆蛋白等。

（一）糖的消化吸收

人类食物中的糖类主要有植物淀粉、动物糖原及麦芽糖、蔗糖、乳糖、葡萄糖等。食物中的糖类以淀粉为主，糖类只有分解为单糖时才能被小肠上皮细胞所吸收。各种单糖的吸收速率有很大差别，己糖的吸收很快，而戊糖则很慢。在己糖中，又以半乳糖和葡萄糖的吸收为最快，果糖次之，甘露糖最慢。唾液和胰液中都有α-淀粉酶，可水解淀粉分子内的α-1，4糖苷键。由于食物在口腔停留的时间很短，所以淀粉消化主要在小肠内进行。在胰液α-淀粉酶作用下，淀粉被水解为麦芽糖、麦芽三糖（约占65%）及含分支的异麦芽糖和由4～9个葡萄糖残基构成的α-极限糊精（约占35%）。寡糖进一步消化在小肠黏膜刷状缘进行。α-糖苷酶（包括麦芽糖酶）水解麦芽糖和麦芽三糖。α-限糊精酶（包括异麦芽糖酶）可水解α-1，4糖苷键和α-1，6糖苷键，将α-糊精和异麦芽糖水解成葡萄糖。肠黏膜细胞还存在蔗糖酶和乳糖酶等分别水解蔗糖和乳糖。有些人因乳糖酶缺乏，在食用牛奶后发生乳糖消化吸收障碍，而引起腹胀、腹泻等症状。因为人体内无 β-糖苷酶，所以不能对食物中含有的大量纤维素进行消化、吸收利用，但纤维素具有刺激肠蠕动等作用，也是维持健康所必需的糖类。

糖类被消化成单糖后才能在小肠被吸收，再经门静脉进入肝。单糖的吸收是消耗能量的主动过程，它可逆着浓度差进行，能量来自钠泵，属于继发性主动转运。在肠黏膜上皮细胞的纹状缘上存在着一种转运体蛋白，它能选择性地把葡萄糖和半乳糖从纹状的肠腔面运入细胞内，然后再扩散入血。小肠黏膜细胞对葡萄糖的摄入是一个依赖特定载体转运的、主动耗能的过程，在吸收过程中同时伴有 Na^+ 的转运。这类葡萄糖转运体称为 Na^+ 依赖型葡萄糖转运蛋白（sodium-dependent glucose transporter，SGLT），它们主要存在于小肠黏膜和肾小管上皮细胞。葡萄糖吸收入血后，在体内代谢首先需进入细胞，其进入细胞依赖一类葡萄糖转运蛋白（glucose transporter，GLUT）才能实现。目前已发现有 5 种葡萄糖转运蛋白（GLUT 1~5），它们分别在不同的组织细胞中起作用，如 GLUT-1 存在于脑、肌肉、脂肪组织等各组织中，GLUT-2 主要存在于肝脏和胰腺的 β 细胞中，GLUT-4 则主要存在于脂肪和肌组织。转运蛋白在转运单糖的同时，需要钠的存在。一般认为，一个转运蛋白可与 2 个 Na^+ 和 1 个葡萄糖分子结合。由此可见，钠对单糖的主动转运是必需的。各种单糖与转运体蛋白的亲和力不同，从而导致吸收的速率也不同。

（二）葡萄糖的有氧氧化

葡萄糖在有氧条件下彻底氧化成水和二氧化碳的反应过程称为有氧氧化。有氧氧化是糖氧化的主要方式，绝大多数细胞都通过它获得能量。肌肉等进行无氧分解生成的乳酸，最终仍需在有氧时彻底氧化成水和二氧化碳。

葡萄糖的有氧氧化反应分为 3 个阶段。第一阶段葡萄糖经酵解途径分解成丙酮酸。第二阶段丙酮酸进入线粒体内氧化脱羧生成乙酰辅酶 A，第三阶段为三羧酸循环及氧化磷酸化。糖的有氧氧化是机体获取能量的主要方式，1mol 葡萄糖完全氧化成为二氧化碳和水可释放 2840 kJ/mol（679 kcal/mol）的能量，其中约 34% 转化为腺苷三磷酸（adenosine triphosphate，ATP），以供应机体生理活动所需的能量。1 mol 的葡萄糖彻底氧化生成二氧化碳和水，可净生成 30 molATP 或 32 molATP。

糖的有氧氧化的调节是为了适应机体或器官对能量的需要，有氧氧化全过程中许多酶的活性都受细胞内 ATP/ADP 或 ATP/AMP 比例的影响，因而能得以协调。当细胞消耗 ATP 以致 ATP 水平降低，腺苷二磷酸（adenosine diphosphate，ADP）和腺苷一磷酸（adenosine monophosphate，AMP）浓度升高时，磷酸果糖激酶-1、丙酮酸激酶、丙酮酸脱氢酶复合体及三羧酸循环中的相关酶，乃至氧化磷酸化反应的酶均可被激活，从而加速有氧氧化，补充 ATP。反之，当细胞内 ATP 含量丰富时，上述酶的活性降低，氧化磷酸化亦减弱。

（三）葡萄糖的无氧氧化

在缺氧条件下，葡萄糖经无氧氧化分解、生成乳酸。此代谢过程可分为 2 个阶段：第一阶段是糖酵解（glycolysis），即 1 分子葡萄糖裂解为 2 分子丙酮酸的过程。第二阶段为乳酸生成，这一反应由乳酸脱氢酶催化，丙酮酸还原成乳酸所需的氢原子由还原型烟酰胺腺嘌呤二核苷酸（reduced nicotinamide adenine dinucleotide，NADH）提供。糖的无氧氧化途径的全部反应在细胞质进行，其中糖酵解是糖代谢的核心途径。

糖无氧氧化最主要的生理意义在于迅速提供能量，这对肌肉收缩更为重要。肌肉内 ATP 含量很低，仅 5~7 μmol/g，只要肌肉收缩几秒钟即可耗尽。这时即使氧不缺乏，但因葡萄糖进行有氧氧化反应过程比糖酵解长，来不及满足需要，糖通过无氧氧化则可迅速得到 ATP。当机体缺氧或剧烈运动肌肉局部血流不足时，能量主要通过糖无氧氧化获得。红细胞没有线粒体，完全依赖糖无氧氧化供应能量。神经元、白细胞、骨髓细胞等代谢极为活跃，即使不缺氧也常由糖无氧氧化提供部分能量。糖无氧氧化时每分子磷酸丙糖有 2 次底物水平磷酸化，可生成 2 分子 ATP。因此 1 mol 葡萄糖可生成 4 mol ATP，在葡萄糖和果糖-6-磷酸发生磷酸化时共消耗 2 mol ATP，故净得 2 mol ATP。1 mol 葡萄糖经糖无氧氧化生成 2 分子乳酸可释放 196 kJ/mol（46.9 kcal/mol）的能量。

（四）糖原的合成与分解

糖原是人体内糖的储存形式。摄入的糖类除满足供应外，大部分转变成脂肪（甘油三酯）储存于脂肪组织内，只有一小部分以糖原形式储存。糖原作为葡萄糖储备的生物学意义在于当机体需要葡萄糖时它可以迅速被动用以供急需，而脂肪则不能。肝和骨骼肌是储存糖原的主要组织器官，但肝糖原和肌糖原的生理意义不同。肌糖原主要供肌肉收缩的急需，肝糖原则是血糖的重要来源。这对于一些依赖葡萄糖作为能量来源的组织，如脑、红细胞等尤为重要。

糖原合成的代谢反应主要发生在肝和骨骼肌，葡萄糖在葡糖激酶作用下磷酸化成为葡糖-6-磷酸，后者再转变成葡糖-1-磷酸。这是为葡萄糖与糖原分子连接作准备。葡糖-1-磷酸与尿苷三磷酸（uridine triphosphate，UTP）反应生成尿苷二磷酸葡糖（uridine diphosphate glucose，UDPG）及焦磷酸。UDPG 可看作"活性葡萄糖"，在体内充当葡萄糖供体。最后在糖原合酶作用下，UDPG 的葡萄糖基转移给糖原引物的糖链末端，形成 α-1，4 糖苷键。上述反应反复进行，可使糖链不断延长。在糖原合酶的作用下，糖链只能延长，不能形成分支。当糖链长度达到 12~18 个葡萄糖基时，分支酶将一段糖链，有 6~7 个葡萄糖基转移到邻近的糖链上，以 α-1，6 糖苷键相接，从而形成分支。分支的形成不仅可增加糖原的水溶性，更重要的是可增加非还原端数目，以便磷酸化酶能迅速分解糖原。

糖原分解（glycogenolysis）是指肝糖原分解成为葡萄糖。由肝糖原分解而来的葡糖-6-磷酸，除了水解成葡萄糖而释出之外，也可经酵解途径或戊糖磷酸途径等进行代谢。但当机体需要补充血糖（如饥饿）时，后 2 条代谢途径均被抑制，肝糖原则绝大部分分解成葡萄糖释放入血。

糖原的合成与分解不是简单的可逆反应，而是分别通过两条途径进行的，这样才能进行精细的调节。当糖原合成途径活跃时，分解途径则被抑制，才能有效地合成糖原，反之亦然。这种合成、分解分别经 2 条途径进行的现象是生物体内的普遍规律。糖原合成途径中的糖原合酶和糖原分解途径中的糖原磷酸化酶都是催化不可逆反应的调节酶。这 2 个酶分别是 2 条代谢途径的调节点，其活性决定不同途径的代谢速率，从而影响糖原代谢的方向。

糖原合成与分解的生理性调节主要靠胰岛素和胰高血糖素。胰岛素抑制糖原分解，促进糖原合成，其具体机制尚未确定，可能通过激活磷蛋白磷酸酶-1 而加速糖原合成、抑制糖原分解。胰高血糖素可诱导生成环腺苷酸（cyclic odenosine monophosphate，cAMP），促进糖原分解。肾上腺素也可通过 cAMP 促进糖原分解，但可能仅在应激状态发挥作用。骨骼肌内糖原代谢的 2 个调节酶的调节与肝糖原不同，这是因为肌糖原的生理功能不同于肝糖原，肌糖原不能补充血糖，仅为骨骼肌活动提供能量。因此，在糖原分解代谢时肝主要受胰高血糖素的调节，而骨骼肌主要受肾上腺素调节。骨骼肌内糖原合酶及磷酸化酶的别构效应物主要为 AMP、ATP 及葡糖-6-磷酸。AMP 可激活磷酸化酶 b，而 ATP、葡糖-6-磷酸可抑制磷酸化酶 a，但糖原合酶有激活作用，使肌糖原的合成与分解受细胞内能量状态的控制。当肌肉收缩、ATP 被消耗时，AMP 浓度升高，而葡糖-6-磷酸水平亦低，这就使得肌糖原分解加快，合成被抑制。而当静息状态时，肌肉内 ATP 及葡糖-6-磷酸水平较高，有利于糖原合成。

Ca^{2+}的升高可引起肌糖原分解增加。当神经冲动引起细胞内Ca^{2+}升高时，因为磷酸化酶 b 激酶的 δ 亚基就是钙调蛋白，Ca^{2+}与其结合，即可激活磷酸化酶 b 激酶，促进磷酸化酶 b 磷酸化成磷酸化酶 a，加速糖原分解。这样，在神经冲动引起肌肉收缩的同时，即加速糖原分解，以获得肌肉收缩所需能量。

（五）糖异生

体内糖原的储备有限，正常成人每小时可由肝释出葡萄糖 210 mg/kg，照这样计算，如果没有补充，10 多小时肝糖原即被耗尽，血糖来源断绝。事实上即使禁食 24 小时，血糖仍保持正常范围。这时除了周围组织减少对葡萄糖的利用外，主要还是依赖肝将氨基酸、乳酸等转变成葡萄糖，不断补充血糖。这种从非糖化合物（乳酸、甘油、生糖氨基酸等）转变为葡萄糖或糖原的过程称为糖异生（gluconeogenesis）。糖异生的主要器官是肝，肾在正常情况下糖异生能力只有肝的 1/10，长期饥饿时肾糖异生能力则可大为增强。

糖异生的主要生理意义是维持血糖浓度的恒定。空腹或饥饿时依赖氨基酸、甘油等异生成葡萄糖，以维持血糖水平恒定。正常成人的脑组织不能利用脂肪酸，主要依赖氧化葡萄糖供给能量。红细胞没有线粒体，完全通过糖无氧氧化获得能量。由于骨髓、神经等组织代谢活跃，经常进行糖无氧氧化。这样，即使在饥饿状况下机体也需消耗一定量的葡萄糖，以维持生命活动。此时这些葡萄糖全部依赖糖异生生成。

此外，糖异生是肝补充或恢复糖原储备的重要途径，这在饥饿后进食更为重要。长期饥饿时，肾糖异生增强，有利于维持酸碱平衡。发生这一变化的原因可能是饥饿造成的代谢性酸中毒所致，此时体液 pH 降低，促进肾小管中磷酸烯醇式丙酮酸羧激酶的合成，从而使糖异生作用增强。另外，当肾中 α-酮戊二酸因异生成糖而减少时，可促进谷氨酰胺生成谷氨酸及谷氨酸的脱氨反应，肾小管细胞将 NH_3 分泌入管腔，与原尿中 H^+ 结合，降低原尿 H^+ 浓度，有利排氢保钠，对防止酸中毒有重要作用。

肌肉收缩通过糖无氧氧化生成乳酸。肌肉内糖异生活性低，所以乳酸通过细胞膜弥散进入血液后再入肝，异生为葡萄糖，葡萄糖释入血液后又可被肌肉摄取，这就构成了一个循环，称为乳酸循环，又称 Cori 循环。乳酸循环的形成是由于肝和肌肉组织中酶的特点所致。肝内糖异生活跃，又有葡糖-6-磷酸酶可水解葡糖-6-磷酸，释出葡萄糖。肌肉除糖异生活性低外，又没有葡糖-6-磷酸酶，因此，肌肉内生成的乳酸既不能异生成糖，也不能释放出葡萄糖。乳酸循环的生理意义就在于既避免损失乳酸，又可防止乳酸堆积引起酸中毒。乳酸循环是耗能的过程，2 分子乳酸异生成葡萄需消耗 6 分子 ATP。

（六）血糖及其调节

血糖指血液中游离的葡萄糖。正常情况下，机体血糖恒定维持在 3.89~6.11 mmol/L 水平，这是进入和移出血液中的葡萄糖平衡的结果。血糖来源于食物中糖类的消化和吸收、糖原分解和糖异生生成葡萄糖释入血液内。血糖的去路则为周围组织及肝的摄取利用、糖原合成、转化为非糖物质或其他含糖物质。血糖水平保持恒定是糖类、脂肪、氨基酸代谢协调的结果，也是肝、肌肉、脂肪组织等器官组织代谢协调的结果。

血糖水平的平衡主要受激素调节，调节血糖水平的激素主要有胰岛素、胰高血糖素、肾上腺素和糖皮质激素等，血糖水平的恒定是这些激素联合作用的结果。胰腺的 β 细胞产生胰岛素，α 细胞产生胰高血糖素。当食用高糖类饮食时，葡萄糖从肠道进入血液使血糖升高，导致胰岛素分泌增加。胰岛素可促进血糖进入组织细胞氧化分解、合成肝糖原和转化成非糖物质，它还可通过抑制胰高血糖素的分泌抑制肝糖原分解和糖异生，从而达到迅速降血糖的效果。当机体消耗血糖使其浓度降低时，胰岛素分泌减少而胰高血糖素分泌增加，从而促进肝糖原分解，升高血糖。但是胰高血糖素的分泌增加又对胰岛素的分泌起促进作用，胰高血糖素促进肝糖原分解的同时，胰岛素分泌增加很快发挥相反的降血糖作用。这样，通过拮抗作用使肝糖原分解缓慢进行，使血糖在正常浓度范围内保持较小幅度的波动。

胰岛素是降低血糖的唯一激素，胰腺释放的胰岛素主要受血液供给胰岛的血糖水平的调节。当血糖升高时，GLUT4 载体将葡萄糖运输至 β 细胞，被己糖激酶 IV（葡萄糖激酶）转化为葡糖-6-磷酸后进入糖酵解。葡萄糖代谢活跃使 ATP 增加，导致细胞膜上 ATP 调控的 K^+ 通路关闭。K^+ 外流减少使细胞膜除极，导致细胞膜上电压调控的 Ca^{2+} 通路开放。Ca^{2+} 流入触发细胞外排释放胰岛素。副交感神经和交感神经的刺激分别增加或抑制胰岛素的释放。一个简单的反馈回路控制着激素分泌：胰岛素通过刺激各组织对葡萄糖摄入来降低血糖；而血糖的降低，可使己糖激酶所催化的反应减弱而被自细胞检测到，从而减少或停止胰岛素的分泌。这个反馈调节持续不断地维持血糖浓度相对恒定。胰岛素刺激骨骼肌和脂肪组织的葡萄糖摄入，葡萄糖转化成葡糖-6-磷酸。在肝内，胰岛素激活糖原合酶，使糖原磷酸化酶失活，促进糖原合成。

胰岛素还能刺激过剩燃料的储存。在肝中，胰岛素可激活糖酵解途径，将葡糖-6-磷酸氧化成丙酮酸，也可促进丙酮酸氧化成乙酰辅酶 A。如果不需要进一步氧化分解供能，乙酰辅酶 A 在肝中就被用于合成脂肪酸，这些脂肪酸再生成甘油三酯以血浆极低密度脂蛋白（very low-density lipoprotein，VLDL）的形式输出至全身组织。在脂肪细胞中，胰岛素通过来源于 VLDL 甘油三酯释放的脂肪酸来刺激 TAG 的合成。简单地说，胰岛素的效果就是使多余血糖更利于转变成 2 种储存形式糖原（存在于肝和骨骼肌）和甘油三酯（存在于在脂肪组织）。

胰高血糖素是升高血糖的主要激素，血糖降低或血内氨基酸升高可刺激胰高血糖素的分泌。当从饮食中摄取糖类几个小时后，大脑和其他组织氧化葡萄糖的作用可导致血糖水平轻微降低。血糖降低触发胰高血糖素的分泌并减少胰岛素的释放。高蛋白食物也可刺激胰高血糖素的分泌。胰高血糖素可通过 3 个方面的作用升高血糖。①它能通过激活糖原磷酸化酶和使糖原合酶失活来刺激肝糖原的分解，这 2 种效应均是由 cAMP 调节酶的磷酸化来实现的。②胰高血糖素在肝中可抑制葡萄糖分解（糖酵解），促进葡萄糖（糖异生途径）合成。③胰高血糖素也可通过依赖 cAMP 的磷酸化抑制肝内丙酮酸激酶的活性，从而阻止磷酸烯醇式丙酮酸转化为丙酮酸及丙酮酸进入三羧酸循环被氧化，而磷酸烯醇式丙酮酸的累积有利于糖异生。胰高血糖素通过刺激参加糖异生作用的磷酸烯醇式丙酮酸羧激酶的合成而使得这种效果增强。总之，在肝中胰高血糖素通过刺激糖原分解，促进糖异生及阻止糖酵解来输出葡萄糖，从而使血糖恢复到正常水平。

尽管调节的主要靶器官是肝，胰高血糖素也能作用于脂肪组织。它通过引起 cAMP 依赖的甘油三酯脂肪酶磷酸化，促使甘油三酯的释放。活化的脂肪酶释放游离脂肪酸，这些脂肪酸被运送至肝和其他组织、提供能量，以满足脑组织对葡萄糖的需求。胰高血糖素的作用就是通过肝刺激葡萄糖的合成和释放，动员脂肪组织释放脂肪酸来作为葡萄糖的替代品，给除了大脑以外的其他组织提供能量。

机体升高血糖的激素还有肾上腺素和糖皮质激素。肾上腺素是强有力的升高血糖的激素，肾上腺素的作用机制是通过肝和肌肉的细胞膜受体、cAMP、蛋白激酶级联激活磷酸化酶，加速糖原分解。在糖原分解为葡萄糖，在肌肉则经难无氧氧化生成乳酸，并通过乳酸循环间接升高血糖水平。肾上腺素主要在应激状态下发挥调节作用，对进食情况引起的血糖波动没有生理意义。

糖皮质激素可升高血糖，其作用机制有 2 个方面：①促进肌肉蛋白质分解，分解产生的氨基酸转移到肝进行糖异生。这时，糖异生途径的调节酶，磷酸烯醇式丙酮酸羧激酶的合成增强。②抑制肝外组织摄取和利用葡萄糖，抑制点为丙酮酸的氧化脱羧。此外，在糖皮质激素存在时，其他促进脂肪动员的激素才能发挥最大的效果。这种协助促进脂肪动员的作用，可使得血中游离脂酸升高，也可间接抑制周围组织摄取葡萄糖。

二、蛋白质和氨基酸代谢

蛋白质是构成生物体的重要组成成分，在生命活动中起着极其重要的作用。各种生命形式均与蛋白质相关，生命物质中的蛋白质以酶、激素、细胞结构、信使及抗体的形式发挥作用。蛋白质的主要生理功能是参与构成各种细胞组织，维持细胞组织生长、更新和修复，参与多种重要的生理功能及氧化供能。正常情况下，人体内蛋白质含量为 $16\% \sim 19\%$，始终处于动态平衡中，人体每日更新体内蛋白质总量的 $1\% \sim 2\%$，其中主要是肌肉蛋白质。$70\% \sim 80\%$ 释放的氨基酸被重新利用、合成蛋白质，剩下的 $20\% \sim 25\%$ 被降解。

（一）蛋白质的消化吸收

饮食中的蛋白质是人体内蛋白质和氨基酸的主要来源。从食物蛋白质中获取氨基酸是人体氨基酸的主要来源。蛋白质的消化还可以消除食物蛋白质的抗原性，避免食物蛋白质引起的过敏反应和毒性反应。由于口腔的唾液中没有水解蛋白质的酶类，食物中的蛋白质的消化首先在胃内开始，而主要的消化过程在小肠中进行。食物蛋白质进入胃后，经胃蛋白酶进行部分消化，食物可刺激胃黏膜分泌胃泌素，胃泌素则促进胃黏膜壁细胞分泌盐酸、主细胞分泌胃蛋白酶原。胃蛋白酶原在经盐酸或胃蛋白酶的自身催化作用下，水解酶原 N 端碱性前体片段，生成有活性的胃蛋白酶。胃蛋白酶的最适 pH 是 $1.5 \sim 2.5$，酸性的胃液能使蛋白质变性，有利于蛋白质的水解。胃蛋白酶主要识别和水解由芳香族氨基酸的羧基所形成的肽键，因而只是将蛋白质部分降解。食物在胃中停留的时间短，蛋白质消化不完全，只产生少量氨基酸，主要的产物是多肽。此外，胃蛋白酶还具有凝乳作用，使乳中的酪蛋白与 Ca^{2+} 凝集成凝块，使乳汁在胃中的停留时间延长，有利于乳汁中蛋白质的消化。

小肠是食物蛋白质消化的主要部位，无论是食入的蛋白质或内源性蛋白质，经消化分解为氨基酸后，几乎全部被小肠吸收。煮过的蛋白质因变性而易于消化，在十二指肠和近端空肠就被迅速吸收，未经煮过的蛋白质和内源性蛋白质较难消化，需进入回肠后才基本被吸收。胰和肠黏膜细胞分泌的多种蛋白酶和胰酶在小肠内将食物中的蛋白质进一步水解成氨基酸和小肽。食物蛋白质在小肠内的消化主要依靠胰酶完成，这些酶的最适 pH 为 7.0 左右。胰液中的蛋白酶分为内肽酶和外肽酶两类。内肽酶包括胰蛋白酶、糜蛋白酶和弹性蛋白酶，这些酶主要识别和水解由特定氨基酸形成的肽键，因而可以特异性地水解蛋白质内部的一些肽键，使较大的肽链断裂成为较小的肽链。外肽酶包括羧肽酶 A 及羧肽酶 B 两种。前者主要水解除脯氨酸、精氨酸、赖氨酸以外的多种氨基酸残基组成的 C 端肽键，后者主要水解由碱性氨基酸组成的 C 端肽键。因此，外肽酶自肽链的羧基末端开始，将氨基酸残基逐个水解下来。

胰腺细胞所产生的各种蛋白酶和胰酶都是以无活性酶原的形式分泌，这些酶原进入十二指肠后被肠激酶激活。由十二指肠黏膜细胞分泌的肠激酶被胆汁激活后，水解各种酶原，使之激活成为相应的有活性的酶。其中，胰蛋白酶原激活为胰蛋白酶后，又能激活糜蛋白酶原、弹性蛋白酶原和羧肽酶原。食物蛋白经胃液和胰液中蛋白酶的消化后，所得到的产物中仅有 1/3 是氨基酸，其余 2/3 是寡肽。寡肽的水解主要在小肠黏膜细胞内进行。小肠黏膜细胞的胞液中存在 2 种寡肽酶，即氨基肽酶和二肽酶。氨基肽酶从氨基末端逐步水解寡肽，最后剩下二肽。二肽再经二肽酶水解成氨基酸。

氨基酸的吸收是主动性的。目前在小肠壁上已确定出 3 种主要的转运氨基酸的特殊运载系统，它们分别转动中性、酸性或碱性氨基酸。一般来讲，中性氨基酸的转运比酸性或碱性氨基酸速度快。与单糖的吸收相似，氨基酸的吸收也是通过与钠吸收耦联的，钠泵的活动被阻断后，氨基酸的转运便不能进行。氨基酸吸收的路径几乎完全是通过血液，当小肠吸收蛋白质后，门静脉血液中的氨基酸含量增加。

肠黏膜细胞膜上具有转运氨基酸的载体蛋白，能与氨基酸和 Na^+ 形成三联体，将氨基酸和 Na^+ 转运入细胞，Na^+ 则借钠泵排出细胞外，该过程与葡萄糖的吸收载体系统类似。具有不同侧链结构的氨基酸和小肽是通过不同的载体转运吸收。在小肠黏膜的刷状缘转运蛋白包括中性氨基酸转运蛋白、碱性氨基酸转运蛋白、酸性氨基酸转运蛋白、亚氨基酸转运蛋白、β-氨基酸转运蛋白。结构相似的氨基酸由同一载体转运，因而在吸收过程中相互竞争结合载体。含量多的氨基酸，转运的量就相对大一些。氨基酸的转运是个耗能的过程。氨基酸的主动转运不仅存在于小肠黏膜细胞，类似的作用也存在于肾小管细胞、肌细胞等细胞膜上，这对于细胞浓集氨基酸具有重要作用。

曾经认为蛋白质只有水解成氨基酸后才能被吸收。但近年来的研究发现，小肠黏膜细胞上还存在着吸收二肽或三肽的转运体系。因此，许多二肽和三肽也可完整地被小肠上皮细胞吸收，而且肽的转运系统吸收效率可能比氨基酸更高，此种转运也是一个耗能的主动吸收过程。进入细胞内的二肽和三肽，可被细胞内的二肽酶和三肽酶进一步分解为氨基酸，再进入血液循环。二肽和三肽的吸收作用在小肠近端较强，故肽吸收入细胞甚至先于游离氨基酸。肠道黏膜对寡肽的吸收在蛋白质的吸收中占有重要甚至是主要的地位。

在食物通过小肠的过程中，并非所有的蛋白质都被彻底消化和完全吸收。肠道细菌的蛋白酶可将残留的蛋白质水解成氨基酸，肠道细菌即可利用这些氨基酸进行代谢并获取能量。肠道细菌对这部分蛋白质及其消化产物的代谢，称为腐败作用。因为，这些蛋白质和氨基酸被肠道细菌代谢的过程中，会产生许多对人体有害的物质。但在此过程中，也会产生少量脂肪酸及维生素等可被机体利用的物质。

（二）蛋白质代谢及平衡

所有生命体的蛋白质都在不断更新。体内蛋白质的不断降解与合成的动态平衡，称为蛋白质转换。人体每日更新体内蛋白质总量的 1%~2%，其中主要是肌肉蛋白质。70%~80% 释放的氨基酸被重新利用、合成蛋白质，剩下的 20%~25% 被降解。机体蛋白质合成和降解两者间相互协调对维持机体各组织、细胞功能、调节生长和蛋白质的质量及控制体内各种酶的生物活性起着十分重要的作用。

1. 蛋白质的合成代谢 蛋白质生物合成过程又称翻译。该过程是以氨基酸为原料，在由 3 种 RNA、多种酶、蛋白质/因子组成的蛋白质合成系统中进行的。信使核糖核酸（messenger RNA，mRNA）是蛋白质合成的模板，它的三联体密码子决定蛋白质氨基酸的排列顺序。遗传密码具有通用性、方向性、连续性、简并性和摆动性。转运 RNA（transfer RNA，tRNA）是氨基酸的转运工具，氨酰 tRNA 合成酶决定 tRNA 与氨基酸的特异识别。核糖体 RNA（ribosomal RNA，rRNA）组成大亚基的核心结构，蛋白质分布在大亚基表面。核糖体大、小亚基吻合形成裂隙，翻译时核糖体沿 mRNA 移动，使 mRNA 通过裂隙。

蛋白质合成过程分为氨基酸活化、肽链合成起始、肽链延长、肽链合成终止及肽链释放、翻译后加工（肽链折叠、修饰或聚合）5 个阶段。此外，翻译后新生的蛋白质/多肽链须经历转运，才能在细胞特异区间行使功能。

在翻译过程中，核糖体从可读框的 5' 端起始密码子（initiation codon，AUG）向 3' 端阅读，mRNA 的三联体密码指导蛋白质从 N 端向 C 端合成，直至终止密码。翻译起始过程就是形成翻译起始复合物的阶段，即在起始因子作用下，将起始 tRNA 和 mRNA 结合到核糖体上的步骤。原核生物有 IF-l，IF-2 和 IF-3 三种起始因子，真核生物起始因子包括 eIF-1、eIF-2、eIF-3、eIF-4、eIF-5 和 eIF-6。肽链延长就是在核糖体上连续地、循环地进行核糖体循环（进位、成肽和转位），每循环一次肽链延长一个氨基酸残基，直至肽链合成终止。真核、原核生物肽链延长过程相似。核糖体对肽链延长过程有校读功能，肽链合成终止包括终止密码的识别、从肽酰 tRNA 水解出肽链、从核糖体分离出 mRNA 和大、小亚基拆开。终止过程需要释放因子。

从核糖体释放的多肽链不一定是具备生物活性的成熟蛋白质，在细胞内新生肽链只有经过各种修饰处理才能成为有活性的成熟蛋白，该过程包括蛋白质折叠、翻译后加工/修饰和聚合。

细胞内蛋白质/多肽链的生物合成受细胞内 DNA 的指导，通过 mRNA 将 DNA 携带的遗传信息传递给蛋白质/多肽链，所以以 mRNA 为模板、指导的蛋白质/多肽链的合成。

2. 蛋白质的分解代谢　体内的任何一种蛋白质都不会长期存在而不被降解，只是不同蛋白质的降解速率不同，因而在细胞内有长寿蛋白质和短寿蛋白质。蛋白质降解的速率是用半衰期（half-life，$t_{1/2}$）来表示，半衰期是指将其浓度减少到初始值的 50% 所需要的时间。不同蛋白质的半衰期不同。在人体的生命活动中，蛋白质被不断地降解和重新合成。因此，机体氨基酸代谢库亦包含由体内蛋白质降解所产生的氨基酸。

尽管细胞内存在与肠道消化食物蛋白质的酶相似的酶，如内肽酶、氨基肽酶和羧肽酶。然而，这些酶并不能任意水解细胞内的蛋白质，否则细胞将被迅速破坏。机体有 2 条蛋白质降解途径：一条是溶酶体蛋白水解酶的降解途径，另一条是胞质内的依赖 ATP 和泛素-蛋白酶体系统降解途径。体内蛋白质在不同因素的控制下被降解。

细胞内蛋白质降解是个主动调节过程，主要通过 2 条途径来降解细胞内蛋白质，即不依赖 ATP 的溶酶体降解途径和依赖 ATP 的泛素-蛋白酶体系统途径。

（1）外在和长寿蛋白质在溶酶体通过 ATP 非依赖途径降解：细胞内的溶酶体的主要功能是进行细胞内消化，可降解从细胞外摄入的蛋白质、细胞膜蛋白和胞内长寿蛋白质。溶酶体含有多种蛋白酶，称为组织蛋白酶。根据完成生理功能的不同阶段可将其分为初级溶酶体、次级溶酶体和残体。初级溶酶体由高尔基体分泌形成，含有多种水解酶原，只有当溶酶体破裂，或者其他物质进入，酶才被激活。初级溶酶体内的水解酶包括蛋白酶（组织蛋白酶）、核酸酶、脂酶、磷酸酶、硫酸酯酶、磷脂酶类等 60 余种，这些酶均属于酸性水解酶，反应的最适 pH 为 5 左右。初级溶酶体膜有质子泵，将 H^+ 泵入溶酶体，使其 pH 降低。次级溶酶体是正在进行或完成消化作用的消化泡，内含水解酶和相应底物，异噬溶酶体消化外源的物质，自噬溶酶体消化来自细胞本身的各种组分。残体又称后溶酶体是已失去酶活性，仅留未消化的残渣。残体可通过外排作用排出细胞，也可能留在细胞内逐年增多。具有摄入胞外物质能力的细胞，可通过内吞作用摄入胞外的蛋白质，由溶酶体的组织蛋白酶将其降解。溶酶体亦可清除细胞自身无用的生物大分子、衰老的细胞器等，即自体吞噬过程，并将所吞噬的蛋白质降解。

（2）异常和短寿蛋白质在蛋白酶体通过 ATP 的泛素-蛋白酶体系统途径降解：降解过程包括 2 个阶段。首先是泛素与被选择降解的蛋白质共价连接，然后是蛋白酶体识别被泛素标记的蛋白质并将其降解。泛素是一个由 76 个氨基酸残基组成的小肽，因其广泛存在于真核细胞而得名。泛素与底物蛋白质共价连接，使底物蛋白质带上了泛素标记，称为泛素化。泛素化是通过 3 个酶促反应而完成的。第一个反应是泛素 C 末端的羧基与泛素活化酶（ubiquitin-activating enzyme，E1）的半胱氨酸通过硫酯键结合，这是一个需要 ATP 的反应，此反应将泛素分子激活。在第二个反应中，泛素分子被转移至泛素缀合酶（ubiquitin-conjugating enzyme，E2）的疏基上。随后，由泛素-蛋白质连接酶（ubiquitin-protein ligase，E3）识别待降解蛋白质，并将活化的泛素转移至蛋白质的赖氨酸的ε-氨基，形成异肽键（isopeptide bond）。而此泛素分子中赖氨酸的ε-氨基又可被连接上下一个泛素，如此重复反应，可连接多个泛素分子，形成泛素链。

蛋白酶体是存在于细胞核和胞质内的 ATP 依赖性蛋白酶，由核心颗粒和调节颗粒组成。当泛素化的蛋白质与调节颗粒的泛素识别位点结合后，调节颗粒底部的 ATP 酶水解 ATP 获取能量，使蛋白质去折叠，去折叠的蛋白质被转位至核心颗粒的中心腔，自亚基内表面的活性部位水解蛋白链的特异肽键，产生一些由 7~9 个氨基酸残基组成的肽链。多肽被进一步水解生成氨基酸。

（三）氨基酸代谢

食物蛋白是体内氨基酸的重要来源，提供足够食物蛋白质以获得机体所需的氨基酸，对儿童正常生长、发育，患者康复及维持各种生命活动十分重要。体内每时每刻都在发生氨基酸的分解代谢，使体内的氨基酸减少，每日进食又可补充体内的氨基酸。通过消化食物蛋白质而吸收氨基酸（外源性氨基酸）、体内组织蛋白质降解产生氨基酸及少量合成氨基酸（内源性氨基酸），是体内氨基酸的主要来源。所有这些来源的氨基酸混在一起，分布于体内各处，参与代谢，称为氨基酸代谢库。氨基酸代谢库通常以游离氨基酸总量计算。由于氨基酸不能自由通过细胞膜，所以氨基酸代谢库在体内的分布是不均一的，肌肉中氨基酸占代谢库的 50% 以上，肝约占 10%，肾占 4%，血浆占 1%~6%。

1. 体内氨基酸的来源　人体的氨基酸主要来自食物蛋白质，体内氨基酸的主要功能是合成蛋白质和（或）多肽。用于合成蛋白质的氨基酸有 20 种，人体不能合成其中 8 种氨基酸分别为：缬氨酸、异亮氨酸、亮氨酸、苏氨酸、甲硫氨酸、赖氨酸、苯丙氨酸和色氨酸。这些氨基酸只能从食物蛋白质中获取，因而称为必需氨基酸（nutritionally essential amino acid）。其余的 12 种氨基酸均可以在人体内合成，称为非必需氨基酸（nutritionally nonessential amino acid）。其中，组氨酸和精氨酸在人体内合成量不多，需要从食物中补充，这 2 种氨基酸被称为条件必需氨基酸（nutritionally semiessential amino acid），也有人将其归为必需氨基酸。必需氨基酸实际上都是结构较为复杂的氨基酸，合成这些氨基酸所需酶的数量比合成非必需氨基酸的多。

从食物蛋白质中获取氨基酸是人体氨基酸的主要来源。根据氮平衡实验计算，在不进食蛋白质时，成人每天最低分解约 20 g 蛋白质。然而，摄入 20 g 食物蛋白质却不能补充体内分解的蛋白质。由于食物蛋白质与人体蛋白质中氨基酸组成的差异，人体需要摄入更多的食物蛋白质才能获得足够的营养必需氨基酸。就食物蛋白质的营养价值而言，含有必需氨基酸种类多、数量足的食物，其营养价值高，反之则营养价值低。由于动物性蛋白质所含必需氨基酸的种类、比例与人类需要相近，故营养价值高。可与营养价值低的蛋白质互相混合食用，则必需氨基酸可以互相补充，从而提高营养价值，称为食物蛋白质的互补作用。不过，即使是混合食用，也需要一定量的食物蛋白质才能满足机体的需要。成人每天最低需要 30~50 g 蛋白质，才能使摄入的各种氨基酸都达到人体所需量。为了长期保持氮平衡，我国营养学会推荐成人每天的蛋白质需要量为 80 g。

2. 氨基酸的生理功能　氨基酸在人体内不仅可作为蛋白质合成的原料，还能转变成一些不用于蛋白质合成的氨基酸或多种重要的生理活性物质。氨基酸在机体的物质代谢和能量代谢中具有重要的意义，与机体正常功能密不可分。体内氨基酸的主要功能是合成蛋白质/多肽，也可转变成其他含氮化合物。正常人体尿中排出的氨基酸极少，氨基酸代谢库中的氨基酸在体内能够被充分利用。机体主要在以下 3 个方面利用氨基酸。

（1）大部分氨基酸用于蛋白质生物合成：从食物蛋白质消化、吸收的氨基酸大部分用于体内蛋白质的合成。体内组织蛋白质降解所产生的氨基酸大部分也被重新用于蛋白质合成。就数量而言，从食物获取的氨基酸主要是满足体内蛋白质合成的需要。

（2）氨基酸的碳骨架可进入能量代谢：氨基酸不会随尿排出，但体内也不能储存过多的氨基酸。当氨基酸代谢库中的氨基酸过多时，尤其是因食物蛋白质与人体蛋白质的氨基酸组成差异造成某些类型的氨基酸超过机体合成蛋白质的需要时，这些氨基酸就会进入分解代谢，彻底氧化，产生能量。机体每日产生的能量约有18%来自氨基酸的氧化分解。这也是机体维持氮平衡的一种机制。过量氨基酸的消耗并不会等量减少糖类和脂类消耗。另一方面，当机体处于饥饿状态时，则会主动降解一些蛋白质，释放氨基酸。这些氨基酸并不直接氧化供能，而是转变成为葡萄糖或酮体，产生的葡萄糖则满足饥饿时机体对葡萄糖的需要，酮体也可进入能量代谢。

（3）氨基酸代谢转换产生多种物质：许多氨基酸还可通过代谢产生多种含氮化合物，包括神经递质、核苷酸、激素及其他多种含氮生理活性物质，此外，还可以产生一些具有重要调节功能的化学基团，这些化学基团也可用于非营养物质的（转化）代谢。

3. 氨基酸的分解代谢 氨基酸通过适当的分解代谢，可转变成多种重要的生理活性物质。体内大多数氨基酸通过脱氨基作用生成氨及相应的 α-酮酸。在转氨酶的催化下，α-氨基酸的氨基首先转移至 α-酮戊二酸，生成 L-谷氨酸。在 L-谷氨酸脱氢酶的催化下，L-谷氨酸进行氧化脱氨作用，生成氨和 α-酮戊二酸。由于该过程可逆，因此也是体内合成营养非必需氨基酸的重要途径。在骨骼肌等组织中，氨基酸主要通过嘌呤核苷酸循环脱去氨基。

α-酮戊二酸是氨基酸的碳骨架，部分可转变成氨基酸。有些可转变成丙酮酸和三羧酸循环的中间产物，称为生糖氨基酸，有些可转变成乙酰辅酶 A，称为生酮氨基酸。两者均可经三羧酸循环氧化，产生 CO_2、H_2O 和能量。

氨是有毒物质，体内的氨通过丙氨酸和谷氨酰胺等形式运至肝，大部分经鸟氨酸循环生成尿素，排出体外。鸟氨酸循环受到多种因素的调节。肝功能受损时可产生高氨血症和肝性脑病。体内少部分氨在肾脏以铵盐的形式排出。

体内某些氨基酸在分解代谢过程中产生具有生理活性的物质分子，或产生特殊的化学基团，作为合成核苷酸、某些神经递质和一氧化氮的原料，或者在物质转化过程中提供修饰基团。

氨基酸的摄入和消耗的状态可用氮平衡（nitrogen balance）来描述。食物中的含氮物质绝大部分为蛋白质，即氨基酸。机体通过尿、粪所排出的含氮物质主要是由氨基酸分解代谢产生，或者由氨基酸转换生成。因此，测定尿与粪中的含氮量（排出氮）及摄入食物的含氮量（摄入氮）可以反映体内氨基酸的代谢状况。氮的总平衡，即机体摄入氮＝排出氮，氮的摄入排出平衡是正常成人的氨基酸代谢状态。氮的正平衡，即摄入氮＞排出氮，反映了摄入的氨基酸较多地用于体内蛋白质合成，而分解代谢相对较少，儿童、孕妇和恢复期患者属于此种情况。氮的负平衡，即摄入氮＜排出氮，提示蛋白质摄入量不足或过度降解，氨基酸被过多分解而排泄，见于饥饿或患有消耗性疾病的患者。

三、脂质代谢

脂质（又称脂类）分为脂肪和类脂两类。脂肪（三酰甘油）是机体重要的能量物质，胆固醇、磷脂及糖脂是生物膜的重要组成部分，参与细胞识别及信号传递，还是多种生物活性物质的前体。脂肪是临床营养中重要的营养物质，其主要生理功能是提供能量、构成身体组织、供给必需脂肪酸并携带脂溶性维生素等。

（一）脂质的消化吸收

膳食中的脂质是人体脂肪的主要来源，根据来源可分为动物性脂肪和植物性脂肪。动物性脂肪又可分为两大类：一类来源于鱼、虾、海豹等水产品，其中的脂肪酸大部分是不饱和脂肪酸；另一类含有大量饱和脂肪酸和少量不饱和脂肪酸。植物性脂肪多来源于豆油、棉籽油、花生油、菜籽油、橄榄油等，主要含多不饱和脂肪酸，橄榄油为单不饱和脂肪酸，椰子油中则为饱和脂肪酸。脂质不溶于水，不能与消化酶充分接触。胆汁酸盐具有较强的乳化作用，能降低脂 - 水相间的界面张力，将脂质乳化成细小微团（micelles），使脂质消化酶吸附在乳化微团的脂 - 水界面，极大地增加了消化酶与脂质的接触面积，促进消化道内脂质的消化。因为含胆汁酸盐的胆汁、含脂质消化酶的胰液分泌后直接进入十二指肠，所以小肠上段是脂质消化的主要场所。

胰腺分泌的脂质消化酶包括胰脂肪酶、辅脂肪酶、磷脂酶 A2（phospholipase A2，PLA2）和胆固醇酯酶。胰脂肪酶特异水解甘油三酯 1，3 位酯键，生成 2- 甘油单酯及 2 分子脂肪酸。辅脂肪酶在胰腺泡中以酶原形式存在，分泌进入十二指肠腔后，辅脂肪酶原被胰蛋白酶从其 N 端水解、移去五肽而激活。辅脂肪酶是胰脂肪酶发挥脂肪消化作用必不可少的辅助因子，辅脂肪酶通过疏水键与甘油三酯结合，通过氢键与胰脂肪酶结合。辅脂肪酶将胰脂肪酶锚定在乳化微团的脂 - 水界面，使胰脂肪酶与脂肪充分接触、发挥水解脂肪的功能。此外，辅脂肪酶还可防止胰脂肪酶在脂 - 水界面上变性、失活。磷脂酶 A2 催化磷脂 2 位酯键水解，生成脂肪酸和溶血磷脂。胆固醇酯酶水解胆固醇酯，生成胆固醇和脂肪酸。溶血磷脂、胆固醇可协助胆汁酸盐将食物脂质乳化成更小的混合微团。这种微团体积更小（直径约 20 nm），极性更大，易穿过小肠黏膜细胞表面的水屏障被黏膜细胞吸收。

脂质及其消化产物主要在十二指肠下段及空肠上段吸收。食物脂质中含有的短链脂肪酸（2~4 C）和中链脂肪酸（6~10 C）构成的甘油三酯，它们经胆汁酸盐乳化后可直接被肠黏膜细胞摄取，继而在细胞内脂肪酶作用下，水解成脂肪酸及甘油（glycerol），通过门静脉进入血液循环。脂质消化产生的长链脂肪酸（12~26 C）、L 甘油单酯、胆固醇和溶血磷脂等，在小肠进入肠黏膜细胞。长链脂肪酸在小肠黏膜细胞首先被转化成脂酰辅酶 A，再在滑面内质网脂酰辅酶 A 转移酶催化下，被转移至 2- 甘油单酯是羟基上，重新合成甘油三酯。后者再与糙面内质网上合成的载脂蛋白及磷脂、胆固醇共同组装成乳糜微粒，被肠黏膜细胞分泌、经淋巴系统进入血液循环，完成脂质的吸收。

在小肠内，脂质的消化产物脂肪酸、甘油单酯、胆固醇等很快与胆汁中的胆盐形成混合微胶粒。由于胆盐有亲水性，它能携带脂肪消化产物通过覆盖在小肠绒毛表面的非流动水层到达微绒毛上。在这里，甘油单酯、脂肪酸和胆固醇等又逐渐地从混合胶粒中释出，它们透过微绒毛的脂蛋白膜而进入黏膜细胞（胆盐被遗留于肠腔内）。

长链脂肪酸及甘油酯被吸收后，在肠上皮细胞的内质网中大部分重新合成为甘油三酯，并与细胞中生成的载脂蛋白合成乳糜微粒（chylomicron）。乳糜微粒一旦形成即进入高尔基复合体中，乳糜微粒被包裹在一个囊泡内。囊泡移行到细胞底 - 侧膜时，便与细胞膜融合，释出乳糜微粒进入细胞间隙，再扩散入淋巴。中、短链甘油三酯水解产生的脂肪酸和甘油一酯，在小肠上皮细胞中不再变化，它们是水溶性的，可以直接进入门静脉而不入淋巴。由于膳食中的动、植物油含有 15 个以上碳原子的长链脂肪酸很多，所以脂肪的吸收途径以淋巴为主。

小肠的脂质消化、吸收能力具有很大可塑性。脂质本身可刺激小肠、增强脂质消化吸收的能力，这不仅能促进摄入增多时脂质的消化吸收，保障体内能量、必需脂肪酸、脂溶性维生素供应，也能增强机体对食物缺乏环境的适应能力。小肠脂质消化吸收能力调节的分子机制可能涉及小肠特殊的分泌物质或特异的基因表达产物，这是当前的研究热点，可能为预防体脂过多、治疗相关疾病、开发新药物、提出膳食干预措施提供新目标。

　　肠道的胆固醇主要有 2 个来源：①食物；②肝分泌的胆汁。胆汁中的胆固醇是游离的，而食物中的胆固醇部分是酯化的。酯化的胆固醇必须在肠腔中经消化液中的胆固醇酯酶的作用，水解为游离胆固醇后才能被吸收。游离的胆固醇通过形成混合微胶粒，在小肠上部被吸收。被吸收的胆固醇大部分在小肠黏膜中又重新酯化，生成胆固醇酯，最后与载脂蛋白一起组成乳糜微粒经由淋巴系统进入血循环。

　　胆固醇的吸收受很多因素的影响。食物中胆固醇含量越高，其吸收也越多，但两者不呈直线关系。食物中的脂肪和脂肪酸有提高胆固醇吸收的作用，而各种植物固醇（如豆固醇、β 谷固醇）则抑制其吸收。胆盐可与胆固醇形成混合微胶粒而助于胆固醇的吸收，食物中不能被利用的纤维素、果胶、琼脂等容易和胆盐结合形成复合物，妨碍微胶粒的形成，从而能降低胆固醇的吸收；最后，抑制肠黏膜由细胞载脂蛋白合成的物质，可因妨碍乳糜微粒的形成，减少胆固醇的吸收。

（二）甘油代谢

　　三酰甘油三酯是机体储存能量的形式。机体摄入糖、脂肪等食物均可合成脂肪并在脂肪组织中储存，供身体在禁食、饥饿时需要。肝、脂肪组织、小肠是合成甘油三酯的主要场所，以肝的合成能力最强。甘油三酯分解氧化产生大量 ATP 供机体需要。

　　1. 甘油三酯合成代谢　　甘油三酯的合成在胞质中完成。肝细胞能合成甘油三酯，但不储存甘油三酯。甘油三酯在肝细胞内质网合成后，与载脂蛋白及磷脂、胆固醇组装成极低密度脂蛋白分泌入血、运输至肝外组织。

　　脂肪组织是机体合成脂肪的另一重要组织，在脂肪代谢中占有重要地位。脂肪组织可水解食物源性乳糜微粒甘油三酯和肝合成的极低密度脂蛋白甘油三酯，将释放的脂酸摄入脂肪细胞，用于合成甘油三酯。还可以葡萄糖分解代谢的中间产物为原料合成甘油三酯。所以脂肪组织是机体储存甘油三酯的"脂库"，当机体需要能量时，储存在脂肪组织的甘油三酯通过脂肪动员将甘油三酯分解成游离脂肪酸及甘油，释放进入血液，运输至全身，以满足骨骼肌、肝、肾等组织或器官的能量需要，所以脂肪组织在脂肪代谢中具有重要作用。

　　小肠黏膜细胞主要利用摄取的甘油三酯消化产物重新合成甘油三酯，并与载脂蛋白、磷脂、胆固醇等组装成乳糜微粒，经淋巴管-胸导管进入血液循环，运送至其他组织、器官。

　　甘油和脂肪酸是合成甘油三酯的基本原料。小肠黏膜细胞可直接利用食物甘油三酯消化吸收后的脂肪酸作为原料再合成甘油三酯，当其以乳糜微粒形式运送至脂肪组织、肝等组织或器官后，脂肪酸亦可作为这些组织细胞合成甘油三酯的原料。

　　甘油三酯合成有甘油单酯和甘油二酯 2 条途径。小肠黏膜细胞以脂酰辅酶 A 酯化甘油单酯合成甘油三酯，肝细胞及脂肪细胞以脂酰辅酶 A 先后酶化甘油-3-磷酸及甘油二酯合成甘油三酯。脂肪酸合成的主要场所是肝，基本原料乙酰辅酶 A 需先羧化为丙二酸单酰辅酶 A。在胞质脂肪酸合酶体系催化下，由 NADPH 供氢，通过缩合、还原、脱水、再还原 4 步反应的 7 次循环合成 16 碳软脂酸。长链脂肪酸在肝内质网和线粒体通过对软脂酸加工、延长完成。脂酸脱氢可生成不饱和脂肪酸，但人体不能合成多不饱和脂肪酸（必需脂肪酸），只能从食物摄取。花生四烯酸可衍生成前列腺素、白三烯等生物活性物质。

　　脂酸合成受代谢物和激素调节。ATP、NADPH 及乙酰辅酶 A 是脂肪酸合成原料，可促进脂肪酸合成，脂酰辅酶 A 是乙酰辅酶 A 羧化酶的别构抑制剂，抑制脂肪酸合成。凡能引起这些代谢物水平有效改变的因素均可调节脂肪酸合成。例如，高脂膳食和脂肪动员可使细胞内脂酰辅酶 A 增多，别构抑制乙酰辅酶 A 羧化酶活性，抑制脂肪酸合成。进食糖类食物后，糖代谢加强，NADPH、乙酰辅酶 A 供应增多，有利于脂肪酸合成。糖代谢加强还使细胞内 ATP 增多，抑制异柠檬酸脱氢酶，导致柠檬酸和异柠檬酸蓄积并从线粒体渗至胞质，别构激活乙酰辅酶 A 羧化酶，促进脂肪酸合成。

胰岛素可通过刺激一种蛋白磷酸酶活性，使乙酰辅酶 A 羧化酶脱磷酸而激活，促进脂肪酸合成。此外，胰岛素可促进脂肪酸合成磷脂酸，增加脂肪酸合成。胰岛素还能增加脂肪组织脂蛋白脂酶的活性，增加脂肪组织对血液甘油三酯脂酸摄取，促使脂肪组织合成脂肪储存。

胰高糖素能增加蛋白激酶活性，使乙酰辅酶 A 羧化酶磷酸化而降低活性，抑制脂肪酸合成。胰高糖素也能抑制甘油三酯合成，甚至减少肝细胞向血液释放脂肪。肾上腺素、生长素能抑制乙酰辅酶 A 羧化酶，调节脂肪酸合成。

2. 甘油三酯分解代谢 甘油三酯分解代谢从脂肪动员开始。脂肪动员是指储存在脂肪细胞中的脂肪在脂肪酶的作用下，逐步水解释放出游离脂肪酸和甘油供其他组织细胞氧化利用的过程。脂肪动员第一步是甘油三酯水解成甘油二酯及脂酸，催化该反应的酶是脂肪细胞内的一种甘油三酯脂肪酶，是脂肪动员的调节酶，其活性受激素敏感性脂肪酶（hormone sensitive lipase，HSL）的调节。HSL 催化甘油三酯分解、产生的甘油二酯被甘油二酯酶进一步水解成脂肪酸和甘油单酯，甘油单酯被甘油单酯酶水解成甘油和脂肪酸。

甘油可直接经血液运输至肝、肾、肠等组织，经活化、脱氢、转化成磷酸二羟丙酮后，经糖代谢途径代谢。

脂肪酸活化后进入线粒体，经脱氢、加水、再脱氢及硫解 4 步反应的重复循环完成 β 氧化，生成乙酰辅酶 A，并最终彻底氧化，释放大量能量。肝 β 氧化生成的乙酰辅酶 A 还能转化成酮体，经血液运输至肝外组织利用。

（三）脂肪酸代谢

脂肪酸是具有长碳氢链和一个羧基末端的有机化合物的总称。自然界有 40 多种不同的脂肪酸，它们是脂质的关键成分。许多脂质的物理特性取决于脂肪酸的饱和程度和碳链的长度，其中能为人体吸收、利用的只有偶数碳原子的脂肪酸。

1. 脂肪酸的分类 脂肪酸根据其碳链长度、碳氢链饱和与不饱和状况及营养角度进行不同的分类。

（1）根据其碳链长度分类：脂肪酸根据其碳链长度的不同可分为①短链脂肪酸（short chain fatty acids，SCFA），其碳链上的碳原子数为 4~6 个，也称作挥发性脂肪酸（volatile fatty acids，VFA）。②中链脂肪酸（mid chain fatty acids，MCFA），指碳链上碳原子数为 8~12 个的脂肪酸，主要成分是辛酸（C8）和癸酸（C10）。③长链脂肪酸（long chain fatty acids，LCFA），其碳链上碳原子数大于 12 个，通常长链脂肪酸含 14~18 个碳原子，也有含 20 个或更多碳原子的超长链脂肪酸。

（2）按照饱和度分类：脂肪酸根据其碳氢链饱和与不饱和的不同可分为 3 类：①饱和脂肪酸（saturated fatty acids，SFA），碳氢上不含不饱和键。②单不饱和脂肪酸（monounsaturated fatty acids，MUFA），其碳氢链含有一个不饱和键。③多不饱和脂肪（polyunsaturated fatty acids，PUFA），其碳氢链含有 2 个或 2 个以上不饱和键。富含单不饱和脂肪酸和多不饱和脂肪酸组成的脂肪在室温下呈液态，大多为植物油，如花生油、玉米油、豆油、坚果油（即阿甘油）、菜籽油等。以饱和脂肪酸为主组成的脂肪在室温下呈固态，多为动物脂肪，如牛油、羊油、猪油等。但也有例外，如深海鱼油虽然是动物脂肪，但它富含多不饱和脂肪酸，如二十碳五烯酸（eicosapentaenoic acid，EPA）和二十二碳六烯酸（docosahexoenoic acid，DHA），因而在室温下呈液态。

（3）按营养角度分类：按照对机体的需求角度脂肪酸可分为必需脂肪酸（essential fatty acid，EFA）和非必需脂肪酸（non essential fatty acid，NEFA）2 类，EFA 是指人体健康和生命所必需，机体自己不能合成，必须通过食物供给的脂肪酸。主要有亚麻酸（linolenic acid）和亚油酸（linoleic acid），都是不饱和脂肪酸，均属于 ω-3 族和 ω-6 族多不饱和脂肪酸。NEFA 是机体可以自行合成，不必依靠食物供应，它包括饱和脂肪酸和一些单不饱和脂肪酸。此外，花生四烯酸（arachidonic acid）在体内虽能以亚油酸为原料合成，但不能满足机体的需要，一般也属于必需脂肪酸。常见的脂肪酸见表 17-1。

表 17-1　常见的脂肪酸

名称	代号
丁酸（butyric acid）	C4：0
己酸（caproic acid）	C6：0
辛酸（caprylic acid）	C8：0
癸酸（capric acid）	C10：0
月桂酸（lauric acid）	C12：0
肉豆蔻酸（myristic acid）	C14：0
棕榈酸（palmitic acid）	C16：0
棕榈油酸（palmitoleic acid）	C16：1，n-7，cis
硬脂酸（stearic acid）	C18：0
油酸（oleic acid）	C18：1，n-9，cis
反油酸（elaidic acid）	C18：1，n-9，trans
亚油酸（linoleic acid）	C18：2，n-6，9，all cis
α-亚麻酸（α-linolenic acid）	C18：3，n-3，9，12，15，all cis
γ-亚麻酸（γ-linolenic acid）	C18：3，n-6，6，9，12 all cis
花生酸（arachidic acid）	C20：0
花生四烯酸（arachidonic acid）	C20：4，n-6，9，12，15 all cis
二十碳五烯酸（timnodonic acid，EPA）	C20：5，n-3，6，9，12，15 all cis
芥子酸（erucic acid）	C22：1，n-9 cis
二十二碳六烯酸（docosahexenoic acid）	C22：6，n-3，6，9，12，15，18 all cis
二十四碳单烯酸（神经酸）（nervonic acid）	C24：1，n-9 cis

2. 脂肪酸的代谢　脂肪细胞中的脂肪在脂肪酶的作用下，逐步水解释放出游离脂肪酸和甘油供其他组织细胞氧化利用的过程。脂肪动员第一步是甘油三酯水解成甘油二酯及脂酸，催化该反应的酶是脂肪细胞内的一种甘油三酯脂肪酶，是脂肪动员的调节酶，

$$甘油三酯 \xrightarrow{脂酶} 甘油二酯 \xrightarrow{脂酶} 甘油单酯 \longrightarrow 甘油+脂肪酸$$

肝和肌肉是进行脂肪酸氧化最活跃的组织，其最主要的氧化形式是 β 氧化。此过程可分为活化，转移，β 氧化共 3 个阶段。

（1）脂肪酸的活化：脂肪酸参加代谢前先要活化。其活化形式是硫酯——脂肪酰辅酶 A，催

化脂肪酸活化的酶是脂酰辅酶 A 合成酶（acyl CoA synthetase）。脂肪酸的活化见图 17-1。活化后生成的脂酰辅酶 A 极性增强，易溶于水。分子中有高能键、性质活泼，是酶的特异底物，与酶的亲和力大，因此更容易参加反应。脂酰辅酶 A 合成酶又称硫激酶，分布在胞质中、线粒体膜和内质网膜上。胞质中的硫激酶催化中、短链脂肪酸活化。内质网膜上的酶活化长链脂肪酸，生成脂酰辅酶 A，然后进入内质网用于甘油三酯合成。而线粒体膜上的酶活化的长链脂酰辅酶 A，进入线粒体进入 β 氧化。

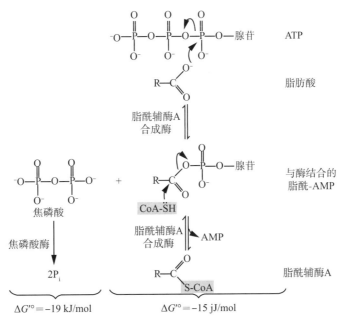

图 17-1　脂肪酸的活化过程

（2）脂酰辅酶 A 进入线粒体：催化脂肪酸 β 氧化的酶系在线粒体基质中，但长链脂酰辅酶 A 不能自由通过线粒体内膜，要进入线粒体基质就需要载体转运，这一载体就是肉碱（carnitine），即 3-羟-4-三甲氨基丁酸。

长链脂酰辅酶 A 和肉碱反应，生成辅酶 A 和脂酰肉毒碱，脂肪酰基与肉碱的 3-羟基通过酯键相连接。催化此反应的酶为肉毒碱脂酰转移酶（carnitine acyl transferase）。线粒体内膜的内外两侧均有此酶，系同工酶，分别称为肉毒碱脂酰转移酶Ⅰ和肉毒碱脂酰转移酶Ⅱ。肉毒碱脂酰转移酶Ⅰ使胞质的脂酰辅酶 A 转化为辅酶 A 和脂肪酰肉毒碱，后者进入线粒体内膜。位于线粒体内膜内侧的肉毒碱脂酰转移酶Ⅱ又使脂肪酰肉毒碱转化成肉碱和脂酰辅酶 A，肉碱重新发挥其载体功能，脂酰辅酶 A 则进入线粒体基质，成为脂肪酸 β 氧化酶系的底物。

长链脂酰辅酶 A 进入线粒体的速度受到肉毒碱脂酰转移酶Ⅰ和肉毒碱脂酰转移酶Ⅱ的调节，肉毒碱脂酰转移酶Ⅰ受丙二酰辅酶 A 抑制，肉毒碱脂酰转移酶Ⅱ受胰岛素抑制。丙二酰辅酶 A 是合成脂肪酸的原料，胰岛素通过诱导乙酰辅酶 A 羧化酶的合成使丙二酰辅酶 A 浓度增加，进而抑制肉毒碱脂酰转移酶Ⅰ。可以看出胰岛素对肉毒碱脂酰转移酶Ⅰ和肉毒碱脂酰转移酶Ⅱ有间接或直接抑制作用。饥饿或禁食时胰岛素分泌减少，肉毒碱脂酰转移酶Ⅰ和肉毒碱脂酰转移酶Ⅱ活性增高，转移的长链脂肪酸进入线粒体氧化供能。脂酰辅酶 A 的跨线粒体内膜的转运见图 17-2。

（3）脂肪酸的 β 氧化过程：脂酰辅酶 A 在线粒体基质中进入 β 氧化要经过四步反应，即脱

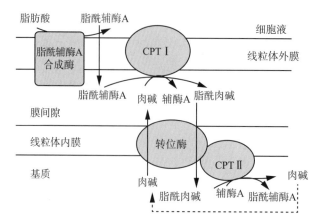

图 17-2　脂酰辅酶 A 的跨线粒体内膜的转运

注：CPT—肉碱软脂酰基转移酶

氢、加水、再脱氢和硫解，生成一分子乙酰辅酶 A 和一个少 2 个碳的新的脂酰辅酶 A。第一步脱氢反应由脂酰辅酶 A 脱氢酶活化，辅基为 FAD，脂酰辅酶 A 在 α 和 β 碳原子上各脱去一个氢原子生成具有反式双键的 α，β-烯脂酰辅酶 A；第二步加水反应由烯脂酰辅酶 A 水合酶催化，生成具有 L-构型的 β-羟脂酰辅酶 A；第三步脱氢反应是在 β-羟脂酰辅酶 A 脱氢酶〔辅酶为烟酰胺嘌呤二核苷酸（nicotinamide adenine dinucletide，NAD）〕催化下，β-羟脂肪酰辅酶 A 脱氢生成 β 酮脂酰辅酶 A；第四步硫解反应由 β-酮硫解酶催化，β-酮脂酰辅酶 A 在 α 和 β 碳原子之间断链，加上一分子辅酶 A 生成乙酰辅酶 A 和一个少 2 个碳原子的脂酰辅酶 A。

上述四步反应与三羧酸循环中由琥珀酸经延胡索酸、苹果酸生成草酰乙酸的过程相似，只是 β 氧化的第四步反应是硫解，而草酰乙酸的下一步反应是与乙酰辅酶 A 缩合生成柠檬酸。脂酰辅酶 A 在线粒体基质中 β 氧化过程见图 17-3。

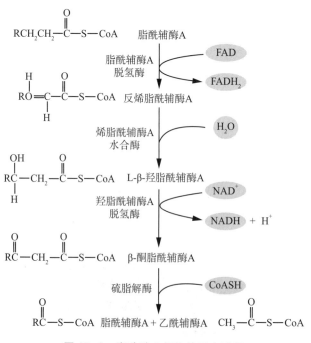

图 17-3　脂肪酸 β 氧化的反应过程

长链脂酰辅酶 A 经上面一次循环，碳链减少 2 个碳原子，生成 1 分子乙酰辅酶 A，多次重复上面的循环，就会逐步生成乙酰辅酶 A。

（4）脂肪酸 β-氧化特点及生理意义：从上述可以看出脂肪酸的 β 氧化过程具有以下特点。首先要将脂肪酸活化生成脂酰辅酶 A，这是一个耗能过程。中、短链脂肪酸不需载体可直拉进入线粒体，而长链脂酰辅酶 A 需要肉碱转运。β 氧化反应在线粒体内进行，因此，没有线粒体的红细胞不能氧化脂肪酸供能。β 氧化过程中有 $FADH_2$ 和 $NADH+H^+$ 生成，这些氢要经呼吸链传递给氧生成水，需要氧参加，乙酰辅酶 A 的氧化也需要氧。

脂肪酸 β-氧化是体内脂肪酸分解的主要途径，脂肪酸氧化可以供应机体所需要的大量能量，以 16 个碳原子的饱和脂肪酸软脂酸为例，其 β 氧化的总反应为：

$$软脂酰 CoA+7FAD+7NAD^++7H_2O \rightarrow 8 乙酰 CoA+7FADH_2+7NADH+H^+$$

7 分子 $FADH_2$ 提供 $7×2=14$ 分子 ATP，7 分子 $NADH+H^+$ 提供 $7×3=21$ 分子 ATP，8 分子乙酰辅酶 A 完全氧化提供 $8×12=96$ 个分子 ATP，因此 1 克分子软脂酸完全氧化生成 CO_2 和 H_2O，共提供 131 克分子 ATP。软脂酸的活化过程消耗 2 克分子 ATP，所以 1 克分子软脂酸完全氧化可净生成 129 克分子 ATP。脂肪酸氧化时释放出来的能量约有 40% 为机体利用合成高能化合物，其余 60% 以热的形式释出，热效率为 40%，说明机体能很有效地利用脂肪酸氧化所提供的能量。

脂肪酸 β 氧化也是脂肪酸的改造过程，机体所需要的脂肪酸链的长短不同，通过 β 氧化可将长链脂肪酸改造成长度适宜的脂肪酸，供机体代谢所需。脂肪酸 β 氧化过程中生成的乙酰辅酶 A 是一种十分重要的中间化合物，乙酰辅酶 A 除能进入三羧酸循环氧化供能外，还是许多重要化合物合成的原料，如酮体、胆固醇和类固醇化合物。

四、体液、电解质代谢及内环境稳定

保持机体正常的体液容量、渗透压及电解质含量具有重要意义，是物质代谢和各器官功能正常进行的基本保证。

（一）体液及机体的内环境稳态

1. 体液的组成　人体内含有大量液体，机体内的液体称为体液（body fluid）。正常成人的体液量约占体重的 60%，其中约 2/3（约占体重的 40%）分布于细胞内，称为细胞内液（intracenular fluid，ICF）；其余约 1/3（约占体重的 20%）分布于细胞外，称为细胞外液（extracellular fluid，ECF）。细胞外液中约 3/4（约占体重的 15%）分布于细胞间隙内，称为组织间液（interstitial fluid，ISF）或组织液（tissue fluid）；其余约 1/4（约占体重的 5%）则在血管中不断地循环流动，即为血浆（plasma）。此外，还有少量的淋巴和脑脊液等。某些体液虽属无功能性细胞外液，但其变化仍会导致体机水、电解质和酸碱平衡的明显失调。最典型的就是胃肠消化液，其大量丢失可造成体液量及其成分的明显变化，这种病理变化在外科较常见。

人体各部分体液彼此隔开，因而各部分体液的成分有较大的差别，但各部分体液又相互沟通。细胞膜既是分隔细胞内液与组织液的屏障，又是两者之间相互沟通的渠道。有些物质可自由通过细胞膜的脂质双分子层结构，但有些物质则须经膜上镶嵌的特殊蛋白质才能从膜的一侧转移到另一侧。水的跨膜移动主要受细胞膜两侧渗透压和静水压梯度的驱使，毛细血管壁既是分隔血浆与组织液的屏障，也是两者之间相互沟通的桥梁，体液跨毛细血管壁移动也取决于管壁两侧的渗透压和静水压梯度。血浆是沟通各部分体液并与外界环境进行物质交换的重要媒介，所以是各部分体液中最为活跃的部分。

2. 内环境稳态　人体内绝大多数细胞并不与外界环境相接触，而是存在机体内部的细胞外液中，因此细胞外液是细胞直接接触和赖以生存的环境。生理学中将围绕在多细胞动物体内细胞周围的体液，即细胞外液称为机体的内环境（internal environment），以区别于整个机体所处的外环境。

稳态（homeostasis）也称自稳态，是指内环境的理化性质，如温度、pH、渗透压和各种液体成分等的相对恒定状态。稳态是生理学中最重要的基本概念之一，内环境的相对稳定是机体能自由和独立生存的首要条件。

稳态的维持是机体自我调节的结果。在正常情况下，由于细胞的代谢，机体将不断消耗氧和营养物质，并不断产生 CO_2 和 H^+ 等代谢产物，外界环境因素，如高温、严寒、低氧或吸入过多 CO_2、饮食不当引起腹泻或呕吐等也会干扰稳态。但机体可通过多个系统和器官的活动，使遭受破坏的内环境及时得到恢复，从而维持其相对稳定。例如，通过加强散热或产热可调节体温；经由呼吸系统的活动可摄入氧气和排出 CO_2；依靠消化系统的活动可补充各种营养物质；通过泌尿系统的活动则能将 H^+ 与多种代谢产物排出体外。在这些系统的功能活动中，血液和循环系统参与多种物质的运输。稳态的维持还有赖于运动系统的活动，使机体得以觅食和脱离险境。神经和内分泌系统则通过调节各系统的活动，使稳态的调节更趋协调和完善。因此，稳态的维持需要全身各系统和器官的共同参与和相互协调。

稳态具有十分重要的生理意义。因为细胞的各种代谢活动都是酶促反应，因此，细胞外液中需要有足够的营养物质、氧、水分，以及适宜的温度、离子浓度、pH 和渗透压等。细胞膜两侧一定的离子浓度和分布也是细胞保持其正常兴奋性和产生生物电的重要保证。稳态的破坏将影响细胞功能活动的正常进行，如高热、低氧、水与电解质及酸碱平衡紊乱等都可导致细胞功能的严重损害，引起疾病，甚至危及生命。因此，稳态是维持机体正常生命活动的必要条件。

3. 体液及内环境稳态的调节　作为一个有序的整体，人体具有较完备的调节系统和控制系统，能对各系统、器官、组织和细胞的各种生理功能进行有效的调节和控制，维持机体内环境乃至各种生理功能活动的稳态。同时能适时地对外界环境变化做出适应性反应，调整机体各组成部分的活动，以应对外界环境所发生的改变。机体生理功能的调节方式有 3 种。

（1）神经调节：神经调节是通过反射而影响生理功能的一种调节方式，是人体生理功能调节中最主要的形式。反射是指机体在中枢神经系统的参与下，对内、外环境刺激所做出的规律性应答。反射的结构基础是反射弧，由感受器、传入神经、神经中枢、传出神经和效应器 5 个部分组成。感受器是指接受某种刺激的特殊装置；效应器则为产生效应的器官；神经中枢简称中枢，是指位于脑和脊髓灰质内的调节某一特定功能的神经元群；传入神经是从感受器到中枢的神经通路；传出神经则为从中枢到效应器的神经通路。反射须在反射弧的结构和功能完整的基础上才得以正常进行，反射弧的任何一个环节被阻断，反射将不能完成。

（2）体液调节：体液调节是指体内某些特殊的化学物质通过体液途径而影响生理功能的一种调节方式。一些内分泌细胞分泌的激素可循血液途径作用于全身各处的靶细胞，产生一定的调节作用，这种方式称为远距分泌。有些细胞产生的生物活性物质可不经血液运输，而是在组织液中扩散，作用于邻近细胞，这种方式称为旁分泌。一些神经元也能将其合成的某些化学物质释放入血，然后经血液运行至远处，作用于靶细胞，这些化学物质被称为神经激素，神经激素分泌的方式称为神经分泌。人体内多数内分泌腺或内分泌细胞接受神经的支配，在这种情况下，体液调节成为神经调节反射弧的传出部分，这种调节称为神经-体液调节。

（3）自身调节：自身调节是指组织细胞不依赖于神经或体液因素，自身对环境刺激发生的一种适应性反应。

　　上述三种调节方式中，一般认为，神经调节比较迅速、精确而短暂，而体液调节则相对缓慢、持久而弥散。但并不绝对，有些神经调节活动，若经过中枢神经元的环状联系或发生突触可塑性改变时，也可产生较持久的效应。自身调节的幅度和范围都较小，但在生理功能调节中仍具有一定意义。神经调节、体液调节和自身调节相互配合，可使生理功能活动更趋完善。

　　体液及渗透压的稳定由神经-内分泌系统调节。体液的正常渗透压通过下丘脑-垂体后叶-抗利尿激素系统来恢复和维持，血容量的恢复和维持则是通过肾素-血管紧张素-醛固酮系统。这两个系统共同作用于肾脏，调节水和钠等电解质的吸收及排泄，从而达到维持体液平衡、保持内环境稳定的目的。当血容量下降或平均动脉压下降 10%，即可刺激抗利尿激素的分泌，使水、钠的吸收增加，以恢复血容量。血容量与渗透压相比，前者对机体更为重要。所以当血容量锐减又兼有血浆渗透压降低时，前者对抗利尿激素的促进分泌作用远远强于低渗透压对抗利尿激素分泌的抑制作用，其目的是优先保持和恢复血容量，使重要器官的灌流和氧供得到保证。

　　在体内丧失水分时，细胞外液的渗透压增高，可刺激下丘脑-垂体-抗利尿激素系统，产生口渴反应，机体主动增加饮水。抗利尿激素的分泌增加使远曲小管和集合管上皮细胞对水分的再吸收加强，于是尿量减少，水分被保留在体内，使已升高的细胞外液渗透压降至正常。反之，体内水分增多时，细胞外液渗透压降低。口渴反应被抑制，并且因抗利尿激素的分泌减少，使远曲小管和集合管上皮细胞对水分的再吸收减少，排出体内多余的水分，使已降低的细胞外液渗透压回升至正常。抗利尿激素分泌的这种反应十分敏感，只要血浆渗透压较正常有 ±2% 的变化，该激素的分泌亦就有相应的变化，最终使机体水分能保持动态平衡。

　　此外，肾小球旁细胞分泌的肾素和肾上腺皮质分泌的醛固酮也参与体液平衡的调节。当血容量减少和血压下降时，可刺激肾素分泌增加，进而刺激肾上腺皮质增加醛固酮的分泌。后者可促进远曲小管对 Na^+ 的再吸收和 K^+、H^+ 的排泄。随着 Na^+ 再吸收的增加，水的再吸收也增多，这样就可使已降低的细胞外液量增加至正常。

　　酸碱度适宜的体液环境是机体进行正常生理活动和代谢过程的需要。通常人的体液保持着一定的 H^+ 浓度，亦即是保持着一定的 pH（动脉血 pH 正常范围为 7.35～7.45）。但是人体在代谢过程中，不断产生酸性物质和碱性物质，这将使体液中的 H^+ 浓度经常有所变动。为了使血中 H^+ 浓度仅在很小的范围内变动，人体对酸碱的调节是通过体液的缓冲系统、肺的呼吸和肾的排泄而完成的。

　　血液缓冲系统以 HCO_3^-/H_2CO_3 最为重要。HCO_3^- 的正常值平均为 24 mmol/L，H_2CO_3 平均为 1.2 mmol/L（HCO_3^-/H_2CO_3 比值 = 24/1.2 = 20∶1）。只要 HCO_3^-/H_2CO_3 的比值保持为 20∶1，即使 HCO_3^- 及 H_2CO_3 的绝对值有高低，血浆的 pH 仍然能保持在 7.40。从调节酸碱平衡角度，肺的呼吸对酸碱平衡的调节作用主要是经肺将 CO_2 排出，使血中二氧化碳分压（$PaCO_2$）下降，即调节了血中的 H_2CO_3。如果机体的呼吸功能失常，就可引起酸碱平衡紊乱，也会影响其对酸碱平衡紊乱的代偿能力。肾脏在酸碱平衡调节系统中的重要作用是通过改变排出固定酸及保留碱性物质的量，来维持正常的血浆 HCO_3^- 浓度，使 pH 不变。如果肾功能有异常，可影响其对酸碱平衡的正常调节，而且本身也会引起酸碱平衡紊乱。肾脏调节酸碱平衡的机制为：Na^+-H^+ 交换，排 H^+；HCO_3^- 重吸收；产生 NH_3 并与 H^+ 结合成 NH_4^- 排出；尿的酸化，排 H^+。

（二）电解质代谢及平衡

　　1. 钠　钠是细胞外含量最丰富的阳离子，钠离子的最主要功能是参与维持和调节渗透压，此外，钠离子可加强神经肌肉和心肌的兴奋性。由于钠在细胞膜的跨膜转运中发挥重要作用，故机体钠的平衡失调可影响所有细胞功能的正常发挥。钠在许多食物中广泛分布，奶类、谷类中富含钠，水果、蔬菜中含量稍低，人们摄入的钠主要来自食盐。人体摄入的钠几乎全部经小肠吸收，再经肾随尿排出，摄入多，排出也多，摄入少，排出也少，而肾小球滤过的钠 99% 被重吸收。正常情况下，钠的排泄与摄入量几乎相等，营养不良患者，机体钠的总量增加。正常情况下，机体大部分钠在细胞外液，其浓度为 140 mmol/L。由于细胞外液约占体重的 20%，所以细胞外液中总的钠含量约 2000 mmol。细胞内液中钠的浓度仅为 5~10 mmol/L，而细胞内液约占体重的 50%，所以细胞内钠含量仅为 175 mmol 左右。成人机体总的钠含量平均为 30 mmol/kg。目前，我们尚无法知道维持细胞外液稳定钠的最低需要量，有学者估计最少需 200 mg/d，美国科学院推荐的正常情况下每日饮食中钠的安全、足够的摄入量为 500~3000 mg。临床上各种疾病状态下，机体钠的需要量变化较大，需要个体化，应根据病史、血清钠水平、24 小时尿钠排泄量和其他引流液中钠的丢失量而定，如有额外丧失，应及时补充。肠外营养时钠的确切补充量差异也很大，一般情况下标准推荐量为 1~2 mmol/(kg·d)。

2. 钾　钾是机体重要的矿物质之一，体内钾总含量的 98% 存在于细胞内，是细胞内最主要的电解质，参与糖、蛋白质和能量代谢，维持细胞内外液的渗透压和酸碱平衡，是多种重要生物酶系的组成部分，维持神经肌肉的兴奋性和心肌功能。细胞内钾主要存在于骨骼肌细胞内，少部分存在肝脏、骨骼、皮肤及红细胞中。细胞外液中的钾含量仅是总量的 2%，但却十分重要。正常血钾浓度为 3.5~5.5 mmol/L。钾有许多重要的生理功能：参与、维持细胞的正常代谢，维持细胞内液的渗透压和酸碱平衡，维持神经肌肉组织的兴奋性，以及维持心肌正常功能等。

钾存在各类食物中，尤其是奶类、肉类、水果及马铃薯中。正常情况下食物中钾约 90% 通过消化道吸收，机体可通过肾脏或肾外机制保留食物中摄入的钾，过量的钾通过尿液排泄。临床上创伤、感染等应激状态下，机体瘦体重大量消耗，钾从细胞内释出并随尿中排出。据估计，每消耗 100 g 瘦组织，约释出 9~10 mmol 钾。当机体进入合成代谢阶段，细胞内对钾的需要量增加，一般认为，每增加 100 g 瘦体重，需 35~55 mmol 钾。此时，如未补充适量的钾，可引起低钾血症。此外，在蛋白质-能量营养不良患者，机体总体钾明显下降。

正常情况下，不同个体对钾的需要量范围较大，一般膳食足以满足生理需要。肠外营养时，成人钾的推荐量为 1~2 mmol/(kg·d)。值得注意的是，临床上除按生理需要量及额外丢失补充钾外，还需考虑机体的代谢状态、酸碱平衡等各项内在因素。肠外营养时钾的需要量因葡萄糖的输入而增加，每克氮积累需 3 毫当量的钾。细胞外液的钾一般需 15 小时左右产能才能与细胞内液达到平衡。因此，临床上一次测定的血清钾不能准确反映当时体内钾的含量，而在缺钾的治疗过程中，也很难在短时间内达到平衡。

3. 镁　机体约半数的镁存在于骨骼内，其余几乎都在细胞内，细胞外液中仅有 1%。正常血镁浓度为 0.70~1.10 mmol/L。

镁的主要作用是能激活 ATP 酶和其他多种酶的金属辅酶，参与多达 300 多种重要的代谢反应，对于维持各种生物膜的稳定性和细胞内电解质稳定起着重要作用。镁参与骨骼和牙齿的合成，是细胞能量代谢、DNA 复制和转录、mRNA 转录、维持细胞膜的稳定、心肌功能及钙离子通道活性所必需的元素。此外，镁对神经活动的控制、神经肌肉兴奋性的传递、肌肉收缩及心脏激动性等方面均有重要作用。

镁是细胞内仅次于钾的阳离子。食物中的镁主要在空肠、回肠吸收，可通过被动扩散和主动转运 2 种机制吸收，其吸收量与摄入量有关。镁主要由尿中排出，体内镁的水平主要由肾调控。正常情况下，摄入的食物中含有丰富的镁，一般不会发生镁缺乏。胃肠功能紊乱、长期慢性腹泻、厌食、呕吐，消化液大量丢失时，可导致低镁血症。此外，长期静脉输液未补充镁制剂者，蛋白质-能量营养不良患者等常有镁缺乏。

镁缺乏临床表现有肌肉震颤、手足搐搦及面部叩击征（Chvostek 征）阳性等。血清镁浓度与机体镁缺乏不一定相平行，即镁缺乏时血清镁浓度不一定降低，因此凡有诱因、且有症状者，就应疑有镁缺乏。治疗上，可按 0.25 mmol/（kg·d）的剂量静脉补充镁盐（氯化镁或硫酸镁），60 kg体重者可补25%硫酸镁 15 ml。重症者可按 1 mmol/（kg·d）补充镁盐。完全纠正镁缺乏需较长时间，因此，在解除症状后仍应继续每天补25%硫酸镁 5~10 ml，持续 1~3 周。

体内镁过多主要发生在肾功能不全时，偶可见于应用硫酸镁治疗子痫的过程中。烧伤早期、广泛性外伤或外科应激反应、严重细胞外液量不足和严重酸中毒等也可引起血清镁增高。临床表现有乏力、疲倦、腱反射消失和血压下降等。血镁浓度明显增高时可发生心脏传导障碍，心电图改变与高钾血症相似，可显示 PR 间期延长，QRS 波增宽和 T 波增高。晚期可出现呼吸抑制、嗜睡和昏迷，甚至心搏骤停。

治疗上应经静脉缓慢输注 10% 葡萄糖酸钙（或氯化钙）溶液 10~20 ml 以对抗镁对心脏和肌肉的抑制。同时积极纠正酸中毒和缺水。若疗效不佳，则可能采取透析治疗。

4. 钙 机体内钙的绝大部分（99%）储存于骨骼中，细胞外液钙仅是总钙量的 0.1%。血钙浓度为 2.25~2.75 mmol/L，相当恒定。其中的 45% 为离子化钙，它有维持神经肌肉稳定性的作用。钙的主要生理功能是形成和维持骨骼、牙齿的结构，维持细胞的正常生理功能，参与凝血过程。

钙的主要来源是奶类和各种乳制品，在蔬菜中因为其与草酸盐或磷酸盐结合而含量少。钙的吸收主要在十二指肠和空肠上段，其吸收是主动耗能过程。此外，钙的吸收受消化道内容物的影响，胃酸使之离子化成为可吸收的盐酸盐，胆酸、氨基酸、糖及维生素 D 有利于其吸收。相反，肠道内高浓度的磷酸盐、脂肪酸、草酸盐则可阻止其吸收。钙主要经消化道排出，占钙排出量的80%，另20%从肾排出，而经肾排出的钙绝大部分在肾小管重吸收，仅约1%随尿排出。

低钙血症可发生在急性重症胰腺炎、坏死性筋膜炎、肾衰竭、消化道瘘和甲状旁腺功能受损的患者。临床表现与血清钙浓度降低后神经肌肉兴奋性增强有关，有口周和指（趾）尖麻木及针刺感、手足抽搐、腱反射亢进，以及 Chvostek 征阳性。血钙浓度低于 2 mmol/L 有诊断价值。低钙血症应纠治原发疾病。为缓解症状，可用 10% 葡萄糖酸钙 10~20 ml 或 5% 氯化钙 10 ml 静脉注射，必要时 8~12 小时后再重复注射。长期治疗的患者，可逐渐以口服钙剂及维生素 D 替代。

钙缺乏也是常见的营养性疾病，小儿缺钙时常伴随蛋白质和维生素 D 缺乏，可引起生长迟缓，新骨结构异常，骨钙化不良，骨骼变形，发生佝偻病，牙齿发育不良。成人缺钙时，骨骼逐渐脱钙，可发生骨质软化，骨质疏松。

高钙血症多见于甲状旁腺功能亢进，如甲状旁腺增生或腺瘤形成者。其次是骨转移性癌，特别是在接受雌激素治疗的骨转移性乳癌。早期无特异性症状，当血钙浓度进一步增高时可出现严重头、背和四肢疼痛等。在甲状旁腺功能亢进的病程后期，可致全身性骨质脱钙，发生多发性病理性骨折。甲状旁腺功能亢进者应接受手术治疗，切除腺瘤或增生的腺组织之后，可彻底治愈。对骨转移性癌患者，可给予低钙饮食，补充水分以利于钙的排泄。静脉注射硫酸钠可能使钙经尿排出增加，但其作用不显著。

5. 磷 磷是人体含量较多的元素之一，是机体所有细胞中的核酸组成成分，细胞膜的必需构成物质，也是物质代谢反应及骨骼体液构成等不可少的成分。奶类、肉类及谷类食物中富含磷，食物中的磷70%~90%被吸收。因此，低磷血症罕见。磷主要在小肠中段通过载体转运主动吸收浓度扩散被动吸收。磷除了与钙形成骨骼之外，还以有机磷化合物的形式广泛分布于体内，它是磷脂、磷蛋白、葡萄糖中间代谢产物和核酸的组成部分，并参与氧化磷酸化过程，形成 ATP。磷是细胞内主要阴离子，它是缓冲系统一部分，参与 ATP 能量储存、细胞膜组成、红细胞 2,3-磷酸葡糖转移酶的氧转运系统。机体约85%的磷存在于骨骼中，细胞外液中含磷量仅2 g。正常血清无机磷浓度为 0.96~1.62 mmol/L。

营养不良时，甲状旁腺功能亢进症，严重烧伤或感染，大量葡萄糖及胰岛素输入使磷进入细胞内，以及长期肠外营养未补充磷制剂者，可出现低磷血症。此时血清无机磷浓度<0.96 mmol/L。低磷血症的发生率并不低，往往因无特异性的临床表现而常被忽略。低磷血症可出现神经肌肉症状，如头晕、厌食、肌无力等。重症者可有抽搐、精神错乱、昏迷，甚至可因呼吸肌无力而危及生命。

为了防止低磷血症的发生，采取预防措施很重要。长期静脉输液者应在溶液中常规添加磷10 mmol/d，可补充10%甘油磷酸钠10 ml。对甲状旁腺功能亢进者，针对病因的手术治疗可使低磷血症得到纠正。

高磷血症临床上很少见，可发生在急性肾衰竭、甲状旁腺功能减退等。此时血清无机磷浓度>1.62 mmol/L。由于高磷血症常继发低钙血症，患者出现低钙的一系列临床表现。还可因异位钙化而出现肾功能受损的表现。治疗方面，除对原发病作防治外，可针对低钙血症进行治疗。急性肾衰竭伴明显高磷血症者，必要时可做透析治疗。

五、维生素代谢

维生素是维持机体正常代谢所必需的营养素，由于它们不能在体内合成或合成的量不足以满足机体的需要，因此必须要有外源性补充。维生素的每日需要量很少，它们既不是构成机体组织的重要原料，也不是体内供能物质。但是，在调节体内物质代谢、促进生长发育和维持机体生理功能方面却发挥着重要作用。如果长期缺乏某种维生素，就会导致维生素缺乏症。

（一）水溶性维生素

水溶性维生素包括维生素 B 族（维生素 B_1、维生素 B_2、维生素 PP、维生素 B_6、维生素 B_{12}、生物素、泛酸和叶酸）和维生素 C。大多数水溶性维生素是辅酶的组成成分，在物质代谢过程中起着十分重要的作用。由于水溶性维生素在体内储存很少，供给不足时易导致缺乏症。

1. 维生素 B_1　维生素 B_1（vitamin B_1）是由含硫的噻唑环及含氨基的嘧啶环所组成，又称为硫胺素（thiamine），主要在肝及脑组织中经硫胺素焦磷酸激酶的作用生成活性形式焦磷酸硫胺素（thiamine pyrophosphate，TPP）。TPP 是 α-酮酸脱羧酶的辅酶，参与线粒体内丙酮酸、α-酮戊二酸和支链氨基酸的氧化脱羧反应，可影响机体的蛋白质代谢。此外，维生素 B_1 对神经生理具有特殊作用，并参与色氨酸转化为烟酸和烟酰胺的过程。维生素 B_1 催化乙酰胆碱的水解而抑制胆碱酯酶的活性，因此具有维持正常的消化腺分泌和胃肠道蠕动的功能。成人维生素 B_1 缺乏有 2 个临床症状：①湿脚气病：表现为心脏肥大和扩张、心动过速、呼吸窘迫及下肢水肿。②干脚气病：表现为多发性神经炎、腱反射亢进、四肢感觉障碍。此外，还可导致眼球震颤、眼肌麻痹、共济失调、精神病等。

2. 维生素 B_2　维生素 B_2（vitamin B_2）是核醇与 6，7 二甲基异咯嗪的缩合物，呈黄色，又称为核黄素（riboflavin）。维生素 B_2 在小肠黏膜黄素激酶的作用下转变成黄素单核苷酸（flavin mononucleotide，FMN），后者在焦磷酸化酶的催化下生成黄素腺嘌呤二核苷酸（flavin adenine dinucleotide，FAD），FMN 和 FAD 是维生素 B_2 的活性形式。核黄素的异咯嗪环上的第 1 和第 10 位氮原子与活泼的双键相连，可接受 2 个氢原子而成还原型，随后又释放 2 个氢原子成氧化型。FMN 和 FAD 是体内氧化还原酶的辅酶，起递氢体的作用，参与氧化呼吸链、脂酸和氨基酸的氧化和三羧酸循环。因此，核黄素的生理功能主要是以黄素辅酶参与体内多种物质的氧化还原反应，是担负转移电子和氢的载体，也是组成线粒体呼吸链的重要成员。维生素 B_2 缺乏症的表现是咽喉痛、口角炎、舌炎和脂溢性皮炎，也可引起骨髓发育不全和贫血。

3. 维生素 PP　维生素 PP（vitamin pp）包括烟酸（尼克酸，nicotinic acid）和烟酰胺（尼克酰胺，nicotinamide），它们都是吡啶衍生物。烟酸在体内可转变为烟酰胺，后者是辅酶 Ⅰ（烟酰胺腺嘌呤二核苷酸，NAD）和辅酶 Ⅱ（烟酰胺腺嘌呤二核苷酸磷酸，NADP）的组成成分。NAD 和 NADP 是维生素 PP 的活性形式。NAD 和 NADP 是多种不需氧脱氢酶的辅酶。维生素 PP 是脂肪酸代谢所需的乙酰转移酶的组成部分，是辅酶转变成乙酰辅酶 A 的组成部分，因而在糖类、蛋白质、脂肪代谢中起重要作用。维生素 PP 缺乏主要是由于摄入代谢拮抗物质所致。症状有头痛、失眠、疲劳、肌肉痉挛、易激动、共济失调、肢体麻木等。

4. 维生素 B_6　维生素 B_6（vitamin B_6）包括吡哆醇（pyridoxine）、吡哆醛（pyridoxal）和吡哆胺（pyridoxamine），其化学结构多是吡啶衍生物，活性形式是磷酸吡哆醛和磷酸吡哆胺，两者可相互转变。

磷酸吡哆醛和磷酸吡哆胺是转氨酶的辅酶，起着传递氨基的作用。磷酸吡哆醛是某些氨基酸脱羧酶和半胱氨酸脱硫酶的辅酶，参与氨基酸脱氨基作用、鸟氨酸循环、血红素的合成和糖原分解等。另外，磷酸吡哆醛可以将类固醇激素-受体复合物从 DNA 中移去而终止这些激素的作用。

临床上维生素 B_6 的明显缺乏较罕见，在摄入严重不足或吸收不良、慢性肝病、酒精中毒或尿毒症时可出现维生素 B_6 缺乏症，临床表现包括易激动、抑郁、脂溢性皮炎、舌炎、口角炎等。

5. 维生素 B_{12}　维生素 B_{12}（Vitamin B_{12}）因含钴（Co），又称为钴胺素（cobalamin），是唯一含有金属元素的维生素。维生素 B_{12} 的化学结构十分复杂，分子中除含钴外，还含有 3-磷酸腺苷、氨基丙醇和类似卟啉环的分子。维生素 B_{12} 在体内存在的形式有氰钴胺素、羟钴胺素、甲钴胺素和 5'-脱氧腺苷钴胺素。后两者是维生素 B_{12} 的活性形式。体内 5'-脱氧腺苷钴胺素以辅酶的形式参与转甲基的反应，又称辅酶 B_{12}。维生素 B_{12} 参与一碳单位的代谢，它与四氢叶酸的作用是相互联系的，与多种化合物的甲基化有关。

维生素 B_{12} 和叶酸一样参与 DNA 的合成，因而影响叶酸的代谢。糖类、蛋白质及脂肪代谢过程中都有维生素 B_{12} 的参与。维生素 B_{12} 缺乏罕见，几乎只发生于素食者中。另外，胃切除及远程回肠切除术后患者，由于缺乏内因子，可造成维生素 B_{12} 缺乏。维生素 B_{12} 缺乏症表现为巨幼红细胞性贫血、舌炎、白细胞和血小板减少，感觉异常、肌无力、易激动、抑郁和腱反射消失等神经系统症状。

6. 泛酸　泛酸（pantothenic acid）是由 β-丙氨酸通过肽键与 α，γ-二羟 β，β-二甲基丁酸缩合而成的一种化合物，因广泛存在自然界而得名。泛酸在肠道被吸收后，经磷酸化并与半胱氨酸反应生成 4-磷酸泛酰巯基乙胺，后者是辅酶 A（coenzyme A，CoA）和酰基载体蛋白（acyl carrier protein，ACP）的组成成分，在许多生物氧化还原反应中起电子受体或氢供体的作用。CoA 和 ACP 是泛酸在体内的活性形式，构成酰基转移酶的辅酶，广泛参与粪、脂质、蛋白质代谢和肝的生物转化作用。食物中摄入不足或色氨酸转化成泛酸障碍等均可导致泛酸缺乏。临床表现为暴露部位皮炎、衰弱、失眠、表情淡漠、幻觉、定向障碍和精神障碍等。

7. 生物素　生物素（biotin）最初是从蛋黄中分离的一种结晶，能促进酵母生成而被称为生物素。生物素是构成羧化酶如丙酮酸羧化酶、乙酰辅酶 A 羧化酶等的辅酶，参与体内 CO_2 的固定和羧化过程。生物素对细胞生长、葡萄糖体内稳定、DNA 合成和脱唾液酸糖蛋白受体的表达起着重要作用。此外，生物素还是碳链延长的羟化反应的辅基，参与脂肪酸和氨基酸的代谢。此外，已发现人类基因组中含有 2000 多个依赖生物素的基因。生物素参与细胞信号转导和基因表达，可使组蛋白生物素化，从而影响细胞周期、基因转录和 DNA 损伤的修复等。

生物素缺乏常见于长期摄入生的卵蛋白、短肠综合征和其他肠衰竭在接受未补充生物素的全肠外营养的患者。临床表现为口腔周围炎、结膜炎、脱发、皮炎及共济失调等。

8. 叶酸　叶酸（folic acid）因绿叶中含量丰富而得名，是由 2-氨基-4-羟基-6-甲基蝶啶与对氨基苯甲酸及 L-谷氨酸结合而成，又称蝶酰谷氨酸。在小肠黏膜上皮细胞二氢叶酸还原酶的作用下，生成 6，7，8-四氢叶酸（tetrahydrofolic acid，FH_4），是叶酸的活性形式。FH_4 是一碳单位转移酶的辅酶，是一碳单位的载体，参与嘌呤、嘧啶的代谢。正常情况下，人体肠道细菌利用对氨基苯甲酸合成叶酸，一般不易发生缺乏症。但吸收不良、典型代谢失常或组织需要量过多和长期使用肠道抑菌药物时，可导致叶酸缺乏症。叶酸缺乏时，嘌呤、嘧啶合成受阻，DNA 合成受到抑制，骨髓幼红细胞 DNA 合成减少，细胞分裂速度降低，细胞体积变大，引起巨幼细胞性贫血。

叶酸结构类似物常用作抗肿瘤药物，如甲氨蝶呤（MTX）是二氢叶酸还原酶的有效竞争性抑制剂，减少四氢叶酸的合成而抑制胸腺嘧啶核苷酸的合成，起到抗癌作用。

9. 维生素 C　维生素 C（vitamin C）又称抗坏血酸（ascorbic acid），是一种多不饱和的多羟基化合物，以内酯形式存在。维生素 C 是一种强还原剂，在 2 位和 3 位碳原子之间烯醇羟基的氢可游离成 H^+，故具有酸性。维生素 C 氧化脱氢生成脱氢抗坏血酸，后者又可接受氢再还原成抗坏血酸。

维生素 C 是一些是化酶的辅酶，维持着体内含铜羟化酶和 α-酮戊二酸-铁羟化酶活性，在苯丙氨酸代谢、胆汁酸合成、肉碱合成等过程中起着十分重要的作用。维生素 C 还可影响含铁羟化酶参与的蛋白质翻译后的修饰作用，与胶原脯氨酸、赖氨酸的羟化相关。

维生素 C 作为抗氧化剂可直接参与体内氧化还原反应，具有保护巯基的作用，可使巯基酶的巯基保持在还原状态。维生素 C 在谷胱甘肽还原酶的作用下，将氧化型谷胱甘肽还原成还原型谷胱甘肽，还原型谷胱甘肽能清除细胞膜的脂质过氧化物，起到保护细胞膜的作用。

维生素 C 的抗氧化作用与血红蛋白、铁离子处于还原状态密切相关。另外，还影响细胞内活性氧敏感的信号转导系统，从而调节基因表达和细胞功能，促进细胞分化。

当维生素 C 缺乏时，作为骨、毛细血管和结缔组织的重要构成成分的胶原蛋白和黏多糖合成降低，导致微血管壁通透性和脆性增加，血管易破裂出血，出现创口且创口愈合延迟，骨骼和牙齿易折断或脱落，以及皮下、黏膜、肌肉出血等维生素 C 缺乏症的症状。

（二）脂溶性维生素

脂溶性维生素（1ipid-soluble vitamin）包括维生素 A、维生素 D、维生素 E 和维生素 K，是疏水性化合物。在食物中，常与脂质共同存在，并随脂类物质吸收，在血液中与脂蛋白或特异的结合蛋白相结合而运输，主要储存于肝。脂质吸收障碍或食物中长期缺乏可引起相应的缺乏症，某些脂溶性维生素摄入过多可发生中毒。脂溶性维生素除直接参与特异的代谢过程外，多半还与细胞内核受体结合而影响特定的基因表达。

1. 维生素 A　维生素 A（vitamin A）的化学本质是一个具有脂环的不饱和单元醇，由 β-白芷酮环和二分子异戊二烯构成的多烯化合物。由于维生素 A 的侧链含有 4 个双键，形成了顺、反异构体。天然维生素 A 有 A1（视黄醇，retinol）和 A2（3-脱氧视黄醛）2 种，前者主要存在于哺乳动物和海鱼的肝中，后者存在于淡水鱼肝中。植物无维生素 A，但含有维生素 A 原（provitamin A），其中以 β 胡萝卜素（β-carotene）最为重要。

维生素 A 的活性形式是视黄醇、视黄醛（retinal）和视黄酸（retinoic acid）。视黄醛在视网膜杆状细胞中与视蛋白结合发挥其视觉功能，并通过视循环进行转变。当维生素 A 缺乏时，视循环中 11-顺视黄醛补充不足，视紫红质合成减少，对弱光敏感度降低，暗适应视觉延长，严重时可发生夜盲症。

维生素 A 的另一重要作用是调控细胞的生长与分化。全反式视黄醛和 9-顺视黄醛结合细胞内核受体，与 DNA 反应元件结合，调节某些基因的表达，对维持上皮组织的正常形态与生长具有十分重要的作用。

维生素 A 和胡萝卜素还具有抗氧化作用。在氧分压较低的条件下，能直接清除自由基，有助于控制细胞膜和富含脂质组织的脂质过氧化。

摄入减少、吸收不良、肝脏疾病、肾病综合征时尿中排泄增加等均可导致维生素 A 缺乏。当维生素 A 缺乏时，上皮细胞生长停滞，发育不良。上皮组织细胞干燥、增生、角化过度，其中以眼、呼吸道、消化道、泌尿生殖器的上皮黏膜尤为显著。当眼结膜黏液分泌细胞不健全和角化时，眼泪分泌减少或停止引起角膜、结膜干燥、发炎，出现眼干燥症。

当维生素 A 摄入过多，超过视黄醛结合蛋白的结合能力，游离的维生素 A 可造成组织损伤，出现维生素 A 的中毒症状。

2. 维生素 K　维生素 K（vitamin K）的基本结构为甲萘醌。维生素 K_1 存在于植物中，维生素 K_2 由肠道菌群合成，在小肠被吸收，随乳糜微粒而代谢。人工合成的为维生素 K_3。体内维生素 K 的储存量有限，脂质吸收障碍可引发脂溶性维生素缺乏症，首先是维生素 K 缺乏症。

肝细胞合成的凝血因子（thrombin）Ⅱ、Ⅶ、Ⅸ、Ⅹ 和抗凝血因子蛋白 C、蛋白 S 无活性前体在 γ-羧化酶的作用下进行羧化，生成 γ-谷氨酸残基才具有整合钙、促进凝血的生物学活性。维生素 K 是许多 γ-谷氨酸羧化酶的辅酶，参与上述凝血因子的活化过程，因此具有促进凝血的作用。

人类一般不易发生维生素 K 缺乏，但脂质吸收障碍、长期应用抗生素时可导致肠道细菌破坏，引起维生素 K 缺乏，临床主要症状为出血倾向，皮肤瘀点、瘀斑。严重时可出现血尿和胃肠道出血。肝脏疾病时由于维生素 K 合成障碍而出现维生素 K 缺乏症状。

3. 维生素 E　维生素 E（vitamin E）的化学本质是 6-羟基苯并二氢吡喃的异戊二烯衍生物，主要为生育酚（tocopherol），环上 C 都含有甲基和羟链。由于环上的甲基位置和数目的不同，有 α、β、γ、δ 4 种。自然界以 α-生育酚分布最广、活性最高，主要存在于细胞膜、血浆脂蛋白和脂库中。

维生素 E 的主要生理功能是抗氧化作用，是体内最重要的脂溶性抗氧化剂和自由基清除剂。主要对抗生物膜上过氧化所产生的自由基，保护生物膜的结构与功能，使细胞膜维持正常的流动性。其作用机制是与过氧化脂质自由基形成反应性较低且相对稳定的生育酚自由基，生育酚自由基可在维生素 C 或谷胱甘肽的作用下还原成非自由基产物生育酚。

维生素 E 可调控多种基因的表达，如生育酚代谢相关基因、与动脉粥样硬化发生发展相关基因、细胞黏附与抗炎的相关基因、细胞信号转导和细胞周期调节的相关基因等。因此，维生素 E 具有除抗氧化作用以外的多种功能，如具有抗炎、维持正常免疫功能和抑制细胞增殖的作用，以及预防动脉粥样硬化、抗衰老等作用。

临床上，脂肪吸收不良、严重腹泻、胆道疾病、短肠综合征等均可引起维生素 E 缺乏，儿童的维生素 E 缺乏与溶血性贫血有关。维生素 E 缺乏常表现出神经系统症状，包括：深层腱反射消失、震动和位感受损、平衡和协调改变、眼移动障碍、肌肉软弱和视野障碍。亚临床缺乏表现为红细胞破坏，溶血增加和血小板凝聚增加。

4. 维生素 D　维生素 D（vitamin D）是类固醇的衍生物。天然的维生素 D 有维生素 D_2 和维生素 D_3 2 种。植物中含有麦角固醇，在紫外线的照射下，分子内 B 环断裂转变成维生素 D_2（麦角钙化醇），鱼油、蛋黄和肝富含维生素 D_3（胆钙化固醇），在人体皮肤可由胆固醇脱氢生成 7-脱氢胆固醇，即维生素 D_3 原，在紫外线的照射下异构化为维生素 D_3。

维生素 D 的活性形式是 1,25-二羟维生素 D_3。维生素 D_3 在血浆中与维生素结合蛋白结合而运输。在肝微粒体 25-羟化酶的作用下被羟化为 25-羟维生素 D_3，在肾小管上皮细胞线粒体 1-α-羟化酶的作用下，生成具有生物学活性的 1,25-二羟维生素 D_3。25-羟维生素 D_3 经肾小管上皮细胞 24-羟化酶催化生成无活性的 24,25-二羟维生素 D_3。1,25-二羟维生素 D_3 通过诱导 24-羟化酶和阻遏是化酶的生物合成来控制其自身的生成量。

维生素 D 的主要生理功能是调节钙磷代谢和维持正常血钙水平。1,25-二羟维生素 D_3 在靶细胞内与特异性受体结合，进入细胞核，调节相关基因（如钙结合蛋白、骨钙蛋白等基因）的表达。1,25-二羟维生素 D_3 促进小肠黏膜对钙磷的吸收，增加肾小管对磷的重吸收，影响骨组织的钙代谢，从而维持血钙和血磷的正常水平，可在甲状旁腺素的协同作用下促进新骨和牙的钙化。

当维生素 D 缺乏时，儿童可患佝偻病，成人可患软骨病。当肝、肾有严重疾病时，可影响 1,25-二羟维生素 D_3 的合成，临床上治疗相关疾病时应给予具有生物学活性的 1,25-二羟维生素 D_3。过量服用维生素 D 可引起中毒。主要表现为高钙血症、高钙尿症、高血压和软组织钙化等。

六、微量元素代谢

微量元素含量占人体体重万分之一以下，每日需要量在 100 mg 以下的元素称为微量元素（microelement），绝大多数为金属元素。在体内一般结合成化合物或络合物，广泛分布于各组织中，含量较恒定。微量元素主要来自食物，动物性食物含量较高，种类也较植物性食物多。微量元素通过形成结合蛋白、酶、激素和维生素等在体内发挥多种多样作用。其主要生理作用有 3 个。①参与构成酶活性中心或辅酶：人体内 50% 以上酶的活性部位含有微量元素。有些酶需要微量元素才能发挥最大活性，有些金属离子构成酶的辅基，如细胞色素氧化酶中有 Fe^{2+}，谷胱甘肽过氧化物酶（GPX）含硒。②参与体内物质运输：血红蛋白含 Fe^{2+}，参与氧的送输；碳酸酐酶含锌，参与二氧化碳的送输。③参与激素和维生素的形成：碘是甲状腺素合成的必需成分，钴是维生素 B_{12} 的组成成分等。

（一）铁

铁（ferrum，Fe）是人体含量、需要量最多的微量元素，约占体重的 0.0057%，成年男性平均含铁量为 50 mg/kg 体重，女性为 30 mg/kg 体重。75% 的铁存在于铁卟啉化合物中，25% 存在于非铁卟啉含铁化合物中，主要有含铁的黄素蛋白、铁硫蛋白、铁蛋白和运铁蛋白等。成年男性和绝经后妇女每日需铁约 10 mg，生育期妇女每日需铁约 15 mg，儿童在生长发育期、妇女在哺乳期对铁的需要量增加。

铁的吸收部位主要在十二指肠及空肠上段。无机铁仅以 Fe^{2+} 形式被吸收，而 Fe^{3+} 难以吸收。络合物中的铁的吸收大于无机铁，凡能将 Fe^{3+} 还原为 Fe^{2+} 的物质如维生素 C、谷胱甘肽、半胱氨酸等，以及能与铁离子络合的物质如氨基酸、柠檬酸、苹果酸等均有利于铁的吸收。

吸收的 Fe^{2+} 在小肠黏膜细胞中被氧化为 Fe^{3+}，进入血被与运铁蛋白结合而运输，运铁蛋白是运输铁的主要形式。当细胞内铁浓度较高时诱导细胞生成脱铁蛋白，并与其结合成铁蛋白而储存。铁也与血黄素结合成含铁血黄素。铁蛋白和含铁血黄素是铁的储存形式，主要储存于肝、脾、骨髓、小肠黏膜等器官。铁主要通过粪便排出体外，或者随肠黏膜细胞的脱落而排出。生殖期女性由月经失血可排出铁，而尿、汗、消化液、胆汁中几乎不含铁。

铁的生理功能主要是含血红素的化合物，27% 的铁组成血红蛋白，3% 的铁组成肌红蛋白，血红蛋白用于输送氧，肌红蛋白用于肌肉储氧。铁也是细胞色素系统、铁硫蛋白、过氧化物酶及过氧化氢酶等多种含铁蛋白和酶的重要组成部分，在气体运输、生物氧化和酶促反应中均发挥重要作用。当急性大量出血、慢性小量出血、儿童生长期、女性妊娠期和哺乳期得不到铁的额外补充等情况下均可引起体内缺铁。由于铁的缺乏，血红蛋白合成受阻，导致小细胞低血色素性贫血，即缺铁性贫血。

铁摄入过多或误服大量铁剂，可发生铁中毒。体内铁沉积过多可引起肺、肝、肾、心等处的含铁血黄素沉着而出现血色素沉着症，并可导致栓塞性病变和纤维变性，出现肝硬化、肝癌、糖尿病、心肌病、皮肤色素沉着、内分泌紊乱、关节炎等。

（二）锌

人体内锌（zincum, Zn）含量为 2～3 g，遍布于全身许多组织中。成人每日锌的需要量为 15～200 mg。锌主要在小肠中吸收。肠腔内有与锌特异结合的因子，能促进锌的吸收。肠黏膜细胞中的锌结合蛋白能与锌结合并将其转动到基底膜一侧，锌在血中与白蛋白结合而送输。血锌浓度约为 0.1～0.15 mmol/L。锌与金属硫蛋白结合是锌在体内储存的主要形式。锌主要随胰液、胆汁排泄进入肠腔，随粪便排出，部分锌可随尿及汗排出。

锌是 80 多种酶的组成成分或激动剂，如 DNA 聚合酶、碱性磷酸酶、碳酸酐酶、乳酸脱氢酶、谷氨酸脱氢酶、超氧化物歧化酶等，参与体内多种物质的代谢，在免疫调节、抗氧化、抗细胞凋亡和抗炎中起着十分重要的作用。锌还参与胰岛素合成。因此，缺锌会导致多种代谢障碍，如儿童缺锌可引起生长发育迟缓、生殖器发育受损、伤口愈合迟缓等。另外，缺锌还可导致皮肤干燥、味觉减退、神经精神障碍等。

（三）铜

成人体内铜（cuprum, Cu）含量为 50～100 mg，在肝、肾、心、毛发及脑中含量较高。人体每日铜的需要量为 1～3 mg。食物中铜主要在十二指肠吸收，吸收后送至肝，在肝中参与铜蓝蛋白的组成。肝是调节体内铜代谢的主要器官，铜可经胆汁排出，极少部分随尿排出。

体内铜作为辅基参与多种酶的构成，如细胞色素 C 氧化酶、酪氨酸酶、赖氨酸氧化酶、多巴胺 β 羟化酶、单胺氧化酶、超氧化物歧化酶等。铜蓝蛋白可催化 Fe^{2+} 氧化为 Fe^{3+}，有利于铁的运输。因此，铜的缺乏会导致结缔组织中胶原交联障碍，以及小细胞低色素性贫血、白细胞减少、动脉壁弹性减弱及神经系统症状等。体内铜代谢异常的遗传病目前除肝豆状核变性（Wilson 病）外，还发现有门克斯病（Menke 病），表现为铜的吸收障碍导致肝、脑中铜含量降低，组织中含铜酶活力下降，从而导致机体代谢紊乱。

（四）碘

正常成人体内碘（iodine. I）含量为 25～50 mg，大部分集中于甲状腺中。成人每日碘的需要量为 0.15 mg。碘主要由食物中摄取，碘的吸收快而且完全，吸收率可高达 100%。吸收入血的碘与蛋白结合而送输，主要浓集于甲状腺被利用。体内碘主要由肾排泄，约 90% 随尿排出，约 10% 随粪便排出。

碘主要参与合成甲状腺素（三碘甲腺原氨酸，T_3）和四碘甲腺原氨酸（T_4）。甲状腺素在调节代谢及生长发育中均有重要作用。成人缺碘可引起甲状腺肿大，称甲状腺肿。胎儿及新生儿缺碘可引起呆小症、智力迟钝、体力不佳等严重发育不良。常用的预防方法是食用含碘盐或碘化食油等。若摄入碘过多，则可导致甲状腺功能亢进及一些碘中毒症状。

（五）硒

硒（selenium，Se）在体内的含量为 14～21 mg，广泛分布于除脂肪组织以外的所有组织中。主要以含硒蛋白质形式存在。人体每日硒的需要量为 50～200 μg。

硒是谷胱甘肽过氧化物酶及磷脂过氧化氢谷胱甘肽氧化酶的组成成分，该酶在人体内起抗氧化作用，能催化谷胱甘肽与胞液中的过氧化物反应，防止过氧化物对机体的损伤，缺硒所致肝坏死可能是过氧化物代谢受损的结果。磷脂过氧化氢谷胱甘肽氧化酶存在于肝和心肌细胞线粒体内膜间隙中，作用是抗氧化、维持线粒体的完整、避免脂质过氧化物的伤害。

近年来研究发现硒与多种疾病的发生有关。如克山病、心肌炎、扩张型心肌病、大骨节病及碘缺乏病均与缺硒有关。硒还具有抗癌作用，是肝癌、乳腺癌、皮肤癌、结肠癌、鼻咽癌及肺癌等的抑制剂。硒还具有促进人体细胞内新陈代谢、核酸合成和抗体形成、抗血栓及抗衰老等多方面作用。但硒过多也会对人体产生毒性作用，如脱发、指甲脱落、周围性神经炎、生长迟缓及生育力降低等。

（六）铬

铬（chromium，Cr）在成人中总含量为 6 mg 左右，每日需要量为 30～40 μg。铬是铬调素的组成部分。铬调素通过促进胰岛素与细胞受体的结合，增加胰岛素的生物学效应，对调节体内糖代谢、维持体内正常的葡萄糖耐量起重要作用。缺铬主要表现为葡萄糖耐量受损，并可能伴有高血糖、尿糖。缺铬导致脂质代谢失调，易诱发冠状动脉硬化，导致心血管疾病。

细胞内的铬 50% 存在于细胞核内，23% 存在于胞质，其余部分均分布在线粒体和微粒体中，这表明铬在核酸代谢中起重要作用。铬是核酸类（DNA 和 RNA）的稳定剂，可防止细胞内某些基因的突变并预防癌症。

（七）锰

成人体内锰（manganese，Mn）含量为 10～20 mg，主要储存于肝和肾中。在细胞内则主要集中于线粒体中。每日锰的需要量为 3～5 mg。锰在肠道中吸收与铁吸收机制类似，吸收率较低。吸收后与血浆 β_1-球蛋白、运组蛋白结合而送输。主要由胆汁和尿中排出。

锰参与一些酶的构成，如线粒体中丙酮酸羧化酶、精氨酸酶等。不仅参加糖类和脂质代谢，而且在蛋白质、DNA 和 RNA 合成中起作用。锰在自然界分布广泛，以茶叶中含量最丰富。锰的缺乏临床上较少见。锰若吸收过多可出现中毒症状，主要由于生产及生活中防护不善，以粉尘形式进入人体所致。锰是一种原浆毒，可引起慢性神经系统中毒，表现为锥体外系的功能障碍。并可引起眼球集合能力减弱、眼球震颤、睑裂扩大等。

（八）钴

钴（cobalt，Co）的作用主要以维生素 B_{12} 和维生素 B_{12} 辅酶形式储存于肝发挥其生物学作用。人体对钴的最小需要量为 1 μg，来自食物中的钴必须在肠内经细菌合成维生素 B_{12} 后才能被吸收利用。钴缺乏常表现为维生素 B_{12} 缺乏的一系列症状。钴可激活很多酶，如能增加人体唾液中淀粉酶的活性，能增加胰淀粉酶和脂肪酶的活性。钴参与造血，在胚胎时期就参与造血过程，可以治疗多种贫血症，最常见的是恶性贫血，但单纯补钴贫血不能得到纠正，必须增加肠道对维生素 B_{12} 的吸收才能有效。钴主要从尿中排泄，且排泄能力强，很少出现钴蓄积过多的现象。

（九）氟

氟（fl. uorin，F）在人体内含量为 2~3 g，其中 90% 积存于骨及牙中。每日氟的需要量为 0.5~1.0 mg。氟主要经胃肠道和呼吸道吸收，氟易吸收且吸收速度较迅速，吸收后与球蛋白结合而运输，少量以氟化物形式运输。氟主要经尿和粪便排泄、体内氟约 80% 随尿排出。

氟能与磷灰石吸附，取代其羟基形成氟磷灰石，能加强对龋齿的抵抗作用。此外，氟还可直接刺激细胞膜中 G 蛋白，激活腺苷酸环化酶或磷脂酶 C，启动细胞内 cAMP 或磷脂酰肌醇信号系统，引起广泛生物效应。氟过多亦可对机体产生损伤，如长期饮用高氟（>2 mg/L）水，牙釉质受损出现斑纹、牙变脆易断。

参考文献（略）

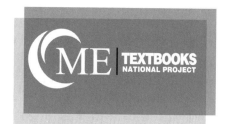

水与电解质紊乱的营养支持治疗

康维明
中国医学院科学院北京协和医院

第 **18** 章

一、概　　述

PN 临床应用 50 年以来，已使无数患者受益。随着时间的推移，已发现不适宜的 PN 可能出现各种并发症，其中代谢并发症为常见的并发症之一。代谢并发症可分为短期并发症和长期并发症。短期并发症包括液体、电解质及葡萄糖紊乱。可在患者治疗期间任何时间发生。

体液的主要成分是水和电解质，体液量与性别、年龄及胖瘦有关。肌肉组织含水量较多（75%~80%），脂肪细胞则含水量极为贫乏。男性的体脂含量少于女性，成年男性体液量约为体重的 60%，成年女性体液量约占体重的 50%。两者均有 ±15% 的变化幅度。60 岁以后，男性、女性的体液量均减少，分别降至约 54% 及 46%。

体液可分为细胞内液和细胞外液，男性细胞内液约占体重的 40%，绝大部分存在于骨骼肌中；女性的细胞内液约占体重的 35%。男性、女性的细胞外液均占体重 20%，细胞外液又分为血浆和组织间液两部分，血浆量约占体重的 5%，组织间液量约占体重的 15%。另有一小部分组织间液具有缓慢交换和取得平衡的能力，它们具有各自功能，但在维持体液平衡方面的作用甚小，故可称其为无功能性细胞外液。结缔组织液和"透细胞液"，例如脑脊液、关节液和消化液等，都属于无功能性细胞外液。无功能性细胞外液占体重的 1%~2%，占组织间液的 10% 左右。某些体液虽属无功能性细胞外液，但其变化仍会导致机体水、电解质和酸碱平衡的明显失调。最典型的就是胃肠道消化液，其大量丢失可造成体液量及其成分明显的变化，这种病理变化在外科很常见。

细胞外液和细胞内液中所含的离子成分有很大不同。细胞外液中最主要的阳离子是 Na^+，主要的阴离子是 Cl^-、HCO_3^- 和蛋白质。细胞内液中的主要阳离子是 K^+ 和 Mg^{2+}，主要的阴离子是 HPO_4^{2-} 和蛋白质。细胞外液和细胞内液的渗透压相等，正常血浆渗透压为 290~310 mOsm/L。保持渗透压的稳定，是维持细胞内、外液平衡的基本保证。

体液及渗透压平衡是由神经-内分泌系统调节。体液的正常渗透压通过下丘脑-神经垂体-抗利尿激素系统来恢复和维持，血容量的恢复和维持则是通过肾素-醛固酮系统。两个系统共同作用于肾脏，调节水及钠等电解质的吸收及排泄，从而达到维持体液平衡、保持内环境稳定的目的。

体内丧失水分时，细胞外液渗透压增高，可刺激下丘脑-垂体-抗利尿激素系统，产生口渴反应，使机体主动增加饮水。抗利尿激素的分泌增加使远曲小管和集合管上皮细胞对水分的再吸收加强，尿量减少，水分被保留在体内，使已升高的细胞外液渗透压降至正常。反之，体内水分增多时，细胞外液渗透压降低，口渴反应被抑制，因抗利尿激素分泌减少，使远曲小管和集合管上皮细胞对水分的再吸收减少，排出体内多余的水分，使降低的细胞外液渗透压回升至正常。抗利尿激素分泌对于血浆晶体渗透压反应十分敏感，当血浆渗透压较正常有±2%的变化，抗利尿激素的分泌就会出现相应变化，最终使机体水分保持动态平衡。

肾小球旁细胞分泌的肾素和肾上腺皮质分泌的醛固酮也参与体液平衡调节。细胞外液（尤其是循环血容量）减少时，肾素分泌增加，刺激肾上腺皮质分泌醛固酮，促进远曲小管和集合管对Na^+的重吸收和K^+的排泄，肾小管对水的重吸收增多，同时肾滤过率相应下降，尿量减少，细胞外液增加。当循环血量增加，血压回升后，反馈抑制肾素的释放，使醛固酮分泌减少，减少对Na^+的重吸收，使细胞外液量不再增加，达到内环境稳定。

二、液体代谢紊乱

（一）水中毒

水中毒（water intoxication）又称稀释性低钠血症，是细胞外液体积异常增加而造成的，通常发生在肾功能受损或接受过多的肠外补液时，机体水摄入的总量超过了排出水量，以致水分在体内潴留，引起血浆渗透压下降和循环血量增多。患有心脏和肝脏疾病的患者在接受 PN 时更容易出现这种症状。典型症状是呼吸急促、气喘、水肿（特别是在下肢）、急性体重增加、高血压和颅内压升高症状。实验室结果为低钠血症、血清白蛋白减少。

1. 病因　水中毒的病因有：①各种原因所致的抗利尿激素分泌过多；②肾功能不全，排尿能力下降；③机体摄入水分过多或静脉输液量过多。此时，细胞外液量明显增加，血清钠浓度降低，渗透压亦降低。

2. 临床表现　急性水中毒的发病急骤。水过多所致的脑细胞肿胀可造成颅内压增高，引起一系列神经、精神症状，如头痛、嗜睡、躁动、精神紊乱、定向能力失常、谵妄，甚至昏迷。若发生脑疝则出现相应的神经定位体征。慢性水中毒的症状往往被原发疾病的症状所掩盖，可出现软弱无力、恶心、呕吐、嗜睡等症状。患者体重明显增加，皮肤苍白而湿润。当血浆渗透压降至240~250 mOsm/L（血钠 115~120 mmol/L）时，会出现头痛、嗜睡、神志障碍、谵妄等神经精神症状。当血浆渗透压降至 230 mOsm/L（血钠 110 mmol/L）时，可出现抽搐或昏迷。

3. 诊断　实验室检查可发现：红细胞计数、血红蛋白量、血细胞比容和血浆蛋白量均降低；血浆渗透压降低，以及红细胞平均容积增加和红细胞平均血红蛋白浓度降低，提示细胞内、外液量均增加。

4. 治疗　水中毒一经诊断，应立即停止水分摄入。程度较轻者，在机体排出多余的水分后，水中毒即可解除。程度严重者，除禁水外还需用利尿剂以促进水分的排出。一般可用渗透性利尿剂，如20%甘露醇或25%山梨醇 200 ml 静脉内快速滴注（20 分钟内），可减轻脑细胞水肿同时增加水分排出。也可静脉注射髓袢利尿药，如呋塞米和依他尼酸。

预防水中毒尤为重要。有许多因素容易引起抗利尿激素分泌增加，如疼痛、失血、休克、创伤及大手术等。对于这类患者的输液治疗，应注意避免过量。急性肾功能不全和慢性心功能不全者，更应严格限制入量。

（二）脱水

脱水是机体水分总量减少，由于肾、皮肤、呼吸、胃肠道、外科引流等造成机体水分丢失增加。肾脏在控制身体的水分平衡中起着重要作用，水平衡主要由抗利尿激素调节。脱水时，血浆渗透压增加，刺激抗利尿激素升高和口渴。增加的抗利尿激素减少肾脏排泄水，尿浓缩。口渴的感觉对血浆渗透压的变化非常敏感，仅增加2%~3%就足以触发该机制。在细胞外液中，水和钠的关系非常密切，故一旦发生代谢紊乱，缺水和失钠常同时存在。不同原因引起的水和钠的代谢紊乱，在缺水和失钠的程度上会有所不同，水和钠既可按比例丧失，也可缺水少于缺钠，或缺水多于缺钠。这些不同缺失的形式所引起的病理生理变化及临床表现也就不同，各种类型水、钠代谢紊乱的特征见表18-1。

表18-1　不同类型脱水的特征

脱水类型	丢失成分	典型疾病	临床表现	实验室检查
等渗性脱水	等比丢失 Na^+、H_2O	肠瘘	舌干，不渴	血 Na^+ 正常
低渗性脱水	失 Na^+>失 H_2O	慢性肠梗阻	神志差，不渴	血 Na^+ 降低
高渗性脱水	失 Na^+<失 H_2O	食管癌梗阻	有口渴	血 Na^+ 升高

1. 等渗性脱水　等渗性脱水（isotonic dehydration）又称急性脱水或混合性脱水。这种缺水在外科患者最易发生，此时水和钠成比例地丧失，因此血清钠仍在正常范围，细胞外液的渗透压也可保持正常。等渗性脱水可造成细胞外液量（包括循环血量）迅速减少。由机体对等渗性脱水的代偿机制是肾入球小动脉壁的压力感受器受到管内压力下降的刺激，以及肾小球滤过率下降所致的远曲小管液内 Na^+ 的减少。这些可引起肾素-醛固酮系统的兴奋，醛固酮的分泌增加。醛固酮促进远曲小管对钠的再吸收，伴随钠一同被再吸收的水量增加，从而代偿性地使细胞外液量回升。

（1）病因：等渗性脱水常见的病因包括①消化液的急性丧失，如肠外瘘、大量呕吐等；②体液丧失在感染区或软组织内，如腹腔内或腹膜后感染、肠梗阻、烧伤等。

（2）临床表现：临床症状有恶心、厌食、乏力、少尿等，但不口渴。体征包括舌干燥、眼窝凹陷、皮肤干燥、松弛等。若在短期内体液丧失量达到体重的5%，即丧失25%细胞外液，患者则会出现脉搏细速、肢端湿冷、血压不稳定或下降等血容量不足的症状。当体液继续丧失达体重的6%~7%时（相当于丧失细胞外液的30%~35%），则出现严重休克表现。休克微循环障碍必然导致酸性代谢产物的大量产生和积聚，因此常伴发代谢性酸中毒。如果患者短期内快速丧失体液为胃液时，伴有 H^+ 的大量丢失，则可出现代谢性碱中毒。

（3）诊断：大多有消化液或其他体液大量丢失病史，失液量越大，失液持续时间越长，症状就越明显。因此，依据病史和临床表现常可确定诊断。实验室检查可发现有血液浓缩现象，包括红细胞计数、血红蛋白量和血细胞比容均明显增高。血清 Na^+、Cl^- 等一般无明显降低，尿比重增高，动脉血血气分析可判别是否合并酸（碱）平衡紊乱。

（4）治疗：原发病治疗十分重要，若能消除病因，则脱水容易纠正。对等渗性脱水的治疗，是针对性地纠正其细胞外液的减少。可静脉滴注平衡盐溶液，使血容量尽快得到补充。对已出现脉搏细速和血压下降等患者，表示细胞外液的丧失量已达体重的5%，需从静脉快速滴注平衡盐溶液约3000 ml（按体重60 kg计算），以迅速恢复血容量。注意所输注的液体应该是含钠的等渗液，如果输注不含钠的葡萄糖溶液则会导致低钠血症。另外，静脉快速输注液体时必须监测心脏功能，包括心率、中心静脉压或肺动脉楔压等。对血容量不足表现不明显者，可给患者上述用量的1/2~2/3，即1500~2000 ml，以补充缺水、缺钠量。此外，还应补给日需要水量2000 ml 和氯化钠4.5 g。平衡盐溶液的电解质含量和血浆内含量相仿，用来治疗等渗性脱水比较理想。目前常用的平衡盐溶液有乳酸钠与复方氯化钠（1.86%乳酸钠溶液与复方氯化钠溶液之比为1∶2）的混合液，以及碳酸氢钠与 0.9% 的氯化钠溶液（1.25% 碳酸氢钠溶液与 0.9% 的氯化钠溶液之比为 1∶2）的混合液 2 种，肝功能不全患者可使用醋酸平衡盐溶液等。如果单用 0.9% 的氯化钠溶液，因溶液中 Cl^- 含量比血清 Cl^- 含量高 50 mmol/L（Cl^- 含量分别为 154 mmol/L 及 103 mmol/L），大量输入后可能导致血 Cl^- 浓度过高，有引起高氯性酸中毒的危险。在纠正缺水后，排出钾量会有所增加，血清 K^+ 浓度也因细胞外液量的增加而被稀释降低，故同时应注意预防低钾血症的发生。

2. 低渗性脱水　低渗性脱水（hypotonic dehydration）又称慢性缺水或继发性脱水。水和钠缺失时，失钠多于缺水，故血清钠低于正常范围，细胞外液呈低渗状态。机体的代偿机制表现为抗利尿激素的分泌减少，使水在肾小管内的再吸收减少，尿量排出增多，从而提高细胞外液的渗透压。但这样会使细胞外液总量更为减少，于是细胞间液进入血液循环，以部分地补偿血容量。为避免循环血量的再减少，机体将不再顾及渗透压维持。肾素-醛固酮系统发生兴奋，使肾减少排钠，增加 Cl^- 和水的再吸收。血容量下降又会刺激神经垂体，使抗利尿激素分泌增多，水再吸收增加，出现少尿。如血容量继续减少，上述代偿功能无法维持血容量时，将出现休克。

（1）病因：低渗性脱水主要病因包括①胃肠道消化液持续性丢失，如反复呕吐、长期胃肠减压引流或慢性肠梗阻，以致大量的钠随消化液而排出；②大创面的慢性渗液；③应用排钠利尿剂如氯噻酮、依他尼酸（利尿酸）等时，未注意补给适量的钠盐，以致体内缺钠程度多于缺水；④等渗性脱水治疗时补充水分过多。

（2）临床表现：低渗性脱水的临床表现随缺钠程度而不同。患者一般均无口渴感，常见症状有恶心、呕吐、头晕、视觉模糊、软弱无力、起立时容易晕倒等。当循环血量明显下降时，肾的滤过量相应减少，以致体内代谢产物潴留，可出现神志淡漠、肌痉挛性疼痛、腱反射减弱和昏迷等。根据缺钠程度，低渗性脱水可分为三度①轻度缺钠者血清钠浓度为 135~130 mmol/L，患者感疲乏、头晕、手足麻木。尿中 Na^+ 减少；②中度缺钠者血清钠浓度为 130~120 mmol/L，患者除有上述症状外，还有恶心、呕吐、脉搏细速，血压不稳定或下降，脉压变小，浅静脉萎陷，视物模糊，站立性眩晕。尿量少，尿中几乎不含钠和氯；③重度缺钠者血清钠浓度 <120 mmol/L，患者神志不清，可出现肌痉挛性抽搐，腱反射减弱或消失，出现木僵，昏迷，甚至发生休克。

（3）诊断：如患者有上述特点的体液丢失病史和临床表现，可初步诊断为低渗性脱水。进一步的检查包括①尿液检查。尿比重常在 1.010 以下，尿中 Na^+ 和 Cl^- 常明显减少。②血清钠测定。血清钠浓度 <135 mmol/L，表明有低钠血症。血清钠浓度越低，病情越重。③红细胞计数、血红蛋白量、血细胞比容及血尿素氮值均有增高。

（4）治疗：应积极处理致病原因。针对低渗性脱水时细胞外液缺钠多于缺水的血容量不足情况，应静脉输注含盐溶液或高渗盐溶液，以纠正细胞外液的低渗状态和补充血容量。静脉输注原则是输注速度应先快后慢，总输入量应分次完成。每 8~12 小时根据患者临床表现及检测包括血清中 Na^+、Cl^- 浓度，动脉血血气分析和中心静脉压等，随时调整输液计划。

低渗性脱水的补钠量可按下面的公式计算：

需补充钠量（mmol）＝［血清钠正常值（mmol/L）－血清钠测得值（mmol/L）］×体重（kg）×0.6（女性为 0.5）

临床上完全依靠公式计算补钠量是不可取的，公式仅作为补钠安全剂量的估计。一般先补充缺钠量的 1/2，以解除急性症状，使血容量有所纠正。

重度缺钠出现休克者，应先补足血容量，以改善微循环和组织器官的灌注。晶体溶液（复方乳酸氯化钠溶液、醋酸平衡液溶液、0.9% 氯化钠溶液）和胶体溶液（羟乙基淀粉、右旋糖酐和血浆）均可应用。但晶体溶液的用量一般要比胶体溶液用量多 2~3 倍。然后静脉滴注高渗盐水（一般为 5% 氯化钠溶液）200~300 ml，尽快纠正血钠过低，以进一步恢复细胞外液量和渗透压，使水从水肿的细胞中外移。但输注高渗盐水时应严格控制滴速，每小时不超过 100~150 ml，之后根据病情及血清钠浓度再调整治疗方案。

3. 高渗性脱水　高渗性脱水（hypertonic dehydration）又称原发性脱水。虽有水和钠的同时丢失，但因缺水更多，故血清钠高于正常范围，细胞外液的渗透压升高。严重的缺水、可使细胞内液移向细胞外间隙，结果导致细胞内、外液量都有减少。最后，由于脑细胞脱水而导致脑功能障碍的严重后果。机体对高渗性脱水的代偿机制是：高渗状态刺激位于视丘下部的口渴中枢，患者感到口渴而饮水，使体内水分增加，以降低细胞外液渗透压。另外，细胞外液的高渗状态可引起抗利尿激素分泌增多，使肾小管对水的再吸收增加，尿量减少，也可使细胞外液的渗透压降低和恢复其容量。如缺水加重致循环血量显著减少，又会引起醛固酮分泌增加，加强对钠和水的再吸收，以维持血容量。

（1）病因：高渗性脱水的主要病因为①摄入水分不足，如食管癌致吞咽困难，重危患者水分摄入不足，经鼻胃管或空肠造瘘管给予高浓度肠内营养溶液等；②水分丧失过多，如高热大量出汗（汗中含氯化钠 0.25%）、大面积烧伤暴露疗法、糖尿病未控制致大量尿液排出等。

（2）临床表现：缺水程度不同，症状亦不同。可将高渗性脱水分为三度①轻度缺水者除口渴外，无其他症状，缺水量为体重的 2%~4%；②中度缺水者感觉极度口渴，出现乏力、尿少和尿比重增高，唇舌干燥，皮肤失去弹性，眼窝下陷，常有烦躁不安，缺水量为体重的 4%~6%；③重度缺水者除上述症状外，出现躁狂、幻觉、谵妄，甚至昏迷。缺水量超过体重的 6%。

（3）诊断：病史和临床表现有助于高渗性脱水的诊断。实验室检查结果异常包括①尿比重高；②红细胞计数、血红蛋白量、血细胞比容轻度升高；③血清钠浓度升高至 150 mmol/L 以上。

（4）治疗：首先应去除病因。无法口服的患者，可静脉滴注 5% 葡萄糖溶液或低渗的 0.45% 氯化钠溶液，补充已丧失的液体。所需补充液体量先根据临床表现，估计丢失水量占体重的百分比，然后按每丢失体重 1% 补液 400~500 ml 计算。为避免输入过量而致血容量过分扩张与水中毒，计算所得的补水量一般可分为 2 天补给。治疗 1 天后应监测全身情况及血清钠浓度，酌情调整次日的补给量。此外，补液量中还应包括每天正常需要量 2000 ml。

高渗性脱水者实际上也会缺钠，只是因为缺水更多，才使血清钠浓度升高，补液后仍可能出现低钠血症。经上述补液治疗后若仍存在酸中毒，可酌情补给碳酸氢钠溶液。

三、电解质代谢紊乱

电解质（如钾、镁、磷）在机体的许多功能中起着重要作用，包括细胞代谢、神经和肌肉功能、骨组成和维持正常血液 pH。每个离子的要求是高度个性化的，取决于胃肠道损失、肾功能、其他临床基础疾病的急慢性变化。非处方药和处方药均可影响电解质平衡，在临床应用时均应考虑。本章着重讨论钾、镁和磷紊乱，因为这些电解质异常在临床患者中经常出现，并且可能危及生命。

（一）体内钾的异常

钾是机体重要的矿物质之一，体内钾总含量的 98% 存在于细胞内，钾是细胞内液最重要的阳离子。细胞外液中钾含量仅为 2%，但发挥着重要的生理功能。正常血清钾浓度为 3.5~5.5 mmo/L。钾的生理功能包括：参与、维持细胞的正常代谢；维持细胞内液的渗透压和酸碱平衡；维持神经肌肉组织的兴奋性；以及维持心肌正常功能等。钾代谢异常有低钾血症（hypokalemia）和高钾血症（hyperkalemia），以前者更为常见。

1. 低钾血症　血清钾浓度低于 3.5 mmo/L 引起的症候群即低钾血症。

（1）病因：低钾血症的常见原因包括①长期进食不足；②应用呋塞米、依他尼酸等利尿药，肾小管性酸中毒，急性肾衰竭的多尿期，以及盐皮质激素（醛固酮）过多使肾排出钾过多；③补液患者长期接受不含钾盐的液体，或者静脉营养液中钾盐补充不足；④呕吐、持续胃肠减压、肠瘘等，钾从肾外途径丧失；⑤钾向细胞、组织内转移，见于大量输注葡萄糖和胰岛素，或有代谢性、呼吸性碱中毒者。

（2）临床表现：最早的临床表现是肌无力，先是四肢软弱无力，之后可延及躯干和呼吸肌，一旦呼吸肌受累，可致呼吸困难或窒息。还可出现软瘫、腱反射减退或消失。患者有厌食、恶心、呕吐和腹胀、肠蠕动消失等肠麻痹表现。心脏受累主要表现为传导阻滞和节律异常。典型的心电图改变为早期出现 T 波降低、变平或倒置，随后出现 ST 段降低、QT 间期延长和 U 波。但并非每位患者都有心电图改变，故不应仅依靠心电图异常来诊断低钾血症。低钾血症的临床表现有时很不明显，特别是当患者伴有严重的细胞外液减少时。这时的临床表现主要是缺水、缺钠所致的症状。但当缺水被纠正之后，由于钾浓度被进一步降低，此时即会出现低钾血症临床表现。此外，低钾血症可致代谢性碱中毒，一方面由于 K^+ 由细胞内移出，与 Na^+、H^+ 的交换增加（每移出 3 个 K^+，即有 2 个 Na^+ 和 1 个 H^+ 移入细胞内），使细胞外液的 H^+ 浓度降低；另一方面，远曲肾小管 Na^+、K^+ 交换减少，Na^+、H^+ 交换增加，使排 H^+ 增多，这两方面的作用即可使患者发生低钾性碱中毒。此时，尿却呈酸性，即反常性酸性尿。

（3）诊断：根据病史和临床表现即可作出低钾血症的诊断。血清钾浓度低于 3.5 mmol/L，有诊断意义。心电图检查可作为辅助性诊断手段。

（4）治疗：首先应积极处理造成低钾血症的病因。临床上判断缺钾的程度比较困难，虽然可以根据血清钾测定结果计算补钾量，但临床实用价值很小。临床通常采取分次补钾，边治疗边观察的方法。外科低钾血症患者常无法口服钾剂，都需经静脉补给。补钾量可根据血清钾浓度降低程度，每天补钾 40~80 mmol 不等。按每克氯化钾等于 13.4 mmol 钾计算，每天补氯化钾 3~6 g。少数重度低钾血症患者，上述补钾量往往无法纠正，需要增加补充的钾量，每天补钾量可达 100~200 mmol。静脉补充钾有浓度及速度的限制，每升输液中含钾量不宜超过 40 mmol（相当于氯化钾 3 g），含钾溶液应缓慢滴注，输入钾量应控制在 20 mmol/h 以下。因为细胞外液的钾总量仅 60 mmol，如果含钾溶液输入过快，血清钾浓度在短期内增高，有致命危险。如果患者伴有休克，应先输给晶体溶液及胶体溶液，尽快恢复血容量。待尿量超过 40 ml/h 后，再静脉补充钾。临床上常用的钾制剂是 10% 氯化钾。如上所述，低钾血症常伴有细胞外液的碱中毒，在补充氯化钾后，一起输入的 Cl^- 则有助于减轻碱中毒。此外，氯缺乏还会影响肾脏保钾能力，所以输注氯化钾，不仅补充钾，还可增强肾脏保钾作用，有利于低钾血症的治疗。由于补钾量采取分次给予，因此要完成纠正体内的缺钾，通常需连续 3~5 天的治疗。

2. 高钾血症　血清钾浓度超过 5.5 mmo/L 即为高钾血症。

（1）病因：常见的原因包括①进入体内（或血液内）的钾量太多。如口服或静脉输入氯化钾，使用含钾药物，以及大量输入保存期较久的库存血等；②肾排钾功能减退，如急性及慢性肾衰竭；应用保钾利尿剂如螺内酯（安体舒通）、氨苯蝶啶等；盐皮质激素不足等；③细胞内钾的移出，如溶血、组织损伤（如挤压综合征），以及酸中毒等。

（2）临床表现：高钾血症的临床表现无特异性。可有神志模糊、感觉异常和肢体软弱无力等。严重高钾血症者有微循环障碍的临床表现，如皮肤苍白、发冷、青紫、低血压等。常有心动过缓或心律失常。严重的高钾血症可致心搏骤停。当血清钾浓度超过 7 mmol/L，通常会出现心电图的异常变化。早期改变为 T 波高而尖，P 波波幅下降，随后出现 QRS 增宽。

（3）诊断：可能存在高钾血症病因的患者，当出现无法用原发病解释的临床表现时，应考虑到高钾血症的可能。应立即进行血清钾浓度测定，当血清钾浓度超过 5.5 mmol/L 即可确诊。心电图有辅助诊断价值。

（4）治疗：高钾血症有导致患者心搏突然停止的危险，因此一经诊断，应予以积极治疗。首先应立即停用一切含钾的药物及溶液。为降低血清钾浓度，可采取下列 3 项措施。

1）促使 K^+ 转入细胞内包括①输注碳酸氢钠溶液。先静脉注射 5% 碳酸氢钠溶液 60~100 ml，再继续静脉滴注 100~200 ml。这种高渗性碱性溶液输入后可使血容量增加，不仅可使血清 K^+ 得到稀释，降低血清钾浓度，又能使 K^+ 移入细胞内或由尿排出。同时，还有助于酸中毒的治疗。Na^+ 可使肾远曲小管的 Na^+、K^+ 交换增加，使 K^+ 从尿中排出；②输注葡萄糖溶液及胰岛素。用 25% 葡萄糖溶液 100~200 ml，每 5 g 糖加入胰岛素 1 U，静脉滴注。可使 K^+ 转入细胞内，从而暂时降低血钾浓度。必要时，可以每 3~4 小时重复用药；③对于肾功能不全，不能输液过多者，可用 10% 葡萄糖酸钙 100 ml+11.2% 乳酸钠溶液 50 ml+25% 葡萄糖溶液 400 ml，加入胰岛素 20 U，作 24 小时缓慢静脉滴注。

2）阳离子交换树脂：可口服，每次 15 g，每日 4 次。可从消化道促进钾离子排出。为防止便秘、粪块堵塞，可同时口服山梨醇或甘露醇导泻。

3）透析疗法：有腹膜透析和血液透析 2 种，用于上述治疗仍无法降低血钾浓度或严重高钾血症患者。钙与钾有对抗作用，静脉注射 10% 葡萄糖酸钙溶液 20 ml 能缓解 K^+ 对心肌的毒性作用，以对抗心律失常。

（二）体内钙、镁及磷的异常

1. 体内钙的异常　机体内钙的绝大部分（99%）储存于骨骼中，细胞外液钙仅是总钙量的 0.1%。血钙浓度为 2.25~2.75 mmol/L，相当恒定。其中的 45% 为离子化钙，它有维持神经肌肉稳定性的作用。不少外科患者可发生不同程度的钙代谢紊乱，特别是发生低钙血症。

（1）低钙血症（hypocalcemia）：可发生于急性重症胰腺炎、坏死性筋膜炎、肾衰竭、消化道瘘和甲状旁腺功能受损（由于甲状腺切除手术影响了甲状旁腺的血供或甲状旁腺被一并切除，或者是颈部放射治疗使甲状旁腺受累）的患者。临床表现与血钙浓度降低后神经肌肉兴奋性增强有关，有口周和指（趾）尖麻木及针刺感、手足抽搐、腱反射亢进及面部叩击征（Chvostek 征）阳性。血钙浓度低于 2 mmo/L 有诊断价值。应纠治原发疾病。为缓解症状，可用 10% 葡萄糖酸钙 10~20 ml 或 5% 氯化钙 10 ml 静脉注射，必要时 8~12 小时后再重复注射。长期治疗的患者，可逐渐以口服钙剂及维生素 D 替代。

（2）高钙血症（hypercalcemia）：多见于甲状旁腺功能亢进症，如甲状旁腺增生或腺瘤形成者。其次是骨转移性癌，特别是在接受雌激素治疗的骨转移性乳癌。早期症状无特异性，血钙浓度进一步增高时可出现严重头痛、背和四肢疼痛等。在甲状旁腺功能亢进症的病程后期，可致全身性骨质脱钙，发生多发性病理性骨折。甲状旁腺功能亢进者应接受手术治疗，切除腺瘤或增生的腺组织之后，可彻底治愈。对骨转移性癌患者，可给予低钙饮食，补充水分利于钙的排泄。

2. 体内镁的异常　机体约 50% 的镁存在于骨骼内，其余几乎都在细胞内，细胞外液中仅有 1%。镁对神经活动的控制、神经肌肉兴奋性的传递、肌肉收缩及心脏激动性等方面均具有重要作用。正常血镁浓度为 0.70~1.10 mmo/L。

（1）镁缺乏（magnesium deficiency）：饥饿、吸收障碍综合征、长时期的胃肠道消化液丧失（如肠瘘），以及长期静脉输液中不含镁等是导致镁缺乏的主要原因。临床表现与钙缺乏很相似，有肌震颤、手足搐搦及面部叩击征（Chvostek 征）阳性等。血清镁浓度与机体缺镁，不一定相平行，即机体镁缺乏时血清镁浓度不一定降低，因此凡有诱因、且有症状者，就应疑有镁缺乏。镁负荷试验具有诊断价值。正常人在静脉输注氯化镁或硫酸镁 0.25 mmol/kg 后，注入量的 90% 很快从尿中排出。而镁缺乏者则不同，注入量的 40%~80% 被保留在体内，尿镁很少。

治疗上，可按 0.25 mmol/(kg·d) 的剂量静脉补充镁盐（氯化镁或硫酸镁），重症者可按 1 mmol/(kg·d) 补充镁盐。完全纠正镁缺乏需较长时间，因此在解除症状后，仍应每天补 25% 硫酸镁 5~10 ml，持续 1~3 周。

（2）镁过多（magnesium excess）：体内镁过多主要发生在肾功能不全时，偶可见于应用硫酸镁治疗子痫的过程中。烧伤早期、广泛性外伤或外科应激反应、严重细胞外液量不足和严重酸中毒等也可引起血清镁浓度增高。临床表现有乏力、疲倦、腱反射消失和血压下降等。血清镁浓度明显增高时可发生心脏传导障碍，心电图改变与高钾血症相似，可显示 PR 间期延长，QRS 波增宽和 T 波增高。晚期可出现呼吸抑制、嗜睡和昏迷，甚至心搏骤停。治疗上应经静脉缓慢输注 10% 葡萄糖酸钙（或氯化钙）溶液 10~20 ml 以对抗镁对心脏和肌肉的抑制。同时积极纠正酸中毒和缺水。若疗效不佳，可能需进行透析治疗。

3. 体内磷的异常　机体约 85% 的磷存在于骨骼中，细胞外液中含磷量仅 2 g。正常血清无机磷浓度为 0.96~1.62 mmol/L。磷是核酸及磷脂的基本成分、也是高能磷酸键的成分之一，磷还参与蛋白质的磷酸化、参与细胞膜的组成，以及参与酸碱平衡等。

（1）低磷血症（hypophosphatemia）：病因包括①甲状旁腺功能亢进症、严重烧伤或感染；②大量葡萄糖及胰岛素输入使磷进入细胞内；③长期肠外营养未补充磷制剂者。此时血清无机磷浓度 <0.96 mmol/L。低磷血症发生率并不低，往往因无特异性的临床表现而常被忽略。低磷血症可有神经肌肉症状，如头晕、厌食、肌无力等。重症者可有抽搐、精神错乱、昏迷，甚至可因呼吸肌无力而危及生命。采取预防措施很重要。长期静脉输液者应在溶液中常规添加磷 10 mmol/d，可补充 10% 甘油磷酸钠 10 ml。对甲状旁腺功能亢进者，针对病因的手术治疗可使低磷血症得到纠正。

（2）高磷血症（hyperphosphaterma）：临床上很少见，可发生于急性肾衰竭、甲状旁腺功能低下等患者。此时血清无机磷浓度 >1.62 mmol/L。由于高磷血症常继发性低钙血症，患者出现的是低钙的一系列临床表现。还可因异位钙化而出现肾功能受损表现。治疗方面，除对原发病作防治外，可针对低钙血症进行治疗。急性肾衰竭伴明显高磷血症者，必要时可进行透析治疗。

四、葡萄糖代谢的紊乱

（一）高血糖

高血糖是 PN 最常见的并发症，特别是在治疗开始、患者病情严重时最容易发生。细胞因子和升血糖激素（如皮质醇、肾上腺素、胰高血糖素、生长激素）在应激或炎症期间变化，升血糖激素增加会减少葡萄糖利用，肝糖异生增加。高血糖的短期后果包括尿糖增加、导致脱水、免疫功能受损和炎症反应增加。高血糖相关不良结果包括败血症、急性肾衰竭、甚至死亡。在一项研究中，住院非危重患者 PN 输注期间的平均血糖水平 >180 mg/dl，其死亡率风险是平均血糖为 <140 mg/dl 的患者的 5.6 倍。虽然在某些情况下提倡严格控制葡萄糖（80~110 mg/dl），但由于医疗工作者可能更专注于避免低血糖，因此更可能导致高血糖。

（二）低血糖

低血糖在 PN 患者中发生率低于高血糖，但后果可能危及生命。该类患者症状的严重程度从轻微症状，头晕、发抖、出汗、视物模糊、头痛和易怒，到癫痫发作、昏迷和死亡等严重后果。低血糖的发生通常是由于在PN中添加过多的胰岛素造成的。

反应性低血糖是PN患者发生低血糖的另一个原因。当PN输注突然停止时，可能会发生低血糖。因此通常建议所有使用PN的患者应有一个减量期，即输注速率逐渐降低，通常以小时为单位进行。内分泌系统通过增加分泌胰岛素的数量，以适应PN连续输注。如果输注突然停止，机体没有足够的时间进行调整，可能导致胰岛素分泌过量，进而造成低血糖。接受高剂量胰岛素治疗的患者风险则更大。

五、总 结

应用PN的患者需定期监测水、电解质、血糖和微量元素，一旦出现异常，应对营养液的配方进行及时调整。通过多学科营养支持团队在整个治疗过程中的密切监测，可以最大限度地减少治疗相关的并发症。多学科营养支持团队（包括医师、营养师、药剂师和护士）已被证明能够减少患者的代谢并发症。

参考文献

[1] 陈孝平，汪建平. 外科学. 8 版. 北京：人民卫生出版社，2015.

[2] Andreoli TE, Safirstein RI. Fluid and electrolyte disorders, In：Andreoli TE, Benjamin I, Griggs RC, Wing EJ, eds. Andreoli and Carpenier's Cecil Essenstials of Medicine. 8th ed. Philadelphia, PA：Saunders Elsevier, 2010.

[3] Slotki IN, Skorecki KL. Disorders of sodium balance. In：Taal MW, Chertow GM, Skorecki K, Yu ASI, Brenner BM, eds. Brenner an Retor's The Kidney. 9th ed. Philadelphia, PA：Saunders Elsevier, 2011：464-539.

[4] Spasovski G, Vanholder R, Allolio B, et al. Hyponatraemia Guideline Development Group. Clinical practice guidelines on the diagnosis and treatment of hyponatremia. Nephrol Dial Transplant. 2014, 29：i1-i39.

[5] Arora SK. Hypernatremic disorders in the intensive care unit. J Intensive Care Med, 2013, 28（1）：37-45.

[6] Alshayeb HM, Showkat A, Babar E, et al. Severe hypernatremia correction rate and mortality in hospitalized patients. Am J Med Sci, 2011, 341：356-360.

[7] Jensen HK, Brabrand M, Vinholt PJ, et al. Hypokalemia in acute medical patients：risk factors and prognosis. Am J Med, 2015, 128（1）：60-67.

[8] Felsenfeld A, Rodriguez M, Levine B. New insights in regulation of calciumn homeostasis. Curr Opin Nephrol Hypertens, 2013, 22：371-376.

[9] French S, Subauste J, Geraci S. Caicium abnormalities in hospitalized patients. South Med J, 2012, 105：231-237.

[10] Marks J, Debnam ES, Unwin RJ. The role of the gastrointestinal tract in phosphate homeostasis in health and chronic kidney disease. Curr Opin. Nephrol Hypertens, 2013, 22：481-487.

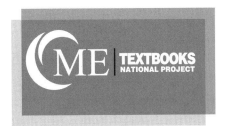

肠外营养中的糖类

梁　斌
北京大学人民医院

梁　斌
北京大学人民医院

第 **19** 章

　　人类日常饮食中，可消化的糖类（又称碳水化合物）主要以淀粉和双糖（如乳糖、蔗糖、麦芽糖等）的形式存在，少部分以游离己糖（如葡萄糖、果糖）存的形式在。除了可以消化的碳水化合物，植物来源的食物中还含有不可消化的碳水化合物，如可溶性和不可溶性膳食纤维，它们并不能给机体提供能量，但对于维持肠道菌群和肠道功能具有重要的作用。

　　碳水化合物经肠道消化吸收后均以葡萄糖的形式氧化分解、供给能量，所以葡萄糖是人体主要的供能物质。葡萄糖是唯一可被机体各种细胞利用的能量底物；某些组织细胞，如红细胞，葡萄糖是唯一的供能物质，在正常非饥饿状态下，葡萄糖是大脑唯一的能量底物。除肠道外，其他人体器官或组织细胞内缺乏有活性的双糖酶，因此，如果机体不能通过肠道进行营养底物的消化和吸收，而必须实施全胃肠外营养（total parenteral nutrition，TPN）时，碳水化合物只能以葡萄糖的形式供能。

　　除了给机体提供能量外，碳水化合物与蛋白质、脂质形成复合物，如糖蛋白、蛋白聚糖、糖脂或脂聚糖，参与细胞膜、亚细胞器等各种膜结构和组织结构的构建。碳水化合物作为机体的主要碳源，在体内还可以转变为其他含碳物质，如非必需氨基酸或脂肪。

一、碳水化合物的消化和吸收

　　在大多数工业化国家，碳水化合物摄入量占每日摄入总能量的45%～55%，在亚洲和非洲的农村地区，这一比例可能会更高。人类摄入的可消化的碳水化合物主要是淀粉，还有双糖和寡糖。人体每日摄入单糖和双糖的上限目前尚未达成共识，但有几个指南推荐应低于每日摄入总能量的10%。由于大量摄入碳酸饮料和使用高果糖玉米糖浆作为甜味剂，在过去的10年间，工业化国家果糖的消费量显著增加，而摄入大量果糖所带来的潜在的代谢危害，已经成为重要的公众健康问题。

　　人体摄入的淀粉需要经过口腔内的唾液淀粉酶和空肠内的胰淀粉酶消化为单糖或者双糖，然后由位于小肠黏膜细胞刷状缘的双糖酶消化为单糖，通过载体介导的易化转运通过肠黏膜细胞以单糖的形式吸收入血。因此，小肠是消化糖类的重要器官。

　　人体摄入碳水化合物后，从肠道吸收的葡萄糖暂时以肝糖原的形式储存起来，当葡萄糖吸收减少时释放入血。以肝糖原形式储存的碳水化合物最多约为100 g。

　　无论是TPN还是持续肠内营养，在持续摄入大量碳水化合物后，肝糖原和肌糖原的储存将达到饱和，多余的葡萄糖通过从头合成转化为脂肪。这一过程可导致不同器官和组织细胞内脂肪沉积，发生在肝可以导致脂肪肝。

患者需要 TPN，意味着机体无法将摄入的淀粉和双糖消化为单糖，碳水化合物只能以单糖的形式提供，特别是葡萄糖。理论上，果糖类制剂对血糖和胰岛功能的影响较小，适合围手术期患者、糖尿病患者和肝病患者的能量补液。国内随机对照研究显示，果糖制剂有助于控制创伤和围手术期患者血糖水平，但对于脓毒症患者，多数随机对照研究未能显示果糖制剂在血糖控制和胰岛素用量等方面优于葡萄糖。由于机体利用果糖供能的能力有限，同时，果糖不耐受、严重过敏反应等不良反应限制其在肠外营养中的应用。

在对患者实施 HPN 时，部分能量摄入可以通过口服提供，包括淀粉、单糖和膳食纤维，患者可以通过口服和肠外营养共同满足能量需求。消化后的碳水化合物和静脉营养中的葡萄糖造成 HPN 患者由单糖供能占每日总能量摄入的比例偏高。

二、葡萄糖在中间代谢中的作用

葡萄糖是能被人体中几乎所有种类的细胞和器官作为能量底物利用的碳水化合物。多余的葡萄糖可以暂时以肝糖原和肌糖原的形式储存，或者在肝中转化为脂肪。氨基酸、甘油或者乳酸在肝和肾中可以合成葡萄糖（图 19-1）。

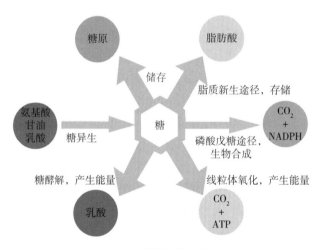

图 19-1　葡萄糖的代谢途径

饮食中的淀粉和双糖经消化后以葡萄糖的形式在肠黏膜细胞顶端膜进行继发的主动的 Na^+-葡萄糖转运，或者在肠黏膜细胞基底侧膜通过葡萄糖转运体 2（glucose transporter 2，GLUT2）介导的葡萄糖易化转运。果糖是蔗糖消化后产物或者直接来源于食物，在肠黏膜细胞顶端膜通过葡萄糖转运体 5（GLUT5）介导的葡萄糖易化转运吸收。果糖的吸收较葡萄糖更慢而且更容易饱和，某些患者在摄入大量果糖后可以出现明显的吸收不良的症状。果糖吸收后迅速被肝摄取，在肝内降解为磷酸丙糖和（或）葡萄糖。基于这一代谢特性，果糖在外周血中的浓度很低，肝外组织主要代谢果糖分解产生的葡萄糖和乳酸。大多数人体组织可以在葡萄糖供能或脂肪供能间切换，但是，由于缺乏脂肪代谢的酶系统，脑、肾髓质和红细胞在正常情况下只能依赖葡萄糖供能。鉴于大脑的重要功能，人体已经进化出了强大的代谢调控机制以确保血浆中稳定的葡萄糖浓度，以保证为大脑源源不断地提供葡萄糖。

三、糖代谢调节

正常人即使数小时无摄食，血糖仍可以调控在 4~5.5 mmol/L。在这种状态下，大脑和其他组织利用的葡萄糖约为每分钟 2 mg/kg 体重，这部分葡萄糖主要由肝提供，少部分来源于肾。葡萄糖主要由储存在肝中的肝糖原提供（经过一夜禁食后，这部分糖原为 70~100 g），糖原经过糖原分解转化为葡萄糖释放入血。此外，葡萄糖也可通过糖异生过程由乳酸、甘油或者氨基酸的碳骨架合成。糖原分解和糖异生均由胰岛素及一系列分解代谢或者应激相关的激素如肾上腺素、胰高血糖素、皮质醇及生长激素相互调控。胰岛素抑制糖原分解和糖异生，而应激相关的激素则促进这一过程。胰岛素分泌和应激相关的激素之间的平衡保证了持续禁食状态下血糖水平的稳定（图19-2）。其他的肝内调节机制，即所谓的"肝自动调节"，有助于这一调节过程。人体运动时仍能够保持血糖稳定，充分体现出这一调节机制的有效性。在运动过程中，骨骼肌的能量消耗和葡萄糖消耗均明显增加，总的葡萄糖的消耗增加数倍，然而，机体通过降低胰岛素的分泌，增加应激相关的激素释放，葡萄糖的合成明显增加以匹配葡萄糖的消耗，从而保证运动状态下血糖水平仅有轻微的下降。

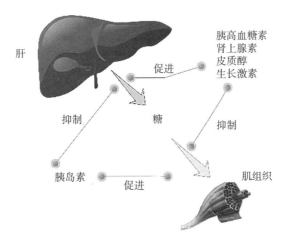

图 19-2 胰岛素和应激相关激素（胰高血糖素、肾上腺素、皮质醇和生长激素）在禁食状态对葡萄糖代谢的调节

在禁食状态下，葡萄糖主要由大脑、肾脏髓质和红细胞摄取，这些组织和器官必须依赖葡萄糖提供能量。红细胞内由于缺乏线粒体，葡萄糖只能降解为丙酮酸，而不能进一步降解。随后丙酮酸转化为乳酸释放入血，循环中的乳酸进入肝后再合成葡萄糖。这种"葡萄糖-乳酸-葡萄糖"循环不仅仅发生于红细胞内，也可以发生于骨骼肌细胞、炎症细胞和瘢痕组织（Cori 循环）。在禁食状态下，由于胰岛素水平较低，脂肪组织、静息状态下的骨骼肌、成纤维细胞等很少摄取利用葡萄糖，在此状态下，这些组织主要依靠脂肪供能。摄食葡萄糖或经静脉输注葡萄糖后，血糖水平升高刺激胰岛素分泌，然后促进组织、细胞摄取和氧化葡萄糖，如果葡萄糖的供给超过机体氧化利用能力，就会储存为糖原（图 19-3）。所有胰岛素敏感的组织中均存在这一过程，但在骨骼肌中尤为重要。目前已经证实，一部分葡萄糖可以通过"乳酸穿梭"机制进行氧化。在此过程中，葡萄糖在某类细胞中转化为乳酸，然后转运进入相邻的细胞中氧化为二氧化碳。这一过程可见于利用糖酵解氧化的骨骼肌纤维和星状细胞神经元。乳酸穿梭的功能意义尚未完全阐明，在某些情况下，乳酸在这一过程中似乎是作为调节信号分子发挥作用。

葡萄糖除氧化为二氧化碳和转化为糖原储存外，还可以通过己糖磷酸化途径进行代谢，合成NADPH，NADPH 参与脂肪合成或谷胱甘肽还原酶的抗氧化过程。这一过程可以生成 5-磷酸核糖，它是合成核酸的重要底物。葡萄糖也可以转化为脂肪，特别是在肝细胞和脂肪细胞中，尽管正常情况下这种转化在葡萄糖代谢中所占的比重很小。

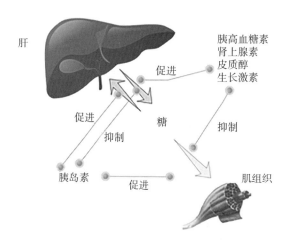

图 19-3　胰岛素和应激相关激素（胰高血糖素、肾上腺素、皮质醇和生长激素）在重症患者持续输注营养期间对葡萄糖代谢的调节

四、葡萄糖氧化供能

1 mol 葡萄糖完全氧化为二氧化碳可释放出 32 mol ATP，为机体的耗能过程（如跨膜离子转运、生物合成等）提供能量。但是，从葡萄糖吸收到葡萄糖代谢为 1，6-二磷酸果糖，或者葡萄糖合成糖原或脂肪，均需要消耗一定数量的 ATP。因此，1 mol 葡萄糖氧化的净能量产出要少于32 mol ATP，具体数量取决于葡萄糖代谢的途径。鉴于葡萄糖代谢需要额外消耗 ATP，摄入葡萄糖后的静息能量消耗将增加，这一过程被称为葡萄糖诱导的产热。这部分能量消耗大致相当于摄入葡萄糖产能的 5%~10%。除了葡萄糖代谢必须消耗 ATP 外，葡萄糖/胰岛素诱导交感神经兴奋也可能参与这一产热过程。

五、葡萄糖代谢的营养作用

健康人群饮食中可提供能量的品种非常丰富。多项研究显示，在糖类摄入发生变化时，葡萄糖氧化过程会迅速作出调整。由于机体可以将葡萄糖转化为糖原储存的能力是有限的，肝糖原约100 g，在极特殊的情况下，骨骼肌糖原的储存也不会超过 1 kg，而从能量代谢角度来说，大量葡萄糖转化为脂肪是非常低效的，因此这种调整过程是很有必要的。当个体由低糖饮食转换为高糖饮食时，就会启动糖原合成和葡萄糖储存，在随后的几天内，葡萄糖氧化过程会明显增加，以维持糖类水平的稳定（图 19-4a）。如果糖类摄取超过能量需求，就会启动其他的葡萄糖排泄途径，包括在肝外组织（多数情况下是在脂肪组织）激活脂肪从头合成过程（图 19-4b）。另一方面，如果机体碳水化合物的摄取急剧减少，几天后将出现反向调控，也就是葡萄糖氧化减少。当机体葡萄糖的摄取低于每日机体需求的低限（取决于必须由葡萄糖供能的大脑及其他组织），补充性的调控就会启动。连续几日无碳水化合物摄入的饥饿状态下，肝糖原水解和糖异生过程增加以确保有足够的葡萄糖供给大脑。约 36 小时后，肝糖原储备耗竭，葡萄糖的产生主要依赖糖异生过程，特别是由氨基酸合成葡萄糖。这是一个明显的蛋白质分解代谢过程（合成 1 g 葡萄糖需要 2 g 蛋白质）。在健康个体，3~4 天的饥饿状态会激活并加速肝酮体合成，同时大脑将逐渐适应利用酮体作为能量底物。这种肝脑之间的代谢调整将减少机体本身蛋白质的消耗以延长生存时间。

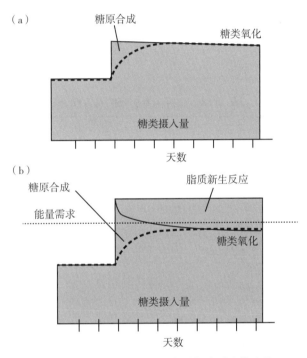

图 19-4　当糖类摄入急剧变化时糖类氧化和脂质新生反应的变化
　　a. 当糖类摄入量适度增加时，糖类氧化增加以匹配摄入量，恢复糖类平衡；b. 当糖类摄入超过能量需求时，刺激脂质新生反应

六、重症患者的葡萄糖代谢

　　需要 HPN 的患者，其营养模式与正常生理状态下的个体明显不同。首先，基于口服和肠外营养混合营养模式，肠外营养中主要的碳水化合物是葡萄糖，造成碳水化合物中由单糖提供能量占总能量摄入的比例明显高于正常饮食。其次，由于营养物主要在夜间输注，造成患者几乎全天都在摄入营养物质，缺乏正常个体间断进食形成的营养底物摄入的波动。再者，需要进行 HPN 的患者存在潜在的疾病可能改变能量和物质代谢。目前，对于 HPN 患者葡萄糖的利用尚缺乏专门的研究，但是，观察重症患者接受全胃肠外营养或肠内营养时葡萄糖的利用有助于了解 HPN 患者葡萄糖的利用。

　　急症患者葡萄糖和能量代谢的变化特点主要如下：①总能量消耗增加；②应激状态下相应激

素分泌增加导致的葡萄糖合成增加；③应激状态下相应激素分泌增加和炎症因子水平升高导致的胰岛素敏感度降低。

基于上述代谢变化，血浆中葡萄糖浓度升高，且升高水平与应激的严重程度成正比。高血糖症带来的危害包括促进活性氧生成及后者产生的氧化性损伤。针对高血糖所带来的风险，Van den Berghe 等的一项初步研究显示，对于心脏手术后的危重症患者，严格控制血糖可以改善患者预后，降低病死率。但随后的多中心随机对照临床研究未能显示严格控制血糖能够带来明确的益处，同时发现严格控制血糖可能导致低血糖的发生率升高。近年来，随着对住院患者高血糖管理认识的不断深化和证据积累，血糖控制目标已由强化血糖控制发展至多样化的个体化目标。基于这些研究结果，为避免严重的低血糖症，目前推荐对重症患者当血糖>10 mmol/L 时给予胰岛素治疗。中国医师协会内分泌代谢科医师分会和中国住院患者血糖管理专家组发布的中国住院患者血糖管理专家共识推荐，重症患者血糖控制目标为一般或宽松，血糖控制在 6.1～10.0 mmol/L 为宜（表19-1）。

表 19-1　住院患者血糖控制目标

科室	治疗方法	血糖控制目标
内分泌科或其他内科	新诊断、非老年、无并发症及伴发疾病，降糖治疗无低血糖风险	严格
	低血糖高危人群[a]	宽松
	心脑血管疾病高危人群[b]，同时伴有稳定心脑血管疾病	一般
	因心脑血管疾病入院	宽松
	特殊群体	
	糖皮质激素治疗	一般
	中、重度肝肾功能不全	宽松
	75 岁以上老年人	宽松
	预期寿命<5 年（如癌症等）	宽松
	精神或智力障碍	宽松
外科	择期手术（术前、术中、术后）	
	大、中、小手术	一般
	器官移植手术	一般
	精细手术（如整形）	严格
	急诊手术（术中、术后）	
	大、中、小手术	宽松
	器官移植手术	一般
	精细手术（如整形）	严格
重症监护病房（ICU）	胃肠内或外营养	宽松
	外科 ICU	一般
	内科 ICU	宽松

注：a. 低血糖高危人群是指糖尿病病程>15 年、存在无感知性低血糖病史、有严重伴发病如肝肾功能不全或全天血糖波动大并反复出现低血糖的患者；b. 心脑血管疾病高危人群是指具有高危心脑血管疾病风险（10 年心血管风险>10%）者，包括大部分>50 岁的男性或>60 岁的女性合并一项危险因素者（即有心血管疾病家族史、高血压、吸烟、血脂紊乱或蛋白尿）

有研究显示，无论是接受全肠外营养还是持续肠内营养输注，重症患者可以适应摄入的碳水化合物浓度的变化，使体内碳水化合物水平保持稳定状态。但是，高碳水化合物摄入将激活肝脏脂肪从头合成，这种现象不仅见于重症患者，健康个体即使摄入等能量饮食，如果饮食中单糖比例过高，也会激活肝脏脂肪从头合成，而摄入相对结构复杂的碳水化合物则不会出现这一现象。因此，饮食中碳水化合物成分和比例在这一过程中起着更为重要的作用。此外，输注方式（持续输注还是间断输注）及重症患者原发疾病类型也会影响脂肪从头合成。长时间脂肪从头合成增加不仅可能导致非酒精性脂肪肝，而且可能导致高甘油三酯血症及高脂血症引起的心血管事件的增加。

七、小　　结

HPN 实施过程中碳水化合物的摄入和转化过程与正常饮食不同：①HPN 接近持续的葡萄糖摄入；②葡萄糖占总的碳水化合物及总体能量摄入的比例很高。这种喂养方式所带来的风险是显而易见的，如高血糖症、脂肪从头合成增加、高脂血症等，而基础疾病可能加重这些风险。因此，应避免过多的葡萄糖摄入，以避免由此产生的风险。

参考文献

[1] Asp NG. Classification and methodology of food carbohydrates as related to nutritional effects. Am J Clin Nutr, 1995, 61（4 Suppl）：930S-937S.

[2] Johnson RK, Appel LJ, Brands M, et al. American Heart Association Nutrition Committee of the Council on Nutrition, Physical Activity, and Metabolism and the Council on Epidemiology and Prevention. Dietary sugars intake and cardiovascular health：a scientific statement from the American Heart Association. Circulation, 2009, 120（11）：1011-1020.

[3] Bray GA, Nielsen SJ, Popkin BM. Consumption of high-fructose corn syrup in beverages may play a role in the epidemic of obesity. Am J Clin Nutr, 2004, 79（4）：537-543.

[4] White JS. Straight talk about high-fructose corn syrup：what it is and what it ain't. Am J Clin Nutr, 2008, 88（6）：1716-1721.

[5] Ervin RB, Kit BK, Carroll MD, et al. Consumption of added sugar among US children and adolescents, 2005—2008. NCHS Data Brief, 2012, 87：1-8.

[6] 韦军民、朱明炜、张忠涛，等. 果糖对创伤后患者血糖、胰岛功能的影响及其安全性的临床研究. 消化外科, 2005, 4（6）：405-408.

[7] Valero MA, Leo'n-Sanz M, Escobar I, et al. Evaluation of nonglucose carbohydrates in parenteral nutrition for diabetic patients. Eur J Clin Nutr, 2001, 55（12）：1111-1116.

[8] Bode JC, Zelder O, Rumpelt HJ, et al. Depletion of liver adenosine phosphates and metabolic effects of intravenous infusion of fructose or sorbitol in man and in the rat. Eur J Clin Invest, 1973, 3（5）：436-441.

[9] Bizeau ME, Pagliassotti MJ. Hepatic adaptations to sucrose and fructose. Metabolism, 2005, 54（9）：1189-1201.

[10] Tappy L, Le KA. Metabolic effects of fructose and the worldwide increase in obesity. Physiol Rev, 2010, 90（1）：23-46.

[11] Gerich JE. Control of glycaemia. Baillieres Clin Endocrinol Metab, 1993, 7（3）：551-586.

[12] Tappy L. Regulation of hepatic glucose production in healthy subjects and patients with NIDDM. Diabete Metab, 1995, 21（4）：233-240.

[13] Gherrington AD. Control of glucose uptake and release by the liver in vivo. Diabetes, 1999, 48（5）：1198-1214.

[14] Kjaer M. Hepatic glucose production during exercise. Adv Exp Med Biol, 1998, 441：117-127.

[15] Brooks GA. Lactate shuttles in nature. Biochem Soc Trans, 2002, 30（2）：258-264.

[16] Hellerstein MK, Schwarz JM, Nees RA. Regulation of hepatic de novo lipogenesis in humans. Annu Rev Nutr, 1996, 16：523-557.

［17］Minehira K，Bettschart V，Vidal H，et al. Effect of carbohydrate overfeeding on whole body and adipose tissue metabolism in humans. Obes Res，2003，11（9）：1096-1103.

［18］Tappy L，Jéquier E. Fructose and dietary thermogenesis. Am J Clin Nutr，1993，58（5 Suppl）：766S-770S.

［19］Elwyn DH，Bursztein S. Carbohydrate metabolism and requirements for nutritional support：part I. Nutrition，1993，9（1）：50-66.

［20］Acheson K，Schutz Y，Bessard T，et al. Glycogen storage capacity and de novo lipogenesis during massive carbohydrate overfeeding in man. Am J Clin Nutr，1988，48（2）：240-247.

［21］Aarsland A，Chinkes D，Wolfe RR. Hepatic and whole-body fat synthesis in humans during carbohydrate overfeeding. Am J Clin Nutr，1997，65（6）：1774-1782.

［22］Owen OE，Tappy L，Mozzoli MA，et al. Acute starvation. //Cohen RD，Lewis B，Alberti KG et al，eds. The Metabolic and Molecular Basis of Acquired Disease. Vol. 1. London：Baillière Tindall，1990：550-570.

［23］Wolfe RR，Herndon DN，Jahoor F，et al. Effect of severe burn injury on substrate cycling by glucose and fatty acids. N Engl J Med，1987，317（7）：403-408.

［24］Wilmore DW，Robinson MK. Metabolism and nutritional support. //Fischer JE，Holmes CR，eds. Surgical Basic Science. St Louis：Mosby Year Book，1993：125-169.

［25］Van den Berghe G，Wouters P，Weekers F，et al. Intensive insulin therapy in the critically ill patients. N Engl J Med，2001，345（19）：1359-1367.

［26］Ichai C，Preiser JC. Société Francaise d'Anesthésie-Réanimation；Société de Réanimation de langue Francaise；Experts group. International recommendations for glucose control in adult non diabetic critically ill patients. Crit Care，2010，14（5）：R166.

［27］中国医师协会内分泌代谢科医师分会，中国住院患者血糖管理专家组. 中国住院患者血糖管理专家共识. 中华内分泌代谢杂志，2017，33（1）：1-9.

［28］Tappy L，Schwarz JM，Schneiter P，et al. Effects of isoenergetic glucose-based or lipid-based parenteral nutrition on glucose metabolism，de novo lipogenesis，and respiratory gas exchanges in critically ill patients. Crit Care Med，1998，26（5）：860-867.

［29］Schwarz JM，Chiolóro R，Revelly JP，et al. Effects of enteral carbohydrates on de novo lipogenesis in critically ill patients. Am J Clin Nutr，2000，72（4）：940-945.

［30］Hudgins LC，Seidman CE，Diakun J，et al. Human fatty acid synthesis is reduced after the substitution of dietary starch for sugar. Am J Clin Nutr，1998，67（4）：631-639.

［31］Minehira K，Tappy L，Chioléro R，et al. Fractional hepatic de novo lipogenesis in healthy subjects during near-continuous oral nutrition and bed rest：a comparison with published data in artificially fed，critically ill patients. Clin Nutr，2002，21（4）：345-350.

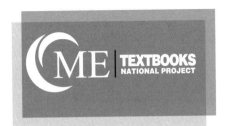

肠外营养中的脂肪

唐 云
中国人民解放军总医院

第 20 章

　　肠外营养时，脂肪以脂肪乳剂形式供给。脂肪乳剂是肠外营养时重要的营养物质，其主要生理功能是提供能量、供给必需脂肪酸并携带脂溶性维生素。早期研究表明，单独使用碳水化合物（葡萄糖）虽能为接受肠外营养的患者提供足够的能量，但不能提供必需脂肪酸。此外，人体能耐受的外源性葡萄糖剂量是 4~5 mg/(kg·min)，超过这个剂量的葡萄糖将导致血糖浓度升高并在肝合成脂肪，从而加重肝的负担，引起肝脂肪变性。高血糖产生的 CO_2 较多，有导致通气压力增大的危险。同时，高血糖可导致免疫抑制和增加感染并发症发生率。为了控制高血糖，人们将胰岛素与葡萄糖配合使用，或者应用脂肪乳剂代替部分热量供给。

　　脂肪乳剂是根据乳糜微粒的组成、结构与特点而设计，主要是甘油三酯和磷脂组成的乳剂颗粒溶液，其理化、生物稳定性好，无毒素和致热源，满足静脉用制剂的要求。其中磷脂起乳化剂的作用，甘油三酯是其主要有效成分。不同脂肪乳剂的差别主要在于甘油三酯的不同，即结合于甘油的脂肪酸的不同。脂肪酸可根据其分子结构中碳链的长度分为短链脂肪酸（short-chain fatty acid，SCFA）（碳链中碳原子数少于 6 个）、中链脂肪酸（medium-chain fatty acid，MCFA）（碳链中碳原子数为 6~12 个）和长链脂肪酸（long-chain fatty acid，LCFA）（碳链中碳原子数大于 12 个）。根据碳链上不饱和碳碳双键的有无和数量，又分为饱和脂肪酸、单不饱和脂肪酸（monoun-saturated fatty acid，MUFA）和多不饱和脂肪酸（polyunsaturated fatty acid，PUFA）。根据第一个不饱和双键的位置，又分为 ω-3 脂肪酸、ω-6 脂肪酸、ω-9 脂肪酸。以亚油酸为例，其结构简写式为（C18：2 ω-6），意即：其碳链上含有 18 个碳原子和 2 个不饱和双键，其第一个双键位于第 6 个碳原子上。

　　脂肪乳剂的最低需要量是防止必需脂肪酸缺乏，即摄入的亚油酸和 α-亚麻酸所提供的能量应分别占总能量的 1%~2% 和 0.5%。对于预计进行家庭肠外营养时间>6 个月的患者，必需脂肪酸的长链甘油三酯供给量不少于 7~10 g/d 或每周长链甘油三酯不少于 1 g/kg，以避免必需脂肪酸缺乏。事实上，脂肪的需要量与能量的摄入大小密切相关。正常情况下，脂肪供能应占总能量的 20%~30%，应激状态可达 50%。脂肪每日的适宜量为 1~1.5 g/kg，不应超过 2 g/kg。但对于预计进行家庭肠外营养时间>6 个月的患者，每日脂肪乳剂的甘油三酯供给不应超过 1 g/kg。

　　50 多年来，脂肪乳剂被广泛应用于肠外营养以提供必要的能量和必需脂肪酸，预防和减少了各种与单独使用葡萄糖有关的并发症。脂肪乳剂是一种静脉制剂，具有能量密度高、等渗、不从尿排泄、对静脉壁无刺激、可经外周静脉输入、无须胰岛素、无高渗性利尿等优点，脂肪乳剂与葡萄糖合用还可以起到省氮效应。

一、传统长链脂肪乳剂

1961 年，瑞典 Wretlind 教授利用大豆油和蛋黄卵磷脂首次成功研制成可静脉使用的长链脂肪乳剂（intralipid）。长链脂肪乳剂在临床上已经安全使用了 50 余年，目前临床上仍然在使用。它不仅为机体提供能量，也提供大量生物膜和生物活性物质代谢所必需的多不饱和脂肪酸，可以预防或纠正必需脂肪酸缺乏。长链脂肪乳剂为含 14~24 个碳原子的长链甘油三酯（long-chain triglyceride，LCT），以卵磷脂为乳化剂，含少量甘油以调节渗透压。来自于大豆油的长链脂肪乳剂，主要脂肪酸成分是亚油酸（C18：2 ω-6）、亚麻酸（C18：3 ω-3）和油酸（C18：1 ω-9），其中以亚油酸为主（ω-6 脂肪酸：ω-3 脂肪酸=6.5：1）。来自于红花油的长链脂肪乳剂，也是以亚油酸为主（ω-6 脂肪酸：ω-3 脂肪酸=370：1）。

亚油酸作为长链多不饱和的 ω-6 脂肪酸，有许多不足。LCT 在血液中运输需与白蛋白结合，长链脂肪酸需要肉碱的参与方能进入线粒体参与三羧酸循环。因此，LCT 从血清中清除速度及水解速度均较慢，从而导致长链脂肪酸易于累积在血清中而机体却不能及时得到足够的能量，导致蛋白质来源的能量消耗增加，对于黄疸、低白蛋白血症、肉碱合成减少的患者非常不利。

多不饱和脂肪酸中不饱和双键化学性质不稳定，在空气中容易发生脂质过氧化。脂质过氧化产物对细胞膜脂质层、蛋白质和 DNA 有破坏作用，从而削弱机体的免疫功能、诱导细胞凋亡、组织损伤、器官功能障碍和致癌。脂肪乳剂发生脂质过氧化的关键是其分子中所含的不饱和双键，如能减少脂肪乳剂中不饱和双键的数量或采用不含不饱和双键的中链甘油三酯，则可减少脂肪乳剂的脂质过氧化风险。

ω-6 脂肪酸是花生四烯酸（arachidonic acid，AA）的前体物质，而花生四烯酸作为细胞膜磷脂的底物合成一系列属于前炎症细胞因子的生物活性化合物（二十烷类），如前列腺素、血栓素和白三烯，ω-6 脂肪酸的代谢产物具有强烈的促进炎性反应的作用，包括收缩血管和平滑肌，提高毛细血管通透性，促进血小板聚集、白细胞趋化作用和免疫抑制。而 ω-3 脂肪酸代谢产物的化学结构虽然与 ω-6 脂肪酸类似，但其生理作用仅为 ω-6 脂肪酸的 1/100。由于以上原因，LCT 脂肪乳剂存在导致免疫抑制、促进炎症和损伤内皮系统的潜在风险，甚至可能增加患者感染和败血症的风险。因此，人们在保证必需脂肪酸供应的基础上，减少脂肪乳剂中亚油酸的比例，比如用椰子油（其脂肪酸成分主要是含 8~12 个碳的中链饱和脂肪酸）、橄榄油［其脂肪酸成分主要是油酸（C18：1 ω-9）］、鱼油［其脂肪酸成分主要是 EPA（C20：5 ω-3）和 DHA（C22：6 ω-3）］来代替部分大豆油以减少风险。

二、中/长链脂肪乳剂

椰子油中的 MCFA 主要成分是辛酸（8 个碳原子）、癸酸（10 个碳原子），不含不饱和双键。由中链脂肪酸形成的中链甘油三酯（medium-chain triglyceride，MCT）在血液中运输不需与白蛋白结合，且中链脂肪酸的代谢不需要肉碱的参与就能进入线粒体，具有从血清中清除快、水解和供能也快的特点。研究表明，MCT 的半衰期仅为 LCT 的 1/2，有利于组织快速摄取 MCFA 作为能源物质，进一步节省蛋白质来源的能量，改善氮平衡，同时有利于降低血清中甘油三酯浓度，减少对血管内皮的损伤。

MCT 不含必需脂肪酸，且 MCT 容易穿过血脑屏障，所含的辛酸具有中枢神经系统毒性，可产生麻醉样作用，甚至导致昏迷等。所以椰子油必须与大豆油联合使用，临床所用的中/长链脂肪乳剂通常是大豆油和椰子油各占 50% 的物理混合制剂，对于怀疑血脑屏障受损的患者应慎用 MCT 制剂。另外，中/长链脂肪乳剂的滴注速度不宜太快，20% 的中/长链脂肪乳剂 250 ml 输注时间至少大于 6 小时，可有效避免 MCT 的毒性。MCT 还抑制 LCT 的氧化，大量 MCT 可使酮体升高，故限制其用于糖尿病、酸中毒和酮中毒的患者。研究表明，在人类使用中/长链混合脂肪乳剂不仅是安全的，而且水解、代谢明显高于传统的长链脂肪乳剂，在脂肪代谢、节氮作用和对免疫的影响等方面优于传统的长链脂肪乳剂。中/长链脂肪乳剂是肝外科患者及黄疸患者较为理想的脂肪能源。

目前临床上应用的中/长链脂肪乳剂以两种形式存在：一种是将 MCT 与 LCT 按 1：1 的重量比物理混合而成；另一种是将 MCT 与 LCT 在高温和催化剂的作用下水解后酯化，在同一甘油分子的 3 个碳链上随机结合不同的中链脂肪酸和长链脂肪酸，形成结构型中长链脂肪乳（structural triglyceride，STG）。STG 由于其结构特征，匀速水解，与物理混合 MCT/LCT 相比，更加不易发生酮症或高脂血症，能更明显地增强氮潴留。

三、含橄榄油的脂肪乳剂

橄榄油主要成分是油酸（C18：1 ω-9），属于 ω-9 单不饱和脂肪酸。临床上所用的含橄榄油脂肪乳剂是橄榄油（80%）和大豆油（20%）的混合制剂，这种制剂降低了脂肪乳剂中 ω-6 PUFA 的含量。配方组成中 PUFA 含量约 20%，可提供足量的必需脂肪酸，同时又减少 PUFA 的比例，且橄榄油富含天然维生素 E，降低脂质过氧化。由于 PUFA 的含量降低，也降低免疫抑制风险。

研究表明，含橄榄油脂肪乳剂减少炎性介质的产生，减少对 T 细胞和 NK 细胞的抑制，促进 T 细胞功能的作用。对于短肠综合征、血液透析、烧伤、危重症患者，橄榄油脂肪乳剂不仅在代谢方面不逊于大豆油，而且在减少肝功能异常方面显示了更大的优越性。目前认为，橄榄油可避免大豆油的免疫功能损害，特别是对 T 细胞应答的损害。橄榄油增加血液中的油酸，减少来自 ω-6 的亚油酸的促炎性衍生物的产生。橄榄油的不饱和双键含量少，可降低新生儿和危重症患者的氧化风险。

四、鱼油脂肪乳剂

鱼油属于 ω-3 PUFA，其脂肪酸主要为 EPA（C20：5 ω-3）和 DHA（C22：6 ω-3），ω-3 与 ω-6 脂肪酸的比例约是 7.6：1。一般认为 ω-3 和 ω-6 脂肪酸作为类花生酸合成的底物直接参与炎性免疫反应，花生四烯酸（ω-6）和 EPA（ω-3）竞争相同的酶学途径（环氧合酶和酯氧合酶）参与类花生酸合成。如果花生四烯酸占优势，主要释放出偶数类的类花生酸，如前列腺素 E2（prostaglandin E2，PGE2）、白三烯 B4（LTB4）、血栓素 2（thromboxane 2，TX2）、血小板聚集因子（platelet aggregating actor，PAF）等。反之，如果 EPA 占优势，则主要合成 PGE3、LTB5、TX3 等。ω-6 脂肪酸的代谢产物具有强烈的促进炎性反应的作用，而 ω-3 脂肪酸的代谢产物具有抗炎作用。

大豆油为基础的脂肪乳剂含有较多 ω-6 脂肪酸和较少的 ω-3 脂肪酸，比例约是 6.5：1。这种乳剂不仅损伤网状内皮系统和降低血浆酯质清除，还抑制淋巴细胞、巨噬细胞和中性粒细胞的功能。研究显示，增加食用（或静脉输注）ω-3 脂肪酸能够增加细胞膜磷脂 ω-3 脂肪酸成分，从而减少炎性二十烷类产生，增加非炎性二十烷类产生，以竞争花生四烯酸至二十烷类合成的途径。因此，鱼油具有抗炎和改善免疫功能的作用。在外科患者，含鱼油脂肪乳剂增加 ω-3 脂肪酸进入细胞膜磷脂，不损伤凝血和血小板功能，可以保护免疫功能，防止炎症，并缩短住院和 ICU 时间，降低并发症和病死率。败血症、银屑病、囊性纤维化等患者使用鱼油脂肪乳剂在减少促炎性介质释放和减少脏器损害方面都显示其相对于传统脂肪乳剂的优越性。在中/长链脂肪乳剂中添加少量鱼油还可加快中/长链脂肪乳剂的血浆清除和组织摄取。研究表明，使用鱼油具有一定的预防癌症发生、抑制肿瘤生长、改善肿瘤治疗效果的作用。增加 ω-3 甘油三酯可以优化以下疾病的治疗：呼吸系统疾病、囊性纤维化、类风湿关节炎、动脉硬化、急性肺源性心脏病、败血症、急性胰腺炎和癌症恶病质状态。ω-3 脂肪酸在临床和实验研究中对癌症都表现出诸多优点，包括减少体重丢失、维持肌肉组织含量、抑制肿瘤新生血管发生和抑制肿瘤生长。

无论 ω-3 脂肪酸过量或 ω-6 脂肪酸过量，都有免疫抑制作用，只有当 ω-6/ω-3 保持一定比例时才能保证适当的免疫应答。根据临床和实验数据，最合理的 ω-6：ω-3 比值是 2：1~4：1。鱼油的引入增加了脂肪酸的不饱和程度，所以鱼油制剂通常会添加一些维生素 E，以减轻过氧化风险。

虽然对于大豆过敏的患者，使用鱼油作为唯一的脂肪来源未见必需脂肪酸的缺乏。但是动物研究显示，幼年家兔使用鱼油脂肪乳剂作为单一脂肪来源 21 天后的肝脏标本，与使用大豆油和橄榄油的标本相比，纤维变性更加广泛。

五、结构中/长链脂肪乳剂

同一甘油分子的碳骨架上可结合不同的脂肪酸以制备结构 STG。临床使用的 STG 是先将 LCT 和 MCT 分解为甘油、MCFA 和 LCFA，然后使 MCFA 和 LCFA 随机结合于甘油骨架。根据 2 种脂肪酸在甘油骨架上的排列组合，可形成 6 种结构的甘油三酯，其中 4 种甘油三酯分子同时含有 LCFA 和 MCFA。

这种脂肪乳剂的均一性优于物理混合的中/长链脂肪乳剂，6 种甘油三酯分子能够较好地混合，同时，各种甘油三酯的代谢速度差异变小，有益于作为更稳定的能量来源。与 LCT 和物理混合的中/长链脂肪乳剂相比，结构中/长链脂肪乳剂耐受性好，无不良反应，不影响网状内皮系统，不增加感染率，对肝功能影响更小。目前人类使用结构中/长链甘油三酯的时间相对较短，病例较少，但研究显示 STG 在水解代谢方面更具优越性，有证据表明结构脂肪乳剂在改善氮平衡和减少对血脂的影响方面均优于物理混合的中/长链脂肪乳剂。同时，由于将 LCFA 和 MCFA 结合于同一甘油分子，减少 MCT 的含量，可有效降低 MCT 的神经毒性问题。

六、其他脂肪乳剂

STG 又称随机 STG，因为其 LCFA 和 MCFA 是随机结合在甘油分子的碳骨架上。但理论上结合于甘油上不同碳原子的脂肪酸，其作用是不同的，甘油-1 和甘油-3 碳原子上的脂肪酸主要参与能量代谢，而甘油-2 碳原子上的脂肪酸主要参与细胞结构的形成。所以，如果甘油-1 和甘油-3 碳原子上结合的是 MCFA，甘油-2 碳原子上结合的是必需的 LCFA，则这种 STG 可以作为更理想的脂肪乳剂，既满足能量供给，又稳定参与组织形成。这种分子结构均一的理想 STG 脂肪乳剂又称化学结构确定型脂肪乳剂（chemical defined STG），利用犬进行的实验已表明这种化学结构确定型 STG 在代谢方面有更大的优势。但目前尚无可用于人体的确定型 STG 制剂。其实，不仅可以将来源于大豆油和椰子油的脂肪酸结合在同一甘油分子上，理论上还可以将鱼油和橄榄油等各种来源的脂肪酸结合在同一甘油分子上，从而在众多的 STG 中遴选出可迅速代谢，过氧化风险低，不介导炎症或具有抗炎作用，并且无免疫抑制作用的理想的脂肪乳剂。

SMOF 脂肪乳剂是将各种来源的甘油三酯，包括大豆油、椰子油、橄榄油、鱼油按 30：30：25：15 的比例混合的脂肪乳剂。这种脂肪乳剂 ω-6/ω-3 比例合理，含有足够的维生素 E。临床研究显示，同传统 LCT 脂肪乳剂相比，SMOF 脂肪乳剂代谢和耐受良好，可减少肝功能异常，保护抗氧化能力，缩短住院时间，并且对免疫和炎症反应具有一定的调节作用。

除 MCFA 和 LCFA 外，SCFA 的作用近年也引起关注。目前认为，SCFA（丁酸、丙酮酸等）主要由未吸收的膳食纤维在结肠经酵解而成，是结肠黏膜细胞的主要能量来源，并具有一定防治癌症和降低血脂的作用，可用于预防和治疗肠道黏膜的结构和功能损害。但静脉用 SCFA 制剂由于具有一定毒性，目前尚未作为脂肪乳剂应用于临床。

七、脂肪乳临床应用指南推荐意见

中华医学会肠外肠内营养学分会在 2006 年制定了关于脂肪乳临床应用的指南，推荐意见：

1. 应用肠外营养的成人患者其肠外营养配方中常规推荐使用脂肪乳（A）。

但对于有严重高脂血症或脂代谢障碍的患者，应根据患者的代谢状况决定是否应用脂肪乳，使用时应充分权衡其可能的风险与获益（D）。

2. 脂肪乳在肠外营养中的供能比例应根据患者的脂代谢情况决定，一般为 20%～50%。无脂代谢障碍的创伤和危重症患者应适当提高脂肪比例，其脂肪构成应使用中/长链脂肪乳剂或用鱼油脂肪乳替代部分长链脂肪乳（D）。

3. 对于外科及危重症患者，推荐使用中/长链脂肪乳剂以改善氮平衡，促进蛋白质合成（B），可能对临床结局有促进（D）。

4. 鱼油脂肪乳适用于外科术后患者，对临床结局有改善（A）。

危重症患者也应将鱼油脂肪乳作为肠外营养脂肪乳配方的一部分加以考虑（B）。

5. 目前缺乏结构脂肪乳对成人患者临床结局影响的大样本随机对照研究，应用可能有益，常规应用推荐（D）。

注：推荐意见分为 A、B、C、D 四个级别。

参考文献

［1］吴肇汉. 脂肪乳剂的应用现状及其进展. 中国临床营养杂志, 2001, 9（4）: 203-204.

［2］吴国豪, 吴肇汉, 吴肇光. 静脉输注长链及中/长链脂肪乳剂对脂蛋白代谢的影响. 中国临床营养杂志, 2002, 10（4）: 236-239.

［3］唐云, 武现生, 张大伟, 等. 结构脂肪乳剂与物理混合的中/长链脂肪乳剂脂肪酸代谢比较研究. 肠外与肠内营养, 2011, 18（4）: 196-199.

［4］吴国豪, 曹伟新, 蔡端, 等. 含橄榄油脂肪乳剂用于肠外营养的安全性和有效性研究. 中国实用外科杂志, 2006, 26（7）: 527-529.

［5］于健春, 郭卫东. 鱼油脂肪乳剂的生物学特性及其研究现状. 临床外科杂志, 2006, 14（4）: 43-45.

［6］赵明利, 于健春, 康维明. 脂肪乳剂的研究进展. 中国临床营养杂志, 2008, 16（3）: 184-191.

［7］王新颖, 李宁, 罗楠, 等. 结构脂肪乳剂改善腹部手术后患者的氮平衡和蛋白质代谢. 肠外与肠内营养, 2005, 12（5）: 272-275.

［8］中华医学会肠外肠内营养学分会. 成人家庭肠外营养中国专家共识. 中国实用外科杂志, 2017, 37（4）: 406-411.

［9］李宁, 于健春. 临床肠外营养及置管新进展. 北京: 中华医学电子音像出版社, 2011.

［10］李宁, 于健春. 临床肠外营养支持治疗. 北京: 人民军医出版社, 2011.

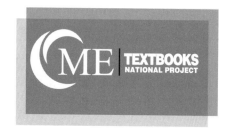

肠外营养中的微量营养素

第 21 章

康军仁　陈　伟
中国医学科学院北京协和医院

HPN 可以为慢性肠衰竭或其他原因导致的无法经胃肠道摄入营养的人群提供充足的能量与营养素，维持脏器功能，改善营养状况，增强体力和活动能力，提高生活质量。除提供宏量营养素以外，肠外营养中也需要提供电解质、维生素和微量元素。这些营养素虽然不能通过氧化提供能量，但也具有不可替代的作用，在维持机体水、电解质和酸碱平衡，保持内环境稳定，维护各种酶的活性，促进神经、肌肉的应激性等方面发挥相应的功能。因此，根据《成人家庭肠外营养中国专家共识》推荐意见，肠外营养处方中应适当添加电解质、维生素及微量元素，准确合理地给予，必要时进行监测，避免这些微营养素紊乱。

一、维　生　素

维生素是维持机体生命活动必需的一类有机化合物，它们的化学结构和性质不同，不是构成机体组织和细胞的组成成分，不产生能量，但参与机体代谢的调节。维生素根据其溶解性质分为脂溶性维生素和水溶性维生素两大类。脂溶性维生素包括维生素 A、维生素 D、维生素 E、维生素 K 等，水溶性维生素包括 B 族维生素和维生素 C。两类维生素在吸收、排泄、体内储存均有所不同，因缺乏导致症状发生的快慢及毒性都有很大差异。脂溶性维生素分子含碳、氢、氧 3 种元素，溶于脂肪及脂溶剂，食物中的脂溶性维生素随脂肪经淋巴系统吸收，从胆汁少量排出，摄入后大部分积存于体内。而水溶性维生素分子除碳、氢、氧元素外，还可能含有氮、钴、硫等元素，溶于水溶液，经血液吸收，摄入过量时，可很快从尿液排出，在体内没有非功能性的单纯积存，一旦缺乏很快出现相应症状。

（一）脂溶性维生素

1. 维生素 A　是构成视觉细胞内的感光物质，缺乏维生素 A 可影响视紫红质的合成，导致暗光或弱光下的视力障碍，出现夜盲症。它也是调节糖蛋白合成的一种辅酶，对上皮细胞的细胞膜起稳定作用，可以维持上皮细胞的完整性，维生素 A 缺乏时上皮细胞增生表层角化脱屑，皮脂腺及汗腺萎缩，防御病菌的能力降低，毛发枯槁，指甲变脆。此外，维生素 A 还参与细胞 RNA、DNA 的合成，对细胞的分化、组织更新有一定影响，对生长发育和生殖功能有重要影响。维生素 A 缺乏症会导致男性睾丸萎缩，精子数量减少、活力下降。也可影响孕妇的胎盘发育。并且，它还通过其在细胞核内的特异性受体——视黄醇受体，实现细胞功能活性的维持和促进作用，以维持和促进免疫功能，缺乏维生素 A 时，免疫细胞内视黄醇受体的表达相应下降，影响机体的免疫功能。

从静脉中摄入的维生素 A 通过肝动脉进入肝，酯化为棕榈酸酯储存，或以醇的形式与视黄醇结合蛋白及前白蛋白结合，经血供送至周围靶组织。其活性形式是氧化后形成的视黄酸，视黄酸可在细胞内与视黄醇结合蛋白及特异性核内受体结合，介导细胞的生物活性。

维生素 A 的每日推荐摄入量（recommended nutrient intake，RNI）为成人 700~800 μg 视黄醇当量（reein equivalent，RE），婴幼儿 400~600 μgRE，孕妇 800~900 μgRE，乳母 1200 μgRE。维生素 A 缺乏以眼部和皮肤的病变为突出表现。眼部疾病最初多表现为暗适应变差，随后出现结膜、角膜干燥，逐渐发展为角膜软化伴皮肤干燥、毛囊角化，即夜盲症、角膜软化症。如合并感染，则可能演变为眼球炎，以致失明。全身症状包括消瘦、皮肤干燥、声音嘶哑等。而维生素 A 摄入过量却可引起中毒和致畸。急性维生素 A 中毒可引起头痛、嗜睡、谵妄、食欲缺乏、恶心、呕吐、腹泻等症状，慢性中毒则可出现步态不稳，尺骨、胫骨压痛，长骨肌肉连接处肿痛，皮肤脱屑，毛发干枯、脱发、鼻出血、贫血和肝脾大等。

2. 维生素 D　是以环戊烷多氢菲为基础结构的类固醇衍生物，主要形式为维生素 D_2（麦角骨化醇）和维生素 D_3（胆钙化醇）。前者为植物所含的麦角固醇经阳光照射合成；后者为皮下的 7-脱氢胆固醇经紫外线照射合成，存在于海鱼（尤其是鱼肝、鱼油），牛肉，蛋黄等动物性食物中。肠外营养中补充的维生素 D 多为维生素 D_2，摄入后，先后在肝细胞和肾近端小管上皮细胞引入 2 个羟基，形成具有生物活性的骨化三醇 $[1,25(OH)_2D_3]$。骨化三醇与维生素 D 结合蛋白及白蛋白结合，在血液中转运，到达小肠、肾、骨等靶器官，结合相应受体，完成生理功能。促进小肠黏膜刷状缘对钙的吸收及肾小管重吸收磷，提高血钙、血磷浓度，协同甲状旁腺激素、降钙素，使破骨细胞成熟，促进骨质吸收，并使旧骨中的骨盐溶解，释放钙、磷入血，以及刺激成骨细胞促进骨样组织成熟和骨盐沉着。

维生素 D 的 RNI，以维生素 D_3 计，成人每日 5 μg，婴幼儿、老年人、孕妇、哺乳期妇女每日 10 μg（1 IU 维生素 D = 0.025 μg 维生素 D_3）。维生素 D 缺乏可引起肠道中钙、磷吸收减少，肾小管钙、磷重吸收减少，骨骼和牙齿矿化异常、骨骼畸形，婴幼儿易发生佝偻病、手足搐搦症。成人则多发生骨软化症，而绝经后妇女及老年人易发生骨质疏松症。此外，亦有研究证实，维生素 D 缺乏与免疫系统疾病、心血管疾病、糖尿病、肾脏疾病、呼吸系统疾病、神经系统疾病及肿瘤有关。维生素 D 摄入过量有潜在毒性，尤其是婴幼儿，可引起血钙过高、软组织异位钙化，出现乏力、失眠、皮肤干燥、烦躁不安、食欲缺乏、恶心、呕吐、消瘦、发热、持续性腹泻及阵发性腹痛等症状，严重者可出现幻视、半盲、抑郁、肌张力减低、心肌及动脉壁钙化、多尿、脱水及高钾血症等。

3. 维生素 E　也称生育酚，是苯并二氢吡喃的衍生物，按其结构和甲基的位置，共存在 8 种天然形式。其中 α-生育酚生理活性最高。维生素 E 是非酶抗氧化系统中重要的抗氧化剂，能清除体内的自由基并阻断其引发的链反应，防止生物膜和脂蛋白中多种不饱和脂肪酸、细胞骨架及其蛋白质的巯基免受自由基和氧化剂的攻击，从而保护神经系统、骨骼肌、视网膜免受氧化损伤，并且可以维持机体正常的免疫功能。维生素 E 缺乏时，常可见生殖障碍、肌肉营养不良、神经系统功能异常和循环系统损害。大剂量摄入维生素 E 则有抑制生长、损害凝血功能和甲状腺功能及增加肝脏脂肪蓄积等作用。维生素 E 的 RNI，以 α-生育酚计，成人（包括孕妇、哺乳期妇女）每日 14 mg，婴幼儿每日 3~4 mg，儿童及青少年每日 4~14 mg。

4. 维生素 K　是一组含有 2-甲基-1，4-萘醌的衍生物。天然存在的维生素 K_1 是由植物合成的，维生素 K_2 则由肠道细菌或其他微生物合成。人工合成的 K_3 或维生素 K_4 是水溶性的，是临床常用的维生素 K。维生素 K 调节凝血蛋白合成，参与蛋白质翻译后修饰的羧化反应，凝血因子在羧化反应后具有结合力，才能启动凝血机制。此外，维生素 K 还参与骨钙代谢。成骨细胞合成 3 种维生素 K 依赖蛋白，对骨形成、防止软组织钙化具有优势。维生素 K 缺乏引起凝血功能异常和出血。维生素 K_1 和维生素 K_2 无毒性，亦无过量之虞，但维生素 K 前体 2-甲基萘醌与巯基反应会产生有限的毒性，可引起新生儿溶血性贫血、高胆红素血症和核黄疸。维生素 K 的 RNI 只有成人的数据，为每日 120 μg，不分性别。

作为日常摄入，肠外营养中补充脂溶性维生素多用包含上述 4 种维生素的脂溶性维生素注射液，分为成人适用型和儿童适用型。成人单包装含有维生素 A 0.99 mg，维生素 D_2 5 μg，维生素 E 9.1 mg，维生素 K_1 0.15 mg；儿童单包装含有维生素 A 0.69 mg，维生素 D_2 10 μg，维生素 E 6.4 mg，维生素 K_1 0.20 mg。按每日 1 支补充，可满足日常需要，但低于最高可耐受剂量。脂溶性维生素注射液不可单独静脉滴注或推注，需溶于脂肪乳制剂或含有脂肪乳制剂的全合一肠外营养液。在无菌的条件下，在配伍性得到保障的情况下，将脂溶性维生素注射液（10 ml 注射用脂溶性维生素至少加入 100 ml 脂肪乳注射液中）直接加入脂肪乳中，或加入水溶性维生素，溶解后再加入脂肪乳注射液。成人和 11 岁以上儿童应用脂溶性维生素注射液（Ⅱ），每日 1 支；11 岁以下儿童应用脂溶性维生素注射液（Ⅰ），每日 1 ml/kg，每日最大剂量 10 ml。

（二）水溶性维生素

常用的水溶性维生素包括维生素 C，维生素 B_1、维生素 B_2、维生素 B_6、维生素 B_{12}，烟酸，泛酸，叶酸和生物素等。这类维生素在机体吸收后不能储存，一旦体内达到饱和后，多余部分随尿排出。因此，在没有其他摄入途径，仅从肠外营养中摄取时，应每日补充。

1. 维生素 C 又名抗坏血酸，为含有 6 个碳原子的酸性多羟基化合物，4 种异构体中 L-维生素 C 的生物活性最高。维生素 C 具有很强的抗氧化性，在体内参与羟化反应，可促进胶原合成，促进神经递质（5-羟色胺及去甲肾上腺素）合成，促进类固醇羟化，以及促进有机物或毒物羟化解毒，也有促进抗体形成，促进铁的吸收，促进四氢叶酸形成和维持巯基酶的活性等作用。维生素 C 缺乏的最重要和最早的表现是牙龈炎、牙龈出血和牙龈肿胀，随时间延长，逐渐发展为出血、牙齿松动、脱落、肌肉酸痛、毛囊角化、倦怠乏力等不适。预防成人出现维生素 C 缺乏的最小剂量为每日 10 mg。虽然维生素 C 的毒性很小，但单次摄入超过 2500~5000 mg 时，可能导致红细胞大量破裂而出现溶血。

2. B 族维生素

（1）维生素 B_1：也称为硫胺素，是由嘧啶环和噻唑环结合而成的化合物，易溶于水，在酸性溶液中稳定。在体内参与 α-酮酸的氧化脱羧反应、转酮醇酶反应，提供所必需的辅酶与神经冲动和心肌能量功能有关。在摄入不足、需要量增高或吸收代谢障碍等情况下，易出现维生素 B_1 缺乏。长期透析、全肠外营养或长期慢性发热的患者有可能出现维生素 B_1 缺乏。维生素 B_1 缺乏又称为脚气病，可引起全身性症状，以多发性神经炎、肌肉萎缩、组织水肿、心脏扩大、循环失调及胃肠道症状为主要特征。

（2）维生素 B_2：即核黄素，在体内转化为黄素单核苷酸（flavine mononucleotide，FMN）和黄素腺嘌呤二核苷酸（flavine mononucleotide，FAD），这 2 种分子都是组织呼吸的重要辅酶，并可激活维生素 B_6，将色氨酸转换为烟酸，参与体内氧化还原反应与能量生成，而且可能与维持红细胞的完整性有关，与细胞色素 P450 结合，参与药物代谢。缺乏时可造成口角炎、唇干裂、舌炎、阴囊炎、角膜血管化、结膜炎、脂溢性皮炎等症状或疾病。由于核黄素影响铁的吸收，当其缺乏可继发缺铁性贫血。严重缺乏维生素 B_2 可引起免疫功能低下和胎儿畸形。维生素 B_2 在正常肾功能状况下毒性很低，目前尚无中毒的报道，大量服用时尿呈黄色。

（3）烟酸：也称为尼克酸、维生素 B_3、维生素 PP，其结构为吡啶 3-羧酸。静脉剂型所用的是其酰胺化合物，即烟酰胺。在体内与核糖、磷酸、腺嘌呤形成烟酰胺腺嘌呤二核苷酸（辅酶Ⅰ）和烟酰胺腺嘌呤二核苷酸磷酸（辅酶Ⅱ），为脂质代谢、组织呼吸的氧化作用和糖原分解所必需物质。此外，还有增加葡萄糖的利用及促进葡萄糖转化为脂肪的作用，以及防治心脏传导阻滞和提高窦房结功能的作用。并可以促进消化系统的健康，减轻胃肠障碍。烟酸缺乏可引起糙皮病，如未能及时治疗致严重缺乏，则可引起"4D"，即皮炎（dermatitis）、腹泻（diarrhea）和痴呆（dementia），最终导致死亡（death）。

（4）维生素 B_5：即泛酸，生物活性形式是辅酶 A（CoA），是体内许多乙酰化反应的重要辅因子，包括三羧酸循环、脂肪酸合成和分解、组蛋白翻译后修饰，以及线粒体、核和胞质反应。临床缺乏非常少见，可致感觉异常和感觉倒错。泛酸没有已知毒性，过量摄入后可经肾脏排出。

（5）维生素 B_6：也称吡多素（吡多辛），是所有呈现吡哆醛生物活性的 3-羟基-2-甲基吡啶衍生物的总称，包括吡哆醛（pyridoxal，PL）、吡哆胺（pyridoxamine，PM）、吡哆醇（pyridoxine，PN）等结构形式。在体内作为辅酶，通常以磷酸吡哆醛的形式参与氨基酸转氨基作用和脱羧反应，以及参与转硫途径，使同型半胱氨酸转化为胱硫醚并随后转化为半胱氨酸，从而降低同型半胱氨酸的水平。维生素 B_6 轻度缺乏较多见，通常与其他维生素 B 族缺乏同时存在。可致眼、鼻与口腔周围皮肤脂溢性皮炎，并可扩展至面部、前额、耳后、阴囊及会阴等处。维生素 B_6 缺乏对幼儿的影响较大，可出现烦躁、肌肉抽搐和癫痫样惊厥、呕吐、腹痛、体重减轻等临床症状及脑电图异常。

（6）生物素：又称维生素 H、维生素 B_7，其结构由一个脲基环和一个四氢噻吩环构成，在体内有多种异构体，其中只有 D-生物素具有生物活性。生物素是一些羧化酶复合物的重要辅因子，这些复合物都参与碳水化合物、氨基酸和脂质代谢。生物素缺乏可造成多种生物素依赖性羧化酶的许多功能受到影响，从而引起眼、鼻、口周围的皮炎，结膜炎，脱发和神经系统症状，包括意识改变、嗜睡、幻觉和感觉异常，以及可能出现肌痛、厌食和恶心。

（7）维生素 B_{12} 和叶酸：这两者缺乏可导致特征性巨幼红细胞性贫血，表现为红细胞无效生成。这 2 种维生素在生物化学方面相互关联，当其中任何一种维生素缺乏时，损害造血细胞 DNA 合成的最终一般途径是相同的。处于生理水平的叶酸通过与其受体结合，进入细胞，在细胞内被多聚谷氨酸化而具有生理活性。维生素 B_{12} 作为辅因子，将甲基四氢叶酸（methyltetrahydrofolicacid，THF）提供的甲基转移至同型半胱氨酸，从而形成蛋氨酸，一方面降低同型半胱氨酸浓度，另一方面使 THF 去甲基化，进一步转为叶酰多聚谷氨酸合成酶，参与嘌呤合成。维生素 B_{12} 缺乏造成同型半胱氨酸升高，蛋氨酸水平降低，THF 形成障碍。叶酸缺乏也可导致 THF 水平降低，进而使 DNA 合成受损。

肠外营养中用于补充水溶性维生素的药物往往采用合剂的形式，即注射用水溶性维生素制剂，包含上述 9 种维生素，各组分含量为：硝酸硫胺 3.1 mg，核黄素磷酸钠 4.9 mg，烟酰胺 40 mg，盐酸吡哆辛 4.9 mg，泛酸钠 16.5 mg，维生素 C 钠 113 mg，生物素 60 μg，叶酸 0.4 mg，维生素 B_{12} 5.0 μg。随制造厂家不同，含量可能略有差异。制剂多为粉针剂，应用时应在无菌条件下，在可配伍性得到保证时，本品可用 10 ml 溶剂加以溶解。溶剂可为：①脂溶性维生素注射液（Ⅱ）（供成人和 11 岁以上儿童使用）；②脂溶性维生素注射液（Ⅰ）（供 11 岁以下儿童使用）；③脂肪乳注射液；④无电解质的葡萄糖注射液；⑤注射用水。用上述方法①、②或③配制的混合液须加入脂肪乳注射液后再经静脉输注，而用方法④或⑤配制的混合液可加入脂肪乳注射液中也可加入葡萄糖注射液中再经静脉输注。为了避免水溶性维生素摄入不足，成人和体重 10 kg 以上儿童，每日 1 瓶；新生儿及体重不满 10 kg 的儿童，按体重每日 0.1 瓶/kg 计算输入量。

二、微量元素

家庭肠外营养的组方中还应包括充足的微量元素，以防止其缺乏。对于大多数患者，1 单位剂量的标准多种微量元素溶液足以满足每日最低需求量。此类制剂中一般包含铬、铜、锰、铁、钼、锌、硒、碘和氟等元素。

铬在糖代谢中可作为辅因子增强胰岛素的功能。对蛋白质及核酸代谢的作用主要是促进氨基酸进入细胞，从而提高蛋白质合成能力，并参与核酸的稳定和完善。

铜参与铁的代谢和红细胞生成，亚铁氧化酶 I（即铜蓝蛋白）和亚铁氧化酶 II 可氧化铁离子，对生成转铁蛋白起主要作用，缺铜时可产生寿命缩短的异常红细胞。铜参与赖氨酸氧化酶的组成，促进骨骼、血管和皮肤胶原纤维与弹性蛋白中共价交联的形成，维持组织的弹性和结缔组织的正常功能，还可以调节心脏的搏动，促进骨骼的生长发育，调节内分泌功能，参与水、盐代谢。

铁是红细胞生成不可缺少的原料，并与能量代谢关系密切，三羧酸循环中有一半以上的酶和因子含铁或只有铁存在时才能发挥其生化作用，铁还影响动物体内的蛋白质合成和免疫功能。

碘参与甲状腺激素的合成，其生理功能是以甲状腺激素的功能作用表达的。甲状腺激素促进 DNA 及蛋白质合成、促进维生素的吸收和利用，促进分解代谢、能量转换，增加氧耗量，加强产热作用。参与维持和调节体温，保持正常的新陈代谢和生命活动。

锌在人体内主要是作为酶的成分之一存在且发挥作用的。锌在金属酶中结合在催化部位的酶蛋白上，发挥其催化功能。在细胞质膜中，锌主要结合在细胞膜含硫、氮的配基上，形成牢固的复合物，从而维持细胞膜稳定。锌还可通过对蛋白质的合成和代谢的调节作用来完成控制免疫调节因子的分泌和产生，对激素的调节和影响有重要生物意义。

硒是某些氧化酶的必需组成成分，它通过消除脂质过氧化物，阻断活性氧和自由基的致病作用，来提高机体免疫力，维持正常免疫功能。硒可通过甲基化硒化物抑制癌细胞生长，以及拮抗重金属的毒性。

通常情况下，不会监测这些微量元素的水平。但是，由于铜和锰经胆汁排泄，故有胆汁淤积的患者适合不接受这些微量元素。总胆红素水平超过 2 mg/dl（34.2 μmol/L）时需限制给予这些微量元素，而且，临床上常有必要针对患者的具体情况予以其余的微量元素，并监测其水平。

常用的复合微量元素注射液为单包装 10 ml 的针剂，含有氯化铬（$CrCl_3 \cdot 6H_2O$）53.3 μg，氯化铜（$CuCl_2 \cdot 2H_2O$）3.4 mg，氯化铁（$FeCl_3 \cdot 6H_2O$）5.4 mg，氯化锰（$MnCl_2 \cdot 4H_2O$）0.99 mg，钼酸钠（$Na_2MoO_4 \cdot 2H_2O$）48.5 μg，亚硒酸钠（$Na_2SeO_3 \cdot 5H_2O$）105 μg，氯化锌（$ZnCl_2$）13.6 mg，碘化钾（KI）166 μg，氟化钠（NaF）2.1 mg。相当于含铬 0.2 μmol，铜 20 μmol，铁 20 μmol，锰 5 μmol，钼 0.2 μmol，硒 0.4 μmol，锌 100 μmol，氟 50 μmol，碘 1 μmol。此类制剂为强酸性（pH 为 2.2）、高渗透压［约 1900 mOsm/（kg·H_2O）］药品，须在无菌条件下，稀释于复方氨基酸注射液或葡萄糖注射液中使用，不可单独输注。经外周静脉输注时，每 500 ml 复方氨基酸注射液或葡萄糖注射液最多可以加入 10 ml。因制剂中含有山梨醇，在肝内经山梨醇脱氢酶催化可转变为果糖，对果糖不耐受者应禁用；有微量元素代谢障碍和胆道功能明显减退，以及肾功能障碍者应慎用。

维生素和微量元素作为单独的成分添加入家庭肠外营养处方中，以预防微营养素缺乏。维生素 B_1 缺乏可引起韦尼克脑病；碘缺乏在长期家庭肠外营养的患者中常见，可能导致甲状腺功能减退；维生素 D 缺乏可引起代谢性骨病。反之，微营养素过量或中毒，也会带来代谢性并发症。长期肠外营养对肝脏功能造成影响，胆汁淤积又会影响铜、镁、锰等元素的排泄；铝摄入量过多，引起骨软化；而铁中毒则会损害脑细胞线粒体，造成能量供应障碍，使神经元发生退行性变；损害心肌细胞膜可造成心力衰竭，亦可沉积于骨髓、脾、肺等组织，是增加死亡风险的因素之一。因此，长期应用家庭肠外营养的患者，即使每日补充上述微营养素，也应定期监测水平，防止缺乏，也警惕过量或中毒。

参考文献

[1] 中华医学会肠外肠内营养学分会. 成人家庭肠外营养中国专家共识. 中国实用外科杂志, 2017, 37（4）：406-411.

[2] 中华医学会肠外肠内营养学分会. 多种微量元素制剂临床应用专家共识. 中华外科杂志, 2018, 56（3）：168-176.

[3] 中华医学会肠外肠内营养学分会. 维生素制剂临床应用专家共识. 中华外科杂志, 2015, 53（7）：481-487.

[4] Davila J, Konrad D. Metabolic complications of home parenteral nutrition. Nutr Clin Pract, 2017, 32（6）：753-768.

[5] Dastych M Jr, Šenkyřík M, Dastych M, et al. Trace element status（zinc, copper, selenium, iron, manganese）in patients with long-term home parenteral nutrition. Ann Nutr Metab, 2016, 69（2）：120-124.

[6] Osland EJ, Ali A, Isenring E, et al. Australasian Society for Parenteral and Enteral Nutrition guidelines for supplementation of trace elements during parenteral nutrition. Asia Pac J Clin Nutr, 2014, 23（4）：545-554.

[7] Osland EJ, Ali A, Nguyen T, et al. Australasian society for parenteral and enteral nutrition（AuSPEN）adult vitamin guidelines for parenteral nutrition. Asia Pac J Clin Nutr, 2016, 25（3）：636-650.

[8] Blaauw R, Osland E, Sriram K, et al. Parenteral provision of micronutrients to adult patients：an expert consensus paper. JPEN J Parenter Enteral Nutr, 2019, 43（Suppl 1）：S5-S23.

[9] Staun M, Pironi L, Bozzetti F, et al. ESPEN Guidelines on Parenteral Nutrition：home parenteral nutrition（HPN）in adult patients. Clin Nutr, 2009, 28（4）：467-479.

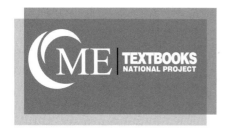

家庭肠外营养中的特殊营养素

第 **22** 章

赵 彬
中国医学科学院北京协和医院

HPN 为慢性肠衰竭患者提供了在肠道无法使用的情况下，人体所必需的宏量营养素、微量营养素、液体和电解质等，使患者能够独立地在医院或医疗环境之外维持正常的生活方式。过去几十年，在家庭环境中提供肠外营养的技术、知识和实践经验不断进步，肠外营养配方中所涉及的特殊营养素的使用，也一直为人们所关注。肠外营养支持治疗从简单安全地解决营养素补充问题以满足代谢需求，发展到寻求特殊配方以改善免疫功能和实现细胞修复的目的。

在应激状态下，具有调节免疫功能、调理炎症反应状态、维护肠黏膜屏障与影响内分泌功能等特殊作用的营养素称为药理营养素（pharmaconutrient），如谷氨酰胺和 ω-3 脂肪酸等。

一、谷氨酰胺

（一）概述

丙氨酰谷氨酰胺注射液可在体内分解为谷氨酰胺和丙氨酸。谷氨酰胺是一种含有 5 个碳原子的 α-氨基酸；其分子量为 146.15 kDa，元素组成包括碳（41.09%）、氢（6.90%）、氧（32.84%）和氮（19.17%）。谷氨酰胺具有 2 个氨基，即 α-氨基和易水解的侧链酰胺基，这些特征使得谷氨酰胺起着氮转运子和 NH_3 载体的作用。就其生理 pH 而言，谷氨酰胺被分类为中性氨基酸。而在传统营养分类上，谷氨酰胺被认为是非必需氨基酸。它可以刺激蛋白质的合成代谢并抑制蛋白质的分解代谢。谷氨酰胺对于维持肠道功能，免疫反应和氨基酸稳态至关重要。它是快速增殖细胞（肠上皮细胞、结肠细胞、成纤维细胞、淋巴细胞和巨噬细胞）的主要代谢燃料。因为人体在创伤、分解代谢、免疫缺陷、营养不良或极端压力等情况下谷氨酰胺储备会被耗尽，所以，谷氨酰胺可被视为必需氨基酸。在血液中，谷氨酰胺约占总游离氨基酸池的 20%。在组织中，如肝和骨骼肌，谷氨酰胺的浓度比在血浆中更高，占总氨基酸池的 40%~60%。在血浆和组织中，谷氨酰胺的浓度是其他氨基酸的 10~100 倍，因此，谷氨酰胺被认为是人体中最丰富的氨基酸（图 22-1）。

（二）谷氨酰胺和免疫细胞功能

在感染和高分解代谢过程中，免疫系统对谷氨酰胺的需求增加，一些组织（如肝）对该氨基酸的利用增加，导致人体中的谷氨酰胺缺乏。此外，骨骼肌作为谷氨酰胺最重要的合成部位，维持血浆谷氨酰胺浓度的作用出现减弱。根据情况的不同，这种影响可能会极大地加剧疾病和感染

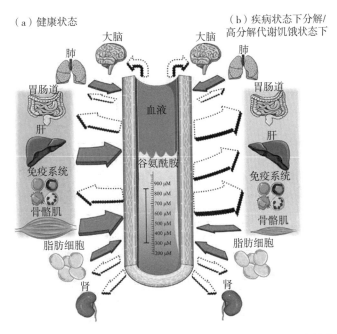

图 22-1 健康和分解代谢/高分解代谢情况下组织间谷氨酰胺的生产和利用

的恶化，以及增加继发感染的风险，进而危及患者生命。

免疫细胞中，葡萄糖主要经糖酵解途径转化成乳酸，而谷氨酰胺通过部分氧化转化为谷氨酸、天冬氨酸和丙氨酸，这个过程被称为谷氨酰胺异化。这种独特的转换在免疫系统细胞功能中起关键作用。一方面，谷氨酰胺通过戊糖磷酸途径，细胞产生 5-磷酸核糖，这是在 RNA 和 DNA 结构中可以见到的戊糖的前体。另一方面，谷氨酰胺降解形成 NH_3 和天冬氨酸，可促进 DNA 和 RNA 中嘌呤和嘧啶的合成。免疫系统细胞中一些基因的表达在很大程度上也取决于谷氨酰胺的利用率。如转录因子（JNK、AP-1）的激活，淋巴细胞表面标志物（CD25、CD45RO 和 CD71）的表达，以及细胞因子（IFN-γ，TNF-α 和 IL-6）的合成。因此，谷氨酰胺在细胞增殖、组织修复与病原体识别相关的细胞内途径中有非常重要的作用。

（三）谷氨酰胺的临床使用

谷氨酰胺对于细胞稳态至关重要，细胞在缺乏谷氨酰胺的环境中无法生存和增殖。近年来，关于药理营养素谷氨酰胺的使用一直是研究的热点。谷氨酰胺通常以游离形式或与另一种氨基酸的键合（也称"双肽"）的形式发挥作用（图 22-2）。谷氨酰胺双肽的形式中最为常见的是丙氨酰谷氨酰胺（Ala-Gln）。许多临床试验及系统评价的结论是：经肠胃外给予谷氨酰胺双肽可以减少感染并发症，缩短危重患者的住院时间，降低死亡率。选择游离谷氨酰胺或谷氨酰胺双肽在很大程度上取决于患者的分解代谢情况和最合适的给药途径。在长期使用 HPN 的患者中，谷氨酰胺双肽比游离谷氨酰胺具有多种优势，如灭菌过程中的稳定性，长期保存及高溶解度范围等。尽管谷氨酰胺从生理学角度显示有如上作用，但并不意味着对所有 HPN 患者，要不加选择的补充谷氨酰胺。相反，应对患者充分的评估，有选择的为低谷氨酰胺血症患者提供一定剂量的谷氨酰胺，使血浆谷氨酰胺水平正常化，同时提供足够的热量和蛋白质供应，这是保证谷氨酰胺发挥药理营养素的前提。

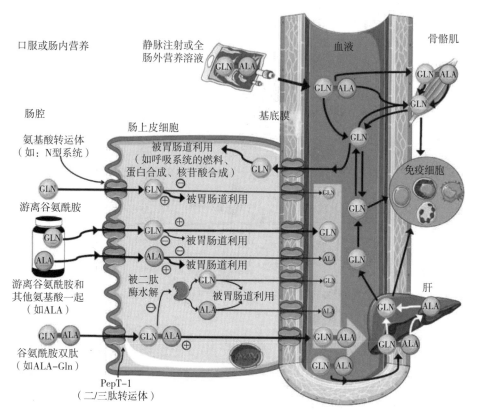

图 22-2　肠内和肠胃外谷氨酰胺供应的机制

注：ALA 为 α-亚麻酸；pep T-1 为寡肽转运蛋白-1；Gln 为谷氨酰胺

二、ω-3 脂肪酸

（一）概述

脂质乳剂是肠外营养不可或缺的组成部分，它是主要的非蛋白质能量来源。脂肪酸因碳链长度、双键、数量和位置而异。这些因素会影响脂肪酸的特性，影响新陈代谢、炎症、免疫反应、氧化应激、凝血功能，器官功能和伤口愈合等。鱼油是鱼体内的全部油类物质的统称，常见于深海鱼类中，它的主要有效成分为 ω-3 多不饱和脂肪酸。ω-3 脂肪酸又可写作 Omega-3、Ω-3、n-3 脂肪酸，是含有 18~22 个碳原子的长链多元不饱和脂肪酸。从化学结构上，因为第一个双键出现在碳链甲基端的第三位，所以均冠以 3 来命名。

（二）ω-3 脂肪酸和免疫细胞功能

人体中重要的 ω-3 脂肪酸有二十碳五烯酸（eicosapaentaenoic acid，EPA）、二十二碳六烯酸（docosahexenoic acid，DHA）和 α-亚麻酸（alpha linolenic acid，ALA）。EPA 和 DHA 属于必需脂肪酸，为类二十烷酸前体与细胞膜的组分。人体无法直接合成 ω-3 脂肪酸，尽管 ALA 减饱和并延长碳链后可转化成 EPA 和 DHA，但这种转化十分有限。大豆油作为肠外营养中常用的脂肪乳剂，包含约 53% ω-6 亚油酸及少量 ω-3 脂肪酸（约为 8% 的 α-亚麻酸），因此其 ω-6 与 ω-3 脂肪酸比率约为 7∶1。在体内，ω-6 脂肪酸通过延伸酶和去饱和酶的作用转化为花生四烯酸（一种二十碳四烯酸的长链脂肪酸），花生四烯酸的活化是导致炎症的主要原因，而这一过程中的多种衍生物如前列腺素、过氧化物、血栓素和白三烯则通过多种机制引发炎症。由于 ω-3 脂肪酸和 ω-6 脂肪酸共享相同的生物合成途径涉及相同的去饱和酶和延伸酶，因此，ALA 向 EPA 的转化（向 DHA 的转化）与亚油酸向花生四烯酸的转化竞争，并且因需要相同的酶，过量的亚油酸会抑制 DHA 和 EPA 的生物合成。鱼油富含 EPA 和 DHA，这两者能在胃肠道快速吸收，进入角化细胞磷脂膜，并能竞争花生四烯酸进入磷脂。鱼油衍生的前列腺素和白三烯的活性低于花生四烯酸衍生的前列腺素和白三烯，因此导致炎症反应的减缓。总体而言，大量外源供应 ω-6 脂肪酸可能会加重对创伤性损伤的双相免疫炎症反应，其特征是产生的炎症介质增加，并转变为高炎症性且免疫抑制的状态（图 22-3）。ω-3 脂肪酸有相反地调节 ω-6 脂肪酸的作用。鱼油可减少潜在的氧化、炎性/免疫抑制及血栓形成，而 DHA 和 EPA 具有抗炎、免疫调节及抗氧化特性等生物学作用，并可减少感染的风险，缩短住院时间或重症监护病房的住院时间。因此，越来越多的共识认为在某些临床情况下应避免使用仅基于大豆油的标准脂肪乳剂，而应使用含有替代品（鱼油）的脂肪乳剂。

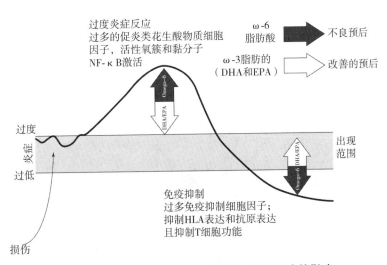

图 22-3　ω-6 脂肪酸和 ω-3 脂肪酸对炎症反应的影响

（三）ω-3 脂肪酸的临床使用

迄今为止，发表的最大，最全面的荟萃分析结果表明，ω-3 脂肪酸可减少 40% 的感染，使住院时间和 ICU 入住时间均缩短约 2 天，减少了 56% 的败血症。此外，还显示出 ω-3 脂肪酸具有潜在保肝的作用，对天冬氨酸氨基转移酶（AST）、丙氨酸氨基转移酶（ALT）和 γ-谷氨酰转移酶（GGT）水平有明显的好处，即较高的抗氧化剂 α-生育酚水平，以及较低的炎症标志物（如 TNF-α）水平。在 2019 年荟萃分析之前，同一组 2012 年的荟萃分析具有相似的临床结果，将这些结果用于药物经济学分析后发现，使用 ω-3 脂肪酸也具有成本效益。在节省成本的同时改善了患者的临床结局，ω-3 脂肪酸的使用成本被住院费用和抗生素成本的降低完全抵消了。综上所述，临床和实验室数据均显示，含有 ω-3 脂肪酸的脂肪乳对于外科手术患者（包括外科 ICU 患者）是重要的肠外营养成分。文献也指出，鱼油的剂量需要达到 0.1~0.2 g/（kg·d）才能显示出临床益处。此外，关于 ω-3 脂肪酸可能导致出血事件的发生率升高的担忧目前尚未得到证实。总而言之，与大豆油乳剂相比，含有 ω-3 脂肪酸的脂肪乳在外科手术患者中具有许多优势，包括增加了安全性和耐受性，更少的炎症，对肝更强的保护作用。但在实际使用过程中，还需充分考虑脂肪乳的最佳输注时间，安全性监测及配伍禁忌等问题。

三、维生素 C

维生素 C（抗坏血酸）是一种重要的氧化还原化合物，可减少自由基形式的 α-生育酚（维生素 E）、谷胱甘肽、羟基和超氧化物及细胞质和线粒体中的自由基（图 22-4）。动物模型表明，输注维生素 C 可保护肝和骨骼肌的缺血-再灌注损伤，防止败血症期间的血管渗漏和上皮屏障功能破坏。其他模型还表明，维生素 C 给药对 ARDS 和全身性炎症反应综合征（SIRS）具有积极作用，这归因于自由基的清除。此外，维生素 C 对于合成胶原蛋白，肉碱和去甲肾上腺素也很重要。体外实验表明，维生素 C 会降低 NF-κB 的活化。通过 TNF-α 调节并破坏与呼吸道感染，过敏性疾病和支气管哮喘有关的组胺物质。临床研究显示，在严重烧伤的患者中使用大剂量维生素 C 可以减少伤口水肿渗出，减少液体复苏需求和减轻呼吸衰竭。但是，没有任何一项大型的、设计良好的对照研究可以考察在没有其他抗氧化剂的情况下，维生素 C 对危重患者的免疫功能、血管修复或伤口愈合的影响。

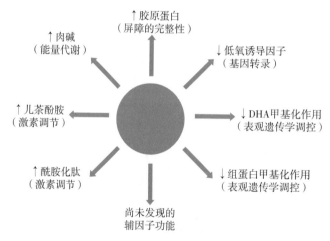

图 22-4　维生素 C 作为辅助因子的作用

参考文献

［1］Roth E. Nonnutritive effects of glutamine. J. Nutr, 2008, 138（10）：2025S-2031S.

［2］Labow BI, Souba WW, Abcouwer SF. Mechanisms governing the expression of the enzymes of glutamine metabolism-Glutaminase and glutamine synthetase. J. Nutr, 2001, 131（9 Suppl）：2467S-2486S.

［3］Cruzat VF, Newsholme P. Glutamine. Boca Raton：CRC, 2017：1-18.

［4］Oudemans-van Straaten HM, Bosman RJ, Treskes M, et al. Plasma glutamine depletion and patient outcome in acute icu admissions. Intensiv. Care

Med, 2001, 27: 84−90.

[5] Curi R, Newsholme P, Marzuca-Nassr GN, et al. Regulatory principles in metabolism-then and now. Biochem. J, 2016, 473: 1845−1857.

[6] Mills EL, Kelly B, O'Neill LAJ. Mitochondria are the powerhouses of immunity. Nat. Immunol, 2017, 18: 488−498.

[7] Furst P, Alteheld B, Stehle P. Why should a single nutrient-Glutamine-Improve outcome? The remarkable story of glutamine dipeptides. Clin. Nutr, 2004, 1 (1): 3−15.

[8] Stehle P, Ellger B, Kojic D, et al. Glutamine dipeptide-supplemented parenteral nutrition improves the clinical outcomes of critically ill patients: A systematic evaluation of randomised controlled trials. Clin. Nutr. ESPEN, 2017, 17: 75−85.

[9] Grau T, Bonet A, Minambres E, et al. The effect of l-alanyl-l-glutamine dipeptide supplemented total parenteral nutrition on infectious morbidity and insulin sensitivity in critically ill patients. Crit Care Med, 2011, 39: 1263−1268.

[10] Bollhalder L, Pfeil AM, Tomonaga Y, et al. A systematic literature review and meta-analysis of randomized clinical trials of parenteral glutamine supplementation. Clin. Nutr, 2013, 32: 213−223.

[11] Dechelotte P, Hasselmann M, Cynober L, et al. l-alanyl-l-glutamine dipeptide-supplemented total parenteral nutrition reduces infectious complications and glucose intolerance in critically ill patients: The french controlled, randomized, double-blind, multicenter study. Crit. Care Med, 2006, 34: 598−604.

[12] 176. Weitzel LR, Wischmeyer PE. Glutamine in critical illness: The time has come, the time is now. Crit. Care Clin, 2010, 26: 515−525.

[13] Raman M, Almutairdi A, Mulesa L, et al. Parenteral nutrition and lipids. Nutrients, 2017, 9 (4): 388.

[14] Klek S. Omega-3 fatty acids in modern parenteral nutrition: a review of the current evidence. J Clin Med, 2016, 5 (3): 34.

[15] Calder PC, Adolph M, Deutz NE, et al. Lipids in the intensive care unit: recommendations from the ESPEN Expert Group. Clin Nutr, 2018, 37 (1): 1−18.

[16] Fell GL, Nandivada P, Gura KM, et al. Intravenous lipid emulsions in parenteral nutrition. Adv Nutr, 2015, 6 (5): 600−610.

[17] Calder PC. Mechanisms of action of (n-3) fatty acids. J Nutr, 2012, 142 (3): 592−599S.

[18] Calder PC. Lipids for intravenous nutrition in hospitalized adult patients: a multiple choice of options. Proc Nutr Soc, 2013, 72 (3): 263−276.

[19] Waitzberg DL, Torrinhas RS. The complexity of prescribing intravenous lipid emulsions. World Rev Nutr Die, 2015, 112: 150−162.

[20] Pradelli L, Mayer K, Muscaritoli M, et al. n-3 fatty acid-enriched parenteral nutrition regimens in elective surgical and ICU patients: a meta-analysis. Crit Care, 2012, 16 (5): R184.

[21] Pradelli L, Mayer K, Klek S, et al. Omega-3 fatty-acid enriched parenteral nutrition in hospitalized patients: systematic review with meta-analysis and trial sequential analysis. JPEN J Parenter Enteral Nutr, 2019.

[22] Calder PC. Intravenous lipid emulsions to deliver bioactive omega-3 fatty acids for improved patient outcomes. Mar Drugs, 2019, 17 (5): 274.

[23] Pradelli L, Mayer K, Klek S, et al. ω-3 fatty-acid enriched parenteral nutrition in hospitalized patients: systematic review with meta-analysis and trial sequential analysis. JPEN J Parenter Enteral Nutr, 2020, 44 (1): 44−57.

[24] Pradelli L, Eandi M, Povero M, et al. Cost-effectiveness of omega-3 fatty acid supplements in parenteral nutrition therapy in hospitals: a discrete event simulation model. Clin Nutr, 2014, 33 (5): 785−792.

[25] Wu GH, Gao J, Ji CY, et al. Cost and effectiveness of omega-3 fatty acid supplementation in Chinese ICU patients receiving parenteral nutrition. Clinicoecon Outcomes Res, 2015, 7: 369−375.

[26] Feng Y, Li C, Zhang T, Pradelli L. Parenteral nutrition including an omega-3 fatty-acid-containing lipid emulsion for intensive care patients in China: a pharmacoeconomic analysis. Clinicoecon Outcomes Res, 2017, 9: 547−555.

[27] Hsu CC, Wang JJ. L-ascorbic acid and alpha-tocopherol attenuates liver is chemia-reperfusion induced of cardiac function impairment. Transplant

Proc, 2012, 44 (4): 933-936.

[28] Wang NT, Lin HI, Yeh DY, et al. Effects of the antioxidants lycium barbarum and ascorbic acid on reperfusion liver injury in rats. Transplant Proc, 2009, 41 (10): 411-4113.

[29] Erkut B, Özyazıcıoğlu A, Karapolat BS, et al. Effects of ascorbic acid, alpha-tocopherol and allo-purinol on ischemia-reperfusion injury in rabbit skeletal muscle: an experimental study. Drug Target Insights, 2007, 2: 249-258.

[30] Fisher BJ, Kraskauskas D, Martin EJ, et al. Mechanisms of attenuation of abdominal sepsis in-duced acute lung injury by ascorbic acid. Am J Physiol Lung Cell Mol Physiol, 2012, 303 (1): L20-L32.

[31] Wilson JX, Wu F. Vitamin C in sepsis. Subcell Biochem, 2012, 56: 67-83.

[32] Bowie AG, O'Neill LA. Vitamin C inhibits NF-kappa B activation by TNF via the activation of p38 mitogen-activated protein kinase. J Immunol, 2000, 165 (12): 7180-7188.

[33] Zhou G, Kamenos G, Pendem S, et al. Ascorbate protects against vascular leakage in cecal ligation and puncture-induced septic peritonitis. Am J Physiol Regul Integr Comp Physiol, 2012, 302 (4): R409-R416.

[34] Kahn SA, Beers RJ, Lentz CW. Resuscitation after severe burn injury using high-dose ascorbic acid: a retrospective review. J Burn Care Res, 2011, 32 (1): 110-117.

[35] Tanaka H, Matsuda T, Miyagantani Y, et al. Reduction of resuscitation fluid volumes in severely burned patients using ascorbic acid administration: a randomized, prospective study. Arch Surg, 2000, 135 (3): 326-331.

[36] Harri H, Elizabeth C. Vitamin C Can Shorten the Length of Stay in the ICU: A Meta-Analysis. Nu-trients, 2019, 11 (4): 708.

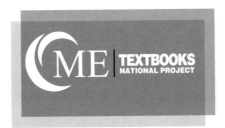

家庭肠外营养静脉途径的选择

第23章

孙文彦
中国医科学院北京协和医院

一、家庭肠外营养输注途径的选择

肠外营养的静脉输注途径包括外周静脉置管（peripheral venous cather，PVC）、经外周置入中心静脉导管（peripherally inserted central catheter，PICC）、经皮直接穿刺中心静脉置管（暂时性中心静脉置管）、静脉输液港（implantable venous access port，PORT）等。临床上选择肠外营养输注途径时，应考虑以下因素：①肠外营养混合液的渗透压；②预计肠外营养输注时间；③既往静脉置管病史；④拟定穿刺部位的血管解剖条件；⑤患者凝血功能；⑥合并疾病状况；⑦是否存在病理性体位；⑧护理人员的导管维护技能；⑨患者对静脉置管的主观想法和知情同意等。

（一）外周静脉途径

通过外周静脉给予肠外营养是首选的输注途径，具有静脉入路容易、护理方便、不存在中心静脉置管的风险和较为经济的优点。美国静脉输液护理学会建议对于 pH<5 或 pH>9，以及渗透压>900 mOsm/L 的液体或药物，不使用外周静脉输注。但也有学者认为，不超过 900 mOsm/L 的肠外营养液也可经外周静脉短期输注。有研究显示，70%以上的患者周围静脉能够耐受常规能量与蛋白质密度的肠外营养全合一营养液，但输注时间若超过 10~14 天，外周静脉较难耐受。

通过外周静脉输注较高渗透压的肠外营养混合液，主要的并发症是液体渗漏和静脉炎。超过10%的葡萄糖溶液或5%的蛋白质溶液均有较高风险出现静脉炎。肠外营养中的脂肪乳由于渗透压在 300 mOsm/L 左右，加入到全合一营养液中可有效降低渗透压，同时还有保护血管内皮的作用。静脉炎的原因是液体或药物对血管的化学性刺激，以及缩血管药物和穿刺造成的机械性刺激。预防静脉炎的措施包括：①使用低渗液体和慢速输注（<200 ml/h）；②选择恰当的输液管道材料（聚氨酯优于聚四氟乙烯，后者优于聚乙烯）；③选用较小口径导管；④选择较大静脉进行输注；⑤每日更换输注部位；⑥采用连续输注等。

（二）中心静脉途径

1. 中心静脉导管（entral venous catheter，CVC） 是指导管尖端位于上腔或下腔静脉的静脉导管。临床上常用的途径包括锁骨下静脉穿刺、颈内静脉穿刺和股静脉穿刺。中心静脉置管装置又可分为暂时性和永久性，有内置和外置入口，也有不同的长度和管径，还有 1~3 个管腔或输液口。无论采用何种置管方法，肠外营养制剂应该由专一的导管通路输注。根据保留导管的时限分为短期和长期置管，短期置管一般指导管保留不超过 2 周，主要通过锁骨下静脉或颈内静脉途径完成。锁骨下静脉经皮穿刺，易于置管和固定，而且导管相关性感染的发生率较低，被作为最常用的 CVC 路径。颈内/外静脉同样易于中心静脉置管，常被作为第二选择，其气胸发生率较锁骨下静脉低，但颈部需要活动导致相关性感染的发生率较高。只有无法通过锁骨下静脉或颈静脉置管时，才可以选择使用股静脉，其导管相关性感染并发症发生率最高，通过皮下隧道将导管埋于皮下使其在膝上 10 cm 处穿出皮肤，可以显著降低感染的发生率。

CVC 的优点包括：①高渗透压或非血管相容性药物的输注；②避免多次静脉穿刺的痛苦和不适；③保护外周血管；④留置较长时间；⑤可进行中心静脉压力监测；⑥减少护理工作量等。常用的 CVC 导管有 3 种：①经皮插管置管型导管；②皮下隧道置管型导管；③置入性导管。导管的管径一般为 2.7~12.5Fr。锁骨下静脉置入单腔导管的感染率较低，是肠外营养推荐的中心静脉输注途径。对于危重症或长期慢性疾病而需要除肠外营养支持外的多种静脉输液治疗的患者，也常选择多腔的中心静脉导管。

2. 输液港（implantable venous access port，PORT） 即完全植入式静脉输液港。长期静脉通路同样可以经手术置入的静脉输液装置完成。2009 年欧洲肠外肠内营养学会（ESPEN）肠外营养指南推荐，超过 3 个月的 HPN，需要使用套管式中心静脉导管或 PORT，具体需根据患者的意愿、护理人员的护理经验及使用频度进行选择。我国肠外营养临床药学共识（第二版）指出，PORT 适用于长期间歇性静脉输注患者，若单纯以 PN 输注为目的，通常不采用 PORT。

可植入装置由装备有自我封闭硅隔膜的钛、不锈钢或塑料 PORT，与硅胶或聚亚胺酯制成的导管连接构成。导管的直径一般在 5.4~17Fr，长度多为 75 cm，有 1~3 个管腔。置入手术需要在局部麻醉下进行，导管的放置方法同其他中心静脉导管一样，穿刺成功后需要影像学检查来确认其尖端位于上腔或下腔静脉中，避免导管异位。PORT 多置于胸壁皮下，使用时可用专用无损伤针直接通过皮肤穿刺入泵体输注液体。PORT 通常可供穿刺 1000~2000 次。置入后的 PORT 完全位于皮下，可减少感染性并发症的发生，并且对患者的活动没有限制（接触性质的运动除外）。因 PORT 完全包埋于皮下，并克服了传统外周静脉输液需要反复静脉穿刺的缺点，减轻了操作所带来的痛苦，进一步提高了患者的生活质量。但永久性中心静脉导管仍存在一些风险，如必须通过穿刺进行操作、使用寿命有限、置入和撤除时需接受手术、较高的医疗费用等。另外，留置导管过程中易导致气胸、动脉损伤、空气栓塞、血胸、心律失常、中心静脉栓塞、神经和气管丛损伤、胸导管损伤和乳糜胸等。需要注意的是，该装置使用后需要肝素稀释液封管，长期不使用者仍需每 4 周接受一次休疗期维护。

3. 经外周置入中心静脉导管（peripherally inserted central venous catheter，PICC） PICC 主要是指通过肘部静脉或上臂静脉将较细导管置入上腔静脉。目前 PICC 的材质以硅胶为主，也有聚尿氨酯，管径 3~8Fr，长度多为 50~70 cm，可有 1~3 个管腔。PICC 近几年开始使用末端开口的耐高压导管，其优点是可以监测中心静脉压，可以用于增强 CT 造影剂推注，并可多腔输液。

PICC 的优点主要是可避免多数中心静脉导管置管并发症，可以较长时间留置（目前有留置时间超过 2 年的个例报道）和较低的感染发生率。随着穿刺技术的发展，现在采用超声赛丁格置管，大大提高了穿刺成功率，解决了临床中因血管条件差而影响治疗的问题。并且使用心电图（electrocardiogram，EKG）定位导管尖端位置，降低了异位率，成功定位可达 96%。对于需接受较长时间肠外营养支持的患者，PICC 是首选的输液途径。

二、肠外营养输注途径的建立

（一）外周静脉输液途径的建立

短期（<10 d）应用 PN，尤其是使用低透压 PN 混合液时，首选外周静脉置管输入。静脉留置针以其操作简单、套管柔软、留置时间长且不易穿破血管等特点被广泛应用于临床。外周静脉选择的原则是选择四肢静脉、头皮静脉中粗、直、血流量丰富的血管，避开静脉瓣及关节部位，成人不建议下肢静脉输液。具体操作步骤如下。①用物准备：静脉留置针、输液接头、透明敷料、封管液、皮肤消毒用物、手套、手消毒液、胶布、止血带等；②选择血管；③消毒穿刺局部皮肤：以穿刺点为中心，直径 8 cm；④输液器连接套管针、排气、摆放稳妥，扎止血带；⑤松动套管针套管：右手拇指、示指持针翼（针翼多点面向外），左手拇指和中指夹住肝素帽，拇指和环指360°转动针芯；⑥在消毒范围内 1/2 或 2/3 处，夹紧双翼以 15°~30°进针；⑦回血后压低角度为5°~15°再进约 0.2 cm；⑧退针芯：松开两翼并用示指、中指固定，另一手退针芯 0.5~1 cm，撤出针芯，左手拇（中）指、示指固定两翼，右手将针芯全部拔出；⑨松开止血带，打开输液器调节器；⑩固定：透明敷料以穿刺点为中心固定，延长管与穿刺血管呈"U"形固定，注意"Y"形接口勿压迫穿刺的血管，粘贴透明敷贴要采用无张力方法。

（二）途径的建立

经外周置入中心静脉导管（PICC）是接受较长时间（>10 d）PN 治疗首选的输注途径。PICC导管由肘前部的外周静脉（首选贵要静脉）穿刺置入，沿血管走行最终到达上腔静脉。PICC 可以将营养液直接输注在血液流速快、血流量大的中心静脉，避免了患者因长期输液或输注高浓度、强刺激性药物带来的血管损害，减轻了因反复静脉穿刺给患者带来的痛苦，保证了 PN 治疗顺利进行。

1. 盲穿标准置管流程　①测量插管长度：患者平卧，穿刺侧手臂外展 90°，自穿刺点沿静脉走向量至右胸锁关节，再向下至第三间隙止；②消毒穿刺点：直径 20 cm，戴无菌手套，铺无菌巾；③穿刺血管：首选贵要静脉，用肝素盐水预冲导管及穿刺针，用可撕裂式套管针穿刺，见回血后压低角度再进针 2~3 cm；④置入导管：确认导引套管在血管中，撤出针芯，将导管均匀缓慢送入中心静脉直至测量长度，抽吸回血确认导管在静脉内；⑤包扎穿刺点：用稀释后的肝素液正压封管，压迫穿刺点，用酒精局部消毒，4~6 层小方纱加压覆盖压迫穿刺点止血，上面盖以无菌透明贴膜，并注明穿刺时间。

2. 超声导引下 PICC 标准置管流程　①获得医嘱，患者签署置管同意书。②七步法洗手，戴圆帽、口罩，备齐用物，携用物至患者床旁，核对床号、姓名。③协助患者摆体位，显露穿刺区域，根据病情，患者可戴口罩、帽子。④血管超声导引系统摆放在操作者的对面，便于操作。⑤选择静脉及穿刺点。⑥在预期穿刺部位以上扎止血带。⑦穿刺点的选择：肘窝上 2 横指处。⑧使用血管超声导引系统选择穿刺静脉：先摸到肘窝处的肱动脉搏动，涂抹少量的耦合剂，在肘窝上 2 cm 处先找肱动脉与肱静脉，用探头轻轻压迫，可见其搏动的为肱动脉，与之伴行的可被压扁的血管为肱静脉，因肱静脉汇合于内侧的贵要静脉，所以将探头向内侧、向上慢慢移动，找到内径较大的血管，用探头压迫，可以压扁，无搏动就是首选的穿刺血管—贵要静脉，在预穿刺点做标记。⑨松开止血带。⑩测量长度：患者平卧位，上臂外展与躯干成 90°，手臂与身体在同一水平面。上腔静脉测量法从预穿刺点沿静脉走向到右胸锁关节再向下至第 3 肋间隙。⑪测臂围：肘窝以上 10 cm 处（患儿 5 cm），记录测量数值。⑫打开 PICC 穿刺包，戴无菌手套。⑬穿点的消毒：以穿点为中心环形消毒，先用 75% 乙醇消毒 3 遍（顺时针－逆时针－顺时针）待干，再用碘剂消毒 3 遍（方法同上），上下直径 20 cm，两侧至臂缘，最好以穿刺点为中心，上下各 10 cm 消毒整条手臂，待干，并在患者手臂下铺无菌治疗巾。⑭脱手套，穿无菌隔离衣，重戴无菌手套。⑮铺巾、无菌物品的准备：铺治疗巾、孔巾、无菌大单，只显露穿刺部位，铺巾遮盖患者全身及穿刺侧手臂。⑯1 名助手（戴圆帽、口罩）按无菌原则投递注射器、透明敷料、无菌胶布于无菌区内。注射器抽吸满生理盐水，1 ml 注射器抽吸 2% 利多卡因。⑰按无菌原则打开 PICC 穿刺套件，预冲 PICC 导管，注意观察导管的完整性，再预冲连接器、减压套筒、肝素帽或正压接头，最后润洗导管外部，将导管浸泡于生理盐水当中。⑱按无菌原则打开微插管鞘穿刺套件及导针器套件。⑲安放无菌探头罩：取无菌耦合剂少许涂在探头上，探头上罩无菌罩，罩和探头之间不可有气泡，用橡胶圈固定牢固（操作者要保持手套无菌）。⑳助手在消毒区外扎止血带，使静脉充盈。㉑在穿刺点附近涂抹少许无菌耦合剂。㉒穿刺前使用超声导引系统再次定位血管，并将选择好的血管影像固定在标记点的中央位置，左手固定好探头，保持探头位置垂直于皮肤。注意整个探查、操作过程中探头与皮肤必须一直保持 90° 的垂直角度。㉓根据血管深度选择导针器规格，并安装穿刺针。操作者双眼看着超声显示屏进行静脉穿刺。在超声显示屏上可在血管内看见一白色亮点，血从针尾处缓慢流出，即为穿刺针已进入血管。㉔穿刺成功后，固定穿刺针保持不动，小心地移开探头，左手固定穿刺针，右手取导丝置入穿刺针，导丝入血管后，随即降低进针角度，继续推送导丝，助手松开止血带，体外导丝保留 10~15 cm。注意一定要保持在体外看见导丝的末端，遇到阻力不可强行推送导丝，如送导丝不成功，导丝与穿刺针必须一起拔出，避免穿刺针针尖将导丝割断导致导丝断裂。㉕撤除穿刺针，保留导丝在原位，穿刺点给予局部麻醉。㉖解剖刀沿导丝上方，与导丝呈平行角度做皮肤切开以扩大穿刺部位，注意不要切割到导丝。㉗沿导丝送入插管器（扩张器/插管鞘组件），注意固定好导丝，避免导丝划入静脉，推进插管鞘与血管走向保持一致，边旋转插管器边用力持续向前推进，使插管器安全进入血管。㉘拧开插管器上的锁扣，分离扩张器、插管鞘，左手示指及中指按压插管鞘前端止血，右手将扩张器和导丝一同拔出（注意确保插管鞘不移位），随即用左手大拇指堵住鞘口（手法）：右手小拇指与环指夹住导丝，大拇指与示指捏住扩张器，一同将扩张器与导丝拔出，并检查导丝的完整性。㉙固定好插管鞘，插管鞘下方垫无菌纱布，将导管自插管鞘内缓慢、短距离、匀速置入，当送入 10 cm 左右时，嘱患者将头转向静脉穿刺侧，并低头使下颌贴近肩部，以防止导管误入颈静脉，由助手用 B 超协助检查导管是否异位颈静脉，及时进行调整。㉚插管至预定长度后，压迫鞘的末端处止血并固定导管，从血管内撤出插管鞘，使其远离穿刺口，撕裂插管鞘。㉛撤出导管内支撑导丝：校对插管长度后，将导管与支撑导丝的金属柄分离、轻压实点以保持导管的位置，缓慢平直撤出支撑导丝。㉜修剪导管长度：用生理盐水清除导管上血渍后修剪导管，保留体外导管 5 cm，无菌剪刀与导管保持直角剪断导管，注意不要剪出斜面或毛碴（即使导管长度不足 5 cm，导管的最后 1 cm 一定要剪掉，否则导管与走接器固定不牢）。㉝将减压套筒安装到导管上，再将导管连接到连接器翼形部分的金属柄上，注意一定要推进到底，导管不能起褶，最后沿直线将翼形部分的倒勾和减压套筒上的沟槽对齐，锁定两部分。㉞抽回血，见回血推回，再用 20 ml 生理盐水脉冲方式冲管，注射最后 0.5 ml 生理盐水时边推注活塞边除注射器，以达到正压封管目的（生理盐水用量成人 20 ml，儿童 6 ml）。㉟安装肝素帽或正压接头，撤除孔巾保持操作者手套及操作野无菌，清理干净穿刺点及周围皮肤的血渍。㊱固定导管以患者感觉舒适，制动时导管不受曲折为宜。思乐扣固定法：用洗必泰或乙醇清洁穿刺点及周围皮肤，待干；用皮肤保护剂擦拭固定部位，完全待干 10~15 秒；将导管安放在思乐扣上，将锁扣锁死；导管摆放适当（调整外露导管形状）；思乐扣上箭头指向穿刺点。依次撕除思乐扣的背胶纸，将思乐扣贴放在皮肤上；穿刺点置纱布止血，10 cm×12 cm 透明敷料无张力粘贴，排净贴膜下空气；胶布横向固定贴膜下缘，再用胶布蝶形交叉固定连接器；胶布以"高举平台"形式固定肝素帽或正压接头。白色固定翼：在靠近穿刺点约 0.5 cm 处扣好白色固定护翼；导管出皮肤处逆血管方向摆放"L"形或"U"形弯曲；使用无菌胶布横向固定白色固定护翼；另一条无菌胶布横向固定连接器翼形部分；穿刺点置纱布止血，10 cm×12 cm 透明敷料无张力粘贴透明敷料应覆盖到导管和减压套筒所有蓝色部分，排净敷料下空气，皮肤、导管、敷料三者合一；抗过敏胶布蝶形交叉固定连接器；抗过敏胶布横向固定肝素帽。㊲X 线检查确定导管尖端位置。

（三）中心静脉导管途径的建立

中心静脉是指通过较短通路直接置入上、下腔静脉的穿刺技术。常用穿刺途径主要有锁骨下静脉、颈内静脉和股静脉，由于前者具有感染风险小，术后容易护理等优点，成为最主要的穿刺方法。

锁骨下静脉置管操作步骤：①患者取去枕平卧位，头转向穿刺对侧，必要时肩后垫高。头低位 15°~30°，以使静脉充盈，保证静脉内的压力高于大气压，使插管时发生空气栓塞的危险降低，但对重症患者不宜勉强。在两肩胛骨之间放小枕，使双肩下垂，锁骨中段抬高，使锁骨下静脉与肺尖分开，避免穿刺损伤胸膜或肺。患者头部略偏向术者，借以减小锁骨下静脉与颈内静脉的夹角，使导管易于向中心方向送入，而不致误入颈内静脉；②严格遵循无菌操作原则，操作者戴无菌手套，局部皮肤常规消毒后，铺无菌巾；③局部麻醉后用注射器小号针头做试探性穿刺，使针头与皮肤成 30°~45°向内向上穿刺，针头保持朝向胸骨上窝的方向，紧靠锁骨内下缘徐徐推进，这样可避免穿破胸膜及肺组织，边进针边抽动针筒使管内形成负压，一般进针 4 cm 可抽到回血（深度与患者的体形有关）。如果以此方向进针已达 4~5 cm 时仍不见回血时，不要再向前推进，以免误伤锁骨下动脉。应慢慢向后撤针并边退边抽回血，抽出回血说明已穿透锁骨下静脉。在撤针过程中仍无回血，可将针尖撤至皮下后改变进针方向，使针尖指向甲状软骨，以同样的方法徐徐进针并回抽注射器；④试穿确定锁骨下静脉的位置后，即可换用导针穿刺置管，导针的穿刺方向与试探性穿刺相同，一旦进入锁骨下静脉后即可抽得大量回血，此时再轻轻推进 0.1~0.2 cm，使导针的整个斜面在静脉腔内，并保持斜面向下，以利导管或导丝推进；⑤让患者吸气后屏息，取下注射器，以一只手固定导针并以手指轻抵针尾插孔，以免空气进入发生气栓或失血；⑥将导管或导丝自导针尾部插孔缓缓送入，使管端达上腔静脉，退出导针。如用导丝，则将导管引入中心静脉后再退出导丝；⑦将注射器与导管连接并抽吸，如回血通畅，说明管端位于静脉内，取下注射器将导管与输液器连接，打开输液器调节开关，调节输液速度；⑧清洁局部，妥善固定导管，第一天用线布加透明敷贴覆盖穿刺部位，24 小时或局部出现渗血时更换敷料；⑨导管放置后需常规行胸部 X 线检查，以确定导管的位置。插管深度左侧不宜超过 15 cm，右侧不宜超过 12 cm，以能进入上腔静脉为宜。

（四）输液港途径的建立

1. PORT 的置入路径　PORT 的置入路径通常有颈内静脉、锁骨下静脉、头静脉、贵要静脉、股静脉等。颈内静脉作为穿刺入路的优势在于血管粗大、解剖位置变异少、操作容易及拔管后静脉恢复快等，原则上若临床患者无明显禁忌证可作为首选。锁骨下静脉入路实施流程较颈内静脉便捷，且具有较高舒适度，但导管行走时需通过第一肋骨和锁骨之间的解剖裂隙，容易并发夹闭综合征引起导管狭窄、断裂的严重后果。国内有关经头静脉途径置入植入式静脉输液港

（implantable venous accesport，IVAP）的文献报道罕见，国外临床研究表明，相对锁骨下静脉植入路径而言，经头静脉植入虽然存在耗时长、成功率较低的不足，但由于其并发症发生率低，因而优于经锁骨下静脉植入路径。有研究也认为，经头静脉 IVAP 为肿瘤患者提供安全、可行的输液通道，值得推广应用。而股静脉作为一种良好的替代途径，主要适用于不能经上腔静脉置入的患者。由于股静脉和贵要静脉不易护理且感染的概率较大，临床主要以锁骨下、颈内静脉路径为主。PORT 的置入和拔除属于外科手术，必须由医师或者是高级实践护士完成。

2. 置管过程

（1）置管部位的选择：理论上，全身各中心静脉都可以选择置入，首先推荐右侧颈内静脉，左侧颈内静脉及双侧锁骨下静脉可作为备选，股静脉用于最后选择。置管时，需避开解剖扭曲、变异部位、局部有感染、肿瘤侵犯、放疗部位，或存在其他血管内设备，如起搏器、透析导管等部位。同时，也应结合患者的病情和意愿、手术者的习惯等。置管方式上，首选经皮穿刺。

（2）置管前准备：①置管前对拟置管部位做超声检查；②完善术前相关常规检查；③告知置管方式、风险、术后注意事项等，患者签署知情同意书；④物品准备：换药包 1 个，内含孔巾 1 块、弯盘 1 个、小药杯 2 个、中纺纱 1 块、镊子 1 把、棉球 6 个，另外，根据治疗需要准备以下物品，10 ml 及以上注射器、无损伤针、输液接头、透明敷料、生理盐水 100 ml、无菌手套、胶布、75% 乙醇、0.5% 浓度以上的含碘消毒剂、肝素稀释液（100 U/ml）等。

（3）插针方法：①免洗消毒液洗手，打开换药包，将注射器、无损伤针等物品放入无菌区。戴无菌手套，持无菌 10 ml 及以上注射器，助手持生理盐水袋，抽吸生理盐水；②连接无损伤针，排气，夹闭延长管；③行皮肤消毒，先用 75% 乙醇棉球以输液港注射座为中心，由内向外，顺时针、逆时针交替螺旋状消毒 3 遍，消毒直径为 20 cm，再用碘棉球重复以上步骤，等待完全干燥；④用非主力手的拇指、示指和中指固定注射座，将输液港拱起，主力手持无损伤针，自三指中心垂直刺入，穿过隔膜，直达储液槽底部，遇阻力不可强行进针，以免针尖与底部硬碰形成倒勾；⑤插针后抽回血 5 ml 弃去，用生理盐水脉冲方式冲管，连接输液接头；⑥注意事项：推荐超声引导下穿刺目标血管，术中 X 线辅助定位导管，如无 X 线设备，术后应立即拍摄 X 线片，确定导管位置；导管末端位置应位于上腔静脉与右心房连接处，胸部 X 线片上可以导管超出右侧主支气管 3 cm 或气管隆突下 6 cm 范围标准做评判；注射座与导管连接时应避免暴力挤压、血管钳夹闭，以防导管破损；PORT 连接完毕，应插针做抽吸测试，确保能无阻力回抽到血液和注入生理盐水、连接处无渗漏发生，才能将 PORT 放入囊袋中缝合；若抽不到回血，可先注入 5 ml 生理盐水后再回抽，使导管在血管中飘浮起来，防止导管贴于血管壁；必须使用无损伤针穿刺输液港，否则容易损伤注射座隔膜，导致漏液。无损伤针每 7 天需更换一个；冲洗导管、静脉注射给药时必须使用 10 ml 及以上的注射器，防止小注射器的压强过大，损伤导管、瓣膜或导管与注射座连接处。

（4）固定：在无损伤针下方垫适宜厚度的纱布，撤孔巾，然后覆盖透明贴膜，固定好无损伤针，最后用胶布固定延长管，注明时间及操作者。连接输液系统，打开输液夹，开始输液；输液完毕，脉冲式冲管，肝素稀释液（100 U/ml）正压封管。

（5）静脉注射：①抽回血，确认位置后，脉冲方式注入 10 ml 生理盐水，冲洗干净导管中的血迹；②更换抽好药液的注射器，缓慢推注药物，完成静脉注射，推注化疗药物时，须边推注药物边检查回血，以防药物渗出血管外损伤邻近组织；③注射完成，脉冲式冲管、肝素稀释液（100 U/ml）正压封管。

（6）输液港冲管：冲管时机：每次使用输液港前后；抽血或输注高黏滞性液体（输血、成分血、肠外营养液、白蛋白、脂肪乳）后，应立即冲干净导管再接其他输液；两种有配伍禁忌的液体之间；治疗间歇期每 4 周冲管 1 次。

（7）拔针：当无损伤针已使用7天或疗程结束后，需要拔除无损伤针。具体步骤如下①准备用物，清洁手套、输液贴一块或止血贴、0.5%浓度以上的含碘消毒液、棉签。②免洗消毒液洗手，戴清洁手套。③行皮肤消毒，先用75%乙醇棉球以输液港注射座为中心，由内向外，顺时针、逆时针交替螺旋状消毒3遍，消毒直径为20 cm，再用碘棉球重复以上步骤。等待完全干燥。④左手两指固定好输液港注射座，右手拔出针头，用方纱压迫止血5分钟，并检查拔出的针头是否完整。⑤贴输液贴（或止血贴）覆盖穿刺点。

3. PORT 的日常维护 医护人员应具备相应的资质才能对 PORT 进行维护，在非治疗期间应每4周进行1次维护，并使用患者手册记录维护情况。具体维护内容有以下几点。

（1）皮肤评估：评估患者 PORT 处皮肤情况，有无并发症，触摸 PORT 轮廓，检查同侧胸部和颈部静脉有无红斑、渗液或漏液等现象。

（2）消毒要求：操作中严格无菌操作，推荐使用含量大于0.5%的氯己定乙醇溶液消毒皮肤，如对其过敏，可采用碘酊、碘伏或70%乙醇。在治疗期间，皮肤消毒剂需完全待干后才能进行穿刺操作。

（3）穿刺针要求：必须使用一定长度的安全无损伤针进行穿刺，即针头置于向导管的位置时，能够安全地位于储液槽的基底部。无损伤针穿刺后，调整针斜面背对注射座导管锁接口。

（4）冲、封管：冲管前抽回血确认管路是否通畅，并抽回血。采用生理盐水脉冲式冲管，冲管时应有效地冲刷注射座储液槽内残余药液及血液，以免导管阻塞及相关感染发生。导管每次使用前后均需使用生理盐水冲洗，每个管腔均要冲洗。封管液采用100 U/ml 浓度的肝素钠稀释液正压封管，其使用量应控制在导管容积加延长管容积的2倍。此外，除非是耐高压的 PORT，常规PORT 不能使用高压注射泵注射造影剂，或强行冲洗导管。在冲管频率上，对于已穿刺并连接无损伤针的 PORT，不输液时需要每日冲管，对于暂时不用的 PORT，每4周维护一次。

（5）敷料等更换时间：如果连续使用 PORT，无芯针和透明敷料至少每7天更换或松脱时及时更换；纱布辅料应每48小时更换或敷料变湿、变脏、松脱时随时更换；输液接头至少每7天更换，遇接头脱落、污染、受损、经接头采集血标本后随时更换。

（6）对患者进行健康教育：包括置管过程、PORT 类型、携带 PORT 识别卡片的重要性及日常维护内容等。其中，日常维护内容包括冲管频率、操作过程中的无菌要求、穿刺只能用无损伤针及潜在并发症的识别和干预。

参考文献

［1］Suell JV, Meshkati M, Juliano C, et al. Real-time point-of-care ultrasound-guided correction of PICC line placement by external manipulation of the upper extremity. Arch Dis Child Fetal Neonatal Ed, 2020, 105（1）：25.

［2］Saugel B, Scheeren TWL, Teboul JL. Ultrasound-guided central venous catheter placement：a structured review and recommendations for clinical practice. Crit Care, 2017, 21（1）：225.

［3］Rotzinger R, Gebauer B, Schnapauff D, et al. Maurer MH. Placement of central venous port catheters and peripherally inserted central catheters in the routine clinical setting of a radiology department：analysis of costs and intervention duration learning curve. Acta Radiol, 2017, 58（12）：1468-1475.

［4］文丽，徐永菊，丘丹，等. 超声引导结合改良塞丁格技术操作经外周静脉置入中心静脉导管置管与盲穿置管的对比. 实用医技杂志，2019，26（11）：1495-1496.

［5］马友精. 肠外营养患者中心静脉导管相关血行性感染的临床危险因素研究. 中国医疗器械信息，2019，25（22）：118-119.

［6］林小梅. 针对性护理在经外周静脉穿刺中心静脉置管肠外营养支持治疗胃肠肿瘤患者中的应用.

医疗装备，2019，32（03）：158-159.

［7］Millington SJ, Lalu MM, Boivin M, et al. Better With Ultrasound: Subclavian Central Venous Catheter Insertion. Chest, 2019, 155（5）：1041-1048.

［8］Van Walleghem J, Depuydt S, Schepers S. Insertion of a totally implantable venous access port in a patient with persistent left superior vena cava（PLSVC）. Acta Chir Belg, 2018, 118（1）：68-71.

［9］彭娜. 2016 年 INS 输液治疗实践标准：血管通路装置的选择和置入. 现代医药卫生，2017，33（09）：1285-1287+1291.

［10］孙红，王蕾，聂圣肖. 心电图引导 PICC 尖端定位的多中心研究. 中华护理杂志，2017，52（08）：916-920.

［11］Santacruz E, Mateo-Lobo R, Vega-Piñero B, et al, Botella Carretero JI. Intracavitary electrocardiogram（IC-ECG）guidance for peripherally inserted central catheter（PICC）placement. Nutr Hosp, 2018, 35（5）：1005-1008.

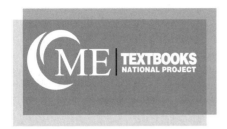

家庭肠外营养静脉途径的护理

孙文彦　中国医学科学院北京协和医院
彭南海　东部战区总医院

第 24 章

一、PICC 的家庭护理

临床传统的静脉给药途径为反复浅静脉穿刺，这种方法不可避免地造成患者痛苦，还影响补液速度。高浓度、血管毒性等药物经外周静脉注射外渗后会造成局部组织坏死，而 PICC 可以有效避免上述问题的发生，尤其适合肿瘤患者接受化疗的长期使用，为在家庭病床患者静脉治疗带来福音。使用 PICC 的肿瘤患者居家时均为治疗的间歇期，良好的维护能使 PICC 留置时间长达 1 年。因此，让患者及其家属了解其优点和可能出现的问题尤为重要。PICC 置管"三分靠穿刺，七分靠维护"。PICC 置管后的维护包括以下内容。①置管后应为每位患者发放维护记录本，记录 PICC 的置入部位、长度、使用指南、注意事项及科室的联系电话，便于患者在其他医疗场所使用，使之得到有效、安全的维护。②要保持 PICC 管局部清洁干燥，不要擅自撕下贴膜。贴膜有卷曲、松动，贴膜有汗液时及时去静脉护理门诊更换。③携带 PICC 的患者治疗间歇期每 7 天对导管进行冲管、换贴膜、换肝素帽等维护，注意不要遗忘。④携带 PICC 管的患者可以淋浴，但应避免盆浴、泡浴。淋浴前用保鲜膜在肘弯处缠绕 2~3 圈，上下边缘用胶布贴紧，淋浴后检查贴膜下有无浸水。⑤带管期间一般不影响日常工作、家务劳动和体育锻炼，但需避免使用带有 PICC 的一侧手臂提过重的物品，不做引体向上、托举哑铃等持重锻炼，避免游泳等活动。穿脱衣袖时动作应轻柔，防止导管脱出；睡眠时，不要压迫带管侧手臂；观察导管留置体外的长度，指导患者正确活动患肢，输液时适当抬高患肢，避免屏气动作及剧烈咳嗽。⑥家长应嘱咐患儿不要玩弄 PICC 管体外部分，以免损伤导管或将导管拉出体外。⑦如因对透明贴膜过敏等原因而必须使用通透性更高的贴膜或纱布时，应 48 小时更换。⑧注意穿刺点周围有无发红、疼痛、肿胀，有无渗出等，如有异常，应及时返院或到附近医院进行处理；对患者进行电话回访，及时解决导管异常问题。⑨社区护士出诊维护的要求：与患者及其家属谈话，签署知情同意书。加强对陪护的指导，将 PICC 的观察、维护和使用的正确方法及注意事项反复地讲解和演示。告知患者及其家属如果出现以下情况应及时到医院就诊：穿刺点发红、出血、化脓、分泌物、水肿或有渗液；冲管或输液时有阻力；置管侧的手臂或胸部有麻木、疼痛、烧灼感；置管侧的手臂出现水肿；患者出现呼吸困难。定期电话回访，关心患者导管情况并督促患者换药。运用多媒体技术进行健康宣教，如根据患者家庭中有无计算机，护士在随访时将 PICC 操作全过程的软件或 PICC 置管的出院教育指导、PICC 问答资料发放给患者，指导患者及其家属观看和阅读。

二、完全植入式静脉输液港的家庭护理

完全植入式静脉输液港（简称输液港）是一种可置入皮下长期留置在体内的静脉输液装置，主要由供穿刺的输液座和静脉导管系统组成，克服了普通留置针不能长期留置的缺点，较好地解决了传统外周静脉输液对患者日常活动的限制，并能对 PICC 的不足之处予以弥补，但其日常维护非常重要，如维护不当，可引起导管堵塞、感染等并发症。①植入后应为每位患者发放维护手册，维护登记本上记录植入静脉输液港的部位、使用指南、注意事项及科室的联系电话，便于患者在其他医疗场所使用，使之得到有效、安全的维护。②留置静脉输液港术后 3 天局部皮肤会有明显疼痛，可应用镇痛药物。指导患者保持输液港周围皮肤清洁、干燥，擦洗时不可用力，避免局部摩擦而损伤注射座局部的皮肤；避免做一些引起输液港局部皮肤张力增大的动作，如输液港置入在胸部及锁骨下窝时，上肢不能做剧烈的外展活动及扩胸运动，以防针头脱出或注射座扭转。③输液时注意观察输液速度，输液速度减慢时应注意有无回血堵塞导管或输液管道压迫，以免发生静脉栓塞。停止输液时，冲管及正压封管后将无损伤针拔除，局部给予聚维酮碘消毒后无菌敷料覆盖 24 小时，并观察局部皮肤，若无红肿、破损即可沐浴。④教会患者对常见并发症的观察，如经常观察留置静脉输液港侧肢体有无肿胀、酸痛、皮肤温度增高、皮肤颜色改变，或者置管处皮肤有无红、肿、热、痛、局部硬结等，如有异常，应立即回医院处理。⑤长时间不使用静脉输液港时，应每个月进行一次导管维护，必须在有资质进行静脉输液港护理的医院，由专职护士进行导管维护，包括输液港的冲洗及封管。

输液港如维护不当，可引起导管堵塞、感染等并发症。因此，建立导管的全程管理制度，加强护理人员导管维护培训，在使用和维护过程中注意每一个细小的环节，及时观察和处理并发症，加强对患者的健康教育，是输液港能长期正常使用的重要保证。

参考文献（略）

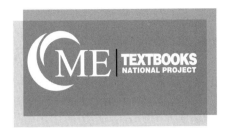

家庭肠外营养液的配制与运送

第 **25** 章

陈莲珍　中国医学科学院肿瘤医院
梅　丹　中国医学科学院北京协和医院

肠外营养液是由葡萄糖、脂肪乳、氨基酸、维生素、电解质和微量元素等各种营养要素制剂混合配制而成，经静脉途径供应给患者治疗的一种全合一营养液，也称全营养混合液（total nutrient admixture，TNA）。

HPN 是将肠外营养的实施地点由医院转移到家中，具体可分成全肠外营养和补充性肠外营养两大类。与大多数需要肠外营养治疗数天的医院住院患者相比，HPN 需要长时间提供。因此，热量和蛋白质摄入经常需要调整以避免体重减轻或喂养过度的并发症。有些患者还需要额外的液体、电解质、维生素和微量元素的补充，以及接受其他静脉注射药物。因此，HPN 更加需要专业团队管理、培训和运行。HPN 配制处方中所用药物组分不同，加入药物制剂品种数多达 10 余种，如果没有规范的配制环境，没有严格的无菌配制技术，极易被细菌、真菌等污染，一旦患者输入体内，则会带来损害。而且，营养配方中不同药物制剂之间可能存在的配伍禁忌、稳定性的影响，使其混合技术变得更为复杂。配制技术的好坏直接影响到配制混合后营养液的质量，如混合顺序不当就会出现浑浊、沉淀、变色、乳析、聚集等现象。因此，肠外营养液配制过程中的无菌操作技术和配制操作技术至关重要。肠外营养液的配制需要在药师指导下完成。

国外 HPN 液的配制方式有 3 种，多数在独立的家庭医疗照护公司或者医静脉配液中心（医师所开的肠外营养处方都需经药师审核后，由药师发送配制处方到配制部门）配制完成后送到患者家里使用，极少数在家里完成配制（多为多腔袋或简单的补充电解质液体）。我国 HPN 起步较晚，没有独立的家庭医疗照护公司配制肠外营养液，多数都在医院完成配制后送到家里使用，也有极少数在家里完成。中华医学会肠外肠内营养学分会的《成人家庭肠外营养中国专家共识》推荐，HPN 采用 TNA 形式使用，需要建立营养液配制室，严格按照无菌操作技术及配制流程在家中配制营养液。一般家庭很难达到配制所需的无菌环境和操作技术要求。为了安全，我们建议在规范的环境中，由专业的技术人员实施配制完成。

一、家庭肠外营养液的配制技术

（一）配制环境

《静脉用药集中调配质量管理规范》要求，静脉药物配制室的周围环境应清洁，无污染源。禁止设置于地下室或半地下室，周围的环境、路面、植被等不会对肠外营养液调配过程造成污染。洁净区采风口应当设置在周围 30 m 内环境清洁、无污染地区，离地面高度不低于 3 m。严格按照人流、物流、信息传递三方面来设计。配制室墙壁应达到防鼠、防蚊、防蟑螂等。顶棚、墙壁、地面应当平整、光洁、防滑，便于清洁，不得有脱落物和裂缝，能耐受清洗和消毒。交界处应当呈弧形，接口严密。应当有足够的照明度。所使用的建筑材料应当符合环保要求。

配制室根据功能应该设有的工作空间区域有排药准备间，审方打印间，成品核对包装间，一次更衣间，二次更衣间，药物配制间，二级药库和物料储存库，缓冲间，洁具间及相关辅助区域（生活间、卫生间、淋浴室、办公间、会议室等）。其中准备间、缓冲间、一次更衣室、洗衣洁具间、成品核对包装间为十万级洁净区；二次更衣室、加药混合调配操作间为万级洁净区。

药物配制间面积不少于 20 m²。准备间、药物配制间和成品复核间的温度应控制在 18～26 ℃，湿度为 40%～65%，每天检查并登记。配制间保持一定量新风送入，保证气流定向流动，应维持>5 Pa 的正压。使用者每天检查一次，并记录在压差日报表上。

药物配制间应配备水平层流净化工作台及紫外线消毒装备，水平层流净化工作台净化级别为百级。其工作原理为从水平层流洁净台吹出来的空气是经过高效过滤器过滤的，可除去 99.99% 直径 0.3 μm 以上的微粒，并确保空气的流向及流速为 0.3 m/s。每年进行高效过滤器的空气流速测试。水平层流净化工作台停止使用 3 小时后重新启动，在使用前打开让其运行至少 30 分钟。

（二）配制间的清洁管理

1. 配制间必须有单独的区域，保持配制间清洁，每日配制前后用 250～500 mg/L 含氯消毒剂湿布擦拭配制间的平面、操作台的台面及四壁，用 1000～2000 mg/L 含氯消毒剂擦拭地面。

2. 配制间内的无菌物品每周消毒 2 次。

3. 每月做一次配制间的空气及无菌物品的细菌培养，细菌培养阳性时暂停使用。

4. 配制间停止使用超过 24 小时，在使用前必须重新进行清洗。

5. 配制间、准备间及一般辅助工作等不同洁净等级的区域，其清洁工具必须严格分开，不得混用。

（三）水平层流净化工作台的清洁与消毒

1. 每天在操作开始前 30 分钟打开层流净化工作台的风机、紫外线灯及传递窗的紫外线灯（照射紫外线灯时需关闭日光灯）。

2. 配制时关闭紫外线灯，打开日光灯，并用 75% 乙醇仔细擦拭工作区域的顶部、两侧及台面，顺序为从上到下、从里到外，不得留有死角。

3. 在肠外营养液的混合调配过程中，每完成一位患者营养液的混合配制后，应清理工作台上废弃物，并用 75% 乙醇消毒台面。

4. 每天混合调配操作结束后，应彻底清洁，整理工作台面、物品，清理垃圾，然后用清水擦净操作台的台面及四壁，再用 75% 乙醇擦拭消毒。

5. 每周进行动态浮游菌测试：将培养皿打开，放置操作台上 30 分钟，封盖后进行培养计数。

（四）水平层流洁净台的操作技术与注意事项

1. 应尽量避免在操作台上摆放过多的物品，较大物品之间的摆放距离宜约 15 cm，小件物品之间的摆放距离宜约 5 cm。

2. 洁净工作台上的无菌物品应保证第一时间洁净的空气从其流过，即物品与高效过滤器之间应无任何物体阻碍，也称"开放窗口"。

3. 避免任何液体物质溅入高效过滤器，因为高效过滤器一旦被弄湿，很容易产生破损及滋生真菌。

4. 避免将物体放置过于靠近高效过滤器，所有的操作应在洁净空间（离洁净台边缘 10～15 cm）内进行，不要把手腕或臂肘放置在洁净工作台上，随时保持"开放窗口"。

5. 避免在洁净间内剧烈的动作，避免在操作时大声喧哗，应严格遵守无菌操作规则。

6. 水平层流洁净台可划分为 3 个区域：①内区，最靠近高效过滤器的区域，距离高效过滤器 10～15 cm，适宜放置已打开的安瓿和其他一些已开包装的无菌物体；②工作区，即工作台的中央部位，所有输液混合调配操作应在此区域完成；③外区，从台边到 15～20 cm 距离的区域，可用来放置有外包装的注射器和其他带外包装的物体。

7. 每年应对水平层流洁净台进行各项参数的检测，以保证洁净台运行质量，并保存检测报告。

（五）专业配制技术人员（药师或护士）的消毒清洁技术

1. 配制人员经洗手、一次更衣、换鞋、7 步法洗手后，进入二次更衣室。再经洗手、穿无菌隔离衣和专用鞋，戴一次性口罩、帽子、手套后进入配制间，进行配制工作。

2. 配制时每隔 3～5 分钟或接触过未经消毒的设备后，用 75% 乙醇消毒戴手套的双手。

3. 配制完成后脱去洁净区隔离衣和专用鞋，隔离衣每天清洗和常规消毒，专用鞋每周至少清洗 2 次，并进行常规消毒。摘去一次性口罩、帽子、手套，丢进污物桶。

（六）无菌配制加药技术

1. 用络合碘消毒输液袋的加药口后放置在层流台的中央区域。

2. 撕开一次性注射器的外包装，旋转针头连接注射器，确保针尖斜面与注射器刻度处于同一方向。将注射器放在层流台的内侧。

3. 从安瓿中抽吸药液，加入输液袋中：用络合碘或 75% 乙醇擦拭消毒安瓿颈部，去除微粒，对着层流台侧壁打开，不要对着高效过滤器打开，否则药液有可能溅到过滤器上。将打开后的安瓿放在注射器的同一区域，距离 5 cm。取注射器，针尖斜面朝上，靠在安瓿颈口，拉动针栓，抽吸药液。将药液通过加药口注入输液袋中，摇匀。整个过程应注意保持"开放窗口"。

4. 溶解西林瓶中的粉剂药物，加入输液袋中，用络合碘消毒西林瓶口，放在注射器的同一区域，距离 5 cm；取注射器，抽吸适量相容的溶媒（0.9% 氯化钠注射液、5% 葡萄糖注射液或灭菌注射用水）溶解西林瓶中的药物，针尖斜面朝上，挤压西林瓶口的胶塞，再将针筒竖直，穿刺胶塞，注入溶媒，振荡直至溶解完全，抽吸药液，将药液通过加药口注入输液袋中，摇匀。整个过程应注意保持"开放窗口"。

5. 如果只抽吸部分药液，则必须有明确的标识注明，精确地抽取所需的剂量。

二、家庭肠外营养液配制人员的培训

配制 HPN 液的操作人员在上岗前应接受 HPN 相关知识、药学专业技术、无菌操作技能、配制岗位操作技能等知识的学习和培训。必须掌握无菌操作技术和配制技术，考核合格后才能上岗。

在岗配制人员应定期参加继续教育培训与考核，至少每年 1 次。内容包括医药相关法律法规、标准操作规程与管理制度、无菌操作技术、净化设备使用、相关 HPN 理论知识等。

推荐根据实际条件利用培养基灌装测试对 HPN 液配制操作人员进行无菌操作技能的验证，以保证 HPN 液的配制安全。

三、肠外营养液配制技术

（一）配制流程

医师开出 HPN 液的配制处方，通过电脑输送到配制中心，由药师审方，审核处方的合理性，药师确认配制处方合格以后，打印配制单和营养液输液标签，以及药品调剂汇总单，药师根据药品汇总单调剂药品，核对无误后，药师或护士根据输液标签或配制单进行摆药和贴签（一个患者一个筐），再经药师核对准确后经传递窗送入配制间，药师或护士接药并进行核对，无误后开始配制，配制完后经传递窗送入核对区，药师再根据输液标签或配制单核对空安瓿，肉眼检查成品是否合格（有条件的最好进行仪器检查），合格成品根据外面贴着不同患者姓名和运送地址的标签，放入药箱内，进行打包。根据患者所居住的区域远近，由专人送至患者家中，核对验收后输注。配制流程见图 25-1。

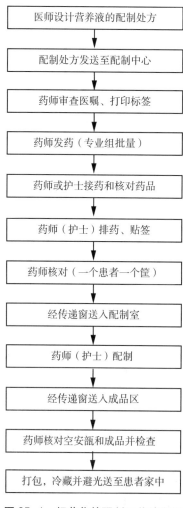

图 25-1 规范化的配制工作流程图

标签所含的信息包括患者姓名、性别、年龄、营养液的处方组分、液体总量、调配日期和时间、有效期、配制人员及患者住址。如有病历号，应包括病历号。

输液标签贴于输液袋上，备份输液标签（或者配制单）应当随调配流程，并由各岗位操作人员签名或盖签章后，保存 1 年备查。

1. 家庭肠外营养液处方医生开具和药师审核　脂肪乳注射液、脂溶性/水溶性维生素、维生素 C、糖、电解质和微量元素对肠外营养的不溶性微粒数均有一定的影响。因此，HPN 配方成分不仅要考虑患者能量，营养要素（即处方总液体量、非蛋白热量、总氮量、热氮比）、维生素、微量元素、电解质等的需求，还要考虑各配方成分的相容性、稳定性、配伍禁忌等。另外，不同的营养组分配制后所形成的渗透压不同，选择的输注方式也应该不同。因此，需要关注肠外营养液稳定性的因素和应采取的应对措施，以便医师在开配制医嘱和药师审核时加以考虑，使营养液医嘱各组分配比达到最佳合理化的设计。

（1）脂肪乳的不稳定性和应采取的措施：脂肪乳是人们采用乳化剂和机械力将微小的油滴均匀地分散在水相中构成的两相体系。油滴的粒径一般控制在 0.4~1 μm，以接近人体液中乳糜微粒的大小。人体肺部的微血管直径约是 5 μm，如果油滴的粒径超过 5 μm，油滴容易停留在这些部位，造成肺栓塞。因此，各国药典对静脉用脂肪乳的粒径均有严格规定。2005 年版中国药典即开始规定静脉用乳状液型注射液中乳滴的粒度 90% 应在 1 μm 以下，不得有大于 5 μm 的乳滴。美国 32 版药典规定乳滴粒径 >5 μm 的比例（the volume-weighted percentage of fat greater than 5 μm，$PFAT_5$）不得超过 0.05%。现在市售的脂肪乳产品一般选用卵磷脂作为乳化剂。卵磷脂分子紧密地排布在油滴与水相的界面上，阻止油滴的直接接触。并且由于磷脂分子的电离和吸附作用，使油水界面上带有一定量的负电荷，由于静电吸引，这个负电荷层外又吸引着一层正离子，油水界面上形成了一个双电层。从油相表面到水相存在着电位差 ζ，这个电位差使油滴之间相互排斥，电位差越大，排斥力越大，油滴越稳定。所以脂肪乳是比较稳定的产品，储存期一般在 2 年左右。然而将脂肪乳加入到肠外营养液中以后，有多种因素可能使脂肪乳的油滴相互融合，粒径增大，继而析出肉眼可见的黄色油滴，发生明显的油和水两相分离，此称为脂肪乳的"破乳"。有些细微的"破乳"肉眼观察不到。由于"破乳"不仅使患者不能很好地利用脂肪酸，还可能损害其健康，所以近来美国药典对经过药师混合后营养液中油滴的直径将作出限定，$PFAT_5$ 范围只能在 0.05%~0.4%。由于脂肪乳油滴的粒径一般不能为肉眼所观测，美国药典规定，需要运用激光散射法、光子相关性光谱法、光衰减法等特殊方法来检测。

肉眼可见的脂肪乳失稳定的现象可分为两种。一种是营养液上表面形成半透明的乳化层。乳化层内聚集着油滴，但油滴由于表面的卵磷脂层还未发生融合，摇匀以后还能够使用。但乳化层的油滴密度大，容易发生碰撞融合，油滴的粒径将不断增大直到析出黄色的油滴，进而发生油水分层，这时的变化是不可逆的。此时的营养液就不能再使用。影响脂肪乳剂稳定性的因素有以下几个方面。

1）pH：实验证明，随着 pH 的降低，ζ 电位将逐渐减小，乳剂将趋于不稳定。一般市售的葡萄糖输液都属于酸性溶液，药典规定葡萄糖溶液的 pH 在 3.2~5.5，但厂家不同，批号不同，葡萄糖输液的 pH 存在差异，所以肠外营养液中葡萄糖输液的来源、浓度及体积将对脂肪乳的稳定性造成影响。另外，氨基酸溶液及其他电解质溶液的 pH 也会对营养液的 pH 造成影响。

因此，要注意加入到营养液中的输液产品的 pH，有条件的话，要对每一批次的各种输液产品尤其是葡萄糖溶液进行 pH 测定，并做记录，综合考虑在混合过程中及输液产品混合以后营养液的 pH，不要让 pH 过低，以免影响脂肪乳的稳定性。如无法做到，起码在配制过程中，不要将葡萄糖溶液与脂肪乳溶液直接混合，以免酸性的葡萄糖溶液直接"破乳"。另外，加入液体总量应不小于 1500 ml，但也不宜大于 3000 ml。

2）氨基酸溶液：氨基酸溶液对脂肪乳剂的影响较为复杂，不能一概而论。由于氨基酸分子是两性分子，具有一定的缓冲作用，所以对脂肪乳剂有一定的保护作用。但由于各厂家氨基酸输液所含的氨基酸种类不同，其缓冲能力不同，所以无法判断氨基酸溶液对营养液的作用，一般氨基酸的最终浓度不低于 2.5%。

3）电解质：阳离子在一定浓度范围内将影响脂肪乳的稳定性，尤其是多价的金属离子。一般价数越高，对脂肪乳的"破乳"作用越大。所以三价的阳离子如 Fe^{3+} 比二价的阳离子如钙离子和镁离子的作用要强。虽然一价的金属离子作用较弱，但如果达到一定高的浓度，也会产生"破乳"的作用。但一般成人每天所需要摄入的一价离子和二价离子的量还达不到"破乳"的浓度范围。我国的研究也表明二价离子（Mg^{2+}，Ca^{2+}）的浓度对肠外营养中脂肪乳稳定性有显著影响，总浓度应尽量控制在 5.1 mmol/L 内，常温下 24 小时可确保混合体系的物理稳定性。

因此，要注意营养液中电解质的浓度，尤其是多价金属离子的浓度，不要超过临界范围。一般控制一价阳离子浓度<150 mmol/L。钠离子<100 mmol/L（1 L 液体中最多加入 6 支 10 ml 10%氯化钠溶液，如果 HPN 中已有 1 瓶 5%葡萄糖氯化钠溶液 500 ml，1 L 液体中最多再加 1.5 支 10%氯化钠溶液）；钾离子<50 mmol/（1 L 液体中最多加入 2 支 10 ml 15%氯化钾溶液）；镁离子浓度<3.4 mmol/L（1 L 液体中最多加入 3 ml 25%硫酸镁溶液）；钙离子浓度<1.7 mmol/L（1 L 液体中最多加入 5 ml 10%葡萄糖酸钙）。

另外，Fe^{3+} 不能加到 HPN 中，必须单独输注。也不要将浓盐（10%氯化钠溶液）及电解质与脂肪乳直接混合。

4）脂肪乳脂肪酸的种类：最早市售传统脂肪乳常见的有 2 种，一种是长链脂肪酸脂肪乳（LCT），另一种是按 1∶1 物理混合而成的中长链脂肪酸脂肪乳（LCT/MCT）。实验结果显示，用同样的营养液处方，但分别选用同样体积同样浓度的 LCT 和 LCT/MCT 配成营养液，LCT/MCT 配成的营养液稳定性强于 LCT 配制出的营养液，原因可能是 LCT/MCT 脂肪乳产品的脂肪微粒的半径原本较小。

新型脂肪乳剂相继研发，包括经化学方法合成的结构型中长链脂肪乳剂（structured MCT/LCT emulsion）、橄榄油脂肪乳剂（80%橄榄油+20%大豆油）、富含 ω-3 PUFA 的鱼油脂肪乳、不同脂肪乳剂混合而成的 LipoPlus（10%鱼油+40%大豆油+50%MCT）和 SMOFlipid（30%大豆油+30%MCT+25%橄榄油+15%鱼油）。综述显示，新型脂肪乳剂的稳定性优于传统的脂肪乳。

5）影响脂肪乳脂质过氧化的因素：脂肪乳的脂质过氧化也是脂肪乳不稳定的一个方面。脂质过氧化会加剧受到创伤等处于应激状态的组织破坏、炎症反应及免疫系统破坏的发生，进而影响肺、肝、心和肾功能。某些脂肪乳内本身添加维生素 E 等抗氧化剂，或者营养液中含有抗氧化剂组分，可预防脂肪乳剂的脂质过氧化发生。

因此，经济条件许可的情况下，优先选用中长链脂肪酸脂肪乳、新型脂肪乳及含有维生素 E 的脂肪乳剂。

（2）葡萄糖对营养液的影响：①应控制 5%葡萄糖溶液的用量，因为 5%葡萄糖溶液渗透压与血浆渗透压相等，高温或长期储存可使葡萄糖分子中的羧基与氨基酸分子中的氨基发生 Mailland 反应，导致氨基酸的利用率下降，使混合液变为棕黄色。②应控制 50%葡萄糖溶液的用量，因为 50%葡萄糖溶液为高渗液，可使脂肪颗粒产生凝聚，使脂肪颗粒间的空隙消失，致使部分脂肪颗粒表层受破坏，营养液被破坏。因此，混合液中葡萄糖的最终浓度为 3.3%~23%，有利于混合液的稳定。

（3）药物配伍不当产生沉淀（晶体小微粒）：不相容的各种盐类相混合，会产生不溶性的固体小颗粒，如果直径超过 5~7 μm，进入中枢循环，将对患者的生命构成威胁。

1）磷酸钙沉淀的生成：钙和磷均是人体每天必须摄入的元素，所以营养液中通常要加入这 2 种成分。但磷酸氢钙（$CaHPO_4$）却是最危险的结晶性沉淀，这种沉淀会导致输入营养液的患者发生间质性肺炎、肺栓塞、肺衰竭，进而威胁生命。美国已有数例患者由于输入产生了磷酸氢钙沉淀的营养液而死亡。磷酸氢钙沉淀的生成与营养液中的浓度有关，还与 pH 和温度有关，一般 pH 越高（pH<6），温度越高，越易生成磷酸氢钙沉淀。另外，与配制营养液时的混合顺序也有关系。一般来说，应该较先加入磷酸根，在混合顺序的末尾加入钙，能减少沉淀产生的概率。而氯化钙比葡萄糖酸钙较易产生沉淀；有机磷制剂如甘油磷酸比磷酸根的无机盐类不易产生沉淀。

2）碳酸钙沉淀的生成：有时在纠正酸碱失衡时选用碳酸氢盐。但碳酸氢盐容易与钙离子反应产生不溶的碳酸钙沉淀。

3）草酸钙沉淀的生成：当大剂量使用维生素 C 时，容易与钙离子产生草酸钙沉淀，因为维生素 C 的性质极不稳定，在营养液中容易降解产生草酸。而草酸根与钙离子容易产生草酸钙沉淀。

（4）避免产生沉淀反应的 5 条措施

1）为了避免产生沉淀，要注意各种营养成分的配伍，容易产生沉淀的要分开输注，或者选用替代品。营养液中有一定浓度的钙离子存在时，在需要大剂量输入维生素 C 时，维生素 C 应单独输注，尽量不要加入肠外营养液中；在选用碱化试剂时，可以用醋酸钾或醋酸钠代替碳酸氢钠。

2）配制时注意 pH 和温度：pH 应控制在 6 以下（pH<6）；温度控制在 25 ℃ 以下。

3）如果营养液中容易产生沉淀的物质同时出现，一定要注意各种成分的体积和浓度，不仅是最终体积和浓度，还要注意在配制过程中的浓度，例如，要严格注意在加入钙离子时营养液的体积和磷酸根的浓度，它们总量应控制在 45 mEq/L 以下。

4）在配制肠外营养液时应注意混合的顺序，如为避免产生磷酸氢钙沉淀，在混合时要先加入磷酸盐，最后在加入脂肪乳剂前加入钙制剂。

5）为避免磷酸氢钙沉淀的生成，钙制剂最好选用葡萄糖酸钙，磷制剂最好选用有机磷。

6）在加入脂肪乳之前，要仔细观察营养液中是否已产生沉淀或有浑浊现象。但肉眼并不能观测到所有已产生的沉淀，所以最好还是使用在线过滤器。

（5）维生素的降解

1）维生素 C 的降解：维生素 C 在营养液成分中属于极不稳定的一个物质，极易氧化，一般在混合后几分钟以内就损失 10%~30%，并随着时间的推移含量持续下降，下降的速度受多种因素的影响。

营养液包装材料对维生素 C 稳定性的影响：目前营养液的包装材料有聚氯乙烯（PVC）、聚乙烯醋酸酯（EVA）及多层袋（一般由三层 EVA/EVOH 材料组成）。Dupertuis 等的研究显示，当将一定量的多种维生素和微量元素溶液加入到分别装有相同配比的 2500 ml 营养液［（糖类 1200 kcal，脂肪 950 kcal，氨基酸 380 kcal）］的 EVA 袋和多层袋中，维生素 C 在多层袋中的半衰期是 4 ℃ 68.6 小时，21 ℃ 24.4 小时，40 ℃ 6.8 小时；在 EVA 袋中的半衰期是 4 ℃ 7.2 小时，21 ℃ 3.2 小时，40 ℃ 1.1 小时。由此可见，维生素 C 在多层袋中要比在普通的 EVA 和 PVC 袋中要稳定，因为 EVA 袋对空气的透过率比多层袋大，维生素 C 在 EVA 袋中的氧化速率也相对要快。

容器中残余空气的影响：在将营养液混合完成后，袋内残存空气中的氧气将对维生素 C 起氧化作用。一般氨基酸输液和脂肪乳输液的输液瓶中充填氮气或抽真空，但大部分葡萄糖输液、电解质输液的输液瓶中会有残余空气，还有配制过程中引入的气体，这些气体都将影响维生素 C 的稳定性。

营养液组分中的还原性物质对维生素 C 的影响：某些氨基酸输液产品中含有焦亚硫酸钠等还

原性物质，某些氨基酸如半胱氨酸自身具有还原性，某些脂肪乳组分中含有维生素 E，这些物质会与维生素 C 竞争与氧气反应，所以对维生素 C 具有一定的保护作用。

pH 的影响：维生素 C 的初始降解产物是氧化型维生素 C（L-dehadroascorbic acid，DHAA），DHAA 同样不稳定，仍会以氧化或水解的方式继续降解。DHAA 对 pH 较为敏感，实验证明，当营养液的 pH 在 5.8~6.6 时，pH 越接近 7，DHAA 的降解速率越快。

2）维生素 B_1 的还原：维生素 B_1 的还原与维生素 C 的还原一样都是令人关注的问题。比较容易引起维生素还原的物质是某些氨基酸输液产品中的还原性保护剂偏亚硫酸钠。还原的速度取决于偏亚硫酸盐的浓度和 pH，pH 上升到 6 时，还原反应速度最大。

3）维生素的光降解：维生素 A 的降解途径是光分解，而维生素 E 是光氧化途径。有学者研究了在光照下营养液输注过程中脂肪乳和营养袋的类型对 2 种维生素光降解的影响。实验显示，维生素 A 在输注过程中迅速降解，6 小时内损失了 80%，脂肪乳的光保护作用不明显，而维生素 E 在 EVA 袋中的降解作用也很明显，但多层袋却能够对维生素 E 的光氧化作用起到明显的抑制作用。

Billion-Rey 等对维生素 A、维生素 E、维生素 K_1 在营养液中脂肪乳存在与否、微量元素存在与否、在玻璃容器中、单层或多层塑料袋中的稳定性进行实验研究。结果显示，在黑暗条件下储存 20 天，不论在 4 ℃ 或室温下，这 3 种维生素都很稳定，以上条件对维生素的稳定性没有影响；但暴露在日光下 3 小时，发现维生素 A 的损失率是 100%，维生素 K_1 损失率 50%，维生素 E 在暴露 12 小时后浓度没有变化。

已有实验证明光照可以加速维生素 A、维生素 D_2、维生素 K_1、维生素 B_2、维生素 B_6、维生素 B_1、叶酸的降解，其中维生素 A 最为敏感，其次是维生素 B_2。在光源中，含紫外线的阳光的光降解作用较强，而人工光源作用较弱，所以储存过程和输注过程尤其要避免阳光直射。

（6）减少维生素降解的措施：①为最大程度地减少维生素 C 及其他还原性维生素的氧化反应，配制完成后要排尽营养袋中残存的空气；②为减少光敏感性维生素的降解，在储存和输注过程中要注意避光；③有条件的话，选用多层的营养袋；④加入了维生素的营养液必须在 24 小时内使用，或者在使用前加入维生素。

（7）微量元素的稳定性：随着贮藏时间的推移，微量元素中锌、铜、锰的含量将下降，温度越高，下降速度越快。而输液装置中的某些成分会进入到营养液中，如硼（B）、铝（Al）、钒（V）、钛（Ti）、钡（Ba）、锶（Sr）和钴（Co）。

有学者在混合了微量元素与乐凡命氨基酸溶液的营养液中发现了硫化铜沉淀，可能是与氨基酸溶液中的半胱氨酸反应的结果。

当溶液 pH 较低，而维生素 C 或还原性物质的含量较高时，可溶性的以离子形式存在的硒容易被还原成不溶性的元素硒，形成沉淀。有学者在 pH<5.0，维生素 C 的含量低至 100 mg/L 的营养液中发现了硒沉淀。

（8）包装材料对有效成分的吸附：包装袋对药物有吸附作用，现在较常使用的输液袋是 PVC 材质，实验证明，PVC 袋对维生素 A 和胰岛素有较强的吸附作用。将胰岛素加入 PVC 容器中，3 小时内浓度下降为原药浓度的 88%，48 小时下降为 65%，但生理盐水可略改善这种吸附作用。PVC 输液袋对维生素 A 的吸附性也取决于维生素 A 的酯形式，一般维生素 A 醋酸酯在 PVC 输液袋中的损耗率较高，PVC 袋对维生素 A 棕榈酸酯的吸附不明显。

总之，影响肠外营养液稳定性的因素很多，还存在着很多未知的因素。为了保证患者获得安全有效的治疗，医务工作人员在肠外营养液的配制过程中、配制完成后及患者使用前，要严密观察营养液的稳定性，有条件的可以采取一些质控手段，营养液配制后储存时间不宜过长，如果在室温下保存，营养液在混合后 24 小时内使用，如果在冷藏的条件下储存，在恢复室温后 24 小时内必须使用。要尽量使用在线过滤器（含脂肪乳的营养液采用 5 μm 过滤器，不含脂肪乳的采用 1.2 μm 过滤器）。

（9）与其他药物配伍禁忌：肠外营养液成分复杂，除非验证过不推荐加入肠外营养液成分之外的任何药品，以免生成沉淀或破坏肠外营养液稳定性。即便是已有资料报道安全的药物，由于厂家不同，药品生产工艺不同，药品中的辅料也会影响肠外营养液的稳定性。对不确定相容性药物必须经同一管路输入时，建议停输营养液，用 0.9% 氯化钠注射液冲洗管路后输入药液，再用 0.9% 氯化钠注射液冲洗管路后，才能重新输入营养液。

因此，为了确保肠外营养液的安全、有效，医师不但应该掌握患者的代谢营养需求，还必须了解影响 HPN 稳定性的因素。药师也应该承担起职责，仔细审核各种营养成分的比例，使处方更加配伍合理、规范、稳定。

综上所述，医师在开方和药师在审核家庭肠外营养液的配方稳定性时主要关注：①对每个处方要求液体总量≥1500 ml，但≤3000 ml；②混合液中葡萄糖的最终浓度为 3.3%~23%；③维持营养液 pH 为 5~6，氨基酸终浓度>2.5%，避免"破乳"和沉淀析出；④电解质不能过量，钠离子<100 mmol/L，钾离子<50 mmol/L，镁离子<3.4 mmol/L，钙离子<1.7 mmol/L；⑤胰岛素、维生素 C 最好单独输注；⑥混合液中禁止加入其他药物。

2. 配制前查对　配制人员在配制前必须执行"三查七对"制度，查药品名称、规格、数量是否正确。查药品的颜色及澄明度有无变化，药物有效期，瓶口是否有松动，有无破裂等。出现异常时禁止配液。

3. 配制方法　肠外营养液成分复杂，被认为是中等风险的无菌操作。国际上有些发达国家采用自动化配制设备（automated compounding device，ACD）进行配制。ACD 配制时需严格遵守 ACD 厂家的操作说明书。

我国因缺乏大容量包装的肠外营养药品，以及配套导管收费比较高，人工较为便宜等原因，多数仍为人工配制。

严格按照无菌操作技术进行配制，保证营养液的安全、无菌。严格执行核对制度，保证营养液配制准确无误。严格掌握药物的相容性、理化性，保证混合液性质的稳定。

配制操作时还应注意正确的混合配制顺序。钙剂和磷酸盐应分别加入不同的溶液内稀释，以免发生磷酸钙沉淀；脂肪乳具有遮蔽作用，在加入氨基酸和葡萄糖混合液后，目视检查有无沉淀，如确认没有沉淀，再加脂肪乳液体。药物配制时不但要考虑药物本身的理化性质、赋形剂添加情况及生产工艺过程，而且必须考虑与之配制时与相关药物的配伍禁忌情况。因此，在配制时首选的参考依据应该是药品说明书，目前发生医疗纠纷参考的法律文书也是首选药品说明书。其次是相关文献和实际配制工作经验。

（1）配制具体顺序：①将电解质、微量元素、胰岛素加入葡萄糖或氨基酸中（胰岛素最好单独用）；②将高渗葡萄糖或高渗盐水分别加入葡萄糖；③将磷酸盐加入另一瓶氨基酸中；④将水溶性维生素和脂溶性维生素混合加入脂肪乳中；⑤将微量元素加入葡萄糖或氨基酸中；⑥将加了成分的氨基酸、葡萄糖，分别加入或经过滤输注管滤入三升袋内，在滤入混合过程中轻轻摇动，并用肉眼检查袋中有无沉淀和变色等现象；⑦确认无沉淀和变色后，再将脂肪乳加入或导入三升袋内；⑧应不间断地一次完成混合、充袋，并不断轻摇三升袋，使混合均匀，充袋完毕时尽量挤出袋中存留的空气；⑨贴上营养液输液标签（患者姓名、性别、年龄、营养液的处方组分、住址）。

（2）家庭肠外营养液中多种维生素的配制

1）注射用水溶性维生素的配制：注射用复合水溶性维生素是能在水中溶解的一组维生素，包括维生素 C（抗坏血酸）、维生素 B$_1$（硫胺素）、维生素 B$_2$（核黄素）、维生素 B$_6$（吡哆醇、吡哆醛、吡哆胺）、维生素 B$_{12}$（钴胺素）、PP（烟酸、烟酰胺）、叶酸、泛酸、生物素、胆碱共 10 种。

在无菌条件下，在可配伍性得到保证时，可用 10 ml 下列溶液加以溶解，边加边摇匀：①脂溶性维生素注射液；②脂肪乳注射液；③注射用水；④无电解质的葡萄糖注射液。用①或②配制的混合液需加至脂肪乳注射液后再经静脉滴注；用③配制的混合液可加至脂肪乳注射液中，也可加至葡萄糖注射液中再经静脉滴注；用④配制的混合液可加至葡萄糖注射液中再经静脉滴注。用以上方法溶解后的混合液均可加至肠外营养液袋中再经静脉滴注。

2）注射用脂溶性维生素的配制：注射用复合脂溶性维生素是只能在脂肪乳剂中使用的一组维生素，包括维生素 A（视黄醇）、维生素 D（钙化醇）、维生素 E（生育酚）、维生素 K（叶绿醌）。

在无菌条件下，在可配伍性得到保证时：①直接加入脂肪乳注射液中（10 ml 注射用脂溶性维生素至少加入 100 ml 脂肪乳注射液中）；②将脂溶性维生素加入水溶性维生素，溶解后再加入脂肪乳注射液中。将配制好的上述溶液加入至肠外营养液袋中经静脉滴注。

市场上脂溶性维生素注射液（Ⅰ）供 11 岁以下儿童使用，脂溶性维生素注射液（Ⅱ）供成人和 11 岁以上儿童使用。

3）注射用 12 种复合维生素的配制：注射用 12 种复合维生素含有 9 种水溶性维生素（维生素 B$_1$、维生素 B$_2$、维生素 B$_5$、维生素 B$_6$、维生素 B$_{12}$、维生素 C、烟酰胺、生物素、叶酸）和 3 种脂溶性维生素（维生素 A、维生素 D、维生素 E）的复合维生素制剂，是采用一种专利的稳定的复合维生素组合物工艺技术，稳定性较好。

在无菌条件下，在可配伍性得到保证时，用 5～10 ml 下列溶液加以溶解：①脂肪乳注射液；②无电解质的葡萄糖注射液；③0.9%氯化钠注射液。将配制好的上述溶液单独静脉滴注，或加入肠外营养液袋中经静脉滴注。

注射用 12 种复合维生素可供成人和 11 岁以上的儿童补充维生素使用。

（3）多腔袋的配制：随着医药工业的发展，即用型预混式多腔袋（ready-to-use premixed multi-chamber bag，MCB）形式的商品化肠外营养"双腔袋"或"三腔袋"产品不断开发，其含有人体代谢所需的基本营养素，并且基本营养素配比相对标准化，即所谓的标准化配方。这些"双腔袋"或"多腔袋"产品有的含电解质，有的不含电解质。但是由于稳定性的问题，都不含维生素和微量元素。这些即用型预混式"多腔袋"的优点是"多腔袋"上设有各种加药口，可根据临床需要加入电解质、维生素和微量元素等。由于多腔袋在配制时简便而相对安全，在未开封时能保存 12 个月以上，更适合需要在家里配制家庭肠外营养液的患者。

1）工业化"三腔袋"肠外营养液的配制：卡文［脂肪乳氨基酸（17）葡萄糖（11%）注射液］，其内含有葡萄糖、18 种氨基酸、20%脂肪乳、钠、钾、镁、钙、氯、磷等。包装分为内袋和外袋，内袋由 1 个水平封隔、2 个垂直封隔隔成 3 个腔室，分别装有葡萄糖注射液、氨基酸注射液、脂肪乳注射液。使用前，须开启可剥离的 2 个垂直封隔的封条，并将 3 个腔室的液体混合均匀，水平封隔无须打开以避免漏液。开启后不能折叠放置，以避免漏液。该制剂有 2400 ml、1920 ml 和 1440 ml 三种包装规格。

启开封隔后，在没有加入药物的情况下，混合液可以在 25 ℃下保存 24 小时，在 5 ℃下保存 6 天，然后再在室温下保存 48 小时。加入药物后，应立即使用。如需存放，在 2～8 ℃环境下混合液的放置时间不超过 24 小时。

配制时先混合，再加药。本着葡萄糖不能与脂肪乳直接接触的原则，因此，如果使用"三腔袋"，就不能再加含葡萄糖的药品。另外加入其他药品时，也只能加入经过相容性试验的药物。目前推荐可加入的药品有丙胺酰谷氨酰胺注射液，最多加入 200 ml，多种微量元素注射液（Ⅱ），最多加入 10 ml，注射用水溶性维生素，最多加入 4 支，共 40 ml，脂溶性维生素注射液（Ⅱ），最多加入 10 ml。因为已经含有电解质，其加入的量也一定遵守最大阳离子限量的原则，即在 1440 ml 中最多加入钠 216 mmol，钾 216 mmol，钙 7.2 mmol，镁 7.2 mmol，磷 22 mmol；在 1920 ml 中最多加入钠 283 mmol，钾 283 mmol，钙 9.6 mmol，镁 9.6 mmol，磷 29 mmol。

承重量为：1440 ml 袋最多加到 2500 ml 液体；1920 ml 及 2400 ml 袋最多加到 3500 ml 液体。

具体配制顺序：只有在产品的相容性即配伍稳定性得到证实的前提下，且所有的添加操作在无菌条件下，才可以将其他药物加入到产品中。

为保证用药安全，以脂肪乳氨基酸（17）葡萄糖（11%）注射液为例，建议按如下顺序添加：①首先将 3 个腔室的产品（脂肪乳注射液、复方氨基酸注射液和葡萄糖注射液）混合均匀（在平整、洁净的平面上通过挤压使封条打开，将袋翻转使袋内液体充分混合）；②注射用水溶性维生素溶解后，加入混合液并混合均匀；③将甘油磷酸钠注射液加入混合液中并混合均匀；④多种微量元素注射液（Ⅱ）和其他电解质（钠、钾、钙、镁）加入混合液中（无顺序要求）并混合均匀。

注意事项：①加药的同时需要进行混合（可以边加边用手按动包装袋进行混合）；②一种药品完全添加结束后，需要先混合均匀，再加入下一种药品；③在加药和使用过程中，应注意避免光线直接照射。

2）工业化"双腔袋"肠外营养液的配制：工业化三腔袋产品一般都含有固定的脂肪乳，随着脂肪乳制剂的发展，临床为了适应部分特殊病情下对不同脂肪乳的需求，以及更好地保持脂肪乳的稳定性，研发了新型预混式双腔袋产品。基本通用名为氨基酸葡萄糖注射液。其包装也分为内袋和外袋，内袋由一垂直的可剥离隔离密封条将氨基酸、葡萄糖分装在 2 个腔内。使用前，开启密封条，将 2 个腔室内的液体混和均匀。"双腔袋"同样也带有输液管口和加药管口。分隔良好的"双腔袋"常温下可以保存 2 年。加药后，在 25 ℃环境下混合物可保持 24 小时的稳定。如果配好的混合物不能立即给患者输注，可在 4 ℃下保存 24 小时，再在 25 ℃下保持 24 小时。

配制时先混合，再加药。因为已经含有电解质，其加入的量也一定遵守最大阳离子限量的原则。假如加入 250 ml 脂肪乳后，最多加入钠 155 mmol，钾 52.5 mmol，镁 2.65 mmol；假如加入 500 ml 脂肪乳后，最多加入钠 180 mmol，钾 65 mmol，镁 3.5 mmol，而钙不能再添加。

具体配制顺序参考前 2 种方式。

3）需要强调的是，工业化的产品将会越来越多，配制前一定要仔细通读药品说明书，了解产品内所含成分的信息，特别是氨基酸内含有电解质的量，时刻考虑配伍禁忌问题。

4. 成品检查　肉眼检查混合液有无分层或颜色、沉淀等变化，并再次复核药物、配制处方和标签。若有分层、颜色变化、沉淀析出，停止使用。有条件的最好进行仪器检查。

（二）应用家庭肠外营养液的注意事项

1. 为减少肠外营养液有效成分的降解，在储存和输注过程中，要注意避光，套上遮光袋。有条件的话，选用多层的营养袋。

2. 加入了维生素的肠外营养液在 24 小时内必须使用，或者是在使用前再加入维生素。

3. 肠外营养液最好现配现用，若需在室温下保存，也应在混合后 24 小时内使用，如果在冷藏的条件下储存，在恢复室温后 24 小时内必须使用。

4. 注意肠外营养液输入方式的选择，为避免高渗引起的静脉炎，渗透压低于 800 mOsm/L，可以选择外周静脉输注方式，大于 800 mOsm/L 选择经中心静脉导管输入的方式。

渗透压的初步估算方法：每克葡萄糖提供 5 mOsm/L；每克氨基酸提供 10 mOsm/L；每克脂肪乳约提供 1 mOsm/L；每 1 mEq 电解质约提供 1 mOsm/L。

5. 注意输液速度，要求配制的一天量在 24 小时内均匀输入。切忌在短时间内大流量输入，尤其是高应激状态耐糖能力差的患者，建议对这些患者在应用肠外营养液的早期尽量用输液泵。

6. 为确保混合营养液的安全性和有效性，不主张在混合营养液中添加其他药物，也不宜在输入营养液的管路中加入其他药物。必须加入时，只在验证过可配伍时加入到肠外营养液中，而且尽可能通过 Y 型管或侧管加入，而不是直接加入到肠外营养液中。

7. 对不确定相容性的药物必须经同一管路输入时，建议停输入营养液，用注射用生理盐水冲洗管路后输入药液，再用注射用生理盐水冲洗管路后，才能重新输入营养液。

8. 美国肠外肠内营养协会 2014 年的临床指南推荐，混合后肠外营养液中若氨基酸终浓度 ≥4%、一水葡萄糖终浓度 ≥10%、注射用脂肪乳 ≥2%，可在 25 ℃保持 30 小时稳定；在 5 ℃冰箱中保存 9 天后再在常温下 24 小时内保持稳定。

四、家庭肠外营养液的储存和运送

HPN 基于一天一袋安全治疗模式，出于卫生和稳定性的考虑，配制好的 HPN 液打包好后，根据路途情况选择是否应采用冷链的运送方式。运用冷藏车、冷藏箱、保温箱等方式运送至患者家中，必须遵守储存条件的规范和冷链药品运送规范。HPN 营养液不得直接接触冰袋、冰排等蓄冷剂，以防止对肠外营养液质量造成影响。保温箱在使用前应按验证的结果放置已充分蓄冷的冷链物料，如冰袋、冰排等，箱内温度达到 2~8 ℃后才能装箱。装车前应检查保温箱内温度，符合温度要求的才能装车。车载冷藏箱在使用前应按照验证结果经过预冷处理，达到规定温度后放置在冷藏复核区域待用。车载冷藏箱、保温箱的预冷时间、蓄冷剂放置的数量应有记录可查；冷藏车的预冷应记录开启预冷时间、温度达到时间及室外温度状况、设备运转状况等。冷藏车在装车前应确保车辆能正常启动、运行，按照验证结果设置预冷温度，预冷至规定温度后装车。应有冷藏药品发运记录，内容包括运输工具、启运时间、启运温度等。如果不能及时输注，避光保存在冰箱（2~8 ℃）中。使用前取出，放置室温 0.5~1 小时后常温输注。混合营养液如果不含脂肪乳，可以冷冻。另外，在运送之前一定再次核对并确认患者。

五、药师在家庭肠外营养实施中的作用

药师的作用应确保 HPN 在所有方面的治疗安全性和有效性。主要包括：①HPN 配方的审核，特别是 HPN 液稳定性方面，帮助医师开出合理或者更加优化的 HPN 配方，既要满足临床营养需求，又要保证 HPN 营养液的稳定性；②HPN 混合物的制备，确保 HPN 营养液的无菌、正确和稳定；③根据渗透压估算帮助临床选择适当的输注途径，如外周静脉途径、外周-中心静脉途径还是中心静脉途径；④参与 HPN 治疗过程中观察用药的药物形式，研判是持续 HPN 还是可以转为肠内营养，以及持续优化 HPN 配方；⑤尽可能帮助患者尽早尝试肠内营养治疗，实施肠内营养的替代治疗方法，肠内营养可改善和维持肠黏膜结构和功能的完整性，因此，对于长期 HPN 患者，应根据具体情况尽可能保持经口进食，或给予一定量的肠内营养，以防止发生肠道结构和功能损害等并发症，同时降低费用；⑥监测 HPN 治疗过程中常见的并发症，包括电解质失衡、营养素缺乏或过剩、导管堵塞或感染、肝功能损害及胆囊结石等，密切关注再喂养综合征；⑦指导医护人员熟悉药物与肠外营养的可能相互作用，避免配伍禁忌；⑧确保运输过程中 HPN 液安全、有效，根据路途情况选择是否采用冷链配送；⑨教育和培训患者合理储存、使用 HPN 营养液；⑩进一步改善和提高 HPN 患者临床结局，对用药安全等进行科学研究。总之，药师在 HPN 治疗团队中是不

可缺少的。为了满足这个角色的要求，药师需要有充分的关于营养支持的教育准备和临床培训。

六、家庭配制

建议在规范的环境中由专业的技术人员配制 HPN 营养液，然而患者有意愿和能力在家中完成配制肠外营养液，我们推荐：①家庭配制人员必须经过严格培训，掌握无菌操作技能和规范的配制技能；②配制好的 HPN 营养液一定先经过验证，确保无菌。

（一）配制环境

有一个相对独立的房间，配备 100 级水平层流净化工作台，房间内有防尘设备、紫外线或电子灭菌灯或电子空气消毒器等装置。此外，还需要有放置药品、器械及相关材料的空间。

（二）消毒管理

消毒管理的内容包括：①每日配制前后用含氯消毒剂湿布擦拭房间地面；②配制间内的无菌物品每周消毒 2 次；③每天在操作开始前 30 分钟打开层流净化工作台的风机和紫外线灯，配制时关闭紫外线灯，打开日光灯；④调配操作结束后应彻底清场，整理工作台面、物品，清理垃圾，先用清水擦净操作台的台面及四壁，再用 75% 乙醇擦拭消毒；⑤关闭层流台风机，打开紫外线灯照射 30 分钟；⑥水平层流洁净台每月应当做一次沉降菌监测（将培养皿打开，放置在操作台上 30 分钟，封盖后送医院和相关单位进行细菌培养，菌落计数），满足洁净度要求；⑦超净工作台需要每年检测，更换初效过滤器。

（三）无菌配制加药技术

1. 用络合碘消毒输液袋的加药口后放置在层流台的中央区域。

2. 撕开一次性注射器的外包装，旋转针头连接注射器，确保针尖斜面与注射器刻度处于同一方向。将注射器放在层流台的内侧。

3. 从安瓿中抽吸药液，加入输液袋中。用络合碘或 75% 乙醇擦拭消毒安瓿颈部，去除微粒，对着层流台侧壁打开，不要对着高效过滤器打开，否则药液有可能溅到过滤器上。将打开后的安瓿放在注射器的同一区域，距离 5 cm。取注射器，针尖斜面朝上，靠在安瓿颈口，拉动针栓，抽吸药液。将药液通过加药口注入输液袋中，摇匀。整个过程应注意保持"开放窗口"。

4. 溶解西林瓶中的粉剂药物，加入输液袋中。用络合碘消毒西林瓶口，放在注射器的同一区域，距离 5 cm；取注射器，抽吸适量相容的溶媒（0.9% 氯化钠注射液、5% 葡萄糖注射液或灭菌注射用水）溶解西林瓶中的药物，针尖斜面朝上，挤压西林瓶口的胶塞，再将针筒竖直，穿刺胶塞，注入溶媒，振荡直至溶解完全，抽吸药液，通过加药口注入输液袋中，摇匀。整个过程应注意保持"开放窗口"。

5. 如果只抽吸部分药液，则必须有明确的标识注明，精确地抽取所需的剂量。

（四）配制流程

需要严格规范的配制流程和配制顺序。

1. 排药，根据医师医嘱，排好药品，再经其他家庭成员复核，准备好配制所需物品，包括注射器、输液器、EVA 材质的多层三升袋、棉签和络合碘等。

2. 配制人员经洗手、穿一次性衣服和鞋套、戴一次性帽子和口罩、七步法洗手后，戴手套，进行配制。

3. 按说明书操作配制，在平整、洁净的平面上通过挤压使封条打开，将袋子翻转使袋内液体充分混合。

4. 不推荐在多腔袋中加入肠外营养液组成成分之外的其他药品。

5. 如治疗需要必须添加其他营养组分或药品，首先需确保其相容性和稳定性，一般需经药师审核。或由医院药房配制，或在家添加药品时，遵从无菌操作技术，在层流洁净工作台操作。有些多腔袋需将袋内液体混合均匀后再加入其他药品，有些则需先将葡萄糖和氨基酸混合后添加其他药品，最后再与脂肪乳混合。如果多腔袋的加药口在葡萄糖腔室内，可将药品加入葡萄糖腔室，也可在葡萄糖和氨基酸混合后再加入，每次加药后即刻翻转袋子 3 次，避免组分局部高浓度持续时间过长。最后与脂肪乳混合。

6. 添加药品时将针头自加药口正中缓慢插入，尽可能减少对多腔袋加药口处的穿刺操作，以免漏液。配制好的多腔袋应在室温下 24 小时内完成输注。

7. 若添加药品过多、容量过大，多腔袋难以满足患者需求时，需考虑去医院配液中心配制 TNA。

8. 多腔袋包装的内袋和外袋之间放置氧吸收剂，如发现外袋破损或氧吸收剂颜色已变黑，则不得使用。

参考文献

［ 1 ］Boullata JI, Holcombe B, Sacks G, et al. Standardized competencies for parenteral nutrition order review and parenteral nutrition preparation, including compounding：the ASPEN model. Nutr Clin Pract, 2016, 31（4）：548-555.

［ 2 ］陈莲珍, 何铁强. 肠外营养液规范化配制和稳定性探讨. 中国药房, 2012, 23（33）：3155-3157.

［ 3 ］中华医学会肠外肠内营养学分会（药学协作组）. 规范化肠外营养液配制. 中华临床营养杂志, 2018, 26（3）：136-148.

［ 4 ］Pironi L, Steiger E, Brandt C, et al. Home parenteral nutrition provision modalities for chronic intestinal failure in adult patients：an international survey. Clin Nutr, 2019, pii：S0261 - 5614（19）30123-30132.

［ 5 ］万晓, 王新颖. 家庭肠外营养支持治疗. 外科理论与实践, 2014, 19（2）：179-182.

［ 6 ］杨秀芳, 高琦, 简芳, 等. 家庭肠外营养的实施与护理. 肠外与肠内营养, 2013, 20（1）：62-64.

［ 7 ］吴肇汉, 吴国豪, 吴海福, 等. 全小肠切除患者家庭肠外营养 16 年的代谢研究. 中华普通外科杂志, 2003, 18（2）：77-78.

［ 8 ］中华医学会肠外肠内营养学分会. 成人家庭肠外营养中国专家共识. 中国实用外科杂志, 2017,

37（4）：406-411.

［ 9 ］中华人民共和国卫生部. 静脉用药集中调配质量管理规范. 北京：人民卫生出版社, 2010.

［10］Giancarelli A, Davanos E. Evaluation of nutrition support pharmacist interventions. JPEN J Parenter Enteral Nutr, 2015, 39（4）：476-481.

［11］高声传, 李杨. 不同处方全肠外营养液的稳定性考察. 中国药房, 2016, 27（8）：1055.

［12］杨梅, 陈莲珍. 探讨临床药学在静脉药物配制中心的开展. 首都食品与医药, 2015, 22（14）：84-86.

［13］Ayers P, Adams S, Boullata J, et al. ASPEN parenteral nutrition safety consensus recommendations：translation into practice. Nutr Clin Pract, 2014, 29（3）：277-282.

［14］穆殿平, 张凤莹, 解晓帅, 等. 不同浓度二价阳离子对全肠外营养液稳定性影响的探讨. 肠外与肠内营养, 2019, 26（1）：50-55.

［15］Driscoll DF, Bacon MN, Bistrian BR. Physicochemical stability of two types of intravenous lipid emulsion as total nutrient admixtures. J Parenter Enteral Nutr, 2000, 24（1）：15-22.

［16］Driscoll DF, Silvestri AP, Bistrian BR. Stability of MCT/LCT-based total nutrient admixtures for neonatal use over 30 hours at room temperature：

applying pharmacopeial standards. JPEN J Parenter Enteral Nutr, 2010, 34 (3): 305-312.

[17] 韩华中，杨俊. 含不同类型脂肪乳剂肠外营养液的稳定性及影响因素. 肠外与肠内营养，2013，20 (4): 245-247.

[18] Steger PJ, Muhlebach SF. Lipid peroxidation of i. v. lipid emulsions in TPN bags: the influence of tocopherols. Nutrition, 1998, 14 (2): 179-185.

[19] Driscoll DF. Stability and compatibility assessment techniques for total parenteral nutrition admixtures: setting the bar according to pharmacopeial standards. Curr Opin Clin Nutr Metab Care, 2005, 8 (3): 297-303.

[20] Dupertuis YM, Morch A, Fathi M, et al. Physical characteristics of total parenteral nutrition bags significantly affect the stability of vitamins C and B1: a controlled prospective study. JPEN J Parenter Enteral Nutr, 2002, 26 (5): 310-316.

[21] Kearney MC, Allwood MC, Martin H, et al. The influence of amino acid source on the stability of ascorbic acid in TPN mixtures. Nutrition, 1998, 14 (2): 173-178.

[22] Allwood MC, Kearney MC. Compatibility and stability of additives in parenteral nutrition admixtures. Nutrition, 1998, 14 (9): 697-706.

[23] Allwood MC, Martin HJ. The photodegradation of vitamins A and E in parenteral nutrition mixtures during infusion. Clin Nutr, 2000, 19 (5): 339-342.

[24] Billion-Rey F, Guillaumont M, Frederich A, et al. Stability of fat-soluble vitamins A (retinol palmitate), E (tocopherol acetate), and K1 (phylloquinone) in total parenteral nutrition at home. JPEN J Parenter Enteral Nutr, 1993, 17 (1): 56-60.

[25] Pluhator-Murton MM, Fedorak RN, Audette RJ, et al. Trace element contamination of total parenteral nutrition. 2. Effect of storage duration and temperature. JPEN J Parenter Enteral Nutr, 1999, 23 (4): 228-232.

[26] 徐小薇，杜小莉，李大魁，等. 3 种不同材质输液容器对 15 种药物的吸着性实验. 中国药学杂志，2004，39 (3): 205-208.

[27] Boullata JI, Gilbert K, Sacks G, et al. A. S. P. E. N. clinical guidelines: parenteral nutrition ordering, order review, compounding, labeling, and dispensing. JPEN J Parenter Enteral Nutr, 2014, 38 (3): 334-377.

[28] 中华医学会肠外肠内营养学分会，北京医学会肠外肠内营养学分会. 维生素制剂临床应用专家共识. 中华外科杂志，2015，53 (7): 481-487.

[29] Mühlebach S, Franken C, Stanga Z. Working group for developing the guidelines for parenteral nutrition of The German Association for Nutritional Medicine. Practical handling of AIO admixtures: Guidelines on Parenteral Nutrition, Chapter 10. Ger Med Sci, 2009, 7: Doc18.

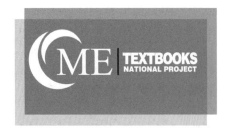

家庭肠外营养的输注

第 26 章

彭南海
东部战区总医院

一、家庭肠外营养输注与发展

PN 是指通过静脉途径为无法经胃肠道摄取和利用营养物质的患者提供所需要的营养素，达到维持机体正常代谢所需的目的。PN 已广泛应用于住院患者并取得重大的进展，其疗效已被临床充分认可。由于经 PN 的营养治疗易导致导管感染、代谢紊乱等并发症，故一般在医院内实施，多数患者在经过 PN 治疗后可逐渐恢复到经胃肠道营养支持，但有一些患者，如患有严重的短肠综合征、克罗恩病、肿瘤晚期患者等，达到出院标准但仍需进行较长一段时间甚至终身的 PN 支持治疗，这类患者则需要实施 HPN。

HPN 是指在专业营养支持小组的指导下，让某些病情相对平稳，需要长期或较长期依赖肠外营养的特殊患者在家中实施肠外营养。HPN 最早于 20 世纪六七十年代在美国一位患有卵巢癌伴广泛腹膜转移的患者成功实施，随后加拿大、西欧、日本等地也逐渐应用，为开展 HPN 积累了大量的临床证据和经验，近年来，世界范围内接受 HPN 的人数也在逐渐递增。科学合理的 HPN 不仅可满足患者对能量和营养素的需求，改善营养状况，修复器官功能，还能有效降低并发症的发生率，改善患者生活质量，减轻患者经济负担，同时节省医疗资源。随着输液装置技术的不断改进及 PN 液配制逐渐简化，实施 HPN 输注变得越来越具有安全性、可行性及实用性。我国 HPN 起步较晚，1986 年上海报道了我国首例 HPN 患者，近年来，我国实施 HPN 的患者逐渐增加。

家庭肠外营养输注（home parenteral nutrition infusion，HPNI）是静脉输液的一种，是利用大气压和液体静压原理，使用营养液专用输液器将配制好的营养液在一定的时间内输入体内，达到维持院外患者营养支持需求，改善营养状况的目的。

二、家庭肠外营养输注适用人群

HPN 适用于可以出院治疗但又无法通过胃肠道摄入足够营养物质以满足机体需要的患者，通常是病情稳定的住院患者出院后肠外营养支持治疗的延续。实施 HPN 不仅需要满足肠外营养的基本条件，还要求患者病情稳定可以出院继续治疗，同时能获得患者和家属的配合，以及有合适的实施肠外营养的家庭环境。HPN 输注需在由医师、护士、营养师、药剂师等多个学科专业人员组成的营养支持小组（nutrition support team，NST）的指导下实施。患者出院前，由负责医师将患者基本情况汇报给 NST，NST 依据患者个体情况为其制订 HPN 输注方案，开展 HPN 输注相关知识培训。

HPN 输注的适用人群具体如下：①患者病情稳定达到出院标准，能起床活动和基本生活自理，尚不能或不能完全经口摄食满足自身营养需求和维持水、电解质平衡，需要在家实施 PN 进行补充，常见的适应证有短肠综合征、炎症性肠病、肠瘘、肠系膜血栓性疾病、放射性肠炎、恶性梗阻或消化道部分性梗阻、长时间肠道旷置、减肥手术并发症、各种原因所致的营养不良或营养素缺乏等。②患者及其家属渴望并要求出院，返回家中进行继续治疗。③经医护人员认真评估患者病情和具体负责照顾患者的家属或指定人员的精神状态、智力、学习能力及对实施 HPN 输注的积极性和主动性，预计通过一段时间的专门教育和培训后，能熟练掌握 HPN 输注的基本技术操作。④患者居住条件良好，能安排专门房间经改装和清洁、消毒后配制静脉营养液，或由医院配制好提供给患者所需的全合一营养液。⑤恶性肿瘤患者能存活 3 个月以上者。

目前认为对已发生全身恶病质的终末期患者，从营养支持中已难以获益，除非患者及其家属有强烈意愿，一般不主张使用 HPN。多数国家或地区的指南均不推荐对预期生存期较短的恶性肿瘤患者实施 HPN。Bozzetti 等的研究显示，Karnofsky 功能状态评分（KPS 评分）>50，格拉斯哥预后评分为 0，无远处转移，无重要脏器侵犯的晚期恶病质肿瘤患者，通过 HPN 可以提高 3 个月及 6 个月的生存率，上述因素可用于治疗前预测患者获益的可能性。2017 年成人家庭肠外营养中国专家共识指出：HPN 是否应用于预期生存期较短的恶性肿瘤患者，需要综合考虑原发肿瘤及营养不良因素对患者预后的影响，特别是对患者生存期和生活质量的影响；同时积极听取患者及其家属对 HPN 疗效的期望值，权衡利弊。

三、家庭肠外营养输注的选择

（一）输注途径选择

HPN 输注并发症的发生率并不比住院肠外营养高，实施者严格按照各项流程进行操作，可减少并发症的发生。HPN 输注途径的选择取决于患者需要进行长期还是短期的 HPN 治疗，NST 在患者出院前进行病情评估，帮助患者做出最佳的静脉通路选择（图 26-1），避免放置不必要的导管。输注途径的确立需考虑以下因素：患者或照顾者的能力、活动水平、身体形象问题、静脉通路留置史、是否有除 PN 外其他治疗、可能发生的并发症、患者偏好等。

1. 外周静脉途径　经外周静脉途径行营养支持，是一种较为简便的给予部分营养支持的方式，不存在中心静脉置管的风险，但是外周静脉无法耐受高渗溶液，需定期更换注射部位，以防止液体渗漏和静脉炎的发生，患者营养需求较难满足。基于此，对于实施 HPN 输注的患者，较少选择此途径。

2. 中心静脉通路　HPN 静脉输注途径的建立首选通过颈内静脉或锁骨下静脉置管的上腔静脉途径，也可选择 PICC 途径。对于需要长期甚至是终身 PN 的患者，推荐采用隧道式锁骨下静脉穿刺置管的中心静脉置管，即将导管从锁骨下穿刺处再向下在前胸壁做 20 cm 左右的皮下隧道，使导管通过皮下隧道从前胸壁引出，这样不仅可降低中心静脉导管感染发生率，又适合患者本人或其家属在家中操作、实施，护理方便，不影响日常活动。PICC 是目前国内外应用较广泛的另一种中心静脉置管途径，其优点主要是可以避免因中心静脉导管置管导致的并发症，可以较长时间留置，感染发生率较低，短期 HPN 输注患者（数周至 3 个月）可考虑使用 PICC 途径。但由于 PICC

长期肠外营养的血管通路

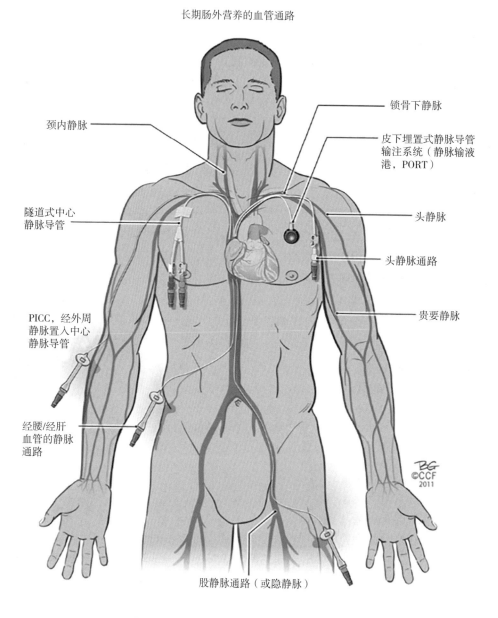

颈内静脉

锁骨下静脉

皮下埋置式静脉导管
输注系统（静脉输液
港，PORT）

隧道式中心
静脉导管

头静脉

头静脉通路

PICC，经外周
静脉置入中心
静脉导管

贵要静脉

经腰/经肝
血管的静脉
通路

股静脉通路（或隐静脉）

图 26-1　HPN 输注常见静脉通路留置位置

途径的血栓性并发症发生率较高，且患者自己操作不方便等原因，故不推荐长期 HPN 输注患者使用。无论是通过颈内静脉、锁骨下静脉或是 PICC 途径，均应将导管的尖端放置到右心房和上腔静脉的交界处水平，以减少血栓并发症的发生。

　　静脉导管多用硅胶或聚氨酯为材料的高质量导管，导管质地柔软，组织相容性好，导管内壁光滑，不易导致血栓形成，长期使用后不易变质或损毁。HPN 输注应选择单腔静脉导管，不宜选用双腔或多腔导管。避免静脉导管被多用途使用。可采用新型的有缓释抗生素涂层的中心静脉导管，以减少导管表面细菌定植，降低 CRBSI 的发生率。此外，中心静脉导管长度至少为 45 cm，以便于有足够的长度做皮下隧道。

（二）营养液及输注方式

1. 营养液的成分　肠外营养底物由糖类、脂肪乳剂、氨基酸、水、维生素、电解质及微量元素等基本营养素组成，并采用全营养混合液（total nutrient admixture，TNA）或称为全合一营养液（all-in-onesolution，AIO solution）将各种营养素混合后输注。在实际工作中，由于患者的疾病及基础状况的差异，需根据患者实际的代谢需要、营养状态、器官功能、输注途径、方便配置及治疗目标实施个体化家庭营养方案。通常情况下按照每天葡萄糖 $3\sim6$ g/kg、脂肪 $0.7\sim1.0$ g/kg、热量 $29.9\sim34.9$ kcal/kg、蛋白质 $0.8\sim1.4$ g/kg，给予平衡型复方氨基酸溶液，具体可参见中华医学会肠外肠内营养学分会《成人家庭肠外营养中国专家共识》（2017）给予的推荐。

2. 输注方式　PN 的输注方法有持续输注和循环输注 2 种。将患者一天所需营养液在 24 小时内持续匀速输注体内称为持续输注法。这种输注法可以将各种营养物质同时按照一定比例均匀输注至患者体内，对机体内环境的影响较小，胰岛素分泌也较为稳定，血糖波动较小，亦便于纠正和控制。这种方法适用于 PN 的早期，此期患者多处于代谢亢进状态，需不断补充营养。心功能不全及不能在短时间内输入大量液体的患者也需采用持续输注法。但对于 HPN 患者通常采用循环输注法。HPN 患者在住院期间已经接受了较长时间的持续输注营养液，病情较为稳定，可以选择循环输注法。循环输注法使输注时间由 24 小时缩短为 $12\sim18$ 小时，使患者可以有一段不输液的间期，即选择每天某一个时间内输注营养液，另一段时间不输液，一旦输注时间确定以后，患者和家庭成员须一起帮助改变患者的生活方式，从而提高患者的依从性，这样有利于患者能够参加正常日常工作或活动，改善其生活质量。营养液输注的速度应快慢适宜。实施循环输注的患者应严密监测机体对葡萄糖和液体量的耐受情况，HPN 期间严密监测患者血糖变化，避免血糖波动变化过大对机体造成的不利影响，防止无营养液输注期出现严重的低血糖现象。患者的营养液输注时间可选择在夜间，输注持续时间控制在 12 小时内，一般在入睡前开始输注，待睡醒后液体基本上输完。应用输注泵控制输注速度，一旦出现故障或液体输注完毕，仪器会自动报警，保证输液的安全。

四、家庭肠外营养液的配制

HPN 输注采用 TNA 方式实施，既有利于营养物质更好地代谢和利用，又避免多瓶输注时的操作和可能导致污染等并发症，基本上是"一日一袋式"的输液方法，使 HPN 输注更加简单易行，且更安全。

HPN 对环境的要求：家庭肠外营养液的配制需要一个相对独立的房间，有条件配制营养液需超净工作台，房间内有防尘设备，紫外线、电子灭菌灯或电子空气消毒器等装置。此外，还需要有放置药品、器械及相关材料的空间。

肠外营养液由接受过专业培训的家庭人员按照无菌操作技术、规范的配制操作流程完成。超净工作台需要定期检测、更换初效过滤器，配液前先清洁配液间台面，后用洗必泰（或其他消毒液）擦抹，再用紫外线或电子灭菌灯照射 60 分钟。有条件的家庭应定期做配液室内空气、冷藏橱柜、净化工作台台面及无菌物品细菌培养。

配制好的营养液应在 24 小时输注完毕，如不能及时输注，需保存在 4 ℃的冰箱内，但混合液不宜长时间保存，以免储存温度影响其稳定性。

五、家庭肠外营养输注的监测与管理

文献指出，HPN 输注最危险因素是来自输注导管的血栓栓塞，这是致命的。需要包括医护人员、患者及其家庭成员的共同参与预防来完成。所以患者准备出院前，需要由医院营养支持组的医护人员对患者和负责实施 HPN 输注的家属或指定人员进行 HPN 输注技术和相关知识的专门教育和培训。

培训前应进行以下评估：①患者的心理状况，是否愿意参与学习，学习能力、动机、态度、需求及以往学习经历等；②家属的文化程度、职业、社会背景，是否愿意参与学习，对患者的关爱程度，能否承担督促患者建立健康的行为和承担家庭护理的责任等，并预计通过一段时间的专门教育和培训后，能学会和掌握 HPN 输注的基本技术操作；③患者家庭的住房条件、卫生状况、经济状况等。

HPN 培训内容如下：①无菌概念，无菌操作基本规程，静脉输液技术，配液和使用输液泵流程，肝素封管技术，常见并发症的预防和处理，检测相关指标，可能出现的问题和应对方式等；②在何种情况下应该与医护人员联系，如何监测和记录患者的基本情况；③培养患者及其家属对突发紧急状况的应对处理，如心肺复苏等，增加 HPN 输注的安全性。

患者进行间歇或持续输注肠外营养时，导管的护理尤其重要，可防止感染及血栓形成。当各项操作准确、符合要求及熟练后，让患者或家属在医护人员监督下反复实践 HPN 输注的全部实际操作过程，做到准确、熟练掌握，最终经医护人员评估直至完全合格为止，培训期一般约 3 周。HPN 患者（包括家属）应当认真学会并做好患者的自我监测，包括体重、体温及每日静脉摄入量，并定期复诊，检查营养学指标及肝肾功能、血常规等指标变化。在调整或更换营养液配方前，需监测血清胆固醇、甘油三酯、淀粉酶、铁及维生素等。

2017 版《成人家庭肠外营养中国专家共识》中指出，HPN 患者自我监测项目应包括：①是否有高热、畏寒甚至寒战的；②是否有心悸、胸闷、气急的征象；③是否有舌干、口渴、水肿及尿量过多或过少等表现；④是否有明显乏力或肌肉抽搐，以及食欲明显减退、巩膜及皮肤黄染、皮疹等症状；⑤导管同侧的上肢是否突然肿胀；⑥是否有导管堵塞、易位、脱出等迹象；⑦是否有较明显的体重变化；⑧输注管路滴数、通畅度等。

NST 根据诊疗计划对患者进行定期随访，包括家庭随访和电话随访 2 种方式。对于刚出院的患者第 1 周应随访 3 次，第 2 周随访 2 次，以后每周随访 1 次，1 个月后如果患者症状等较为稳定，可改为 3 个月或半年随访 1 次。

随访内容主要包括以下 3 个方面：①患者的日常状况及营养学指标，如体温、体重、饮食情况、体力状况、活动能力及不适症状是否得以改善等；②嘱咐患者定期复查血常规、生化常规，若发现异常，需及时调整营养液配方，并积极复查直至恢复正常；③如患者出现任何不能解决的不适或并发症，应及时与 NST 成员取得联系，小组成员可至患者家中为其解决。

确立随访记录制度，为每位实施 HPN 输注的患者准备治疗手册方便其记录随访结果，可对随访记录的结果进行前后对比，以了解营养支持的效果，对患者进行阶段性评估，为下一阶段营养支持的继续、变更或中止提供依据，并将患者信息进行汇总，上报医疗中心。

六、家庭肠外营养输注的并发症及处理

长期 HPN 输注可导致一系列并发症，影响 HPN 的维持，严重者甚至可危及生命。

（一）导管相关并发症及处理

1. 导管相关并发症　包括置管并发症、导管相关性感染和导管破裂、脱出、堵塞等物理损伤。①置管并发症与临床操作及穿刺部位有关，常见的有导管异位、心律失常、气胸、血胸、动脉内置管等，均可通过临床检查和 X 线检查诊断。这类并发症较易处理，但是当遇到一些严重并发症如血胸、气胸等，则需要外科积极干预。②导管相关性感染是在 HPN 支持过程中最常见、最易发生、最严重的并发症之一，其每年的发生率为 0.14~0.92 次/人，最常见的病原菌为凝固酶阴性葡萄球菌。患者行 HPN 输注时，一旦出现寒战、体温升高，要及时与医师联系，在排除其他感染的可能性后，应立即住院拔除导管，根据导管尖端及血培养结果给予药物抗感染治疗。③导管破裂、脱出在日常护理中一经发现，立即就诊入院更换导管即可。④导管堵塞是 HPN 输注的另一个常见并发症，导管的质量、输液后的导管护理及营养液的成分在管壁内沉积等，均是引起导管堵塞的重要因素。

2. 导管相关并发症的处理

（1）严格无菌操作：认真的导管护理在预防导管感染中起重要作用。因此，在置管、配液及运输过程中，应严格执行无菌技术操作，密切观察穿刺点皮肤局部情况。指导患者及其家属选用透气性好的透明敷料，并保持清洁干燥。告知患者洗澡时不要污染穿刺的敷料，一旦潮湿或有贴膜卷边等，及时消毒换药，注意个人卫生。在输液过程中，患者若出现寒战、体温超过38.5 ℃，在排除其他发热原因的基础上，及时来院就诊。此外，中心静脉置管的方式、部位及导管的质量也是影响导管感染的重要因素。

（2）预防导管堵塞：其方法众多，但实际效果差异较大。临床常用方法是每次结束 HPN 输注时用无菌 0.9%氯化钠注射液 20 ml 冲洗导管，以防营养液沉积而致阻塞，冲洗完毕后再用肝素加0.9%氯化钠注射液（肝素浓度为 1 mg/ml）约 2 ml 将导管腔充满，防止回血在导管内沉着、凝结。

近年的文献和临床经验多采用生理盐水冲洗并封管以预防导管堵塞。对于已经堵塞的导管可使用氢氧化钠溶液冲洗法，既能防止导管阻塞，又能使大部分已经堵塞的导管再通。具体方法：通过定期向导管内注入 1 nmol/L 氢氧化钠 0.5~0.75 ml，保留 2 小时后回抽，再用等渗盐水冲洗导管，即可消除导管内壁上的沉积物。长期 HPN 输注者每 3 个月使用一次，能使导管保持通畅，可有效延长导管使用时间。注意注射器回抽负压适度，禁忌正压推注，以防管壁血栓脱落发生意外。

另外有研究显示，采用锁骨下静脉穿刺置管，并经皮下隧道由前胸壁引出，可明显降低导管感染的发生率；选用单腔导管、避免静脉导管的频繁操作可有效地预防导管堵塞等，均能降低导管感染的风险。

（二）HPN 相关肝损伤及处理

长期实施 HPN 输注容易引起肝功能损害，患者常有无症状的肝转氨酶升高，部分患者可出现高血压、腹水、胃肠道出血、肝纤维化等症状，晚期可进展为肝硬化和肝衰竭。患者需定期检查生化常规，一旦发现碱性磷酸酶高于正常 1.5 倍或以上，γ-谷氨酰转移酶高于正常 3 倍或以上，胆红素<3 g/L，伴谷草转氨酶、丙氨酸转氨酶轻度增高，可基本诊断。

根据患者具体情况选用以下措施：①补充熊去氧胆酸等利胆药物，减少胆汁淤积；②使用富含 ω-3、ω-6 的中长链脂肪酸、橄榄油等；③适当应用抗生素调整肠道菌群；④调整 PN 剂量，糖脂比不应低于 3:2，且每日输注脂质不应超过 1 g/kg。

（三）代谢并发症及处理

对于糖代谢紊乱的患者，若出现高血糖或高渗性昏迷，应立即停止输入葡萄糖，用 0.45% 的低渗盐水以 950 ml/h 的速度输入以降低血渗透压，同时经静脉滴注胰岛素 10~20 U/h。在纠正的过程中，要注意防止血糖下降太快而导致脑水肿。如突然中止 PN 输入，且血胰岛素仍处于较高水平，极易发生低血糖，故禁忌 PN 液输入突然中止。以水解蛋白为主要氮源时，易发生高氨血症或氮质血症。接受 PN 治疗 3~6 周以上患者，若 PN 液中不含脂肪，则可能发生必需脂肪酸缺乏症。实施 PN 时，电解质需要量增加，不注意及时补充时极易发生电解质缺乏症。所以，实施 HPN 输注的患者需定期检测水、电解质、血糖和微量元素，一旦出现异常，应及时调整营养液的配方，必要时可停用 PN，待纠正后，再恢复 PN 支持。

（四）代谢性骨病及处理

HPN 患者易出现代谢性骨病，主要表现为骨密度降低、骨痛、骨折、血钙磷异常等，患者出现骨钙丢失、骨质疏松、四肢关节疼痛等表现。一旦出现症状，可行双能 X 线吸收法骨密度仪或 CT 检查以明确诊断，必要时行骨组织活检。欧洲肠外与肠内营养学会提出，每 3 个月补充帕米膦酸 30 mg 或每年补充唑来膦酸 5 mg 有助于防治骨病。长期使用胰高血糖素样肽 2 可降低骨的重吸收，有望治疗骨质疏松症。国内专家共识也指出，对于长期实施 HPN 的患者，临床上除注意钙、磷的补充外，还应适量补充维生素 D，以防止代谢性骨病的发生。

七、家庭肠外营养输注患者及相关人员的培训

家庭肠外营养输注的培训对象为 HPN 输注患者、家属及主要照顾者。

（一）培训内容

营养液输注技术和管道的常规护理；常见并发症的监测、预防及处理，如测量体重、体液摄入量及其异常体征、尿液排出量及性质、体温、血糖水平等；如何配制营养液和使用输注泵；发放家庭肠外营养输注操作与维护手册；在何种情况下应该与医护人员联系等。

（二）培训方式

采用一对一的个案教育方法，肠外营养输注操作不同于肠内营养简单，护理操作技术要求较高，尤其无菌技术及导管维护，需要进行 2~4 周规范培训。患者或其照顾者具有一定文化知识、医学知识及接受能力。以口头讲解、视频图片及实物辅助、文字描述相结合，示教与指导相结合进行。

（三）培训反馈

当患者或其照顾者各项操作已准确、符合要求及熟练后，应要求他们在医护人员的监督下反复实践 HPN 的全部实际操作过程，做到准确、熟练掌握，最终经医护人员评定完全合格为止。

（四）安全与相关法规支撑

当患者或其照顾者在医护人员的监督下，反复实践 HPN 输注的全部实际操作过程合格，患者与照护者确认和自愿接受家庭肠外营养输注，并签署知情同意书，医患双方各自承担职责，确保

家庭肠外营养安全输注。

八、家庭肠外营养输注实施流程

HPN 输注实施流程见图 26-2。

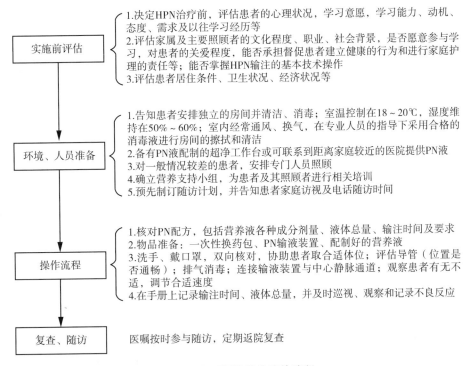

实施前评估
1.决定HPN治疗前，评估患者的心理状况，学习意愿，学习能力、动机、态度、需求及以往学习经历等
2.评估家属及主要照顾者的文化程度、职业、社会背景，是否愿意参与学习，对患者的关爱程度，能否承担督促患者建立健康的行为和进行家庭护理的责任等；能否掌握HPN输注的基本技术操作
3.评估患者居住条件、卫生状况、经济状况等

环境、人员准备
1.告知患者安排独立的房间并清洁、消毒；室温控制在18～20℃，湿度维持在50%～60%；室内经常通风、换气，在专业人员的指导下采用合格的消毒液进行房间的擦拭和清洁
2.备有PN液配制的超净工作台或可联系到距离家庭较近的医院提供PN液
3.对一般情况较差的患者，安排专门人员照顾
4.确立营养支持小组，为患者及其照顾者进行相关培训
5.预先制订随访计划，并告知患者家庭访视及电话随访时间

操作流程
1.核对PN配方，包括营养液各种成分剂量、液体总量、输注时间及要求
2.物品准备：一次性换药包、PN输液装置、配制好的营养液
3.洗手、戴口罩，双向核对，协助患者取合适体位；评估导管（位置是否通畅）；排气消毒；连接输液装置与中心静脉通道；观察患者有无不适，调节合适速度
4.在手册上记录输注时间、液体总量，并及时巡视、观察和记录不良反应

复查、随访
医嘱按时参与随访，定期返院复查

图 26-2　HPN 输注实施流程

九、家庭肠外营养输注的护理模式

由于 HPN 输注是让那些需要长期或较长期依赖肠外营养的特殊患者在家中实施肠外营养输注，并由家属承担主要照顾任务，因此，家庭护理对患者肠外营养输注起着较为重要的作用。

促进 HPN 患者疾病恢复和保持心理健康是关键。但主要照顾者由于角色转变、HPN 输注知识缺乏等，导致照顾能力欠缺和照顾准备不充分，从而直接影响患者的康复过程和生活质量。有研究对实施 HPN 输注的患者的生活质量进行研究，结果表明出院时患者的生活质量较低，在出院后 6 个月，其身体功能、角色、社会功能、情感角色和心理等方面的情况才有所改善。接受 HPN 输注的患者在日常生活中经历了许多心理社会问题，从焦虑、缺乏自由到因 HPN 输注依赖而在社会生活中受到限制。甚至一些接受 HPN 输注的患者，已经在服用苯二氮䓬类等药物来控制其焦虑。

国内外学者将家庭赋权应用于慢性病领域，发现其可提高慢性病患者及其家庭生活质量。家庭赋权是指医护人员帮助家庭成员获取照顾知识、技能和资源，以达到使其能够积极控制自己的生活，并提高患者及其家庭生活质量的过程。它以赋权为基础，根据主要照顾者的照顾问题，医护人员与主要照顾者共同制定个性化照顾方案，以解决主要照顾者遇到的问题，从而提高主要照顾者的照顾能力及照顾准备度。张旭等对首发脑卒中患者主要照顾者的研究表明，家庭赋权方案能有效提高首发脑卒中患者主要照顾者的综合照顾能力及照顾准备度，使脑卒中主要照顾者在促进患者疾病康复中起到积极作用。

家庭肠外营养的初始实施阶段，大多数主要照顾者由于缺乏实践经验，会感到手足无措，医护人员根据家庭赋权的流程，调动主要照顾者的积极性，鼓励其参与到照顾方案的制定中来，改变以往照顾者被动接受照顾患者的心理，共同商定具体可行的照顾方案，培养主要照顾者的照顾技能，提高其照顾能力，为出院后更好地照顾患者奠定良好的基础。

随着生物-心理-医学模式转变及家庭中心式护理的提倡，临床医护人员倡导应将家庭复原力的相关理论用于不同的危机家庭照护中，不应该局限于疾病的医治与护理，而应更多地关注家庭优势的挖掘，促进家庭成功适应。家庭复原力就是从研究个人应对压力所拥有的潜能转向研究家庭力量或优势这样的背景下逐渐被提出来的。具有复原力的家庭不仅能够管理压力事件，在逆境中生存，而且家庭成员能够运用逆境塑造自己，促进个人的成长。

Foster 等提出了一种以家庭为中心的护理干预框架来预防子女及家庭问题，通过识别出家庭的优势和弱点，处理患者给家庭带来的挑战，进而建立个体和家庭复原力。护理人员在评估、沟通、照护、关怀与提供资源方面起着重要的作用，从护理领域我们应该做到评估家庭功能，协助困境中的家庭在生理、心理与社会经济上获得更大的帮助，促进家庭团结与复原，给予完善的医疗照护。目前国内家庭复原力的研究主要集中在社会工作领域、特殊教育领域等，在医学领域的研究相对较少。因此，我们需要扩大 HPN 家庭复原力的研究领域，加强家庭复原护理领域的研究，促进 HPN 输注安全及患者生活质量的提高。

参考文献

［1］Kirby DF, Corrigan ML, Hendrickson E. Overview of home parenteral nutrition：an update. Nutr Clin Pract, 2017, 32（6）：739-752.

［2］中华医学会肠外肠内营养学分会. 成人家庭肠外营养中国专家共识. 中国实用外科杂志, 2017, 37（4）：406-411.

［3］杨秀芳，高琦，简芳，等. 家庭肠外营养的实施与护理. 肠外与肠内营养, 2013, 20（1）：62-64.

［4］Salonen BR, Bonnes SL, Mundi MS, et al. Repair of central venous catheters in home parenteral nutrition patients. Nutr Clin Pract, 2019, 34（2）：210-215.

［5］万晓，王新颖. 家庭肠外营养支持治疗. 外科理论与实践, 2014, 19（2）：179-182.

［6］Burgos Peláez R, Virgili Casas MN, Cuerda Compés MC, et al. Cost analysis of home parenteral nutrition in Spain. Nutr Hosp, 2017, 34（2）：271-276.

［7］Dibb M, Lal S. Home parenteral nutrition：vascular access and related complications. Nutr Clin Pract, 2017, 32（6）：769-776.

［8］龚林燕，陈艺丹，陈碧，等. 肿瘤患者家庭肠外营养的研究进展. 肿瘤学杂志, 2019, 25（5）：466-471.

［9］Arnoriaga Rodríguez M, Pérez de Ciriza Cordeu M, Camblor Álvarez M, et al. Clinical and economic impact of the taurolidine lock on home parenteral nutrition. Nutr Hosp, 2018, 35（4）：761-766.

［10］Gonzalez Aguilera B, Olveira G, García Luna PP, et al. Home parenteral nutrition：a consensus document of experts from Andalucia and Extremadura. Nutr Hosp, 2017, 34（4）：784-791.

［11］Kirby DF, Corrigan ML, Speerhas RA, et al. Home parenteral nutrition tutorial. JPEN J Parenter Enteral Nutr, 2012, 36（6）：632-644.

［12］贾震易，杨俊，沈炽华，等. 家庭肠外营养在晚期癌性肠梗阻中的应用分析. 中华结直肠疾病电子杂志, 2017, 6（3）：188-193.

［13］金凤娟. 家庭肠外营养应用进展. 天津护理, 2008, 16（2）：122-123.

［14］万晓，王新颖. 家庭肠外营养支持治疗. 外科理论与实践, 2014, 19（2）：179-182.

［15］Gifford H，Delegge M，Epperson LA. Education methods and techniques for training home parenteral nutrition patients. Nutr Clin Pract，2010，25（5）：443-450.

［16］Guenter P，Robinson L，Dimaria-Ghalili RA，et al. Development of Sustain：A. S. P. E. N.'s National Patient Registry for Nutrition Care. JPEN J Parenter Enteral Nutr，2012，36（4）：399-406.

［17］蔡东联. 家庭肠外营养临床应用及注意事项. 肠外与肠内营养，2002，9（1）：62-64.

［18］Chambers A，Hennessy E，Powell-Tuck J. Longitudinal trends in quality of life after starting home parenteral nutrition：a randomised controlled study of telemedicine. Clin Nutr，2006，25（3）：505-514.

［19］Persoon A，Huisman-De WG，Naber TA，et al. Impact of long-term HPN on daily life in adults. Clin Nutr，2005，24（2）：304-313.

［20］Borhani F，Najafi MK，Rabori ED，et al. The effect of family-centered empowerment model on quality of life of school-aged children with thalassemia major. Iran J Nurs Midwifery Res，2011，16（4）：292-298.

［21］张旭，任蔚虹，泮燕红. 家庭赋权方案对首发脑卒中患者主要照顾者的影响研究. 中华护理杂志，2018，53（2）：133-138.

［22］赵西西，孙霞，王雪芳，等. 家庭复原力的研究进展及其对危机家庭的护理启示. 中华护理杂志，2015，50（11）：1365-1368.

［23］Foster K，O'Brien L，Korhonen T. Developing resilient children and families when parents have mental illness：a family-focused approach. Int J Ment Health Nurs，2012，21（1）：3-11.

［24］夏少琼. 残疾人家庭抗逆力与创伤康复研究——基于残疾儿童家庭个案. 残疾人研究，2014，（1）：28-31.

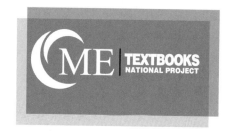

家庭肠外营养的营养评定与监测

第 27 章

王新颖
东部战区总医院

一、营养支持小组在家庭营养中的作用

家庭营养虽有诸多优点，但在实施过程中需要定期进行评估、监测家庭营养支持患者的营养状况、更改营养方案和处理相关并发症等，这些都需要家庭营养支持小组来完成。标准的营养支持小组是一个多学科组成的团队，由医师、护士、营养师和药剂师等组成，还可以包括营养专业科研人员、社会工作者及到营养支持小组轮转的受训者。营养支持小组可为患者提供合理、全面、有效的营养支持治疗方案，主要负责家庭营养支持，并对患者营养支持的各个方面进行监督，包括营养评估、营养相关检测结果的评价、营养方案的调整和建立详尽的患者资料数据库等方面的工作。小组工作目的是协助患者适应家庭营养支持治疗，避免或减少患者可能出现的痛苦和不便，尽可能地恢复患者正常的生活、学习和工作，恢复其正常的社会角色，改善患者的营养状况，提高患者生活质量。全心全意为患者着想，加强对患者和家属的心理支持，建立相互信任、理解的医患和护患关系。

有学者提出，在综合性医院中建立相应的营养支持中心或小组，对于判断患者营养支持的指征、减少并发症发生、提供有效的营养支持是必要的。欧美国家的综合性医院均建立了临床营养支持中心或小组，由临床医师、营养师、药剂师和护师组成，通过专门的团队对需要营养支持的患者进行一系列规范化的临床营养评估，提出合理的个体化的营养治疗方案，从而实施有效精确的营养支持治疗、咨询和护理，根据患者的个性化特征，制订相应的营养支持计划，并定期随访，直至患者营养状态和日常饮食恢复至正常水平。研究表明，营养支持中心的成立明显降低家庭营养支持引起的相关并发症，并有效减少医疗资源的不合理分配应用，推动家庭营养支持在临床上更安全、有效、合理地应用。

二、家庭肠外营养的随访评估内容

对于适合家庭肠外营养支持治疗的患者，需定期进行全面的评估，评估内容涵盖以下 3 个方面。

（一）疾病的评估

原发疾病的治疗情况和机体一般情况，如生命体征、机体内环境改变、水电解质及酸碱平衡；

是否合并高血压、冠心病、高血脂、糖尿病、贫血等疾病，及时掌握肝、肾、心、肺功能的情况等。

（二）营养状况的评估

通过简单的测量如身高、体重计算体重指数简单初步了解患者营养状况；同时通过回顾性膳食调查、实验室检查、体格检查全面评估患者营养状况。通过血液学指标了解患者的肝功能、肾功能、血液学营养指标。人体组成分析仪监测准确获得患者身体肌肉、脂肪、水分、蛋白质等结果；间接能量测定获得患者静息能量消耗，动态评估患者的能量需求，用于指导患者个体化的营养支持治疗方案。

（三）胃肠道功能的评估

通过了解患者胃肠道手术病史，解剖结构的具体改变（如手术切除的部位、切除肠道的长度及剩余胃肠道的消化吸收功能），术后胃肠道症状，包括排便情况、腹胀腹痛等腹部症状，如有胃肠造口，还需了解每日造口液量，必要时可通过木糖吸收试验饮食和定氮分析监测患者家庭营养支持期间胃肠道的消化吸收功能，以评估能否尽早实施肠内营养。

三、家庭肠外营养的营养评定与监测

营养评定与监测可分为静态指标和动态指标，前者包括人体测量学指标，如身高、体重、体重指数、肌肉强度、上臂肌周径、三头肌皮褶厚度、白蛋白及其他用于评估慢性营养不良的指标，后者则包括氮平衡、血浆氨基酸谱及一些半衰期较短的内脏蛋白如视黄醇结合蛋白、前白蛋白等指标。

（一）体重及体重指数

在营养评定与监测中，体重是最直接、简单及可靠的指标，其改变与人体能量供给情况和蛋白质改变相平行，可反映人体的整体营养状况。大多数观点认为，体重指数是反映蛋白质热量营养不良及肥胖症的可靠指标之一，但其受影响的因素较多。人体测量学指标也较易获得。有条件的医疗机构可以应用人体组成分析仪（使用生物电阻抗的方法）测定机体组成变化较为简单、准确、无创，同时结合动态测量有助于评价机体营养状况的变化，从而反映营养治疗的疗效及评估患者预后。

（二）氮平衡

在评价蛋白质营养状况中，氮平衡是一个可靠的指标，可以动态反映机体蛋白质和能量平衡。在人体消化吸收口服饮食正常的情况下，氮排泄量=尿中尿素氮（g/d）+4 g［4 g 代表经粪便丢失（1.0~1.5 g）、皮肤（约 0.5 g）及尿中未测定的蛋白质分解终产物如氨（约 2 g）］，通常食物中的蛋白质每 6.25 g 含有 1 g 氮。在家庭肠外营养治疗时，因几乎没有大便，故经粪便丢失的氮可以忽略，可参考下列公式计算：氮平衡（g/d）=氮摄入量-［尿中尿素氮（g/d）+3］。

（三）肌肉强度

肌肉强度与人体的营养状况密切相关，且与患病率及病死率有关。临床实践中常用握力、肌肉收缩、舒张力测定来评估肌肉强度。握力是反映肌肉功能的一个有效指标，需在治疗期间重复测量，观察其波动变化，正常情况下，男性握力≥30 kg，女性握力≥20 kg。对于拇收肌等非自主性肌肉可行电刺激测量肌肉收缩舒张的强度，以评价这些肌肉的力量强度。

（四）臂围与皮褶厚度

通过测定臂围、皮褶厚度可以推算患者的体脂和肌肉量。测量臂围时，被测者上臂自然下垂，在上臂中点用软尺测量，测量误差<1 mm。三头肌皮褶厚度测定时需重复测量 3 次并取平均值，测量值占正常值的 90% 以上为正常水平，80%～90% 为轻度营养不良，60%～80% 为中度营养不良，<60% 为重度营养不良。

（五）实验室检查

通过实验室检查测定血清白蛋白、前白蛋白、视黄醇结合蛋白、维生素及微量元素等营养指标。目前临床上较常用的营养评价指标有前白蛋白、转铁蛋白及视黄醇结合蛋白等。白蛋白在有明显的蛋白质热量摄入不足或营养不良持续时间较长的情况下才表现为显著下降，并且受其他因素影响较大。这些蛋白具有半衰期短、血清含量少及全身代谢池小的优点，是反映营养状况更合适、更敏感、更有效的指标。

（六）免疫功能测定

免疫功能是反映机体营养状况的另一个重要指标。营养不良的患者常合并体液和细胞免疫功能降低，使机体对外源性致病因素的抵抗下降。临床上营养不良患者的血常规常表现为总淋巴细胞计数下降。如有需要，可进一步测定其他指标如人类白细胞呈递抗原 DR、淋巴细胞亚群等，但其与营养不良的关系仍有待进一步研究。

（七）人体组成分析

近年来，生物电阻抗分析法测定人体组成在医疗机构中较为常用。测定时，受检者需禁食 2 小时以上，排空膀胱及粪便，取仰卧位，两足相距 10～15 cm，手背朝上，酒精棉球擦净接触电极片部位的皮肤，将电极片分别置于手腕及足踝处，两电极片需间隔 5 cm 以上。通过分析仪可测定机体总体水分、细胞内外水分、体脂含量及占比、骨骼肌、无机质及蛋白质含量等人体组分，从而直观且动态评估患者的营养状况和营养支持治疗的效果。

四、家庭肠外营养实施过程中相关并发症的监测

（一）导管相关性并发症

家庭肠外营养导管相关并发症可分为非感染性并发症和感染性并发症，前者包括导管堵塞、气胸、空气栓塞、血栓形成、血栓性静脉炎和其他如导管破裂、导管异位、心律失常等并发症，后者主要包括导管局部感染和全身相关血流感染。多数并发症容易处理，严重并发症如血胸、气胸等危急情况需要外科积极干预。导管感染性并发症主要指中心静脉导管相关感染，这是家庭肠外营养支持过程中最常见的并发症，据国外报道，其发生率为每年 0.14～0.92 次/人，主要病原菌为凝固酶阴性葡萄球菌。国内报道每 1000 天约为 11 次/人。局部感染主要是发生在导管局部皮肤或周围组织的感染、腔隙感染及隧道感染。全身感染是指导管所致菌血症或败血症。临床上，局部感染常表现为局部皮肤红肿、化脓等症状，部分患者可有发热或低体温。导管性菌血症或败血

症患者常可出现寒战高热、呼吸急促和低血压，严重者可出现意识模糊。实验室检查可见白细胞及中性粒细胞增高。如血培养与导管培养有相同的微生物生长，则导管感染的诊断成立。患者在家庭肠外营养时一旦出现寒战、体温升高，须及时与医师联系，在排除其他感染的可能性后，应立即住院拔除导管，根据导管尖端及血培养结果，给予相应的敏感药物抗感染治疗。导管破裂、脱出异位等在日常护理操作中一经发现，应立即入院更换导管。

（二）肠外营养相关肝胆并发症

据报道在长期肠外营养患者中肝胆并发症发生，发生率为 19%～75%。长期肠外营养患者常出现无症状的肝转氨酶升高，部分患者甚至可出现高血压脑病、胃肠出血、腹水、肝纤维化等，后期可发展为肝硬化和肝衰竭。肠外营养患者需定期复查常规生化项目，如碱性磷酸酶>正常值的1.5 倍，γ-谷氨酰转移酶>正常值的 3 倍，伴谷丙转氨酶、谷草转氨酶轻度增高，可基本确诊。根据患者的具体疾病情况选用以下措施：①补充熊去氧胆酸等利胆药物，减少胆汁淤积；②调整肠外营养剂量，糖脂比不应低于 3∶2，且每日输注脂质不应超过 1 g/kg；③根据粪便细菌涂片结果应用相应抗生素调整肠道菌群；④肠外营养中添加富含 ω-3、ω-6 的中长链脂肪酸、橄榄油等。长期肠外营养使人体肠道处于休息状态，肠道的激素分泌受抑制，缩胆囊素缺乏导致胆囊动力下降，不可避免地出现胆汁淤积，胆囊或胆道系统结石形成。因此，长期肠外营养治疗患者需定时行肝胆超声检查，及时发现问题并处理。

（三）代谢并发症

代谢并发症主要包括糖代谢、脂代谢、氨基酸代谢及水电解质紊乱等。糖代谢紊乱的原因是肠外营养时因输注大量葡萄糖而身体不能及时代谢，容易发生高血糖及高渗性并发症，患者可出现多尿、昏迷等，故需根据血糖控制情况调整葡萄糖输注速度及输注量，并监测患者的血糖及尿糖水平。而对于糖尿病及应激状态等血糖较高的患者，可在肠外营养中增加适量比例的胰岛素，使血糖维持在正常水平或接近正常水平。脂代谢紊乱的患者，常因长期静脉营养中未添加脂肪乳剂导致必需脂肪酸缺乏，表现为皮肤干燥、毛发脱落、伤口延迟愈合、肝功能异常、贫血、红细胞脆性增加、骨骼改变等。预防此类并发症的方法是每日补充脂肪乳剂（需含必需脂肪酸如亚油酸及亚麻酸等）。对于氨基酸代谢紊乱的患者，需根据患者的病情和耐受性调整氨基酸的浓度及摄入量，尤其是严重肝肾功能损害的患者、危重患者及婴幼儿患者中，通过监测血尿素氮、氮平衡和血肌酐值进行调节，防止高血氨及氮质血症的发生。

家庭肠外营养时水及电解质的需要量应根据患者疾病状态、体液及电解质情况、肾功能等因素而定，同时应考虑其他途径的液体和电解质摄入，如处理不当，可导致体液和电解质平衡失调，患者可出现低钾血症、高钾血症、低钠血症、高钠血症和容量失调等。肠外营养输注时容易导致血浆钾、磷及镁浓度迅速下降，其原因是静脉输注葡萄糖后，血浆胰岛素水平升高，促使钾、磷、镁和葡萄糖进入骨骼肌和肝进行相关的合成代谢，因而应注意及时补充上述各种电解质。对于短肠综合征患者，水电解质平衡是一个至关重要的问题，仔细的记录输入、输出量，对于短肠综合征患者家庭肠外营养了解其体液平衡的不稳定性是有用的。临床上水电解质失衡的原因及表现形式多样，在家庭肠外营养时应做好预防、监测工作，并及时处理。

（四）代谢性骨病

代谢性骨病在接受家庭肠外营养的患者中很常见，主要表现为骨密度降低、骨折、骨痛、血钙磷异常等。一旦出现上述症状，可行双能 X 线吸收法骨密度仪或 CT 检查以明确诊断，必要时行骨组织活检。治疗上可补充钙剂、维生素 D，还可适度增加户外活动及增加阳光照射。ESPEN 指南提出每 3 个月补充帕米膦酸 30 mg/或每年补充唑来膦酸 5 mg 有助于防治骨病。据相关文献报道，长期使用胰高血糖素样肽 2 可降低骨的重吸收，有望治疗骨质疏松症。

（五）脱发

部分家庭肠外营养的患者有脱发症状，给患者带来不少困扰，降低生活质量。脱发的病因主要包含以下 3 种：①严重的脂肪酸、氨基酸及能量物质缺乏；②维生素缺乏，人体许多代谢酶需要维生素，而缺少必需的维生素会导致脱发；③微量元素缺乏，缺铁性贫血患者常出现脱发，经证实缺锌、硒等微量元素也可导致脱发。定期检查和随访可有效预防上述问题。

参考文献

［1］王新颖，李宁，黎介寿. 规范化营养支持在外科治疗中的地位. 外科理论与实践，2014，19（1）：16-20.

［2］王新颖. 营养配方制定与治疗效果评价. 中国实用外科杂志，2012，32（2）：115-117.

［3］Wesley JR. Nutrition support teams：past，present，and future. Nutr Clin Pract，1995，10（6）：219-228.

［4］万晓，王新颖. 家庭肠外营养支持治疗. 外科理论与实践，2014，19（2）：179-182.

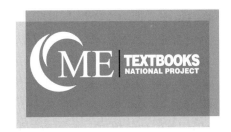

家庭肠外营养中的膳食管理

第 28 章

刘燕萍　陈　伟
中国医学科学院北京协和医院

一、家庭肠外营养中的膳食管理背景介绍

自 20 世纪 80 年代中期以来，营养学在临床营养领域得到了长足发展，已经从医院内的治疗饮食制备、管饲加肠外营养支持过渡到更为讲求个体化和全面综合实施的阶段，其中 HPN 支持最能体现临床营养支持进步，因为实施 HPN 涉及全部营养支持手段和整个营养支持团队。

实施有效的 HPN 不仅需要临床医师、护士、药剂师等专业角色的参与，更离不开营养师的工作。营养师适合充当个案管理者，通过与多学科团队合作，建立起与患者、家庭成员及营养支持小组的多方有效沟通，进行有效的 HPN 支持治疗，特别是长期治疗。在 HPN 领域的多学科团队中工作的营养师的主要职责是：①评估营养状况；②评估膳食摄入量；③设计和监测肠外营养方案；④评估从肠外营养到口服和（或）肠内营养的转变；⑤为患者和看护人提供咨询和营养教育材料；⑥参与研究；⑦提供医学心理学支持。

HPN 的目标是补充和维持营养状况及功能状态，以及改善患者的生活质量与延长患者寿命。特别是用于姑息治疗时，HPN 不一定要追求营养的达成，而更该重视生活质量与寿命之间的平衡。

采用 HPN 疗法的患者多患胃肠功能障碍、炎症性肠病、短肠综合征、胃肠道瘘、慢性假性肠梗阻、放射性肠病、小肠移植、恶性肿瘤等疾病。这些疾病的严重程度不同，所采取的 HPN 支持方式也有所差异。有些患者的病情不严重，只有部分肠段病变导致对特定的营养素吸收不利，或者仅进行部分肠段切除手术，所以营养摄入部分来自膳食，而不必全部依靠肠外营养供给。有些患者即便其大部分营养素的吸收受到限制，必须较多甚至全部依靠肠外营养来供给所需，但居家的"膳食"仍是生活的一部分，也有必要对其进行安排，其意义在于避免导致严重的不良反应，并提高生存质量。

二、实施家庭肠外营养的营养评估

针对实施 HPN 的患者评估营养状况，不仅应包括人体测量和生化指标，明确其当前的营养状况，还应重点评估其肠道吸收能力和肠外途径的摄入量。

（一）重视体重和体成分管理

体液平衡稳定的患者，体重可以反映身体能量营养状况，体重指数（BMI）<18.5（65 岁以上患

者<20）定义为营养不良（Roche 1981）。在儿科患者中，营养不良是由生长曲线定义的，如身高、体重低于参考总体平均值 2 个或 2 个以上标准差（<-2SD），可归为营养不良（WHO 2006，2007）。或者体重曲线与身高曲线或与体重参考曲线变化不吻合，逐渐落后，应警惕营养不良的可能。

体重变化是反映营养状况变化的敏感指标。1 个月内成人体重意外变化超过 5% 或 6 个月内体重意外变化超过 10%，都值得特别关注（Dewys 等，1980）。近期内体重减少 20% 肯定存在蛋白质能量营养不良（Kinney，1988）。HPN 患者门诊期间应常规监测体重和 BMI，监测结果应被用于评价肠外营养的效果。

体液不平衡的患者如有瘘管，心、肾功能衰竭，水肿或严重营养不良的正在进行初次再喂养的患者，如发生体重快速波动，可能反映的是体液过度蓄积而不是能量营养状况的变化。此时体重、BMI 或近期体重减轻用于营养评估的准确性受限，特别需要进行连续动态的身体成分分析。

身体成分分析的方法有肱三头肌皮褶厚度（用皮褶尺测量）和臂肌围（MAMC），其他检测技术有生物电阻抗分析（BIA）和频谱分析法（BIS）。

在 HPN 患者中长期卧床或身体活动受限非常普遍，会继发肌肉萎缩而使体脂肪率增高，即便体重稳定且正常，仍应视为营养不良，且会导致代谢能力下降。

握力测试方便易行，即使卧床也可以完成测试，连续动态监测可以反映肌肉组织储备及功能状况，间接反映蛋白质营养状况。

（二）必要的生化监测与评估

生化评估的内容包括电解质、贫血、蛋白质水平、血脂情况、甲状腺功能及血糖等。有时还应结合原发病的情况有所增项，如胃或回盲部切除者，通过 HPN 维持维生素 B_{12} 水平，则应监测维生素 B_{12}，避免缺乏或摄入过多。微营养素水平的监测，当前临床常规可以开展的除血清维生素 B_{12} 检测以外，还包括叶酸、维生素 D、维生素 A、维生素 E、铁、碘等的检测。

情况稳定的门诊患者应该每 3 个月例行检查一次。如有异常，可能会增加检查频率至每天或每周一次，直到患者恢复稳定为止。表 28-1 显示生化参数和监测建议。对生化结果的解读，要视临床情况和患者的基础水平而定，用于指导 TPN、口服和（或）肠内配方的调整时，则主要依赖营养师的临床经验。

表 28-1　生化参数和建议监测频率

项目	住院期间监测频率	门诊监测频率
电解质（钠、钾、镁、磷酸、钙），血糖	在 TPN 开始时每日至每周	稳定患者：3 个月 1 次 不稳定患者：每周 1 次
肾功能、肝功能（白蛋白/前白蛋白）、血脂	在 TPN 开始时每周 2 次	稳定患者：3 个月 1 次 不稳定患者：每周 1 次
糖化血红蛋白	在 TPN 开始时，此后每月至每 3 个月	糖代谢异常者：每月至每 3 个月 1 次 非糖尿病患者：每半年 1 次
25-羟维生素 D、甲状旁腺素等骨代谢指标、维生素 B_{12}、叶酸、维生素 B_1、维生素 A、维生素 E、贫血（血红蛋白，铁饱和度，血清铁，铁蛋白）、甲状腺功能，碘	在 TPN 开始时每月，稳定后每 3 个月	稳定患者：3 个月 1 次 缺乏患者：每 2 周 1 次，直至纠正后每月至每 3 个月 1 次
尿（比重、酮体、尿糖）	在 TPN 开始时每日至每周	—

　　HPN 治疗效果不佳时，未必是营养配方不足，首先应排除脓毒症或急症的影响，炎症反应标志物如 C 反应蛋白、白介素-6、白细胞计数和血小板等指标可作为脓毒症或急性疾病的诊断指标。

　　当机体处于炎症状态时，铁蛋白水平异常升高，不再能客观反映机体铁储备。

　　白蛋白水平异常既与营养状态有关，也与疾病严重程度或急症有关。当白蛋白水平极低时，往往伴随炎症标志物水平的降低，部分掩盖疾病严重程度。血液中的钙与白蛋白结合，低白蛋白状态会干扰钙的检测结果。在低白蛋白状态下，最好测量游离钙或使用以下公式进行校正：

$$校正钙 = [0.02 × (标准白蛋白 - 血清白蛋白)] + 血清钙离子$$

　　对 HPN 患者评估中，应特别重视肝功能监测。肝胆并发症是肠外营养常见并发症，从肝转氨酶轻度异常到肝脂肪变性和肝内胆汁淤积，均有可能发生，而接受口服喂养的患者则相对较少发生。这是因为肠外营养支持不能规律刺激胆汁的分泌（Guglielmi 等，2001）。短肠患者，小肠越短，碱性磷酸酶升高的风险越高。特别是对于小肠<100 cm 的患者（Lumen 和 Shaffer，2002）。从这个角度讲，能尽量保留或增加经口或经肠喂养的量和频次对降低碱性磷酸酶升高的风险是十分有意义的。

（三）肠道吸收能力

　　HPN 的对象所合并的胃肠道功能紊乱可能导致某种甚至多种营养素消化和吸收不良。病变涉及的营养素，往往需要通过肠外营养支持途径补足（纠正缺乏并常规补充）。而消化吸收正常的营养素，则通过经口或经肠营养来获取，最大限度发挥胃肠道的生理功能。消化道结构或功能异常对营养素吸收的影响见表 28-2。

表 28-2　消化道结构或功能异常对营养素吸收的影响

消化道结构或功能异常	对营养素吸收的影响
弥漫性黏膜病变或损伤	全营养素吸收受累
Roux-en-Y 胃吻合术后	维生素 B_{12}、铁、钙、维生素 D 缺乏，甚至维生素 C 或铜缺乏
胃切除或功能异常（胃酸、胃蛋白酶、胃肠激素缺乏）	胰酶释放及活化障碍，蛋白质消化不良
十二指肠、空肠疾病或缺失	蛋白质吸收不良 除维生素 B_{12}外的其他维生素和矿物质的主要吸收部位缺失 脂肪吸收部位缺失，脂肪和脂溶性营养素吸收不良
回肠末端丢失超过 100 cm	胆汁酸回流障碍，继而导致脂肪和脂溶性营养素吸收不良，脂肪吸收不良导致过量脂肪酸与钙、镁离子皂化结合，干扰其吸收 维生素 B_{12}吸收不良 镁吸收部位缺失，吸收不良
结肠缺失或病变	镁吸收部位缺失，吸收不良
肠道菌群失调	B 族维生素或维生素 K 缺乏
炎症性肠病合并慢性腹泻（稀便、便血、乳糜泻等）	铁、钙、镁、硒缺乏，维生素 D、维生素 B_{12}缺乏，柳氮磺吡啶、甲氨蝶呤等的肠道竞争致部分患者存在叶酸缺乏

（四）营养执行情况的评估

　　营养支持的目标方案与每日实际供给量之间可能存在差异，甚至营养支持途径会出现差异。

这种差异既可能由于经济、社会因素而产生，也可能因患者自身的临床情况和耐受度而产生，既可能是由于肠外营养支持部分执行不当而产生，也可能是由于向经肠或经口进食转换/过渡不当所致。应经常予以记录、计算和评估。

营养师对肠外营养执行情况的评估，更多侧重于剂量和配方，以及肠外营养支持可能伴随的代谢并发症等，当然也应兼顾患者的心理、置管的维护等。

营养师对经口或肠内营养情况的评估，不仅要包含实际摄入量和成分的描述，还应包括对进食后吸收利用及耐受情况的描述，以便判断经口及肠内营养的可行性，制订或调整营养支持方案。评估口服摄入量对满足总营养需求的贡献其实十分困难，一般要求患者或家属协助以文字或图像的方式记录食物日记，配备食物天平，除天然食材的品种和用量外，还应包括烹调方法、进食频率、进食后反应等。经口或经肠使用的膳食补充剂或营养素强化食品也需要记录，并纳入计算。

三、家庭肠外营养过程中的膳食管理注意事项及方案举例

一般来说，在不违背治疗获益的前提下，医师都会鼓励和建议患者尝试增加经口或经肠的营养摄取。肠内营养的吸收受剩余小肠的长度和功能、肠道适应性、胆汁分泌、胰和肝等消化器官的功能、药物治疗和饮食组成的影响（DiBaise 等，2006；Thompson 等，2012；Matarese，2013）。从某种程度上讲，保有或恢复经肠营养的程度，反映了 HPN 支持患者的预后。

不过，接受长期 HPN 的患者可能经历过许多不同形式的口腔/肠管喂养，但成功的次数有限，这可能影响到患者尝试再次使用肠道和（或）经口途径喂养。况且肠外营养也有可能影响进食的欲望和食量。然而，经肠营养的原则是"只要肠道有功能，就要使用它"。这样做的获益对于这部分患者是多方面的，可尝试使用周期全肠外营养（如在夜间），增加经口进食的比例（Stratton 和 Elia，1999）。

（一）HPN 过程中的膳食管理注意事项

根据对短肠综合征患者的管理经验，行大范围肠段切除术后，如保留营养吸收代偿能力强的回肠和连续结肠，则远期预后较好，有望脱离终身全肠外营养，因为回肠具有胆汁酸循环能力，而结肠内菌群可发挥对碳水化合物的酵解作用，且对水分具有吸收作用。

如果保有连续结肠，要注意避免过高的脂肪摄入——吸收不良的脂肪酸会与草酸竞争钙，减少肠道中草酸的排泄，草酸入血增加，患肾结石的风险升高。

补充高渗液体对吸收肠段减少的患者而言是不妥的。高渗液体如含有大量单糖（果糖、糖醇）的果汁和甜饮品的渗透压高，不仅不会为机体提供易吸收和利用的能源，对于短肠综合征患者而言，反倒有可能导致肠道内水分增加，导致大便排出量增加，从而加剧体液丢失。因此，在短肠综合征患者的饮食中，应始终避免富含单糖、低聚糖（包括广泛应用于"无糖"食品的糖醇）的甜品或饮料。

同样，经口或经肠补充过多的低渗液体（水、茶、不含糖的苏打水、咖啡等），非但不能缓解患者"口渴"的感觉，还有可能导致输出量增加，进一步加剧体液的丢失，特别是对已丧失结肠的患者而言。

淡咸味的软食或半流质食物、口服补液盐溶液等，应作为短肠综合征患者经肠补液和电解质主要的食物形式。

食物中的草酸主要存在于各种植物性食物中，如菠菜、全谷物、整豆、坚果、啤酒、茶、咖啡等。并不推荐从预防泌尿系统结石的角度来严格限制富含草酸的食物摄入，而脱水和尿量减少的情况更应引起重视。为此，与其积极限制患者食物的种类，不如从减少脂肪泻、减少入量不足和输出量过多的角度来防范风险。短肠综合征的经肠营养原则见表28-3。

表28-3　短肠综合征的经肠营养原则（摘自 Prado 等，2012 年）

	有连续结肠	无连续结肠
液体	口服补液盐（ORS）与低渗，保持尿量充沛，避免脱水	等渗
碳水化合物	复合碳水化合物 50%~60%En 限制单糖	复合碳水化合物 40%~50%En 限制单糖
脂肪	低脂肪（20%~30% En） 必需脂肪酸的充分摄入	30%~40%En 必需脂肪酸的充分摄入
蛋白质	每日 1.2~1.5 g/kg 高生物利用度	每日 1.2~1.5 g/kg 高生物利用度
纤维	可溶性 5~10 g	可溶性 5~10 g
草酸盐	受限制	不受限制

注：En 为肠内营养

　　尽管上消化道的功能保留，但还是应该建议短肠患者选择细软的食物或经充分咀嚼，并降低进食和吞咽速度，以便最大限度地增加食物在消化道的吸收，减少未消化食物，减少造口液或粪便的排出量。

　　为此，在患者的餐次安排上，应尽量控制单次进食量，增加进餐次数，需增加总能量摄入时甚至可利用夜间进行肠内营养支持，充分发挥肠道吸收能力。在单次进食的内容安排上，可考虑干稀食物分开，在两餐之间小口啜饮来慢慢摄入水分。

（二）HPN 支持患者膳食方案举例

1. 流质饮食方案　此类饮食方案的营养含量低，能量不足每日 500 kcal，常用于术后早期或急性期之后与恢复经口进食的过渡期，或者作为长期肠外营养的液体和电解质补充。因含有少量可溶性纤维，有利于维护肠道菌群平衡。流质饮食方案举例见表28-4。

表28-4　流质饮食方案举例

可选食谱	营养特点
1. 青菜水：200 ml 开水加碘盐 1.8 g，小油菜嫩叶 50 g 切碎，烫软，芝麻油 1~2 滴，椰子油 3 ml。如需管饲，可用破壁机打成匀浆	等渗；可补充液体、钠、少许钾和维生素；应缓慢进食
2. 淡柠檬茶水：开水 100 ml，红茶 2 g，柠檬 1 片，水溶性纤维粉（低聚木糖、聚葡萄糖、低聚果糖或其复合配方）5 g	低渗；补液；具有一定的收敛作用，有助于肠道菌群重建
3. 米糊：含铁婴儿米粉 20 g，加水 40~60 ml	视配方，可补充少量能量
4. 番茄蛋花稀面片：200 ml 开水加碘盐 1.8 g，番茄碎 30 g 或番茄酱 10 g，橄榄油 3 ml，薄云吞皮 25 g，共煮至软烂，甩蛋花（半个鸡蛋）	等渗；可补充液体、钠、少许能量和蛋白质；应缓慢进食
5. 咸米粥：白米稠粥 100 ml，咸蛋黄 1/3 个（约 10 g）	
6. 咸豆花：嫩豆腐 50 g，葱油 2 g，盐花少许	
7. 冬瓜汤：嫩冬瓜肉 50 g，干粉丝 10 g，香葱末、香菜末、去油鸡汤 200 ml，加碘盐 1 g，慢炖至软烂	

续　表

可选食谱	营养特点
8. 口服补液盐：持续少量饮用或管饲	等渗；补充电解质和少许葡萄糖
9. 经口营养补充配方：可根据合并症选择相应配方，如合并胰或肝外分泌功能问题，可试用肝病配方；如合并糖尿病，应首选糖尿病配方；儿童患者，可选择儿科配方。按照一般肠内或经口营养补充的原则，由 20~30 ml/h，逐渐增量增速	营养素配比合理，可以作为膳食方案的主体；但缺乏天然食物的风味

2. 半流质、软食方案　半流质或软食的能量和营养密度较高，食材选择也更为宽泛，更接近日常饮食的风味和型态，利于满足营养所需。居家接受肠外营养支持，也可与家人共享此类食物，参与到家庭饮食生活中，提高患者的生活质量。半流质、软食方案可选食谱举例：①蒸蛋；②葱油蒸鱼；③烩日本豆腐；④肝泥；⑤烩鸡酥海参；⑥冬瓜虾仁；⑦烂糊肉丝白菜丝；⑧蒸丝糕；⑨蒸椒盐发面饼；⑩双皮奶（代糖）：蛋清 1 个，牛奶 200 ml，低聚糖代糖 5 g。

适合 HPN 支持患者的半流质或软食仍不同于一般的饮食，应注意避免刺激性食物和胀气食材，避免大量单糖摄入，避免煎、炸、烧烤等烹饪方法，倡导低温蒸、煮、烩、炖等，并应特别注意食品卫生，预防肠道感染，造成患者病情反复。

同时，尽管从食物质地、风味及饮食的方式上与常人无异，却勿忽视单次进食量的限制和分次进食，避免一餐过饱或单次入量过多。为满足营养需求，肠内或经口补充剂仍可作为方案的主体，或者辅以维生素、矿物质、膳食纤维、益生菌等膳食补充剂或营养药物，其治疗价值不容忽视，应认真遵嘱执行。

长期治疗的患者，应坚持记录经口入量和肠道输出量，坚持记录肠外营养的实施情况，定期规律随诊评估。

参考文献（略）

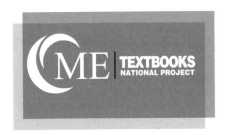

第四篇

家庭肠外营养相关并发症

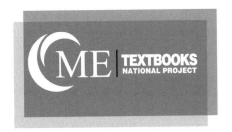

家庭肠外营养相关肝病

孟庆华　蔡　威
首都医科大学北京佑安医院

第 **29** 章

HPN 是指在专业营养支持小组的指导下，让某些病情相对平稳，需要长期或较长期依赖肠外营养的特殊患者在家中实施肠外营养。HPN 包括全肠外营养和部分补充性肠外营养两类，常用于慢性肠衰竭、恶性肿瘤梗阻或胃肠道不全梗阻等患者。长期 HPN 可导致一系列并发症，影响 HPN 的维持，严重者可危及生命。

家庭肠外营养相关的肝疾病定义为 HPN 相关性肝病，HPN 方案（给药的数量、质量和频率），基础疾病的状态所导致 HPN 持续的特点（1 个月甚至长期 HPN）均对 HPN 相关性肝病的产生带来不同程度的影响。过去 35 年里，HPN 的应用经验告诉我们，适当优化目前的治疗方案，在多数情况下不良事件是可以避免的，临床上最常见的 HPN 相关性肝病，其病理生理改变主要表现为胆汁淤积和肝脂肪浸润，临床上表现为胆汁淤积、肝酶谱升高和黄疸，严重者可导致肝功能发生不可逆的损害，甚至可引起肝衰竭及死亡。HPN 所致的 HPN 相关性肝病是多因素综合作用的结果，包括原发疾病影响，胃肠道长时间缺乏食物刺激，胆汁淤积，长期过高的能量供给，葡萄糖、脂肪与氮量的提供不合理等，因此，肠外营养液需遵循一定的标准配置，尤其是需要长期 HPN 治疗的患者，包括患有良性疾病的慢性肠衰竭患者，替代此类人群长期 HPN 的方法有肠移植和肠道重建手术，否则患者最终结局是死亡。因此，预防 HPN 相关性肝病至关重要。从肠外营养开始的第一天起就应该细心管理，包括肠外营养液的配制比例、患者的耐受性等均作为主要观察指标，避免慢性胆汁淤积的发生。

一、发病情况

有报道显示，儿童和成人在 HPN 期间慢性肝功能异常发生率为 15%~85%。在一项前瞻性队列研究中，对 1985—1996 年在 2 个 HPN 中心对入组的 90 例 HPN 患者进行统计，发生严重肝病（即胆红素水平 >60 μmol/L，因子 V<50%），门静脉高压，通过 Kaplan-Meier 法测定肝性脑病、腹水、消化道出血，组织学证实的广泛纤维化或肝硬化：其中 58 例患者（65%）发生慢性胆汁淤积，37 例（42%）分别在治疗后 6 个月和 17 个月发展为严重肝病。其中 22 例 27 个月后肝组织学证实存在广泛纤维化或肝硬化。在 2 年和 6 年时，严重肝病的患病率分别为（26±9）% 和（50±13）%。肝病导致 7% 的患者死亡（22% 全部死亡）。Jordan 等对 63 名需要 HPN 治疗的慢性肠衰竭患者追踪随访，中位 HPN 治疗持续时间为 70 周，肝脏脂肪变性的患病率为 28.6%，血清胆固醇水平、C 反应蛋白和去脂体重指数与肝脂肪变性具有显著相关性。患有肠衰竭需要长期 HPN 的患者，非蛋白质热量摄入量为其静息能量消耗（REE）的（88±13）%［葡萄糖每日（4.0±1.2）g/kg，大豆

基长链甘油三酯或标准 20% 脂质-乳剂每日（0.64±0.20）g/kg]。因此，患者在开始 HPN 2 年后，以葡萄糖为主要基础的 HPN 营养液主要致病表现为脂肪性肝炎，严重肝病的发生率相对不高（<25%）。而基于脂质的 HPN 与门静脉炎、导管异常、微血管脂肪变性和胆汁淤积性严重肝病有关，其发生率约为 50%。

二、诊　　断

肝功能检查轻度异常主要提示胆汁淤积（碱性磷酸酶和 γ 谷氨酰转移酶异常），谷丙转氨酶、谷草转氨酶水平很少增高，约 50% 的病例直接胆红素略有增加。肝内胆汁淤积即说明无胆管扩张及堵塞，上述可通过影像学证实以除外。Jordan 等的研究认为 MRI 是一种适用于长期肠外营养患者肝脂肪变性监测的适当诊断工具。有报道显示，如果 HPN 相关性肝病持续存在，则组织学表现为广泛的门静脉纤维化和（或）肝硬化，可在数月至数年间导致患者肝衰竭和死亡。慢性胆汁淤积可定义为持续 6 个月以上的 3 项肝功能中的 2 项检查结果高于正常值上限的 1.5 倍，并且与肝病风险相关联的次数增加了 5 倍。早期肝功能异常，在高度肠外营养依赖的情况下，可以在几个月内看到肝组织学广泛纤维化和肝衰竭的发生。另一方面，在成人中，优化的 HPN 5 年内无 HPN 相关性肝病甚至肝硬化发生。

一项针对 1974—1997 年接受 HPN 的 42 例患者的回顾性研究显示，HPN 可以支持大多数患者达 20 年而不发生肝功能损害，而发生晚期肝病的患者均有潜在的炎性疾病。无炎症、年轻的十二指肠结肠吻合的患者一般无晚期肝病发生。所以晚期肝病的病因中，慢性炎性疾病和年龄对肝的影响比剩余肠管的长度更为重要。一些特殊的临床情况如下：①尽管患者存在黄疸，但却没有皮肤瘙痒表现，这可能是由于肠道短而无回肠的患者胆汁酸的肠肝循环中断；②由于肠切除术后门静脉血流量减少，门静脉高压表现不明显，这部分患者可能存在肠造口失血，需要造口护理；③在 HPN 患者中，黄疸、脾大和血小板减少症增加，可能主要与 CD68$^+$ 激活的巨噬细胞（海蓝组织细胞综合征）骨髓浸润有关。海蓝组织细胞综合征可能在成人中慢性存在，但在儿童中，可能存在潜伏状态。肝穿刺活检是诊断的金标准，但是肝脏弹性测定、影像学检查可帮助除外其他病因引起的肝病（如胆石症）。HPN 相关性肝病在肝脏组织学可表现为大血管脂肪变性、门静脉炎和胆管异常，以及肝细胞坏死。尽管上述改变是非特异性的，但对疾病诊断仍有帮助。

一项关于 HPN 相关性肝病自然病史的研究显示，肝功能检查与组织学 HPN 相关性肝病发生异常其对诊断的结果几乎相同，并且在平均 5 年随访期间没有显著差异。肝组织学表现主要为微血管脂肪变性，磷脂过多，肝细胞内磷脂、多不饱和甘油三酯的积累和巨噬细胞增生，即窦状隙内及其周围的库普弗细胞或门静脉区域内和周围。上述结果可证实为什么微量脂肪变性没有用静脉输注脂肪来描述，而肝细胞巨大脂肪变性很容易证明，例如高葡萄糖输注。

三、病理生理学

HPN 相关性肝病的发生是多因素的，其中涉及患者依从性因素、营养因素，包括静脉营养输注过多或富含大豆的甘油三酯乳液入量过多（每日>1 g/kg）。其病理生理改变主要表现为胆汁淤积和肝脂肪浸润。

四、患者因素

缺乏肠内喂养似乎与 HPN 相关性肝病有关。一些研究表明回肠切除术可能造成胆汁淤积和肝脂肪浸润。在单变量分析和多变量分析中，回肠切除术，短肠<150 cm 及结肠缺如与 HPN 期间慢性胆汁淤积的发展有关。有研究发现慢性胆汁淤积与严重肝病的发展有关。

　　SBS 患者特别是肠内蛋白质吸收低于儿童总需求的 25%，全身牛磺酸池被耗尽（血浆、血小板和淋巴细胞水平明显降低）。实际上，在接受添加牛磺酸的肠外营养 HPN 的 9 名 HPN 依赖性短肠综合征患者中，牛磺酸的转换比参考值低 1/3。此外，尽管使用长期牛磺酸（300 mg/d）氨基酸溶液的短肠综合征患者血浆牛磺酸水平正常化，但无论空肠残留的长度如何，牛磺酸与甘氨酸结合的胆汁盐都会持续耗尽。通过血浆胆汁盐剂量间接评估肠肝胆汁盐池，表明由于肠肝周期破裂导致的巨大胆盐损失不容易纠正静脉提供牛磺酸。

　　与 HPN 相关性肝病发生有关的其他因素是肠道细菌过度生长和易位，以及肠道胆汁酸池的破坏与三级去结合的"有毒"胆汁酸的发生。去结肠后数月，肠黏膜的形态多核感染和细菌性肿瘤的变化、诱导易位，均可导致胆汁淤积。在相同的证据中，脓毒症是增加接受肠外营养的儿童或成人胆汁淤积发生的一个因素。肠外营养相关的慢性胆汁淤积可能因脓毒症而恶化，并且库普弗细胞功能障碍可能参与其发病机制。

五、营养相关因素

　　适当补充必需脂肪酸或减少大豆脂质乳剂的摄入，被证明可以减少儿童和成人的慢性胆汁淤积和高脂血症。我们主张夜间给予循环不间断的肠外营养，其能量不超过 REE 的 1.2 倍，剂量<1 g/kg或不超过 33% 的总热量，配制成浓度为 20% 脂质乳液。用长链、中链甘油三酯或油酸基和（或）鱼油基乳液代替标准大豆乳液可能具有优势，但尚需通过大型多中心试验进行验证。尽可能地减少 HPN，即减少每周周期数和每个周期的数量，这就意味着最大限度地使用肠内喂养和对导致肠衰竭的潜在疾病进行针对性治疗。对于短肠综合征患者的饮食建议和吸收优化，除了常用的胃肠病药物外，还包括重组人生长激素的给药和肠道重建。在大多数情况下，HPN 只是作为补充制剂，但是尚需尽量完整的、个性化的调配，避免矿物质和微量营养素过量和缺乏。本文中提到的 α-生育酚补充剂和存在胆汁淤积时的微量元素的减少不应该被忽视。根据肠衰竭的病因调整Ⅳ供应和残余肠道吸收超出了本章讨论范围，在此不予阐述。然而，可以说长期 HPN 期间没有记录的肉毒碱缺乏，因此补充肉毒碱并非必要。在无应激，状态稳定的患者中使用富含中链甘油三酯的静脉脂肪乳剂，无有效获益。

六、展望未来

　　HPN 相关性肝病的起源主要与营养摄入和患者自身因素存在相关性。综合因素相较于单一因素更值得关注。多中心水平的对照干预研究极为必要，以确定通过与适当水平的新Ⅳ脂肪源相关的利胆治疗，以及 α-生育酚和其他补充剂等抗过氧化处理来进行 HPN 相关性肝病的一级预防。尽管难以建立长期治疗性临床试验，但可以通过专家共识尽快解决上述问题，主要目标是通过标准性操作严重肝病降至最低。因为目前严重肝病仍然常见，如国际移植登记处一份报告中描述了大量肝肠联合移植的患者存在严重肝病，分别为儿童 50% 和成人 51%。

七、总　　结

　　HPN 治疗肠衰竭 5 年，HPN 相关性肝病发生率可降至 20% 以下。一旦患者需要依赖 HPN 超过6个月，那么从肠外营养的早期开始，HPN需要针对个体患者进行专业化。目前，配方固定的商业化营养混合物不能实现上述目标，主要是由于它们的静脉脂质负荷太高。为了预防HPN相关性肝病，优化HPN和优化疾病治疗并不矛盾。因为同等肠外营养依赖性最有效的方式是避免过量输注。在完成肠外营养输液循环管理时，还需要注重完善的护理培训，使患者获得充分自主权。通过患者的自主性可以降低导管相关败血症的发生率。欧洲的一项调查显示，目前对患者的完整教育相比过去更容易被忽视。导管相关败血症控制与其他影响HPN相关性肝病的静脉因素减少。

参考文献

[1] Cederholm T, Barazzoni R, Austin P, et al. ESPEN guidelines on definitions and terminology of clinical nutrition. Clin Nutr, 2017, 36（1）：49-64.

[2] Luman W, Shaffer JL. Prevalence, outcome and associated factors of deranged liver function tests in patients on home parenteral nutrition. Clin Nutr, 2002, 21（4）：337-343.

[3] Pironi L, Arends J, Bozzetti F, et al. ESPEN guidelines on chronic intestinal failure in adults. Clin Nutr, 2016, 35（2）：247-307.

[4] Jordan T, Popovi č P, Rotovnik Kozjek N. Liver steatosis in adult patients on home parenteral nutrition. Eur J Clin Nutr, 2020, 74（2）255-260.

[5] Bistrian BR. 家庭肠外营养患者晚期肝病的发生率、预后和病因学研究. 国外医学·外科学分册, 2000,（1）：38-39.

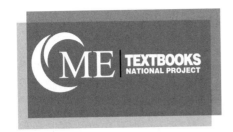

静脉导管相关性感染

孙文彦　陈　伟
中国医学科学院北京协和医院

第 **30** 章

建立血管通路进行医疗处置已经成为当今医疗发展中不可或缺的一个步骤，也是护理人员最为基本的一项日常工作，尤其是在重症监护病房（intensive care unit, ICU），中心静脉置管是危重症患者抢救中的重要且有效的措施之一。静脉导管相关性并发症，尤其是导管相关性感染是医院内感染一个相当重要的课题。国内文献显示，50%以上的 ICU 患者有中心静脉置管，且易发生医院获得性血行性感染，使病死率升高和使医疗费用显著增加。因此，静脉导管相关感染的预防及处理非常重要。

一、概　　述

（一）静脉导管相关性感染的危害

有关资料显示，静脉导管感染占医院感染的 13%，仅次于尿路感染。而 90% 的静脉导管感染为中心静脉置管。导管相关性感染的发生增加医院的成本，延长住院时间。据美国疾病预防控制中心的全美院内感染监控网报告，2000—2004 年美国 ICU 每年约有 8 万例患者发生中心静脉导管相关的血液感染并发症，导致其中约 35% 的病例死亡，每例感染的发生增加的医疗开支为 3.4 万~5.6 万美元。另一项研究表明，除 ICU 外，每年有 25 万例中心静脉导管相关的血液感染发生，导致其中 12%~25% 病例死亡，医疗系统为每例感染支付费用为 2.5 万美元。导管相关性感染已成为医院内感染花费最高的项目之一，严重影响到患者的医疗安全。2006 年 WHO 全球患者安全联盟提出，医疗系统相关性感染控制是最大挑战，导管相关性感染的控制是重要监控目标之一，这也是很多国家及地区疾病预防控制中心对院内感染进行监控、预防的内容之一。

近年来，国内静脉输液导管发展非常迅速，但是导管相关性感染并未引起足够的重视。文献显示，2003 年某市 140 所监测网上的二、三级医院共监测出院患者 1 096 110 例，医院感染发生率为 4.7%，按同期抽样调查 28.9% 的漏报率估算，实际发生率为 6.6%，其中血液感染发生率为 2.3%，导管败血症发生率为 1%。特别是在 ICU 中，很多医院发生了由于洗手不规范等造成金黄色葡萄球菌、铜绿假单胞菌、鲍曼不动杆菌等引发中心静脉导管相关血液感染。

（二）静脉导管相关的感染类型

1. 静脉导管相关感染的概念

（1）医院感染：是指住院患者在医院内获得的感染，包括在住院期间发生的感染和在医院内获得出院后发生的感染，但不包括入院前已开始或入院时已处于潜伏期的感染。医院工作人员在医院内获得的感染也属医院感染。

（2）医院感染监测：是指长期、系统、连续地观察、收集和分析医院感染在一定人群中的发生、分布及影响因素，并将监测结果上报和反馈给有关部门和科室，为医院感染的预防控制和管理提供科学依据。

（3）微生物定植：是指微生物在宿主体内生长，但没有临床症状或未发现有免疫反应。微生物通常聚集在宿主体表皮肤或静脉导管的管腔内。微生物定植也可指微生物持久出现在某一特殊部位。某些种类菌种是常驻在皮肤表面或机体的某些特定部位的，如金黄色葡萄球菌定植于鼻腔或皮肤表皮。

（4）导管相关的菌血症：是指血培养阳性的实验室检验证明具有血流性感染。菌血症可分为原发性和继发性两种。原发性菌血症通常指直接与导管装置有关的感染，未发现有其他来源。继发性菌血症指已有感染源所导致的感染。菌血症的症状与体征包含有发热、寒战、低血压及血培养阳性的实验室诊断指标。

2. 静脉导管相关感染的分类及常见类型的诊断

（1）美国疾病预防控制中心对导管相关性感染的分类和临床定义如下。

导管微生物定植：插管部位无临床感染征象，而导管末端半定量培养发现微生物≥15 cfu/平板（cfu：colony-forming unit，菌落形成单位）。

局部感染：穿刺部位 2 cm 内局部皮肤红、肿、热、痛，有硬块，穿刺口有炎性分泌物；导管尖端细菌培养阳性，血培养阴性。

小室感染：完全植入式输液工具（输液港）表面的皮肤有红肿、坏死，或包容皮下输液港的软组织腔室产生脓性分泌物。

隧道感染：覆盖导管表面组织和穿刺部位>2 cm，沿置管的皮下途径出现红、肿、压痛，伴有或不伴有全身感染的表现。

输液相关的血液感染：输液和经其他部位静脉抽取的血液分离出相同病原体，且无其他感染来源者。

导管相关性血液感染：导管定量或半定量培养和其他静脉抽取的血液培养分离到相同病原体，并且患者有血液感染的临床表现如发热、寒战和（或）低血压，而无明显的其他感染来源。血液感染患者导管培养不能取得实验室证据，但如果拔除导管后全身感染征象好转，可认为是导管相关 CRBSI 的间接证据。

导管相关败血症：导管定量或半定量培养阳性，同时在其他部位静脉抽取的血液培养分离到相同病原体，并且患者有血液感染的临床表现而无明显的其他感染来源。对继续留置导管的患者，经导管采集的血液，定量培养其细菌浓度是从其他部位采取静脉血同种细菌浓度 5 倍以上。

（2）原卫生部于 2001 年颁布的《医院感染诊断标准》试行版，对导管相关性感染的诊断做出如下说明。

临床诊断符合下述其中一条即可诊断：①静脉穿刺部位有脓液排出，或者有弥散性红斑（蜂窝织炎的表现）；②沿导管的皮下走行部位出现疼痛性弥散性红斑并除外理化因素所致；③经血管介入性操作，发热>38 ℃，局部有压痛，无其他原因可解释。

病原学诊断：导管尖端培养和（或）血液培养分离出有意义的病原微生物。

导管管尖培养方法：取导管尖端 5 cm，在血平板表面往返滚动一次，细菌菌数≥15 cfu/平板即为阳性。从穿刺部位抽血定量培养，细菌菌数≥100 cfu/ml，或者细菌菌数相当于对侧同时取血培养的 4~10 倍或对侧同时血培养出同种细菌。

3. 微生物培养的时机　判断是否因为导管感染而引起的菌血症是很困难的，因为皮肤上的微生物特别是葡萄球菌，很容易从导管尖端的常规培养分离出来，而这些细菌大部分被认为会引起感染。以半定量的方法做静脉输液留置针细菌培养，可区分感染与污染。

（1）当出现以下情况怀疑由静脉输液引起感染时做留置针的培养：①输液部位的血栓静脉炎或蜂窝织炎；②接受静脉输液治疗的患者有发热或菌血症的症状，但无明显的感染来源时；③任何肉眼可见的脓液皆应做革兰氏染色及细菌培养。

（2）当出现以下情况怀疑是输入溶液污染时应送溶液做微生物培养：①输入溶液后，短期内出现败血症的症状；②继续输液治疗时，抗生素治疗对败血症无效；③输液治疗一经停止，无论是否使用抗生素，患者情况立即改善；④从患者输入的溶液及血液中分离出相同的细菌。

（三）静脉导管相关性感染的途径

1. 微生物的来源　尽管置管技术不断改进、抗生素涂层导管的出现、固定导管的敷料材料等不断更新发展，静脉导管相关性感染还会继续存在。只要静脉输液系统出现污染，就会导致静脉相关性感染。这种污染发生在静脉输液的内部或外部系统，微生物经由输液系统进入人体，如输液辅助装置、导管、更换导管及敷料时、给药时等也可因为洗手不彻底、在插管或更换敷料时未正确使用无菌技术、皮肤消毒不正确或没有及时更换潮湿、污染、不能维持无菌封闭状态的敷料。

静脉导管相关的感染可以是内生的或外在的。内生的感染即由患者自身菌落导致，如中心静脉导管置于带呼吸机插管患者的锁骨下或颈部时，气管插管的分泌物就可能污染静脉穿刺部位。外在感染即患者本身以外的感染源传播给患者，如执行操作的医护人员不能充分洗手，使患者交叉感染，从而导致外在感染的发生。还有一些污染源可能导致微生物生长，如输注的液体、给药装置、穿刺部位或静脉导管等。

2. 常见的微生物种类　导致静脉导管相关性感染的常见微生物，革兰阳性菌包括葡萄球菌、链球菌、肠球菌等，革兰阴性菌包括克雷伯杆菌、大肠埃希菌、沙雷杆菌等。

美国全美医院感染监控网调查结果显示，医院内血液感染的常见病原体种类见表 30-1。

表 30-1　院内血液感染常见的病原体（美国 1992—1999 年）

病原体	构成比（%）
凝固酶阴性葡萄球菌	37
金黄色葡萄球菌	13
肠球菌	13
革兰阴性杆菌	14
大肠埃希菌	2
肠杆菌属	5
铜绿假单胞菌	4
肺炎克雷伯杆菌	3
念珠菌	8

3. 常见的感染途径

（1）输液相关的污染：输液相关的污染是导致感染的主要原因之一，可以出现局部或全身症状，所导致的后果可以仅是局部疼痛或不适，严重时可导致死亡。这些导致感染的微生物可能数量庞大且肉眼不易观察到。因此，应密切检查相关输液产品的质量，如安瓿或塑料袋是否有缝隙或渗液，液体的颜色、透明度。

静脉输液包括输注常规液体、药物、血制品等。当输液产品还没有输入人体前已经有微生物存在时，称为固有的污染；而临床使用过程中所产生的污染称为外在的污染。

（2）相关的给药设备受到污染：静脉输液的辅助给药装置如肝素帽、输液接头或三通开关等，必须是无菌包装，这些设备在生产运输过程中、治疗开始时或治疗过程中，均可能受到污染。如生产的输液接头与导管不配套时，即可能因为导致输液系统不密闭而成为污染源；在治疗过程中操作者对使用的肝素帽或其他接头消毒不够或无菌技术掌握不充分，均可能受到污染。所有这些给药的辅助设备一旦受到污染，均可能进入输液系统而导致导管相关的感染。

（3）穿刺部位皮肤：使用套管针经皮穿刺的过程是一个重要的潜在感染源。皮肤是静脉输液相关的细菌感染的主要来源和途径。穿刺部位的微生物定植是导致导管相关性感染发生率最高的原因。

患者的皮肤为细菌生长提供极好的温床，正常皮肤每平方厘米至少有1万个微生物。皮肤表面的微生物分2种——常驻菌和暂驻菌。常驻菌是指可以长久驻在皮肤表面的微生物，数量一般较为恒定，如表皮葡萄球菌、金黄色葡萄球菌、棒状杆菌（类白喉或似棒状杆菌）、克雷伯肠杆菌组等，机械性摩擦（如刷手）不能完全除去这些微生物，因此，操作时必须谨慎，以免污染无菌设备和区域。暂驻菌是指不能长久存在于人体皮肤表面的微生物，如大肠埃希菌。暂驻菌松散地附着在皮肤表面，数量经常会变化，很容易发生人与人之间的传播，特别是医护人员需要频繁地接触患者、医疗仪器，频繁地在医疗环境内走动，因此这些人群接触污染源的概率极高，从而导致潜在的感染风险很大。正确的洗手方法可以去除暂驻菌。因此，医务人员频繁洗手是必须的，也是强制性的要求。

皮肤的一个重要特性是有温度和湿度。上、下肢的皮肤温度远低于躯干和颈部。皮肤温度越高，微生物越容易滋生。绝大多数中心静脉导管均置于躯干部，容易导致微生物在这些高温区域生长。皮肤表面潮湿是感染控制面临的又一个重要挑战，含水分多的皮肤是微生物增长的温床。使用什么样的敷料固定导管存在很大争论，现今使用透明的、具有半渗透性特点的聚氨酯敷料作为新的技术已经得到广泛认可。高质量的无菌透明敷料可以大大改善湿气和使水蒸气透过，从而减少微生物定植。研究表明，潮湿的水汽聚集可以增强微生物的滋生，因此，保持敷料干燥、无菌、完整、封闭是至关重要的。

（4）相关的导管：在整个输液系统中，静脉导管是潜在的外来污染源。有报告显示，外周静脉导管的感染率很低，中心静脉导管相关性感染的风险高。然而，由于患者、疾病的严重程度、所使用的导管材料、导管插入的长度及感染的定义标准等差异很大，则导管相关性感染发生率很难进行比较。

导管的设计和合成材料是导致感染并发症的危险因素之一。另外，导管的尺寸也是主要因素，导管越粗，穿刺时对皮肤和血管的损伤就越大，同时，较粗的导管很难用敷料完整地固定好。

在感染的导管中，显微镜下显示微生物主要附着在导管外表面。葡萄球菌是一种皮肤表面常驻细菌，也是导致2/3的静脉相关感染的微生物。它是导致菌血症最常见的革兰氏阳性菌。有很多文献显示，多腔导管比单腔导管更容易引起导管相关性感染，导管的接头是导管相关性感染的危险因素之一。但也有文献认为，一般需要多腔导管的患者疾病的严重度高，通常需要肠外营养支持且自身免疫力低下，由于需要长时间住院等复杂情况，所以很难确定感染是由导管引起的。

二、静脉导管相关性感染的危险因素及预防策略

（一）静脉导管相关性感染的危险因素

1. 患者的免疫系统及机体对感染的易感性　当进行静脉穿刺时，破坏了机体的第一道皮肤屏障的防线，很多微生物可经由这些损伤的皮肤进入人体，如真菌、细菌、病毒等。白细胞是机体免疫系统中的重要一员，包括粒细胞、单核细胞和淋巴细胞。粒细胞和单核细胞是机体非特异性免疫反应的基础。粒细胞通常是指分叶核的白细胞，是抗感染的第一道防线。第二道防线是由单核细胞形成的，单核细胞也称为巨噬细胞。中性粒细胞和单核细胞都可以吞噬或部分吞噬入侵的抗原。B 淋巴细胞和 T 淋巴细胞属于特殊免疫反应系统，淋巴细胞升高则意味着有慢性或病毒感染。

导致发生导管相关性感染的风险因素很多，由于无法改变患者已存在的相关风险因素，因此，如何实施专业、规范的导管维护来降低静脉输液相关感染变得极其重要。

影响机体防御机制的常见高风险因素如下：①患者白细胞减少；②粒细胞功能减少的患者；③免疫抑制和免疫缺陷的患者；④烧伤患者；⑤已存在感染的患者；⑥合并有严重的原发病；⑦患者年龄<1 岁或>60 岁。

2. 导管材质类型的使用　导管材料是导致静脉相关感染的潜在因素。目前，很多中心静脉导管使用聚氯乙烯或硅胶材料，这 2 种材料都很有柔顺性。但有报道，聚氯乙烯导管的凝固酶阴性葡萄球菌定植要高于聚四氟乙烯（Teflon）材料的导管。

中心静脉导管的创新技术集中体现在如何预防导管相关性感染。近年来有文献表明，导管可以使用葡萄糖酸盐洗必泰或银离子作管壁内涂层来预防细菌定植。为减少纤维蛋白鞘的形成，还可以在管壁内涂肝素。戴袖套的导管可以作为一个机械屏障预防微生物通过经皮穿刺的导管迁移到人体内。

使用头皮钢针穿刺静脉血管所引起的感染发生率与聚四氟乙烯导管相似。但频繁使用头皮钢针易引起静脉输注的液体浸润到皮下组织，成为一个潜在的严重并发症。

3. 手卫生和无菌技术操作　在进行护理操作或穿刺前洗手，且操作过程中正确使用无菌技术，可以预防感染。使用含乙醇的无水免洗液或抗菌皂液可以得到良好的洗手效果。正确的洗手方法加上严格的无菌技术和管理措施，可使医院常见的静脉导管感染率降至最低。在进行外周血管穿刺时，使用合理的无菌技术，并非一定要戴无菌手套，戴一次性清洁手套即可。使用一次性手套主要是为了防止接触血液性病菌。

使用 PICC 或 CVC 者，感染的危险性大大升高，因此预防尤为重要。在穿刺过程中，使用最高级别的无菌屏障（包括帽子、口罩、无菌隔离衣、无菌手套和无菌大手术巾）对降低感染的发生率要比标准的预防措施（无菌手套和无菌小手术巾）效果更好。

4. 皮肤准备

（1）剃除毛发：剃除毛发时不应使用剃刀，因为潜在的微细皮肤擦伤可以增加感染的概率；也不应使用脱毛剂，以免发生过敏反应或皮肤刺激的可能性。可使用电动推刀。

（2）皮肤消毒：2000 年卫生部颁布的《消毒隔离规范》对穿刺部位皮肤消毒剂使用建议如下：①使用含有效碘 5000 mg/L 的碘伏，直接涂擦注射部位皮肤 2 遍，待干，即可注射。静脉注射时，可用 75% 乙醇棉签脱碘。②医用洗必泰酊剂。③2% 碘酊和 75% 乙醇。

美国静脉输液护士协会及美国疾控中心关于皮肤消毒剂使用建议如下：①碘伏；②洗必泰及

其葡萄糖盐酸混合剂；③70%乙醇；④2%碘酊。

在很多国家，将10%碘伏（含1%有效碘）作为皮肤消毒剂应用于消毒静脉导管和CVC穿刺部位。另外，2000年美国食品药品监督管理局（FDA）允许2%葡萄糖酸盐洗必泰酊剂用于皮肤消毒。在加拿大和澳洲，可以使用1%洗必泰酊剂作为皮肤消毒剂。

5. 导管穿刺部位的选择 穿刺部位护理不当可能会导致一些危险因素的产生，如导管相关性感染和静脉炎等。穿刺部位是产生血栓性静脉炎的原因之一，也可能是影响局部皮肤菌落数的关键。静脉炎作为感染危险因素之一已被广泛认同。对于成人来说，穿刺部位在下肢所导致的感染机会大于上肢。另外，手部静脉穿刺引起静脉炎的机会低于手腕或以上部位。

穿刺部位菌落数是导致CRBSI的主要危险因素。权威建议CVC最好放置于锁骨下，避免颈静脉或股静脉置管。目前还未发现有比较满意的随机对照试验研究对比颈静脉、锁骨下和股静脉穿刺对导管感染率是否有影响。有报道显示，颈内静脉穿刺所引起的导管相关性感染率大于锁骨下或股静脉。

有研究证实，成人股静脉穿刺部位的菌落数相对较高。另外，股静脉引起深静脉栓塞的概率高于颈内或锁骨下静脉，且这样更易引起感染。但有研究显示，儿童患者使用股静脉的机械性并发症发生率很低，并且感染率与非股静脉穿刺几乎相等。多项荟萃分析研究报告显示，对比标准的CVC置管技术，使用床边超声进行CVC穿刺点定位可以减少机械性并发症的发生。

总之，导管穿刺部位的选择应考虑到多种因素，包括舒适度，安全性，无菌状态的维持，患者的特殊情况如解剖异常、先前已有导管等，使用床旁超声的可能性，导致机械性并发症的相关危险因素（出血、气胸）等。

6. 放置导管及穿刺技术 文献显示，静脉切开的感染率高于外周输液；下肢静脉输液的感染率高于上肢静脉输液。

7. 导管留置的时间 外周静脉留置针持续使用超过72小时可导致感染率上升；要明确使用各种导管的目的（如中心静脉的感染率较高），在置管的必要性和发生感染的风险之间作出慎重抉择。

8. 导管穿刺部位敷料的使用 透明的、半渗透性的聚氨酯敷料已成为常用的固定导管穿刺部位的敷料。透明敷料有利于持续观察穿刺部位；利于患者的活动和沐浴时不浸湿敷料；不需要频繁更换敷料。

有研究显示，使用透明敷料固定导管7天与无菌纱布敷料固定导管2天比较，两者导管菌落数在临床意义上没有显著差别。此外，报告还建议，在外周静脉穿刺过程中使用透明敷料，因其不会增加血栓性静脉炎的发生因而比较安全。

9. 有关导管安全装置 免缝技术对预防CRBSI更有利。有研究显示，PICC置管过程中免缝技术的CRBSI发生率低于对照组。

10. 抗凝药的使用 沉积在导管壁上的血栓和纤维蛋白会使血流中的菌落容易种植在导管壁上，广泛使用抗凝药进行导管冲洗可以预防栓塞及CRBSI的发生。有研究显示，短期CVC置管的患者预防性使用肝素液可以减少CVC导管相关性血栓，但不能证实其可降低CRBSI的发生率，因为肝素液内含有抗菌作用的防腐剂，因此不能明确CRBSI发生率降低是由于血栓形成减少还是由于防腐剂所造成的。

11. 抗生素预防导管相关的感染

（1）预防性使用全身性抗生素：目前还没有研究证实，成人患者口服或注射抗生素或抗真菌药物可以减少CRBSI的发生。但有关低体重婴儿预防性使用万古霉素的研究显示其可以减少CRBSI的发生，但不能降低病死率。另外，预防性使用万古霉素是引起对万古霉素耐药性肠球菌感染的主要危险因素，这种危害远远大于预防性使用万古霉素所带来的好处。

（2）抗生素/消毒油膏的使用：有研究显示，在血透导管的穿刺点涂碘伏油膏可以减少导管相关性感染的发生。在血透导管穿刺点除常规涂用碘伏油膏的穿刺点感染率、导管尖端菌落数、CRBSI 发生率都比对照组低。

（3）预防性使用抗生素进行封管：为了预防 CRBSI，可以尝试使用抗生素冲洗导管，使导管腔内充满抗生素溶液并封管。有研究证实这种预防性的抗生素封管可以用于长期使用 CVC 导管粒细胞减少的患者。研究显示，对万古霉素易感的试验组 CRBSI 发生率低，统计学上有显著性差异，而且其菌血症的首次发作时间比对照组迟，在统计学上具有显著性差异。

12. 血液传播病原体　血液是某些危险的微生物潜在的藏匿之处。因此，在采取血标本和实施静脉穿刺时，应当谨慎预防由血液飞溅导致的细菌污染。主要的血液传播病原体是肝炎病毒和人类免疫缺陷病毒（HIV）。通过血液传播的肝炎主要包括乙型肝炎和丙型肝炎。因此，须正确使用及维护导管、注射器和静脉输液装置。适当的预防和警告可以防止肝炎病毒和 HIV 在医院内交叉传播。

美国疾病预防与控制中心（CDC）、劳工部职业安全与卫生管理局（OSHA）和美国医院协会（AHA）联合提出，建议医疗保健人员平时工作中应始终遵循标准防护预防血液传播的病原体。OSHA 的标准防护措施具有强制性法律效应。这些法律条例指导医疗保健人员当怀疑处于血液或体液暴露（乙肝病毒阳性、HIV 阳性及其他血液传播病原体）时，应使用标准防护屏障，如手套、口罩或面罩、护目镜、防水隔离衣。

原卫生部于 2000 年发布的《医院感染管理规范》试行稿对标准预防定义为：认定患者的血液、体液、分泌物、排泄物均具有传染性，须进行隔离，不论是否有明显的血迹污染或是否接触非完整的皮肤与黏膜，一旦接触上述物质者，必须采取防护措施。该规范的特点为：①既要防止血源性疾病的传播，也要防止非血源性疾病的传播；②强调双向防护，既防止疾病从患者传至护士，又防止疾病从护士传至患者；③根据疾病的主要传播途径，采取相应的隔离措施，包括接触隔离、空气隔离和微粒隔离。

戴手套可以降低护士静脉输液操作过程中的感染风险，但戴手套对预防针刺伤的作用微乎其微。因此，建议使用无针系统、安全型注射器和导管。为预防针刺伤，针头不可以回套，更禁止手工毁形。针头和注射器等使用完毕后，应放入密封的、可防尖锐物刺破的容器内。

医疗机构管理层应有责任为属下提供有关标准防护的教育，明确医疗环境中的有害的废弃物，并提供个人防护用品，监督工作人员对标准实施的依从性等。

13. 管理和教育　在考虑减少静脉输液相关性感染危险的措施时，应考虑患者的安全和成本效益之间的平衡关系。当认知、技术和医疗设施等发生变化时，感染控制和预防措施也应发生相应的改变。若要取得满意的效果，则应考虑全面提供医疗保健人员培训、监测和评价照顾患者质量的方法。

过去 20 年的很多文献不断证明：无菌操作标准的制订使感染率有所下降。由经验不足的人员进行穿刺和护理导管可能会导致 CRBSI 增加，建立专业的静脉输液队伍对减少导管相关性感染、降低并发症及成本有非常明显的作用。

（二）静脉导管相关性感染的预防策略

1. 目的　①避免工作人员被感染；②减少患者之间的交叉感染；③避免患者被工作人员感染。

2. 原则　①静脉输液治疗只用在医疗及诊断上有需要时；②接触患者的黏膜、血液、受损皮肤及体液前戴手套，脱去手套后应洗手；③接触患者之前或手被污染应洗手；④执行有可能被血液或体液溅到眼睛、鼻腔或口腔黏膜的医疗操作时，应戴上手套、口罩等，有条件的可戴护目镜或面罩；⑤工作人员应避免被尖锐物品扎伤，针头、尖锐器械、刀片应该小心妥当处理，或者丢入锐器桶内；⑥医护人员若有伤口或未愈的皮肤炎，应避免直接与患者及污染的器械接触直到痊愈；⑦怀孕的工作人员应特别小心并遵循预防措施。

3. 职业防护措施 无论患者为何种诊断，医院工作人员接触患者的黏膜、受损皮肤或体液（包括血液、粪便、尿液、痰、唾液、伤口引流液及其他）时，应采取适当的防护措施。静脉输液过程中的职业防护设备包括手部卫生、口罩、手套、隔离衣、护目镜等。

接触静脉输液穿刺部位前后须注意手部清洁，在穿刺前后，更换敷料与器具，修补或覆盖静脉导管。除非无菌范围与技术的持续维护，否则皮肤消毒完成后即不可再触碰穿刺部位。手套不能取代对洗手的要求。

护士在下列情况下应当洗手：①直接接触患者前后；接触不同患者之间；从同一患者身体的污染部位移动到清洁部位时；接触特殊易感患者前后。②接触患者黏膜、破损皮肤或伤口前后；接触患者的血液、体液、分泌物、排泄物、伤口敷料之后。③穿脱隔离衣前后；摘手套后。④进行无菌操作前后；处理清洁、无菌物品之前；处理污染物品之后。⑤护士的手有可见的污染物或被患者的血液、体液污染后。

护士洗手时应当彻底清洗容易污染微生物的部位，如指甲、指尖、指甲缝、指关节及佩戴饰物的部位等。当手无可见污染物时，可以使用速干手消毒剂消毒双手。

护士在下列情况时应当进行手消毒：①检查、治疗、护理免疫功能低下的患者之前；②出入隔离病房、重症监护病房、烧伤病房、新生儿重症病房和传染病病房等医院感染重点部门前后；③接触具有传染性的血液、体液和分泌物，以及被传染性致病微生物污染的物品后；④双手直接为传染病患者进行检查、治疗、护理或处理传染患者污物之后，需双手保持较长时间抗菌活性时。

护士手被感染性物质污染及直接为传染病患者进行检查、治疗、护理或处理传染病患者污染物之后，应当先用流动水冲净，然后再使用手消毒剂消毒双手。

护士进行侵入性操作时应当戴无菌手套，戴手套前后应当洗手。一次性无菌手套不得重复使用。

参考文献（略）

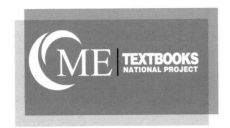

非感染性导管相关并发症

蒋　奕　吴国豪

复旦大学附属中山医院

第 **31** 章

　　家庭肠外营养能否长期顺利实施，静脉导管至关重要。从导管通路的选择，到置管、冲洗、消毒、保持导管通畅、预防静脉血栓等各个环节，都必须仔细操作和精心维护，其中任何一个环节出了问题，都有可能导致导管无法继续使用。对于某些置管有困难而又不得不长期依赖肠外营养的患者来说，每一个导管通路的建立都来之不易，是维系生命的通道，必须依赖医护人员和患者本人及其家属共同维护。一旦出现了并发症，应在最短的时间内积极处理，在不危害患者生命安全的前提下尽可能保护好导管。

　　静脉置管前，医护人员应结合以下多方面因素进行综合评价，然后做出选择，如患者既往有无静脉置管史，有无病理体位，静脉条件和解剖走向，有无要避开的特殊部位（如心脏起搏器），凝血功能是否正常，预计肠外营养治疗的持续时间，以及护理人员的导管维护技能等。

　　常用的静脉通路可分为静脉留置导管（peripheral venous catheter，PVC）和中心静脉置管（central venous catheter，CVC）两类。PVC 最大的优势是安全、便捷，但对输注液体的种类有一定限制。常用的 CVC 途径有经皮穿刺颈内/外静脉置管、经锁骨上/下区穿刺锁骨下静脉置管、经皮穿刺隧道式中心静脉置管（tunneled CVC，TCVC）、经外周静脉穿刺中心静脉置管（peripherally inserted central venous catheter，PICC）、埋藏式输液港及经股静脉的下腔静脉置管等。20 世纪 70 年代以前，因技术和材料的限制，静脉置管局限于外周静脉，常用的方法是内踝静脉切开置管，操作复杂且易产生严重的静脉炎和深静脉血栓，故导管留置时间一般不超过 1 周。20 世纪 80 年代以后，随着中心静脉穿刺技术的普及，出现了经颈内静脉或锁骨下静脉穿刺置管。近年来，超声引导技术的日趋成熟，极大地提高了穿刺置管的安全性和准确性，由此产生了新型的 PICC 置管方式。

　　此外，导管材料方面近年来也取得了飞速发展，由聚氯乙烯导管发展成硅胶管或聚氨基甲酸乙酯导管，减少了导管内血栓形成或导管相关感染的发生率，显著延长了导管的使用时间。在所有深静脉置管途径中，PICC 和 TCVC 在置管时间、感染率和患者舒适度等方面优于其他部位置管，因此最适合家庭肠外营养使用，而经锁骨上途径和经股静脉途径不易护理且感染发生率高，不适用于家庭肠外营养。

　　无论哪种置管方法都存在发生并发症的风险，导管相关因素导致的并发症是肠外营养最常见的并发症，可分为非感染性并发症和感染性并发症两大类。非感染性并发症又称为机械性并发症，总体发生率约为 0.8/千导管日，一部位发生在中心静脉导管放置过程中，与置管操作不当有关，如气胸、空气栓塞、血肿形成、胸腔或纵隔积液、动脉和静脉损伤、导管位置不当、胸导管损伤、臂丛神经或膈神经损伤等；另一部位是由于长期应用、导管护理不当或拔管操作所致，如导管脱出、导管扭折或折断、导管漏液、衔接部脱开、导管堵塞、血栓形成、中心静脉导管拔除意外综合征等。感染性并发症主要指与中心静脉导管相关的血行感染。本文主要阐述非感染性导管相关并发症。

一、气　　胸

颈内静脉或锁骨下静脉穿刺置管时损伤胸膜、肺尖可引起气胸，常发生于瘦弱、营养不良患者。因为机体皮下脂肪组织少，皮肤穿刺点与胸膜顶距离近，置管时患者体位不当或穿刺方向不正确时，就极易刺破胸膜而发生气胸。当壁层胸膜被刺破时，患者感觉剧烈胸痛或咳嗽，此时应即刻拔针。重复穿刺时应重新选择穿刺点。如患者胸痛持续或出现呼吸困难，应停止置管并拍胸部 X 线片明确诊断。置管时选用"J"形头导引钢丝导引可降低此类并发症的发生率。经肘正中静脉或贵要静脉置入 PICC 导管可以有效避免气胸的发生，但此方法导管头端异位的发生率较高。少量气胸（肺压缩<20%）可在数日内自行吸收，可不予以特殊处理。若患者发生呼吸困难、缺氧、发绀、低血压及胸壁疼痛加重等症状，应考虑张力性气胸，需反复穿刺抽气或放置胸腔闭式引流管引流，经胸部 X 线片证实气胸消失后方可拔除胸腔引流管。

二、空气栓塞

空气栓塞可发生在置管、输液及拔管过程中。置管时，当穿刺针已进入静脉，卸下注射器准备插入导丝或者插入导管退出导丝时，空气进入血管内。此外，输液过程中、更换输液瓶时可发生空气栓塞。一旦发生，后果十分严重。在低血容量、竖直体位、深吸气等情况时，胸腔内呈明显负压，此时若做穿刺置管、更换输液系统或接头脱开，空气就极易逸入静脉血管内。空气栓塞的症状因进入血管的空气量而异，少量空气进入可无症状，大量空气进入后患者出现呼吸困难、发绀、血压下降、心动过速、神志不清，甚至导致死亡。有报道经 14 号针头进入的空气量可达 100 ml/s，足以致死。因此，静脉插管时应置患者于头低足高位，并嘱患者平静呼吸，在卸下注射器时应立即堵住穿刺针接头部位，导管护理时要有防止接头脱开的保险措施。

另一个引起空气栓塞的重要原因是拔除静脉导管时操作不当。相对于较复杂的中心静脉置管操作而言，拔管一直被认为是一项简单的工作，然而，近年越来越多的拔管后并发症如晕厥、心律失常、休克甚至猝死逐渐引起人们的重视，由此提出了"中心静脉导管拔除意外综合征"的概念。拔管后空气通过残留通道进入上腔静脉和右心房导致空气栓塞是导致其发生的主要原因。尽管该并发症发生率不高，但一旦发生，病死率高达 57%。医务人员需牢记拔管是中心静脉置管治疗的一个重要组成部分，操作时切勿大意。预防拔管意外需注意以下 7 点：①患者取仰卧位，保持平静状态，脱水时避免拔管；②导管拔出时嘱患者屏住呼吸；③拔管前先夹闭导管腔；④拔管后用手指压迫穿刺点以下 5～10 分钟；⑤不要过度按压或用力摩擦颈动脉；⑥穿刺点外敷抗生素软膏，并用无菌敷料密封 12 小时；⑦拔管后患者需静卧 30 分钟后方可起床活动。

三、周围组织损伤

导管穿刺时穿破静脉可导致血胸；穿刺时导致锁骨下动脉损伤，可引起局部皮下大范围淤血及血肿形成；有时也可引起纵隔血肿，产生纵隔压迫症状。由于穿刺导管未置入静脉而误入胸腔，而致使输入的营养液进入胸腔引起液胸。锁骨下静脉穿刺时可能刺伤臂丛神经或其分支。

颈内静脉穿刺时可能伤及膈神经、迷走神经或喉返神经，产生相应的一系列症状及体征。左侧颈内或左锁骨下静脉穿刺时偶有胸导管穿破导致乳糜漏的发生。大多数此类并发症经过简单处理不会造成严重后果，但也有少数严重并发症需要外科处理，如张力性血气胸、活动性大出血等。

四、导管堵塞

导管堵塞是最常见的非感染性导管相关并发症，其发生率占所有非感染性导管相关并发症的25%~40%。引起导管堵塞的原因很多，有可能是机械性原因引起的，如导管扭曲、折叠甚至被夹闭（导管夹闭综合征）等；也可能是经管腔内使用药物或肠外营养液不当引起的，如钙磷比例失调导致磷酸钙晶体沉积、肠外营养液中 pH 失调导致絮状沉淀或脂肪乳剂沉积等；还可能是导管内血凝块或血栓形成导致。导管堵塞可以是急性发生的，也可以是逐步加重至最后完全堵塞。准确地判断导管堵塞的原因和类型对于后续处理有重要意义。下面列举了一些导致管腔堵塞的常见原因和相应处理措施（表 31-1）。

表 31-1　导管堵塞的常见原因、诊断方法和处理措施

原因	诊断方法	处理措施
机械性堵塞		
导管扭曲、固定导管的缝线结扎过紧、外部导管被夹闭	检查导管的状态	纠正机械性因素，解除导管梗阻
输液港针头异位或输液港堵塞	评估输液港针头的位置和状况	调整针头的位置
导管头端贴住静脉壁	调整导管位置或患者体位	调整导管位置或患者体位
导管夹闭综合征	影像学检查	如果导管有折断的风险需移除导管
药物或肠外营养液引起的堵塞		
低 pH（偏酸性）	检查药物	稀盐酸 0.1 mol/L
高 pH（偏碱性）	检查药物	氢氧化钠 0.1 mol/L 或碳酸氢钠 0.1 mol/L
磷酸钙结晶	检查药物	稀盐酸 0.1 mol/L
脂肪乳剂	检查肠外营养液配方	70% 乙醇
血栓性堵塞		
纤维蛋白鞘或管腔内血凝块	管腔内注入造影剂后行影像学检查	管腔内应用溶栓药物
附壁血栓或静脉内血栓形成	超声或血管造影	抗凝治疗（较少使用血管内溶栓药物）

（一）机械性管腔堵塞

大多数机械性因素导致的管腔堵塞比较容易被发现，如管腔扭曲、折叠、固定导管的缝线结扎过紧、外部导管被夹闭、三通输液装置关闭、输液港针头异位等，通过仔细检查管道，解除机械性因素后都能解决。但也有些因素比较隐蔽，如导管头端贴住静脉壁，多表现为能向管腔内推注液体，但回抽有阻力，较严重者也可表现为推注和回抽均有阻力，此时可通过调整导管位置或让患者改变体位来使管腔恢复通畅。

还有一类较严重的并发症称为导管夹闭综合征（pinch-off syndrome），常见于锁骨下静脉置管

的患者。导管沿锁骨下静脉走行有一段在锁骨和第一肋骨的夹角中通过，当患者上肢活动时，锁骨与第一肋骨间夹角出现开合样剪切运动，导管在其中反复受到挤压摩擦，可使管腔狭窄或被夹闭，严重者可导致管壁开裂或导管完全折断（图31-1）。X线片检查有助于导管夹闭综合征的诊断，一旦发现导管有折断的风险，必须立即移除导管。

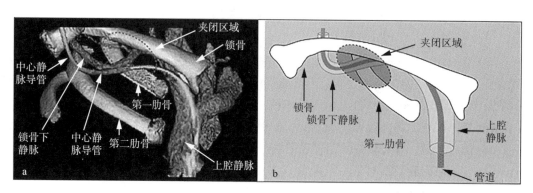

图 31-1　导管夹闭综合征

注：a. 3D-CT 成像图，红色区域为导管夹闭区；b. 示意图，导管在锁骨下静脉内通过导管夹闭区时被夹闭

（二）药物或肠外营养液引起的导管堵塞

当排除了机械性因素引起的导管堵塞后，需考虑由于导管内使用药物或肠外营养液引起的导管堵塞。当导管内使用偏酸性药物（pH 低）或有磷酸钙结晶沉积时，可用 0.1% 盐酸 1 ml 注入导管并留置 2 小时，然后用针筒回抽，就可以把沉积在导管内壁的物质溶解后抽出。同理，当导管内使用偏碱性药物（pH 高）如苯妥英钠产生沉积时，可选用 0.1 mol/L 氢氧化钠 1 ml 或 0.1 mol/L 碳酸氢钠封管 2 小时后回抽。当长期使用肠外营养液致使管腔内有脂肪乳剂残留并形成沉积物时，也可用 70% 乙醇封管处理。上述方法中用于封管的药物用量必须严格限制，通常不超过 1.0 ml，只要使药液灌满导管腔即可，严禁推注入静脉。长期肠外营养患者可每 3 个月使用 1 次，能使导管保持通畅。

（三）血栓性导管堵塞

导管壁内有时会有纤维蛋白沉积并形成纤维蛋白鞘，当血液逆流入导管时会形成血凝块堵塞管腔，如果未及时处理，还会进一步发展形成附壁血栓或静脉血栓（图31-2）。血栓形成早期，可用组织纤溶酶原激活剂或重组尿激酶（5000 U）作溶栓治疗，并联合应用抗凝剂，血栓可在 24~48 小时完全或部分溶解。近年来，美国已逐渐用阿替普酶（2 mg）代替重组尿激酶，无论在成人还是儿童患者中，可使堵塞导管再通率达 80% 以上，而且没有大出血的风险，是比较理想的药物。在药物治疗无效的情况下，文献报道在影像学支持下通过股静脉置入导丝或圈套设备行血栓取出或纤维蛋白鞘剥离术，但这是一种创伤性的治疗方法，且有血栓再形成的风险，具体的疗效还有待进一步验证。

尚无证据表明所有接受长期家庭肠外营养的患者均要预防性应用抗凝治疗，存在高危因素的患者才有预防性抗凝指征。用肝素溶液封管和用生理盐水封管对于预防导管内血栓形成没有差别。不提倡向全合一营养液中添加肝素类制剂或长期用肝素溶液冲洗导管腔，这种做法非但无助于抗凝，反而会破坏脂肪乳剂的稳定性，而且长期应用肝素还会导致血小板减少症、骨质疏松和脱发。

因此推荐常规使用生理盐水冲洗导管。

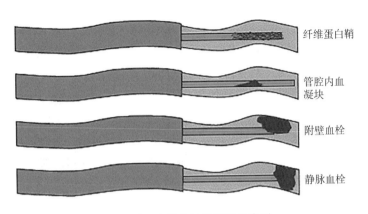

　　纤维蛋白鞘
　　管腔内血凝块
　　附壁血栓
　　静脉血栓

图 31-2　血栓性导管堵塞的类型

　　总之，由于 HPN 患者对于导管的特殊依赖性，一旦发生导管堵塞，不要轻易拔管，因为重新置管同样会给患者带来许多麻烦和痛苦，应该在确保安全的前提下尽可能地保存导管。由于大部分导管堵塞是由于操作不当或护理不仔细造成的，因此特别要强调规范化的操作，每次输液开始前后应及时用生理盐水冲洗导管，最大限度地避免导管堵塞。当导管堵塞经积极治疗无效或合并严重感染者，移除并更换导管。

五、导管相关的静脉血栓形成

　　导管相关的静脉血栓形成（catheter-related venous thrombosis，CRVT）常见于上腔静脉、颈内静脉等，是长期肠外营养的严重并发症之一。在置管的第 1 年 CRVT 的发生率约为 0.045 次/年，但是 50% 以上的儿童肠外营养患者和 66% 以上的成人肠外营养患者并未出现 CRVT 的临床症状，只有不到 1/3 的患者出现症状。其典型的临床表现包括疼痛、肿胀、水肿、发热、红斑等。目前普遍认为血流滞缓、静脉壁损伤和高凝状态是导致 CRVT 的三大因素。①血流滞缓：静脉内留置导管造成局部血流滞缓，白细胞和血小板在血流的周围层集聚，血小板沉积在血管内膜上，构成血栓形成的核心。血流速度减慢后，可使血液中的细胞成分停驻于血管壁，最后形成血栓。正常情况下，导管头端应放置到上腔静脉与右心房的中下 1/3 处，此处血流速度快，导管头端位于此位置时静脉血栓形成的概率最小。导管放置过浅或过深都会增加血栓形成的概率。②静脉壁损伤：血管壁损伤常由于置管时反复多次穿刺静脉壁导致其受损所致，也可因导管尖端损伤血管壁内皮细胞所致。血管壁损伤后可激活凝血因子，纤维蛋白与血小板和血细胞相互作用形成血栓。③高凝状态：血液组成成分改变而处于高凝状态，也是静脉血栓形成的基本因素之一。如恶性肿瘤或其他一些疾病可引起机体凝血机制改变，导致静脉血栓形成。当导管插入静脉内时，导管表面随即就被纤维蛋白鞘所附着，形成静脉内血栓。血栓形成的部位若在锁骨下静脉，可引起同侧上肢及颈部肿胀，静脉压升高，胸壁及颈静脉充盈，血液回流受阻。若在上腔静脉形成血栓，则有生命危险。

　　CRVT 在不同的深静脉置管中发生率有明显的差别。文献报道，在锁骨下静脉置管中静脉血栓发生率约为 10%，而在颈内静脉置管中静脉血栓发生率可高达 56%，这与二者的解剖特点有关，与锁骨下静脉相比，颈内静脉管壁较薄，容易发生管腔塌陷，尤其在头颈部运动时，静脉内的导管会随之发生移位，加重静脉壁损伤和管腔塌陷，导致静脉血栓形成。因此，对于 HPN 患者而言，推荐使用锁骨下静脉置管有利于更长时间保存导管。另外，由于右侧锁骨下静脉经右头臂静脉注入上腔静脉的距离短且走行直，所以经右侧锁骨下静脉置管比经左侧锁骨下静脉置管血栓形成率低，而且经左侧锁骨下静脉穿刺置管还有损伤胸导管的风险，因此大多数情况下推荐经右侧锁骨下静脉穿刺置管。

CRVT 可以导致一系列并发症，轻症者无特别临床表现，重症者可危及生命。①CRVT 增加导管相关血行感染的概率。微生物学研究显示，纤维蛋白原和纤维连接蛋白可以增加葡萄球菌在导管表面的附着和定植能力，从而增加导管相关感染的概率。②CRVT 可导致肺栓塞，在上肢深静脉血栓形成的患者中，有 5%~14% 可产生有症状的肺栓塞，另外，还有 15%~36% 的患者存在无明显症状的肺栓塞，有潜在的致命风险。③血栓形成后综合征是继发于 CRVT 的另一类并发症，27%~88% 的深静脉血栓患者可继发出现该并发症。血浆Ⅷ因子和 D-二聚体水平增加、没有及时启动溶栓治疗及后续深静脉血栓再形成等是导致血栓形成后综合征的可能原因。临床表现为水肿、疼痛、皮肤色素沉着等，严重者可有皮肤溃疡形成。④CRVT 可导致血管内膜损伤，即使在导管移除后的数年内仍能发生持续性的血管堵塞，如果没有正确诊断和处理，将会导致严重的后果。

诊断 CRVT 的金标准是血管造影。血管造影可以清晰地显示出阻塞部位和阻塞程度。但血管造影属于有创检查，其应用受到限制。一项简便有效的无创检查方法是彩色多普勒，其诊断成人 CRVT 的敏感度达 78%~100%，特异度达 86%~100%。彩色多普勒最多用于判断颈静脉有无深静脉血栓形成，但对位于胸腔内的深静脉，由于受到锁骨、胸骨和肺的影响，彩色多普勒的效果则不如血管造影。其他检查方法如 CT 或磁共振血管成像也常用于诊断 CRVT，这 2 种成像方法可以对图像进行 3D 重建，有助于提高诊断的准确率并精确定位。

对于血栓有致命风险或存在抗凝药物使用禁忌证的患者，必须尽快移除导管。对于导管能够保留下来的患者，抗凝是首选的治疗措施，大多数患者需连续使用 3~6 个月低分子肝素或华法林；对于导管已经移除的患者，也应该继续使用低分子肝素或华法林一段时间，部分高危患者甚至需要终身应用抗凝药物。在实施 HPN 肿瘤患者中，低分子肝素在阻止血栓再形成方面的疗效优于华法林。对于肠衰竭的患者（短肠综合征或机械性梗阻），由于肠道吸收功能障碍，会减弱华法林的吸收和作用，因此，对于这类患者可考虑使用新型口服抗凝药物（non-vitamin K oral anticoagulant，NOAC）。近年来，随着介入放射和血管内新技术的兴起和发展，一些新型的方法也被应用于 CRVT 患者的治疗，如射频导丝再通术、球囊扩张术、血管内支架或血管移植术等。

六、血栓性静脉炎

血栓性静脉炎是指静脉血管腔内急性非化脓性炎症的同时伴有血栓形成，是外周静脉肠外营养最常见的并发症，主要与静脉内置管超过 24 小时、静脉内输注高渗营养液、静脉血流不畅、血液凝固性增高等因素有关。临床上表现为患肢局部红肿、疼痛，可触及痛性索状硬条或串珠样结节。根据美国静脉输液护理学会的推荐意见：浓度超过 10% 的葡萄糖和 5% 的氨基酸注射液、pH<5 或 pH>9 的液体（药物），以及渗透压>600 mOsm/L 的液体或药物，不推荐经周围静脉输注。我国肠外肠内营养学分会指南指出：70% 以上的患者周围静脉能够耐受短期常规能量与氨基酸密度的肠外营养配方全合一营养液，但连续输注时间不建议超过 10~14 天。对于预计肠外营养时间>2 周，或者经周围静脉输注时出现 3 次以上静脉炎考虑系药物所致者，建议采用中心静脉途径。血栓性静脉炎一般不需特殊治疗，只需对症处理，病变的静脉部位热敷和用非类固醇抗炎药有助于缓解症状。严重者可拔除留置的导管。

七、其他导管相关并发症

其他导管相关的并发症有导管头端异位、导管裂开、导管脱出、导管扭折或导管折断、导管漏液、衔接部脱开等。正常情况下导管头端应放置到上腔静脉的中下 1/3 处，不进入右心房。锁骨下静脉或颈内静脉置管时导管头端异位的发生率为 1%~4%，与二者相比，PICC 更易发生导管头端异位。异位的导管头可进入同侧颈内静脉、颈外静脉、对侧锁骨下静脉、左心房或右心房。轻者可引起静脉炎、静脉栓塞、异位部位肿胀、渗液，严重者可导致静脉壁穿破、心脏穿破、心律失常等。因此，穿刺置管成功后应常规行 X 线或超声检查，以确认导管头端的位置。

导管裂开或折断多系穿刺插管时中途受阻，而将导管回拉时被穿刺针头的斜面割断所致，故切忌在穿刺插管的中途回拉导管。另一个造成导管破裂的原因是对堵塞导管进行疏通管道处理时用力冲管，较高的液压导致堵塞部位近端导管壁气球样膨胀，一旦超过了管壁的承受程度，就会发生导管本身或连接装置破裂。

总而言之，导管相关的并发症在 HPN 过程中十分常见，在临床实施中应坚持规范操作和密切监测，尽可能避免或防止其发生。一旦发生，应及时处理，以确保肠外营养得以安全实施及持续。

参考文献（略）

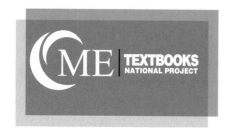

肠外营养相关代谢性骨病

李 梅 胡 静 王以朋
中国医学科学院北京协和医院

第 **32** 章

　　肠外营养作为一种营养支持手段应用于临床已有 50 多年的历史，作为现代医学的重要进步之一，它给许多危重患者带来了生的希望，但随之而来的不良反应也越来越受到关注。代谢性骨病是肠外营养常见并发症之一，疾病早期缺乏典型的临床表现，常到疾病发展的后期患者发生骨折才来就诊，显著影响了患者的生活质量。本文从肠外营养相关代谢性骨病的发病机制、临床筛查、预防与治疗 4 个方面进行介绍，以期减少肠外营养相关代谢性骨病的发生，提高患者的生活质量。

一、肠外营养对骨骼的影响

　　肠外营养指通过静脉途径提供营养，应用于胃肠道功能障碍、不能耐受或存在肠内营养禁忌证，以及通过肠内营养不能满足机体需求，处于营养不良或有营养不良风险的患者。肠外营养的并发症可分为感染性、机械性、代谢性 3 种。代谢性并发症可分为短期和长期 2 类，短期并发症包括液体、电解质、血糖的异常，治疗期间均可发生，多发生于治疗第 1 年。随着治疗的进行，逐渐出现长期并发症，包括代谢性骨病，主要表现为骨量减少、骨质疏松症或骨软化症。骨质疏松症以骨量减少、骨组织微结构破坏为特征，导致骨脆性增加和易骨折；骨软化症以新近形成的骨基质矿化障碍为特点的骨质软化，表现为骨骼矿化不良，出现骨痛、骨畸形、骨折等一系列临床症状和体征。由于影响因素复杂，肠外营养治疗过程中代谢性骨病发病率尚不清楚，据估计，在长期接受肠外营养的成人患者中，有 40%~100% 会出现骨量减少或代谢性骨病，有研究表明儿童患者发病率也很高，可达 83%，由于缺乏足够的流行病学数据，具体患病率有待进一步研究。

二、肠外营养相关代谢性骨病的发病机制

　　骨骼是人体重要组成部分，不仅起支撑身体、保护重要器官、完成运动及造血功能，还具有调节内分泌、参与能量代谢的作用。同时，作为钙、磷、镁等无机矿物质的储存库和缓冲库，骨骼还是维持机体矿物质平衡的中坚力量。骨骼是人体代谢活跃的组织，周而复始地循环着骨吸收-骨形成相互耦联的过程，即骨重建，包括破骨细胞吸收旧骨，成骨细胞分泌类骨质，填满小凹陷及最后类骨质矿化形成新骨，这一过程受全身和局部多种因素的精密调控，包括甲状旁腺激素（parathyroid hormone，PTH）、维生素 D 和血清中钙、磷、镁浓度的影响等。任何环节受到干扰，造成骨吸收与骨形成失衡，就会引发一系列的骨骼疾病。

　　长期进行肠外营养的患者由于供给的营养剂很难完全满足机体所需，易出现骨骼营养元素摄

入不足、维生素 D 缺乏及继发性甲状旁腺功能亢进。此外，机体通过非生理途径获取营养可多方面影响骨骼稳态，造成骨转换失衡，患者的基础疾病可进一步加重骨量丢失，上述多重因素最终导致代谢性骨病的出现。

（一）骨骼营养元素的负平衡

钙、磷、镁是维持骨骼稳定不可缺少的矿物质，而在长期肠外营养的患者中，这些营养元素常处于负平衡状态。

1. 负钙平衡　负钙平衡是导致代谢性骨病的重要因素之一，其原因有 2 个：①摄入不足。存于同一溶剂中的钙、磷易形成钙磷沉淀物，导致肠外营养液中钙的含量受到极大限制。如在长期家庭肠外营养中，葡萄糖酸钙的推荐剂量为 200~300 mg/d（相当于 10~15 mEq/d），磷的推荐剂量为 20~40 mmol/d，英国国家骨质疏松协会（National Osteoporosis Society in the UK，NOS）认为每日摄入 400 mg 的钙为维持骨骼健康的最低摄入标准，而在我国 2013 版的《中国居民膳食营养素参考摄入量》中，成人每日钙推荐量为 800 mg，肠外营养液中的钙含量远远达不到生理需求。同时，钙磷溶解度受氨基酸浓度、温度、pH、混合方式、钙磷离子相对比例等多种因素影响，在肠外营养混合及存储过程中，实际供给的钙元素量可能更少。通过增加钙磷浓度，减少氨基酸浓度，提高溶液温度，改变 pH 及延长钙磷溶解时间，在一定程度上能够提高钙元素的溶解度。②尿钙丢失增加。正常情况下，经肾滤过的钙有 99% 被肾小管重吸收，高蛋白饮食增加尿钙的排泄，每日摄入超过 2 g/kg 氨基酸后，尿钙的排泄明显增加。而在肠外营养液中，蛋白质含量极高，使尿钙排泄增加，具体机制尚未明确。由于氨基酸的 pH 低，使骨骼所处环境的 pH 降低，骨骼中的钙质容易释放。静脉灌注造成肾滤过率增加间接促进尿钙排泄。高渗溶液及钠浓度偏高也增加尿钙的排泄。上述多种原因导致机体钙呈负平衡，骨重建过程中骨骼的矿物质沉积减少，长此以往导致骨量减少，逐渐出现骨质疏松症。

2. 负磷平衡　体内磷主要分布在骨骼中，可促进骨基质合成和骨矿物质沉积，对骨代谢有重要的影响，血磷稳定对骨骼生长和矿化至关重要。肠外营养患者本身处于低磷状态，患者磷供给不足则出现负磷平衡。此外，维生素 D 缺乏也可造成血磷降低。长期低磷血症抑制成骨细胞合成胶原蛋白，阻碍骨矿化的正常进行，导致骨软化等出现。

3. 负镁平衡　低镁血症也常发生于长期肠外营养患者，其具体机制不详，供应不足可能是原因之一。镁主要储存在骨骼中，从多个方面来调节骨代谢，缺镁可导致羟磷灰石结晶异常，导致骨骼脆性增加，还影响成骨细胞活性及维生素 D 代谢等。此外，低镁血症可以通过抑制骨骼释放出游离钙而造成血钙偏低，长期严重低镁血症还可抑制甲状旁腺激素的释放，影响钙的吸收，进一步加重低钙血症，最终表现为骨生长发育障碍及骨质疏松症。

（二）维生素 D 缺乏及继发甲状旁腺功能亢进

在长期肠外营养的患者中，估计有超过 50% 的患者出现维生素 D 缺乏。一是由于疾病状态下维生素 D 需求增加，而基础疾病限制了患者的日照时间，导致维生素 D 的天然合成不足；二是供给不足，肠外营养的成人复合维生素中含 200 IU 维生素 D，远远少于成人每天的推荐剂量 600~800 IU，而目前用于肠外营养的维生素 D 制剂十分匮乏，而患者肠道功能严重障碍，无法口服补充，这使维生素 D 缺乏成为肠外营养患者的突出问题。近年来，学者们普遍认为维生素 D 不仅是维生素，更是调控骨骼代谢的重要甾体类激素。皮肤生成及饮食来源的维生素 D 经肝、肾活化生成 $1,25(OH)_2D_3$，进入靶细胞与细胞核维生素 D 受体（vitamin D receptor，VDR）结合后，发挥重要的生理作用。维生素 D 可作用于肾小管和肠道，促进钙离子回吸收，维持机体钙的正平衡；通过作用于甲状旁腺靶基因的维生素 D 反应元件，抑制 PTH 合成，减少继发性甲状旁腺功能亢进的发生。此外，维生素 D 还作用于成骨细胞和骨细胞核，直接调控骨钙素、低密度脂蛋白受体相关蛋白 5、成纤维生长因子 23、I 型胶原蛋白等多种蛋白的表达，对骨转换及骨骼矿化具有重要调控作用。同时，骨骼肌也是活性维生素 D 的靶器官，维生素 D 通过作用于肌肉的 VDR 调控肌纤维表达，不仅影响肌肉量，也对肌肉功能具有重要的调控作用，而肌肉又通过内分泌、旁分泌及力学调控机制影响骨骼健康。轻度维生素 D 缺乏会导致骨丢失加速，逐渐导致骨质疏松症的风险增加，而严重维生素 D 缺乏还会导致骨质软化、骨骼畸形。另外，维生素 D 缺乏通过肌肉功能进一步影响骨骼健康。

钙和维生素 D 缺乏除了会引起骨量减少外，还会引起继发性甲状旁腺功能亢进，进一步加重骨量减少。研究显示，长期接受肠外营养的患者甲状旁腺素水平高于正常人群，而甲状旁腺素水平升高则会加快骨吸收，显著降低骨密度。

（三）骨转换失衡

在一项持续 1 年以上的研究中，以成骨细胞合成并分泌的骨钙素（serum osteocalcin，OC）来反映成骨细胞活性，以脱氧吡啶啉（deoxypyridinoline，DPD）作为骨吸收指标，对接受肠外营养患者进行随访，结果显示早期患者骨骼处于高转换状态，表现为 OC、DPD 增高，而在 1 年后随访，出现血浆平均 OC 下降，而 DPD 在正常范围，说明长期接受肠外营养的患者骨形成处于低水平，而骨吸收正常，这与多项随访研究结果一致，具体机制尚未明确，可能是机体为应对营养素相对不足而产生的适应性反应。

某些患者出现骨形成率降低还可能与肠外营养液存在对骨骼有毒物质或缺乏某些微量元素有关。早期认为骨软化症的出现与营养液中酪蛋白水解产生的铝有关，铝在骨骼中不断蓄积，可以直接抑制骨形成和骨吸收，降低骨转换率，同时影响骨骼矿化，造成类骨质增多，导致骨软化的发生，而在晶体氨基酸替代后，骨软化症发病率大大减低。此外，肠外营养某些微量元素的缺乏也可以影响骨转换，如铜缺乏造成的低铜状态可以抑制骨形成。

（四）基础疾病加重骨量丢失

肠外营养相关性代谢性骨病发病率极高，除了与上述影响因素有关外，患者基础疾病也是一个重要因素。一项纳入 88 位长期接受肠外营养患者的研究显示，肠道疾病发生时间越早，出现低骨量的可能性越高。此外，克罗恩病患者在肠外营养治疗过程中骨量减少更明显，这与他们反复接受肠道手术造成吸收不良及使用糖皮质激素有关，而糖皮质激素可直接损伤成骨细胞、骨细胞功能，抑制骨形成，促进骨吸收，抑制肾小管对尿钙的重吸收造成负钙平衡，同时还有抑制性腺激素、生长激素和胰岛素样生长因子 1 的作用，从多个方面影响骨稳态，造成骨质疏松症。短肠综合征或肠瘘患者也易出现骨骼并发症，由于机体通过肠道丢失大量 HCO_3^- 而导致酸碱失衡，机体在这种酸性环境下，促使骨骼不断释放钙、磷，造成骨质脱钙，影响小儿骨骼生长，在成人中则表现为骨软化症、易骨折等。此外，部分短肠综合征患者由于肠道菌群失调造成某些菌群大量繁殖，产生人体不易清除的 D-乳酸，在这些患者中可观察到骨生成率下降及骨软化症的出现。

此外，患者在治疗原发病过程中使用的某些药物也可能与代谢性骨病有关。长期肠外营养的患者应用华法林预防导管血栓形成，而长期使用华法林可能造成骨量丢失，在儿童患者中表现更明显。代谢性骨病的发生还可能与导管相关性感染及其他炎性疾病导致白介素 1、白介素 6、肿瘤坏死因子 α（tumor necrosis factor α，TNF-α）增加有关，这些因子可以激活破骨细胞而促进骨骼吸收，但目前仍需更深入的研究去探索这些机制。

三、肠外营养相关代谢性骨病的临床筛查

由于代谢性骨病早期缺乏临床表现，积极监测患者骨代谢相关激素水平、骨转换生化指标的骨密度十分重要。对于老龄、使用糖皮质激素及其他对骨骼有不良作用的药物、肠瘘等患者，更应积极评估代谢性骨病的可能。应注意询问患者是否有骨痛、身高缩短、驼背、骨畸形甚至骨折等临床症状，接受肠外营养的患者不仅应在治疗开始前进行代谢性骨病的相关检查，在整个治疗过程中也应定期监测患者的骨骼状态。

与代谢性骨病相关的实验室检查包括血清钙、磷、镁水平、维生素 D、PTH、骨转换生化指标等。其中在肠外营养治疗初始应每周监测一次钙、磷、镁并持续 3 个月，随后每月至少监测一次。欧洲肠外肠内营养学会（ESPEN）推荐应每 6 个月监测一次维生素 D 水平。目前较为认可的维生素 D 营养状况判断标准是：血清 25-OH-D>30 ng/ml 为维生素 D 充足；血清 25-OH-D 20~30 ng/ml 为维生素 D 不足；血清 25-OH-D<20 ng/ml 为维生素 D 缺乏。每 6~12 个月监测 24 小时尿钙、尿镁，根据结果调整肠外营养液成分维持其正平衡。对怀疑有吸收不良及甲状旁腺功能亢进的患者，应检查血 PTH 水平。

骨转换指标可以反映骨重建速率，并对骨骼状态进行动态评估，有助于识别处于快速骨量丢失、矿化异常及骨折风险高的人群。骨转换指标可分为骨形成指标和骨吸收指标，临床常用的敏感度及特异度高的骨形成和骨吸收指标分别为 I 型前胶原氨基末端前肽（procollagen type Ⅰ N-terminalpropetide，PⅠNP）及 I 型胶原羧基末端肽（type Ⅰ collagen carboxyterminal peptide，CTX）。CTX 为骨吸收时破骨细胞切割 I 型胶原后释放入血，能反映骨吸收状态；P1NP 是骨形成过程中的代谢产物，反映成骨细胞的活性。在接受长期肠外营养的成人患者中，骨代谢指标对于代谢性骨病的筛查具有积极意义。

ESPEN 推荐患者应每年监测一次骨密度。参照 WHO 推荐的诊断标准，基于双能 X 线吸收测定法（dual energy X-ray absorptiometry，DXA）测定，骨密度值低于同性别、同种族正常成人的骨峰值 1~2.5 个标准差为骨量减少；降低程度 ≥2.5 个标准差为骨质疏松；骨密度降低程度符合骨质疏松诊断标准同时伴有一处或多处非暴力型骨折为严重骨质疏松。根据结果决定患者进一步的检查及治疗。

采用四环素双标记的骨活检是评价骨矿化及诊断骨软化最精确的手段，有助于判断患者是否存在骨形成不足及类骨质增多，然而，费用昂贵及检查为有创性限制其临床应用。

肠外营养相关代谢性骨病的诊断应注意排除其他骨骼疾病，完成鉴别诊断的相关检查。

四、肠外营养相关代谢性骨病的治疗

由于肠外营养相关代谢性骨病多与营养成分缺乏所致，治疗上首先应保证足够的营养成分供应。保证营养液中钙、磷、镁含量充足，即至少提供 300 mg（15 mEq）的钙和 15 mmol/L 的磷，并根据血清及尿的钙、磷、镁水平进行调节。一旦机体营养恢复正常，蛋白质剂量应适当减少，理想状态下，营养液中蛋白质应不超过每日 1.5 g/kg，从而降低尿钙排泄及代谢性酸中毒的发生。如果患者存在维生素 D 缺乏，建议积极补充维生素 D，若复合维生素无法满足维生素 D 的需求量，可以采取肌内注射的方式纠正维生素 D 缺乏，建议使血清 25-OH-D 水平补充到 20 ng/ml 以上为宜，最好能够到 30 ng/ml 以上，且血清 PTH 水平在正常范围。

药物治疗是预防及治疗肠外营养治疗中骨质疏松发生和发展的重要手段。目前抗骨质疏松药

物在肠外营养合并骨质疏松患者中的应用十分不足，缺乏大样本长时间临床研究，目前常用的药物为抗骨吸收药物。双膦酸盐作为临床常用抑制骨吸收药物，可通过抑制破骨前体细胞的分化与成熟、诱导破骨细胞凋亡等途径减少骨吸收，由于患者肠道基础功能不良及药物导致的胃肠道不良反应，口服双膦酸盐使用相对受限。几项随机对照研究表明，静脉给予双膦酸盐帕米膦酸钠可有效提高患者骨密度值，降低骨质疏松的发病率。由于第三代双膦酸盐抗骨吸收作用更强，耐受性更强，未来有望用于治疗肠外营养合并骨质疏松症的患者。其他新型抗骨吸收药物如地诺单抗（denosumab）也有望用于肠外营养合并骨质疏松的患者。促骨形成药物特立帕肽是人甲状旁腺素1-34的氨基端片段，间断、小剂量给药可以抑制成骨细胞凋亡、促进成骨细胞分化来促进骨形成，有研究报道特立帕肽对肠衰竭引起的骨质疏松具有一定疗效。

此外，应根据病情尽量减少糖皮质激素及其他对骨骼有不利影响的药物的使用。建议吸烟患者尽早戒烟。避免发生跌倒，在运动医学等医师的指导下进行适当强度的运动，增加骨骼强度。

综上所述，长期接受肠外营养的患者中，骨量减少、骨质疏松、继发性甲状旁腺功能亢进、骨软化等代谢性骨病发病率极高，可能与骨骼营养元素缺乏、维生素 D 不足及继发甲状旁腺功能亢进等多种因素导致骨转换失衡，以及患者基础疾病及其治疗药物有关。因此，要积极监测血清及尿的钙、磷、镁浓度，血清维生素 D 浓度和 PTH 水平，通过骨代谢指标及 DXA 测定的骨密度了解骨骼变化。根据检查结果及时调整骨骼营养元素的剂量，满足患者骨骼健康的需求，必要时使用强有效的抗骨质疏松等药物治疗骨骼疾病。肠外营养相关代谢性骨病的影响因素错综复杂，仍需开展长期前瞻性研究，探索其发生机制，并寻找有效的防治策略，以改善骨骼健康状况，提高患者的生活质量。

参考文献

[1] Wilmore DW, Dudrick SJ. Growth and development of an infant receiving all nutrients exclusively by vein. JAMA, 1968, 203 （10）: 860-854.

[2] Worthington P, Balint J, Bechtold M, et al. When is parenteral nutrition appropriate? JPEN J Parenter Enteral Nutr, 2017, 41 （3）: 324-377.

[3] Naylor CJ, Griffiths RD, Fernandez RS. Does a multidisciplinary total parenteral nutrition team improve patient outcomes? A systematic review. JPEN J Parenter Enteral Nutr, 2004, 28 （4）: 251-258.

[4] Herfindal ET, Bernstein LR, Wong AF, et al. Complications of home parenteral nutrition. Clin Pharm, 1992, 11 （6）: 543-548.

[5] Saitta JC, Ott SM, Sherrard DJ, et al. Metabolic bone disease in adults receiving long-term parenteral nutrition: longitudinal study with regional densitometry and bone biopsy. JPEN J Parenter Enteral Nutr, 1993, 17 （3）: 214-219.

[6] Acca M, Ragno A, Francucci CM, et al. Metabolic bone diseases during long-term total parenteral nutrition. J Endocrinol Invest, 2007, 30 （6 Suppl）: 54-59.

[7] Martínez C, Virgili N, Cuerda C, et al. Transversal study on the prevalence of Metabolic Bone Disease（MBD）and Home Parenteral Nutrition（HPN）in Spain: data from NADYA group. Nutr Hosp, 2010, 25 （6）: 920-924.

[8] Pironi L, Labate AM, Pertkiewicz M, et al. Prevalence of bone disease in patients on home parenteral nutrition. Clin Nutr, 2002, 21 （4）: 289-296.

[9] Nygaard L, Skallerup A, Olesen SS, et al. Osteoporosis in patients with intestinal insufficiency and intestinal failure: Prevalence and clinical risk factors. Clin Nutr, 2018, 37 （5）: 1654-1660.

[10] Diamanti A, Bizzarri C, Sole Basso M, et al. How does long-term parenteral nutrition impact the bone mineral status of children with intestinal failure? J Bone Miner Metab, 2010, 28 （3）: 351-358.

［11］ Siddiqui JA，Partridge NC. Physiological bone re-modeling：systemic regulation and growth factor involvement. Physiology（Bethesda），2016，31（3）：233-245.

［12］ Mirtallo J，Canada T，Johnson D，et al. Safe practices for parenteral nutrition. JPEN J Parenter Enteral Nutr，2004，28（6）：S39-S70.

［13］ Cano A，Chedraui P，Goulis DG，et al. Calcium in the prevention of postmenopausal osteoporosis：EMAS clinical guide. Maturitas，2018，107：7-12.

［14］ Boullata JI，Gilbert K，Sacks G，et al. A. S. P. E. N. clinical guidelines：parenteral nutrition ordering，order review，compounding，labeling，and dispensing. JPEN J Parenter Enteral Nutr，2014，38（3）：334-377.

［15］ Bengoa JM，Sitrin MD，Wood RJ，et al. Amino acid-induced hypercalciuria in patients on total parenteral nutrition. Am J Clin Nutr，1983，38（2）：264-269.

［16］ Klein GL，Coburn JW. Metabolic bone disease associated with total parenteral nutrition. Adv Nutr Res，1984，6：67-92.

［17］ Hortencio TD，Nogueira RJ，de Lima Marson FA，et al. Hypophosphatemia，hypomagnesemia，and hypokalemia in pediatric patients before and during exclusive individualized parenteral nutrition. Nutr Clin Pract，2016，31（2）：223-228.

［18］ Wozniak LJ，Bechtold HM，Reyen LE，et al. Vitamin D deficiency in children with intestinal failure receiving home parenteral nutrition. JPEN J Parenter Enteral Nutr，2015，39（4）：471-475.

［19］ Thomson P，Duerksen DR. Vitamin D deficiency in patients receiving home parenteral nutrition. JPEN J Parenter Enteral Nutr，2011，35（4）：499-504.

［20］ Napartivaumnuay N，Gramlich L. The prevalence of vitamin D insufficiency and deficiency and their relationship with bone mineral density and fracture risk in adults receiving long-term home parenteral nutrition. Nutrients，2017，9（5）. pii：E481.

［21］ Bharadwaj S，Gohel TD，Deen OJ，et al. Prevalence and predictors of vitamin D deficiency and response to oral supplementation in patients receiving long-term home parenteral nutrition. Nutr Clin Pract，2014，29（5）：681-685.

［22］ Cianferotti L，Brandi ML. Muscle-bone interactions：basic and clinical aspects. Endocrine，2014，45（2）：165-177.

［23］ Goodman WG，Misra S，Veldhuis JD，et al. Altered diurnal regulation of blood ionized calcium and serum parathyroid hormone concentrations during parenteral nutrition. Am J Clin Nutr，2000，71（2）：560-568.

［24］ Shike M，Sturtridge WC，Tam CS，et al. A possible role of vitamin D in the genesis of parenteral-nutrition-induced metabolic bone disease. Ann Intern Med，1981，95（5）：560-568.

［25］ Kitazawa S，Kajimoto K，Kondo T，et al. Vitamin D3 supports osteoclastogenesis via functional vitamin D response element of human RANKL gene promoter. J Cell Biochem，2003，89（4）：771-777.

［26］ Pironi L，Zolezzi C，Ruggeri E，et al. Bone turnover in short-term and long-term home parenteral nutrition for benign disease. Nutrition，2000，16（4）：272-277.

［27］ Cohen-Solal M，Baudoin C，Joly F，et al. Osteoporosis in patients on long-term home parenteral nutrition：a longitudinal study. J Bone Miner Res，2003，18（11）：1989-1994.

［28］ Haderslev KV，Tjellesen L，Haderslev PH，et al. Assessment of the longitudinal changes in bone mineral density in patients receiving home parenteral nutrition. JPEN J Parenter Enteral Nutr，2004，28（5）：289-294.

［29］ Karton MA，Rettmer R，Lipkin EW，et al. D-lactate and metabolic bone disease in patients receiving long-term parenteral nutrition. JPEN J Parenter Enteral Nutr，1989，13（2）：132-135.

［30］ Karton M，Rettmer RL，Lipkin EW. Effect of parenteral nutrition and enteral feeding on D-lactic acidosis in a patient with short bowel. JPEN J Parenter Enteral Nutr，1987，11（6）：586-589.

［31］ Avila ML，Pullenayegum E，Williams S，et al. Timing of low bone mineral density and predictors of bone mineral density trajectory in children on long-term warfarin：a longitudinal study. Osteoporos Int，2016，27（4）：1547-1557.

［32］ Compher C，Pazianas M，Benedict S，et al. Systemic inflammatory mediators and bone homeostasis in intestinal failure. JPEN J Parenter Enteral Nutr，

2007, 31 (2): 142-147.

[33] Hakimian S, Kheder J, Arum S, et al. Re-evaluating osteoporosis and fracture risk in Crohn's disease patients in the era of TNF-alpha inhibitors. Scand J Gastroenterol, 2018, 53 (2): 168-172.

[34] Seidner DL. Parenteral nutrition-associated metabolic bone disease. JPEN J Parenter Enteral Nutr, 2002, 26 (5 Suppl): S37-S42.

[35] Bohl CJ, Parks A. A mnemonic for pharmacists to ensure optimal monitoring and safety of total parenteral nutrition: I AM FULL. Ann Pharmacother, 2017, 51 (7): 603-613.

[36] Pironi L, Arends J, Bozzetti F, et al. ESPEN guidelines on chronic intestinal failure in adults. Clin Nutr, 2016, 35 (2): 247-307.

[37] Hamilton C, Seidner DL. Metabolic bone disease and parenteral nutrition. Curr Gastroenterol Rep, 2004, 6 (4): 335-341.

[38] Derepas C, Kosar C, Avitzur Y, et al. Decreased bone turnover markers in children on long-term parenteral nutrition (PN) for intestinal failure (IF).

JPEN J Parenter Enteral Nutr, 2015, 39 (1): 85-94.

[39] Pastore S, Londero M, Barbieri F, et al. Treatment with pamidronate for osteoporosis complicating long-term intestinal failure. J Pediatr Gastroenterol Nutr, 2012, 55 (5): 615-618.

[40] Raman M, Aghdassi E, Baun M, et al. Metabolic bone disease in patients receiving home parenteral nutrition: a Canadian study and review. JPEN J Parenter Enteral Nutr, 2006, 30 (6): 492-496.

[41] Szczepanek K, Pedziwiatr M, Klek S. Denosumab improves bone mineral density in patients with intestinal failure receiving home parenteral nutrition: results from a randomized, controlled clinical trial. JPEN J Parenter Enteral Nutr, 2018, 42 (3): 652-657.

[42] Pazianas M, Compher C, Schiavone-Gatto P, et al. Intestinal failure-associated metabolic bone diseases and response to teriparatide. Nutr Clin Pract, 2006, 21 (6): 605-609.

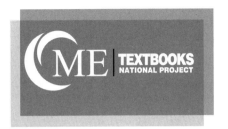

肠外营养相关代谢性疾病

第 33 章

陈　伟　康军仁
中国医学科学院北京协和医院

　　肠外营养对患者有重要价值，但应用不当或监测不及时，可导致明显的并发症。长期进行完全肠外营养的患者易发生，如高血糖、低血糖、代谢性酸中毒、高甘油三酯血症、代谢性骨病和再喂养综合征等代谢性疾病。

一、糖代谢紊乱

　　肠外营养时大量葡萄糖的输入，机体不能及时利用，血糖水平骤升，易发生高血糖及高渗性并发症，患者可出现脱水、多尿、嗜睡或昏迷。高血糖的发生率较高，尤其是严重应激状况的患者，当处于应激状态时机体糖异生作用增强、葡萄糖氧化利用下降及存在胰岛素阻抗，此时如提供过量葡萄糖或葡萄糖输注速度过快则易发生高血糖，甚至导致高渗性昏迷。因此，在开始实施肠外营养的第 1 天，给予 150 ~ 200 g 葡萄糖为宜，其输注速度控制在 0.5 ~ 1 g/(kg·h)；第 2 天摄入 75% 的总营养需要量；如果患者血糖稳定或在正常范围，随后可接受全量的营养物质，葡萄糖输注速度逐步增加到 1 ~ 1.5 g/(kg·h)，并监测血糖和尿糖。另外，肠外营养支持应根据具体情况添加一定量的胰岛素以控制血糖水平，预防高血糖的发生。高血糖或高渗性昏迷一旦发生，应立即停止输入葡萄糖，用低渗盐水（0.45% 氯化钠溶液）以 950 ml/h 的速度输入以降低血渗透压，同时应用胰岛素，并根据血糖监测调节胰岛素用量，使血糖维持在正常或接近正常水平。在高血糖纠正过程中，要防止血糖下降太快导致脑细胞水肿。我们的经验是对糖尿病患者或严重应激状态患者，输注葡萄糖速度应低于 3 ~ 4 mg/(kg·min)，并尽量减少葡萄糖在非蛋白热量中所占的比例，可有效预防高血糖的发生。同时，客观、准确地监测血糖和正确应用胰岛素对高血糖的处理十分重要，正确使用胰岛素控制创伤等应激时的高血糖，可减少各种并发症的发生，改善危重患者的预后。在创伤早期应激较强时，血糖连续 2 次高于 11.1 mmol/L 或血糖波动较大时，可选择胰岛素持续静脉滴注。血糖降低过程要平稳，速度不能太快，血糖也不能降得太低，血糖推荐维持在 8.0 mmol/L 左右，减少低血糖的发生。随着机体逐渐恢复，创伤应激逐渐减轻，血糖也逐渐易于控制，此时可根据血糖水平改为皮下注射胰岛素，如果患者有糖尿病病史，此时也可加用口服降糖药。

　　低血糖是严重的并发症，常见于完全肠外营养后突然停止输高糖溶液时产生一种反跳性低血糖症，或者胰岛素使用不合理造成。经一段时间的肠外营养，体内胰岛素分泌增加，适应了外源性高浓度葡萄糖诱发的血糖变化。此时若突然中止营养液的输入，体内血胰岛素仍处于较高水平，极易发生低血糖，甚至出现低血糖性昏迷。患者可出现心悸、出汗，甚至休克、昏迷。因此，在实施肠外营养支持时不应突然中止营养液输注，切忌突然换用无糖溶液。可在高浓度糖溶液输完后，以等渗糖溶液维持数小时作为过渡，再改用无糖溶液，以避免诱发低血糖。建议葡糖糖输注速率不应超过每分钟 4 mg/kg。血糖控制欠佳的糖尿病患者接受肠外营养时，推荐使用胰岛素泵控制血糖 8~10 mmol/L，避免血糖波动。

二、氨基酸代谢紊乱

早年肠外营养的主要氮源是水解蛋白，溶液内含氨量高，输入后极易发生高氨血症或氮质血症。自从普遍使用结晶氨基酸液作为氮源后，这种现象已很少发生。氨基酸的浓度和摄入量应根据患者的病情和耐受性而定，尤其是严重肝、肾功能损害患者，危重患者及婴幼儿患者，应通过监测患者的内脏蛋白情况、氮平衡、血尿素氮和肌酐值进行调节，防止高氨血症和氮质血症的发生。临床上，严重肝、肾功能损害患者或婴幼儿患者在接受肠外营养时，摄入过量的氨基酸可产生肾前性氮质血症，此时则需要血透治疗。

临床上有些情况下可发生血浆氨基酸谱紊乱现象，如肾衰竭患者接受仅含必需氨基酸的氨基酸制剂时，尿素通过肠道中尿素酶的作用再循环吸收并在肝中转化为非必需氨基酸，造成血浆氨基酸谱失衡。严重肝功能损害患者在摄入较大剂量的氨基酸后容易诱发肝性脑病，此时患者血浆中芳香族氨基酸与支链氨基酸比例失调，过量的芳香族氨基酸摄入可促使假神经递质产生，导致肝性脑病的发生。因此，容易产生氨基酸不耐受的患者，应在短时间内改用特殊配方的氨基酸制剂，以预防相关并发症的发生。

三、脂肪代谢紊乱

亚油酸和亚麻酸是人体必需的脂肪酸，人体无法合成，需要从外界摄入。因此，接受长时间（一般超过 1~3 周）肠外营养支持患者，如营养液中不含有脂肪乳剂，则可能发生必需脂肪酸缺乏症。患者可出现皮肤干燥、毛发脱落、伤口延迟愈合、肝大、肝功能异常、骨骼改变、血中花生三烯酸与花生四烯酸的比值升高、红细胞脆性增加、贫血及血前列腺素水平降低等症状。成人一般于缺乏脂肪乳剂后的 1~3 周出现上述症状，但婴幼儿则于数天内发生。预防必需脂肪酸缺乏症的最好方法是每天补充脂肪乳剂，每日 2%~4% 的能量应由亚油酸提供，即每周 3 次提供 10% 脂肪乳剂 500 ml 或 20% 脂肪乳剂 250 ml。

脂肪乳剂输入过量或过快可导致高甘油三酯血症。合理的脂肪乳剂量为 1 g（甘油三酯）/(kg·d)，输注速度为 0.1 g/(kg·h)。临床上应避免过量或过快输入脂肪乳剂，对于一些脂肪不耐受患者，脂肪乳剂应适当减量。

肠外途径输注脂肪乳剂可损害机体免疫功能和血管的完整性，快速输注脂肪乳剂［超过 0.12 g（甘油三酯）/(kg·h)］可导致血中脂肪清除能力下降，损害网状内皮系统功能，影响肺通气功能。为减少这些不良反应，建议脂肪乳剂占热量为 30% 总宜，脂肪乳剂的摄入量应低于 1 g（甘油三酯）/(kg·d)，脂肪乳剂的输注时间不少于 8~10 小时。少数患者存在脂肪过敏现象，可能与作为乳化剂的磷脂酰胆碱有关。急性反应表现为高脂血症、呼吸困难、发绀、面孔潮红、出汗、头晕、头痛、胸背部疼痛、恶心、呕吐等。

肉碱是脂肪酸代谢所必需物质，长链脂肪酸进入线粒体氧化时需要肉碱转运。健康成人肝和肾中的赖氨酸和甲硫氨酸可合成肉碱，维生素 B_6、维生素 C、维生素 PP（烟酸）和铁是其合成所必需的，上述营养物质的缺乏可造成肉碱合成障碍。肉碱缺乏可导致肝及肌肉中的脂肪沉积、酮体合成障碍及神经症状。肠外营养液中不含肉碱，成人无须常规补充肉碱，因为尚无证据证明缺乏肉碱可影响脂肪代谢。但是，在需肠外营养超过 2 周的婴幼儿，则应补充肉碱。

四、水、电解质紊乱

体液容量、渗透压及电解质的平衡是物质代谢和器官功能正常进行的基本保证。肠外营养时水及电解质的需要量应根据患者疾病过程、体液及电解质状况、肾功能等因素而定，由于每日体液及电解质的丢失量不同，细胞内、外液之间水及电解质不断处于交换状态，因而，肠外营养的容量和成分每日也有所不同。

肠外营养患者在估算水及电解质需要量时应考虑经其他途径的液体和电解质的摄入量，如处理不当，可导致体液和电解质平衡失调。表现为容量失调、低钠血症、高钠血症、低钾血症、高钾血症、低磷血症、低钙和低镁血症等。其中钾、磷和镁与蛋白质合成和能量代谢密切相关，肠外营养时常造成血浆钾、磷及镁浓度迅速下降。其原因是静脉输注葡萄糖后，胰岛素水平升高，促使钾、磷、镁和葡萄糖进入骨骼肌和肝进行相关的合成代谢。因此，肠外营养时应注意及时补充上述各种电解质。

总之，临床上水、电解质的失衡的原因很多，表现形式多种多样，肠外营养时应做好预防、监测工作，并及时处理（表 33-1）。

表 33-1　水和电解质代谢异常的原因与处理

异常	原因	预防和处理
低血容量	高渗性脱水 不适当的液体摄入 循环衰竭	减少葡萄糖剂量，增加脂肪乳剂量，应用胰岛素以避免高血糖 肠外营养液中增加水分 治疗感染 纠正电解质紊乱
高血容量	术中、术后或复苏时水摄入过多 心脏、肾、肝疾病	应用浓缩的肠外营养液
低钠血症	水分摄入过多	减少水的摄入量
高钠血症	过量的高渗或等渗液体摄入，脱水，利尿剂的应用	营养液中增加水分摄入量，减少钠的摄入量
低磷血症	相对糖代谢而摄入不足，酗酒患者	增加磷的摄入量，避免再喂养综合征
低钾	摄入不足，过分利尿，高胰岛素血症，镁缺乏	增加钾的摄入，利尿时注意补钾，持续输注胰岛素时注意补充钾，注意镁的补充
高钾	摄入过量，代谢性酸中毒，肾功能障碍，胰岛素供给不足（高血糖）	降低外源性摄入，纠正酸中毒，调整肠外营养配方，减少钾摄入量，增加胰岛素量
低钙	在提供磷的同时未能供给足够的钙，严重吸收不良	增加钙的补充
低镁	葡萄糖代谢需要量增加时镁的摄入量不足，肌肉组织螯合增加，利尿剂应用	增加镁的补充

五、维生素及微量元素缺乏症

维生素是机体代谢过程中必需的营养素，肠外营养时应注意及时补充，否则可导致各种维生素缺乏，产生一系列症状。禁食超过 1 个月者，可出现微量元素缺乏，最常见的是锌缺乏，其次为铜和铬缺乏。目前完全肠外营养治疗所推荐维生素和微量元素补充量已经包括因疾病而增加的需要量，凡长期行肠外营养治疗的患者，应每天补充维生素和微量元素，以避免温尼克脑病、低镁血症及低磷血症等。

维生素和微量元素的严重缺乏会引起具有典型症状和生化检查异常的临床综合征。维生素、微量元素的功能及缺乏的临床表现见表33-2，表33-3。

表 33-2　维生素功能及缺乏时的临床表现

维生素	功能	缺乏时的临床表现
维生素 B$_1$	丙酮酸脱氢酶、α 酮戊二酸脱氢酶和转酮酶的辅助因子，参与糖及蛋白质代谢过程	心脏肥大和扩张、心动过速，多发性神经炎，食欲缺乏，乳酸性酸中毒
维生素 B$_2$	参与体内多种物质的氧化还原反应，是组成线粒体呼吸链的重要成员	咽喉痛、口角炎、舌炎和脂溢性皮炎
维生素 B$_6$	转氨酶和氨基酸脱羧酶的组成部分，在氨基酸代谢、糖异生作用、脂肪酸代谢和神经递质合成中起重要作用	抑郁、脂溢性皮炎、低血色素性贫血、周围神经炎
维生素 B$_{12}$	一碳单位转移酶系统的辅酶，参与 DNA 的合成	巨幼红细胞性贫血，白细胞和血小板减少，感觉异常、肌无力、易激动、抑郁和腱反射消失等神经系统症状
维生素 C	参与各种氧化反应、胶原合成、肉碱的生物合成及核苷酸和嘧啶的代谢	创口愈合延迟、抗感染能力下降、厌倦、乏力、易激动、皮肤和牙龈出血
叶酸	一碳单位转移酶系统的辅酶，参与嘌呤、嘧啶的代谢	巨红细胞性贫血或巨幼红细胞性贫血
泛酸	为乙酰辅酶 A 的组成部分，参与碳水化合物、蛋白质、脂肪代谢	恶心、疲劳、抗体产生减少
生物素	羟化酶的辅基，参与脂肪酸和氨基酸的代谢	共济失调、恶心、呕吐、口腔周围炎、结膜炎、脱发、脂溢性皮炎
维生素 PP（烟酸）	NAD$^+$ 及 NADP$^+$ 的组成部分，在许多生物氧化还原反应中起电子受体或氢供体的作用	皮炎、衰弱、失眠、表情淡漠、幻觉、定向障碍和精神障碍
维生素 A	最明显的功能在于视觉方面，维持正常生长及细胞分化，参与精子生成、免疫反应、味觉、听觉、食欲和生长等生理过程	夜盲、结膜干燥、皮肤高度角化、易感染
维生素 D	主要是参与机体钙和矿物质平衡的调节，促使骨和软骨的骨化和正常生长，保持血钙正常水平	儿童缺乏可致佝偻病，成人缺乏则表现为骨软化、骨形成异常
维生素 E	重要的抗氧化剂，维持生物膜稳定，防止自由基或氧化剂对生物膜中多不饱和脂肪酸、膜上蛋白质成分及细胞骨架和核酸的损伤	成人红细胞寿命缩短，儿童表现为溶血性贫血
维生素 K	主要是参与肝脏凝血酶原，凝血因子 VII、IX、X 等的合成	出血倾向，皮肤瘀点，瘀斑，凝血酶原时间缩短

表 33-3　微量元素功能及缺乏时的临床表现

微量元素	功能	缺乏时的临床表现
铁	参与血红蛋白和酶的组成	小细胞低血色素性贫血
锌	为多种酶的重要组成部分	生长发育迟缓、创口愈合延迟、脱发、皮肤损害、口角炎
铜	为多种氧化酶、过氧化物歧化酶的组成部分	贫血、中性粒细胞减少、骨质疏松、生长迟缓
硒	谷胱甘肽过氧化物酶的组成部分，参与氧化还原反应	肌肉乏力、克山病、神经病变
碘	参与甲状腺激素的合成	甲状腺功能低下、甲状腺肿大
氟	与骨骼和牙齿的矿化有关	龋齿
铬	增强胰岛素对糖的氧化、脂肪合成、糖原合成和氨基酸的转运	葡萄糖耐量下降、周围神经病变、共济失调
锰	丙酮酸羧化酶、超氧化物歧化酶的组成部分	发育障碍、共济失调、抽搐、脂肪代谢障碍
钼	氧化酶的组成部分	氨基酸不耐受、过敏反应、昏迷

六、酸碱平衡紊乱

体液酸碱度适宜是机体组织、细胞进行正常生命活动的保证。肠外营养时酸碱平衡失调的原因有很多，在物质代谢过程中，机体可不断摄入或产生酸性、碱性物质，并依赖体内的缓冲系统和肺、肾等器官的调节，保持体液的酸碱平衡。但是，如果酸碱物质的负荷超量，或者调节功能障碍，则将导致酸碱平衡失调。如盐酸精氨酸、盐酸组氨酸等氨基酸溶液含较多的盐酸盐，这些溶液的输入，可导致高氯性酸中毒。此外，氨基酸代谢也可产生一些酸性产物，过量时可发生代谢性酸中毒。肠外营养时糖类过量可使二氧化碳增加，导致呼吸性酸中毒。在一些机械通气的患者，过高的糖类摄入所致的二氧化碳产生增加，可以引起过度通气，从而导致呼吸性碱中毒。

七、再喂养综合征

再喂养综合征（refeeding syndrome，RFS）是指长期饥饿或严重营养不良的患者，在重新摄入营养物质（包括经口进食、肠内和肠外营养支持）时，出现以低磷血症为特征的严重水电解质紊乱、代谢障碍及由此而产生的一系列临床症候群。RFS 迅速破坏机体内环境的稳定，导致多脏器功能受损甚至衰竭，起病急、进展快、影响脏器众多、危害严重。RFS 的临床表现具有多样性、多变性和不可预测性等特点，常没有预兆地突然发作，可涉及全身各个系统和脏器。常见的临床表现包括①循环系统：包括心律失常、急性心力衰竭、低血压、休克；②呼吸系统：包括呼吸肌无力、呼吸困难、呼吸衰竭；③神经系统：包括麻痹、瘫痪、手足搐搦、肌肉震颤、肌无力、谵妄、幻觉、韦尼克脑病；④消化系统：包括腹泻、便秘、肝功能异常；⑤血液系统：包括脓毒症（继发于白细胞功能障碍）、出血倾向、溶血性贫血；⑥代谢系统：包括代谢性酸中毒；⑦泌尿系统：包括急性肾小管坏死（继发于横纹肌溶解）；⑧运动系统：包括肌肉疼痛、肌无力、横纹肌溶解症。

严重营养不良是引起 RFS 最主要的原因，其他与 RFS 相关的危险因素还有肿瘤恶病质、外科手术、长期酗酒、神经性厌食、老年患者、难以控制的糖尿病，以及长期服用制酸药或利尿药等。RFS 高危患者的诊断标准见表 33-4。如果患者存在上述高危因素和临床表现，同时实验室检查血磷水平低于 0.5 mmol/L，基本可以明确诊断。

表 33-4　RFS 高危患者的诊断标准

患者具有下列 1 项及以上者：

- BMI（kg/m²）<16
- 过去 3~6 个月非主观体重丢失>15%
- 禁食或少量摄食>10 天
- 开始喂养前存在低钾、低磷或低镁

或患者具有下列 2 项及以上者：

- BMI（kg/m²）<18.5
- 过去 3~6 个月非主观体重丢失>10%
- 禁食或少量摄食>5 天
- 有酗酒或药物滥用史，包括胰岛素、化疗药、制酸剂和利尿药

饥饿状态下体内激素和代谢的改变是 RFS 的基础，而外源性葡萄糖的快速补充是导致 RFS 的重要诱因。当机体处于饥饿状态时，体内发生一系列神经内分泌改变，包括胰岛素分泌减少、胰高血糖素升高、肝内糖异生和脂肪动员增加等，与之相伴随的是大量钾、镁、磷和维生素的消耗。此时细胞内的钾、镁、磷等向细胞外移动，尚可维持其血清浓度在正常范围内。而当给这类患者补充外源性营养物质（肠内/肠外），尤其是短时间内输注大量葡萄糖溶液后，患者体内血糖浓度升高，胰岛素大量分泌，合成代谢迅速增强，促使细胞外液中的钾、镁、磷和维生素等向细胞内转移，进一步加速其消耗利用。上述离子的血清浓度出现明显的下降，产生一系列相应的临床症候群。RFS 体内主要离子、矿物质和维生素的变化如下。

1. 磷　磷是细胞内最主要的矿物质之一，它不仅是细胞膜的重要组成部分，还几乎参与了细胞内的一切重要生化反应，例如，参与 ATP 合成、各种氧化磷酸化反应、酶活性的调节和第二信使信号传递，维持氧合血红蛋白的稳定性及酸碱平衡等。人体内 85% 的磷位于骨组织内，血清中的无机磷仅有约 465 mg（15 mmol），再喂养时，合成代谢增强加剧了磷的消耗，而骨磷释放较慢，如果此时外源性磷补充不足，细胞外液中的磷无法继续维持在正常浓度范围，仅轻度降低，都会对前述各项生理生化反应产生广泛的影响，导致多种临床症状。

2. 钾　钾离子是细胞内液中最主要的阳离子之一，在长期饥饿状态下钾离子消耗巨大，细胞内液中的钾离子外移使细胞外液的钾离子浓度维持正常，再喂养时，血清中升高的胰岛素协同钾离子一起向细胞内转移，造成血清钾离子浓度急剧下降，跨膜离子浓度梯度被破坏，于是出现各种和细胞电生理异常相关的临床表现，如严重的心律失常、心脏停搏等。

3. 镁　镁离子也是细胞内液中重要的阳离子之一，参与细胞氧化磷酸化及 ATP 合成等重要的生理过程，在维持 DNA、RNA 和核糖体的结构完整性方面也具有重要作用，此外，镁离子还和钾离子一样参与维持细胞膜电位，严重的低镁血症会导致心功能失常或神经系统并发症。镁离子浓度与钾离子浓度相关联，单纯纠正低镁血症往往收效甚微，必须在纠正低钾血症的基础上纠正低镁血症。

4. 维生素　长期饥饿会导致机体内多种维生素缺乏，其中与 RFS 关系最密切的是维生素 B_1（硫胺素）缺乏。维生素 B_1 是能量和葡萄糖代谢的重要辅酶之一，其在人体内几乎没有储备，严重缺乏可导致韦尼克脑病（Wernicke's encephalopathy），出现诸如精神障碍、共济失调或近事遗忘等临床症状。

5. 其他　营养不良的患者存在不同程度的水钠潴留，在再喂养早期、尤其是恢复糖类供应后，随着胰岛素分泌增加，合成代谢加强，细胞对水摄入增多，如果不加以控制易导致液体负荷过重，引起肺水肿和心功能不全。突然增加的葡萄糖摄入还会增加呼吸系统负担，增加二氧化碳产生量和氧耗量，增加呼吸商，可导致每分通气量增加，加重呼吸困难。短时间内大量葡萄糖输入还可能导致高渗性非酮症昏迷、渗透性利尿和代谢性酸中毒。因此，对 RFS 患者的液体控制方面需十分谨慎。

RFS 的防治总体来说应以预防为主。在治疗全程中注意以下 3 个基本原则是治疗成功的重要保证：①早期甄别具有危险因素的患者；②治疗过程中不断监测各种离子浓度的变化；③合理选择营养元素及喂养方式。

对长期禁食患者开始再喂养前，一定要进行系统的评估，全面考虑到患者是否存在 RFS 的危险因素。一旦确定患者属于高危人群，需立刻检查血电解质等生化指标，如有异常及时调整。另外研究发现低白蛋白血症往往预示低磷血症的发生，所以高危患者如果存在低白蛋白血症，应及时补充纠正。

由于 RFS 的发生与合成代谢尤其是葡萄糖的代谢增强有关，因此对具有高危因素的患者实施营养支持需格外注意各种营养物质的配给。首先应严格控制总热量，特别是最初的 1~2 天，总热量宜控制在 10 kcal/(kg·d) 左右，之后根据患者病情的变化再逐步增加直至目标量。其次，在营养底物的选择方面，应减少糖类的含量，而适当增加脂肪的比例，因为脂质代谢不会引起高胰岛素血症，也不会消耗细胞外的磷，不会加重 RFS。同时在液体量方面应遵循"量出而入"的原则，严格控制医源性的液体输入，防止加重水钠潴留，达到减轻肾脏和心脏负担的目的。RFS 患者磷和镁补充的参考剂量与方案见表 33-5。

在 RFS 治疗过程中，密切的临床和实验室监测必不可少。心肌、呼吸肌等功能异常，常引起致命性的心律失常、心力衰竭或呼吸功能衰竭，因此必须对这类患者实施 24 小时不间断的监测，包括心电图、呼吸节律、氧饱和度、电解质、凝血功能、肝肾功能、四肢肌力及意识状态等，发现异常需及时处理，最大限度避免意外发生。

表 33-5　RFS 患者磷和镁补充的参考剂量与方案

元素	剂量与给药途径
磷	
维持生理需要量	0.3~0.6 mmol/(kg·d) 口服
轻度低磷血症（0.6~0.85 mmol/L）	0.3~0.6 mmol/(kg·d) 口服
中度低磷血症（0.3~0.6 mmol/L）	9 mmol，经外周静脉于 12 小时内输注
重度低磷血症（<0.3 mmol/L）	18 mmol，经外周静脉于 12 小时内输注
镁	
维持生理需要量	0.2 mmol/(kg·d) 经静脉输注或 0.4 mmol/(kg·d)　口服
轻、中度低镁血症（0.5~0.7 mmol/L）	24 小时内经静脉输注 0.5 mmol/(kg·d)，然后按 0.25 mmol/(kg·d) 连续输注 5 天
重度低镁血症（<0.5 mmol/L）	24 mmol 在>6 小时内输注，然后参照上述轻、中度缺镁方案继续补充

参考文献

[1] Weimann A, Braga M, Carli F, et al. ESPEN guideline：Clinical nutrition in surgery. Clin Nutr, 2017 Jun, 36 （3）：623-650.

[2] Friedli N, Stanga Z, Sobotka L, et al. Revisiting the refeeding syndrome：Results of a systematic review. Nutrition, 2017, 35：151-160.

[3] Pantoja F, Fragkos KC, Patel PS, et al. Refeeding syndrome in adults receiving total parenteral nutrition：An audit of practice at a tertiary UK centre. Clin Nutr, 2018, 5614 （18）：31185-31186.

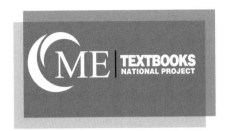

第五篇

家庭肠外营养实施的相关问题

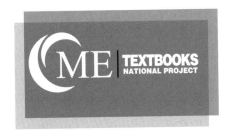

家庭肠外营养的评估与教育

第 **34** 章

王新颖 东部战区总医院
郭淑丽 中国医学科学院北京协和医院

家庭肠外营养（HPN）是指在专业营养支持小组的指导下，让病情相对平稳，需要长期或较长期依赖肠外营养的特殊患者在家中实施肠外营养。HPN 包括全肠外营养和部分补充性肠外营养 2 类，常用于慢性肠衰竭、恶性肿瘤梗阻或胃肠道不全梗阻等患者。HPN 是无法正常进食或肠内营养障碍患者的基本生命支持治疗。合理的 HPN 能满足患者对能量和营养素的需求，维持和改善患者的营养状况和器官功能，减少并发症的发生，增强体力及活动能力，提高生活质量，恢复家庭生活，使部分患者可重新参加工作和学习，同时可减少医疗费用，节省医疗资源。肠外营养已广泛应用于住院患者，其疗效已被临床充分肯定。近年来，随着肠外营养研究的深入，其实施技术、方法和设施有了明显改进和提高，更具安全性和实用性。

一、家庭肠外营养的适应证

1. 患者病情稳定可以出院，但存在肠功能暂时性或永久性障碍，无法通过正常进食、肠内营养或肠内营养不能满足机体对营养的需求或维持液体平衡，须通过肠外途径供给营养及液体来维持生命的时间>2 周。临床上实施 HPN 的对象主要为短肠综合征、炎症性肠病、肠瘘、肠系膜血栓性疾病、放射性肠炎、恶性梗阻或消化道部分性梗阻等各种原因所致的营养不良或营养素缺乏的患者。

2. 患者和家属均渴望并要求出院在家中继续治疗，且能积极配合医护人员进行 HPN 的相关培训和教育，能学会和掌握肠外营养的配制和输注等基本操作，以及能预防和初步处理 HPN 常见并发症。

3. 患者的家庭居住条件较好，有特定可供肠外营养液配制的房间，或者附近医院能够配制和提供患者所需的肠外营养液。

二、家庭肠外营养的组织管理

HPN 的实施涉及多个学科，需要相关的专业人员为患者提供合理、全面而有效的营养支持服务。营养支持小组（nutrition support team，NST）是一种团队医疗模式制度，用于临床营养支持管理。NST 主要由医师、营养师、药剂师和护士组成，同时还包括社会工作者、营养专业科研人员等其他专业人员。HPN 的实施应在 NST 指导下进行，NST 负责并参与 HPN 的全过程，包括 HPN 方案制订、HPN 实施可行性评估、人员的培训和教育、随访和监测及并发症防治。

三、家庭肠外营养的评估

（一）实施前可行性评估

1. 评估 HPN 患者的心理素质　HPN 治疗前，评估患者的心理素质，学习意愿，学习能力、动机、态度、需求及以往学习经历等。

2. 评估家属及指定照护人员的基本素质　HPN 的家属或指定照护人员的要求较高，要评估家属及指定照护人员的文化程度、职业、社会背景、是否愿意参与学习、对患者的关爱程度、能否承担督促患者建立健康的行为和进行家庭护理的责任等。通过一段时间的专门教育和培训后，能学会和掌握行 HPN 治疗的基本技术操作，可胜任 HPN 的日常管理。

3. 评估患者家庭条件　患者的家庭居住条件及卫生条件是否较好，是否能够提供特定的房间可供肠外营养液配制；患者家庭经济状况是否良好，费用是否充足。

4. 患者居住地附近医院评估　患者居住地附近是否有条件较好的医院，附近医院是否能够配制和提供患者所需的肠外营养液，是否具有中心静脉导管、PICC 导管维护和检验化验常规项目的条件；患者居住地社区，是否有社区医疗机构，该社区医疗机构的医护人员是否具备肠外营养液配制、导管维护等技术。

5. 医院伦理委员会评估 HPN 实施的可行性　患者和家属一致渴望并要求在家中开展 HPN，经医院 NST 医护人员会诊及评估后，报医院伦理委员会拟开展实施 HPN 项目，获得医院伦理委员会批准后方可实施。

（二）出院前再次评估

1. 评估家庭环境　评估家庭肠外营养液配制及药品储存房间准备是否合格；家属为患者是否已安排好独立的房间并进行清洁、消毒；室内温度是否控制在 18~20 ℃，湿度维持在 50%~60%；室内是否可以经常通风、换气，有防尘设备，是否在专业人员的指导下采用合格的消毒液进行房间擦拭和清洁；房间是否已建立肠外营养液配制室及操作台，有放置药品、器械及相关材料的空间，对已符合家庭肠外营养液配制及药品储存条件。

2. 评估患者家属及指定照护人员落实到位情况　再次确认患者回家开展 HPN 时，患者家属及指定照护人员和照护时间都能保证及落实到位。

3. 评估患者 HPN 实施资金落实情况　再次确认患者回家开展 HPN 的资金已经备好，费用充足。

4. 评估居住地附近医院联系到位情况　患者出院前，确认已联系好附近医院，NST 医护人员与居住地附近医院沟通，确认具备提供肠外营养液、导管维护、日常检验化验条件；患者所在的社区医疗机构有关医护人员是否愿意接受 HPN 相关专业知识的培训，并参与 HPN 实施、随访和监测。

5. 评估患者、家属及指定照护人员 HPN 相关知识的培训和教育掌握情况　患者出院前，NST 成员评估患者、家属及指定照护人员掌握 HPN 相关知识及操作考核是否合格，是否可胜任 HPN 的日常管理。

6. 评估知情同意书签署情况　为了保证医疗安全，出院前再次评估患者和家属是否已与医院签署开展 HPN 知情同意书。

7. 出院前 HPN 配方的再评估　应在患者出院前制订 HPN 的配方，并通过住院期间一段时间的观察，证实符合患者的实际代谢需要后方可最终决定并出院实施 HPN。

8. 评估患者 HPN 输注方式及时间选择　评估患者年龄、病情、日常生活方式、日常工作和活动，如果患者病情允许，有参加日常工作和活动的意愿，逐渐由持续输注转变为循环输注法，由日间输注转变为夜间输注。

(三) 定期评估 HPN 实施过程

1. HPN 实施早期的评估　NST 医护人员对患者每 2 天进行 1 次家庭访视，每日电话或微信随访，外地患者每日电话或微信随访。评估 HPN 实施过程是否顺利，包括肠外营养液配制、导管维护、肠外营养输注过程；评估并监测每日出入量、生命体征，每周检测的血常规、肝肾功能、血清电解质、血糖和尿糖等项目的结果；对 HPN 实施的效果及可能出现的意外情况进行评估，必要时对患者和负责实施 HPN 的家属或指定照护人员进行 HPN 技术和相关知识的再次教育和培训，从而保障 HPN 的安全有效实施。

2. HPN 实施过程的评估　定期 HPN 病情稳定的患者，每个月需要进行 1~2 次包括电解质、肝肾功能、血常规、血清转铁、血脂等项目检查；定期进行体重、肱三头肌皮皱厚度等项目的人体测量；有条件的地区，需要检测血清维生素和微量元素浓度；长期实施 HPN 的患者，应定期行肝、胆囊超声检查和骨密度检测。NST 医护人员应定期把患者的检测结果报告给医师，以便医师对患者病情做出正确的评估。HPN 治疗时，医师对患者病情的明确评估是保证患者及 HPN 安全实施的基础。NST 医护人员应定期对家庭肠外营养液配制及药品储存房间环境进行评估及检测，对肠外营养液配制超净工作台需要定期检测、更换初效过滤器，应定期做家庭配液室内空气、净化工作台台面及有关无菌物品的细菌培养。同时，定期评估患者导管使用及维护状况，及时了解导管使用中的问题，做好导管相关性并发症的防治，保证 HPN 的顺利开展。

3. HPN 实施过程中评估患者经口进食情况　一些 HPN 的患者病情允许可经口进食，NST 医务人员应评估患者在家经口进食情况、进食量、饮食品种、腹部状况、排气、排便等情况。对于长期 HPN 患者，应根据具体情况尽可能让患者保持经口进食或给予患者一定量的肠内营养，以防止肠道结构和功能损害等并发症的发生。

4. HPN 实施效果的评估　患者应每 3 个月或每半年返院一次，复查评估 HPN 实施效果、根据患者营养状况、导管维护情况，及时调整肠外营养方案、对患者和家属再次进行，培训和教育加强对并发症防治等，保证 HPN 长期安全实施。

四、家庭肠外营养的教育

(一) HPN 实施前的培训及教育内容

NST 医务人员在患者出院前需对患者、家属及相关人员进行 HPN 技术和相关知识培训和教育。培训内容包括无菌操作原则，肠外营养制剂选择，肠外营养配制操作流程，肠外营养输注管理，中心静脉导管护理、冲管、封管，输液泵的使用，常见并发症的监测及发现，监测相关指标，帮助建立营养制剂的供应渠道，以及与 NST 中医师及小组成员的联系方法，可能出现的问题和应对方式等，在何种情况下应该与医护人员联系，如何自我监测和记录患者的基本情况等。

(二) HPN 实施前采取多种培训及教育形式

根据患者及其家属的基本素质不同，采取不同的培训及教育形式，可采用一对一的个案教育方法，以口头讲解与文字描述相结合，示教与指导相结合；对老年人和文化程度低的患者或家属，利用图片、实物、视频等进行示教；也可制作肠外营养护理宣传手册，供文化程度高的患者或家属阅读，并进行适当讲解，赠送培训光盘。让患者或家属在 NST 医务人员监督下反复实践 HPN 的全部实际操作过程，做到准确、熟练掌握，最终经医护人员评估认为完全合格为止。

（三）HPN 实施前培训患者所在地社区医疗机构有关医护人员

经与患者居住地所在社区医疗机构及有关医护人员沟通，如果对方愿意配合 HPN 开展，同意接受 HPN 相关专业知识的培训及实施、随访和监测，NST 医务人员应在患者出院前 2~3 天，对社区医疗机构有关医护人员进行 HPN 相关专业知识的培训。

（四）HPN 实施早期的再培训

HPN 实施早期 NST 成员应对患者进行家庭访视，现场监督并抽查家属 HPN 的全部操作过程，包括无菌原则，肠外营养液的配制和输注，导管护理、冲管、封管，输液泵的使用，常见并发症的识别及防治，自我监测记录等。如现场操作流程不合格，需要对患者和负责实施 HPN 的家属或指定照护人员进行 HPN 技术和相关知识的再教育和培训，保障 HPN 的安全有效实施。

（五）HPN 实施过程中的再培训

长期 HPN 可导致一系列并发症，影响 HPN 的维持，严重者甚至可危及患者生命。然而，这些并发症是可以预防的，经及时处理可减轻其危害性。许多文献报道，HPN 并发症发病率并不比住院患者高，关键在于实施者是否严格按照各项规程进行操作，其中营养代谢及导管相关性并发症最常见，如能认真地护理，即可减少并发症的发生。因此，在患者每次返院复查过程中，应对患者、家属或指定照护人员进行 HPN 的全部操作过程重复再考核，包括无菌操作技术，肠外营养液的配制和输注，导管维护、冲管、封管，输液泵的使用，常见并发症的识别及防治等，如果操作流程有不合格的，需要对患者和负责实施 HPN 的家属或指定照护人员再次进行 HPN 技术和相关知识的教育和培训，预防并发症的发生，从而保障长期 HPN 的安全有效实施。

（六）HPN 输注方式培训

HPN 通常采用循环输注法，即选择每天某一个时间输注营养液，一天内有一段时间不输液。一旦输注时间确定以后，NST 医务人员应培训患者和家庭成员一起帮助患者改变生活方式，从而提高患者的依从性，有利于患者能够参加正常日常工作或活动，改善其生活质量。营养液输注的速度应快慢适宜。患者刚从医院转入家庭进行 HPN 时，告知家属给予患者 10 天左右的过渡期，逐渐由持续输注转变为循环输注法，逐步缩短每日输注时间，同时培训患者及其家属需要注意监测的指标，包括监测机体对葡萄糖和液体量的耐受情况，避免血糖波动变化过大对机体造成的不利影响，防止无营养液输注期出现严重的低血糖现象。患者的营养液输注时间可选择在夜间，输注持续时间控制在 8~12 小时，一般在入睡前开始输注，待睡醒后液体输完，患者白天能够参加正常日常工作或活动，提高生活质量，可应用输注泵控制输注速度，一旦出现故障或液体输注完毕，仪器会自动报警，保证夜间输液的安全。

HPN 作为肠内营养障碍患者的基本生命支持治疗已在国内外广泛应用，并取得良好的疗效。与住院患者的肠外营养不同，HPN 是在家庭中实施肠外营养，实施的过程中存在更多不确定性，更加需要医患双方的密切合作和共同努力。NST 医务人员应对患者 HPN 实行全程管理，及时评估患者病情、检测指标、营养状况及管路维护，及时调整配方和治疗方案，定期培训和考核家属或指定照护人员的 HPN 技术和相关知识，预防相关并发症，从而保障 HPN 的安全有效实施。

参考文献

[1] 中华医学会肠外肠内营养学分会. 成人家庭肠外营养中国专家共识. 中国实用外科杂志，2017，37（4）：406-411.

[2] 彭南海，黄迎春. 肠外与肠内营养护理学. 南京：东南大学出版社，2016.

[3] Kumpf VJ, Tillman EM. Home parenteral nutrition：safe transition from hospital to home. Nutr Clin Pract，2012，27（6）：749-757.

[4] 杨秀芳，高琦，简芳，等. 家庭肠外营养的实施与护理. 肠外与肠内营养，2013，20（1）：62-64.

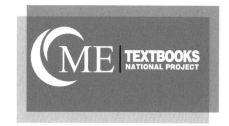

家庭肠外营养的社会心理问题

第35章

洪　霞

中国医学科学院北京协和医院

　　家庭肠外营养（HPN）为短肠综合征和肠衰竭的患者提供了赖以生存的营养、水分和电解质，也是维持生命的必要治疗方法。但是，HPV 患者的生活质量显著低于不需要 HPN 肠道疾病的患者。HPN 患者生活质量降低与多种因素有关，包括与 HPN 相关的不良事件，如导管相关的并发症、肠外营养相关肝病、代谢性骨病等。由于输液泵噪声、设备警报、夜尿等原因，导致 HPN 的患者睡眠质量降低。HPN 患者的心理社会负担包括疾病对生活方式和社会活动的影响，对家庭关系和既往人际关系的影响以及抑郁状态。由于患者和家属就业机会减少、医疗费用的负担增加，患者的家庭常面临财政方面的困难。同时，为了照顾 HPN 患者，家属压力增大，进而使家属的身心健康也受到影响。尽管面临了这么多的困难，但 HPN 的患者及其家属表现出了相当大的弹性，经过一段时间，大部分患者和家庭能够适应疾病和残疾对他们带来的影响，生活逐渐步入正轨。通过患者教育、与患者支持团体保持联系、针对伴随症状的治疗、药物治疗以减少对 HPN 的需求等综合干预措施，将有利于改善 HPN 患者和照料者的生活质量。

一、患者对疾病性心理反应及应对

　　大部分患者能应对躯体疾病，寻求适当的医疗建议并接受 HPN 治疗，最大程度地改善自己的生活质量。长期使用 HPN 的患者可以通过改变生活方式更好地适应疾病。应对疾病和 HPN 是一个动态的过程，大部分患者和家庭能在不同的时期，灵活地应用不同的应对机制最大程度地获取医疗资源、减少疾病对自己的影响。但是在面对疾病和 HPN 的过程中，不同的患者有不同的反应，如果患者长期无法有效地应对 HPN 给自己带来的影响，出现持续的焦虑、抑郁等问题，将显著影响患者的生命质量与预后。在临床工作中，应给予患者有效的支持，帮助患者有效地使用医疗资源，激活家庭与社会资源，帮助患者更好地应对疾病。

　　不同人格特点的患者对于疾病和 HPN 治疗可有不同的心理反应。

（一）退行

　　退行是指部分或完全回到既往不成熟的行为模式中，如对他人的依赖。HPN 患者出现退行、解除责任、寻求医疗照护和安慰是非常常见的。适度的退行是适应性的反应，因为 HPN 患者必须放弃一些责任和控制，接受对医务人员和家属的依赖。这种退行也将唤起医务人员和照料者的积极情绪，如觉得自己是有能力的和被需要的。然而，过度的退行将会导致很多问题出现：医护人员和照料者很难照顾一个完全无法耐受挫折、疼痛和独处的患者；如果 HPN 患者每天像个小孩一样，喋喋不休地抱怨，特别容易心烦，不断向医护人员和照料者提出要求，不能容忍任何形式的护理错误和延误，拒绝承担在医疗照护中的责任，将给医疗团队和照料者带来巨大的压力。

医师应避免责骂或羞辱有退行表现的患者。可采取一些更有帮助的措施：当患者有严重躯体疾病时，非常容易感到困扰，此时温和地向患者解释，提供适当的安慰；在不过分勉强患者的前提下增强其独立性；安排定期的患者访视，并根据需要设定限制（如访视时长）；解释要求过分的行为（如不断呼叫医务人员）可能导致工作人员回避患者。

（二）焦虑

不同的 HPN 患者焦虑水平的变化很大，有些患者是正常的焦虑反应。但某些患者，则可能达到焦虑障碍的程度，影响 HPN 治疗。患者的焦虑表现为不同的形式，如分离焦虑（害怕独自在医院、在家）、害怕陌生人（难以信任新的医师）、害怕由 HPN 导致身体功能受到伤害、害怕疼痛、害怕失去自己的社会角色和功能（如事业或家庭）、害怕依赖他人等。对大多数 HPN 患者来说，一定程度的焦虑是可以理解的也是适应性的反应，因为它使患者处于警觉状态，有利于调动资源、更好地应对疾病。过度的焦虑会导致患者的功能受损，并影响对 HPN 治疗的依从性。如由于对 HPN 并发症的担心，导致患者不敢进行 HPN 治疗。焦虑还可以放大对疼痛和其他不适感受的感知。在应对患者的焦虑之前，临床医师应帮助患者找到患者特定害怕的内容，如疼痛、外形损害、残疾或死亡。了解患者的恐惧有助于找出恰当的干预措施，如进行认知疗法或心理教育。

（三）否认

否认是一种心理防御机制，通过阻止对其不想要的、难以承受的思维、感受的觉察来缓解焦虑。在生活中习惯将负面事件或感受都忽略的患者，在面对 HPN 治疗时，有可能出现依从性差、甚至拒绝就医。如坚持认为自己不需要 HPN 治疗，自己少量多餐就能摄入足量和必要的营养物质。在患者得知必须要长期进行 HPN 治疗时，保持一定程度的否认有助于患者适应坏消息，不被对 HPN 治疗影响的充分认知所压倒。当然，这样的否认将会延迟 HPN 的治疗，降低患者对 HPN 的依从性。

对于这样的患者，在充分尊重他们的基础上，认可患者对维护自我健康的努力，但同时与患者讨论对 HPN 治疗的理解、对治疗的期待，让患者发现其行为与治疗期待的不一致，进而帮助患者更好地配合治疗。

（四）偏执

具有偏执特质的患者，倾向于将自己治疗中出现的问题归咎于他人，如家属、医师、社会等。患者认为家属不够关心自己，对自己照顾不周，护理措施不当；认为医师延误诊断，拖延治疗，药物的不良反应对身体伤害大等；认为社会对自己不公平等。

在这种情况下，需要对患者保持中立态度，就事论事地解决患者的质疑，不去争执，也不要被患者激怒，尽量客观、详细地向患者解释病情、并发症。沟通应给予清晰、一致、坚定的信息。

（五）愤怒

愤怒和敌意可以通过行为机制（如增加疾病危险因素）和自主神经生理变化对 HPN 患者产生不利影响。常出现的表现包括，每天大量吸烟，应激反应增加、心率增快，出现睡眠障碍，医患关系恶化，治疗依从性差，急性和慢性疼痛的风险增加等。

在与患者交流过程中，应避免对患者进行防御和反击，冷静地用事实回应患者，并在尊重患者的同时尝试理解其为何愤怒，以及避免愤怒对其健康造成的不良影响或对治疗的干扰。对于有正当理由生气的患者（如等了 1 小时才看到医师），应及时对引发患者愤怒的问题进行道歉和解释。

（六）抑郁

面对疾病和不得不长期使用 HPN，患者常会感到沮丧、气馁和无助。当悲伤变得过于沉重，心情低落时，患者可以出现适应不良的行为。抑郁患者常出现不遵从医嘱、大量吸烟、药物滥用、久坐不动等。抑郁症患者不遵从医嘱通常表现出被动自杀的行为（如故意错过 HPN 治疗）。同时，抑郁可增强对疼痛和其他不良感受的感知。

临床医师可通过如下方法增强患者的控制感：鼓励其表达对治疗的偏好、使患者对治疗之外的常规生活有更大的控制权，并强调积极参与治疗，而不仅是被动地接受规定的照护。对因 HPN 治疗的前景而意志消沉的患者，让他们与已成功接受相同治疗的患者进行交流可能从中受益。

二、HPN 患者的社会心理负担

多个研究证实，HPN 影响患者的生活质量。HPN 护理的认知复杂性包括每天 2 次严格的输液护理程序，管理和问题解决，协调多个专业的服务，危及生命的不良反应、不良症状的监测，以及在寻找合格的专业人员和 HPN 照护团队时应对压力等。接受 HPN 的患者及其家庭通常社会活动减少，家庭关系受到影响，可能失去友谊，退出家庭外部的活动，社会支持减少，以及反复发作的抑郁。也有报道提示，患者对身体形象的关注也相当明显，这与导管装置的类型、解剖位置有关。患者认为外部导管是一种持续的视觉提醒，一直提醒他们的病情和他们对 HPN 的依赖。因此，识别与 HPN 治疗相关的心理社会困扰，并为 HPN 患者提供适当的专业转诊，对改善患者的生活质量非常重要。

三、HPN 患者社会心理问题的应对

（一）基本干预措施

以患者为中心的照护应当允许患者在治疗过程中获得一定程度的控制感，包括关注对患者个体有意义和有价值的东西。在治疗过程中，促进患者及其家庭成员积极的参与医疗照护，多参与到 HPN 治疗的自我决策、自我照顾过程中，允许他们在居家的日常生活中拥有更大的自主权，并提高应对 HPN 依赖、慢性疾病所带来压力的能力。

患者教育是让患者参与自我护理的关键成分之一。在 HPN 治疗开始时，应将自我监测与并发症识别技术纳入培训。自我监控指南应包含特定阈值，说明何及如何联系专业的医疗人员以提高患者的安全性。建议在出院前开始 HPN 培训，为患者及其家庭进行 HPN 提供充分的准备，以减少因相关知识缺乏带来的无助感和不确定感。患者教育应当是一个互动的过程，在此过程中，应当鼓励患者和家庭提问题，表达对 HPN 治疗的想法，并谈论令患者不安的想法及其感受。

对于患者的焦虑、睡眠问题，可以提供一系列的干预措施，包括渐进性肌肉放松、腹式呼吸、冥想、生物反馈等。

（二）患者对于疾病与 HPN 治疗的应对

患者对疾病和 HPN 治疗的应对方式对 HPN 患者的生活质量和精神健康有重要影响。以下方式对改善患者的生活质量和精神健康有利，包括积极面对疾病，寻求良好的人际关系和社会支持，信任医师；不利的应对方式包括被动接受、听之任之、社会退缩和孤立、无助和无望感。

（三）需要转诊精神心理专科的情况

当患者存在控制欠佳的精神障碍，如抑郁、焦虑（如广泛性焦虑障碍）时；当患者的心理因素严重、持续、显著地干扰了其治疗，或者患者无法改变其不良行为时；当临床医师和患者处于僵局时，精神科医师可尝试帮助患者了解自己的行为或情绪状态是如何导致其不利于健康的行为模式，如何加剧躯体疾病或干扰治疗。

总之，对于 HPN 治疗的患者，医务人员除了对患者的医疗和身体问题进行常规监测之外，还需要关注并与患者及其家庭成员讨论心理社会问题。很多患者与其家庭成员在与 HPN 治疗相关的心理社会问题的过程中，表现出良好的心理弹性，使他们对疾病或残疾的反应正常化，逐渐有能力应对，并在生活中恢复疾病前的角色，他们逐渐学会了与慢性疾病共存。对患者进行系统的教育，推动患者与支持团体的联系，以及对患者伴随症状（如抑郁和疲劳）进行治疗，将改善患者的生活质量和治疗结局。

参考文献

［1］Winkler MF. Quality of life in adult home parenteral nutrition patients. JPEN J Parenter Enteral Nutr, 2005, 29（3）：162-170.

［2］Kumpf VJ. Challenges and Obstacles of Long-Term Home Parenteral Nutrition. Nutr Clin Pract, 2019, 34（2）：196-203.

［3］Winkler MF, Smith CE. Clinical, social, and economic impacts of home parenteral nutrition dependence in short bowel syndrome. JPEN J Parenter Enteral Nutr, 2014, 38（1 Suppl）：32S-37S.

［4］Ennis L, Ablett J, Taylor M, et al. The active problem solving of patients dependent on home parenteral nutrition：A qualitative analysis. Clin Nutr ESPEN, 2018, 26：77-83.

［5］魏镜, 史丽丽. 综合医院精神卫生通用技能. 北京：中华医学电子音像出版社, 2018.

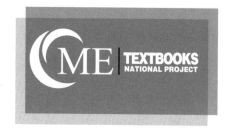

家庭肠外营养的伦理和法律

第 36 章

翟晓梅
中国医学科学院北京协和医院

　　医学伦理的开创可追溯到公元前 5 世纪的希波克拉底誓言。医学伦理学的历史从评论誓言中的医师行为守则开始。当基督教开始统治欧洲时，希波克拉底誓言及其伦理规定仍得以保留，虽多以十字架形式出现。伴随 14~16 世纪文艺复兴及 17~18 世纪欧洲启蒙运动，医学再次开始蓬勃发展，希波克拉底伦理成为现代医学伦理的基础。西方医学伦理的整个历史实际上是对原始希波克拉底誓言的一整套诠释。

　　自 20 世纪 60 年代开始，医学伦理学有了很大发展，在医学伦理学从对医学专业行为规则制定的传统上拓展开来。20 世纪中期开始，社会和医学都发生了很大改变，在多元价值观时代，不同文化、民族、种族、信仰与精神、社会经济地位及个人和集体认同的其他方面形成了患者和医师在个人层面上的不同价值观。价值和优先权的多元化使自我决定权成为一个普遍的社会信念。学者们普遍认为，传统的医学家长主义破坏了对患者自主权的尊重和对患者个人价值观的考量，忽视了"境遇"在伦理决策中的作用，将患者的所有价值特别是生活价值取向全都包含在医疗价值之内，结果导致在治愈患者的同时破坏了患者最珍视的价值、生活计划和生活种类。

　　曾有观点认为，医学是一项严谨的纯科学工作，道德和价值问题只会在缝隙中偶然出现。今天，这种观点已经改变，人们越来越认识到，对医学而言，道德上的努力不亚于临床科学的付出，伦理问题正处于医学的中心。

　　患有严重肠衰竭症，需要家庭肠外营养（HPN）患者的临床决策也充满了合理性和合法性的挑战。①通过医疗技术延长患者"生物学"生命的能力；②患者有参与决策的权利，很多国家通过颁布法律法规用以保障有完全行为能力的患者参与医疗决策的权利；③对经济条件的制约和成本控制的担忧。从某种意义上说，医疗技术的进步和社会的进步，使患者受益的同时带来了一系列新的经济上的负担。对此医学面临的伦理问题和挑战是：我们需要什么样的医疗？

一、医学伦理学基本原则

　　美国学者 Tom L Beauchamp 和 James F Childress 提出经典的伦理学原则有：有益/不伤害（beneficence/nonmaleficence）、尊重自主性（respect for autonomy）和公正（justice）。

（一）有益/不伤害

　　1. 有益　历史上医德或医学伦理学一贯要求医师的行动要有益于患者，不能伤害患者。我国古代医师强调医师"济世"，也是表达了医师有助人于患难的义务。在临床医学中人们对医师的期待不仅是不会给患者造成伤害，更重要的是医师有义务帮助他们的患者，促进患者的健康。

西方医学之父希腊医师希波克拉底说，"处理疾病时你要做 2 件事：帮助患者，不要伤害患者。"。这除了需要良好的目的，还需要了解医疗干预的必要性。在 HPN 临床中，首先应该掌握最新的有关益处与风险的医学知识。其次，还应该支持或参与获得此类知识所需要的医学研究工作。

2. 不伤害　旨在避免造成伤害。在临床中，医师应该问这样的问题："HPN 是否符合患者的最佳利益？风险是否超过益处？"

（二）尊重自主性

自主性原则强调患者在有关自己病情方面拥有决策权。纽伦堡法典首次提出尊重自主性原则，赫尔辛基宣言确认了这一概念。尊重自主性要求医师必须尊重有决策能力的患者拒绝接受治疗的权利。有决策能力的患者不仅具有伦理权利，而且具有合法的权利拒绝治疗。应该依据已有明确规定的医疗指南对患者的决策能力加以评估。许多国家制定了指南要求。例如，英国医学会和律师协会发布了关于心理能力评估指南。根据这个指南，对决策能力有明确描述，认为具有决策能力的人应该能够：①理解简单的语言描述的医疗（或研究干预）的目的、性质及原因；②理解拟议医疗干预的主要好处，风险及可能的替代方案；③理解广义术语上描述的未接受拟议治疗可能导致的后果；④在足够长的时间内，仍然能够记忆保留这些信息，以便帮助做出有效的决定；⑤自由地（没有压力下）做出自主的选择。在许多国家的法律诉讼案件中，法院一再重申，具有决策能力的患者拒绝接受治疗的权利必须得到尊重。反之，患者、家属或其他任何人也不能强迫医师为患者提供医师认为无效的治疗，或者违背患者利益的治疗。

因此，如果准备开始提供短期 HPN 治疗预方案，或者准备对无法治愈的患者撤除已经进行中的 HPN 干预，应该事先与患者进行开诚布公的讨论。这种讨论有助于理解患者对自己未来人生的确切的意愿和期待，并有助于维护患者作为道德主体自我决策的尊严。

（三）公正

这里讨论的公正主要是指分配公正（distributive justice）。分配公正是公正原则最主要的内容，分配告知讨论如何公正地分配资源、服务、受益和负担。20 世纪后，公正概念已经发展到要求人人都应平等享有医疗保健。然而，以 HPN 为例，由于治疗技术日益复杂和治疗成本的增加，使 HPN 面临着不断增加的临床需要与有限资源之间日益突出的问题。

上述医学伦理原则的应用常直接出现在许多案例中，在原则的应用中也需要辅以对其他相关标准的考虑。如公证原则涉及资源不足时，就需要辅以对效用标准的考虑，涉及社会管理资源并有效地使用资源的责任问题。尽管我们应该格外谨慎，不要受到与临床治疗或与公正无关的短期行为的影响，如受到来自商业或政治因素的影响。实际上每个医疗体系都是在一定的配给限制下运作，这些限制取决于支付能力，报销能力甚至等待名单，或者有关国家资助的政治决策。可见，分配公正在公正原则中最为重要，也最难实现。但分配公正的重要意义在于不仅攸关医疗卫生事业的诚信和效用，而且攸关整个社会正义。

案例：有关 HPN 的一些实际临床案例可以说明伦理和法律视角的重要作用。在这个案例中着重讨论居家治疗的患者，以及在社区医疗机构中长期护理的患者的问题。

HPN 在治疗胃肠功能衰竭方面非常有用，在明确使用 HPN 治疗之前，患者的胃肠功能衰竭可能已经持续数月，甚至是永久性的。在大多数情况下，对患者的临床、伦理和法律决策都比较简单。然而，在某些情况下，我们对患者应对该治疗技术所需要的能力可能存疑。尽管此技术不会出现危及生命的并发症，存疑是由于患者在精神或情绪上有一些问题，或者是患者家中缺乏相关的资源。可以通过一个良好的限时医疗方法的监测来解除医师的疑虑，如果出现难以控制的并发症，可以同意撤除治疗。医师还应仔细考虑其医疗团队是否有必要的资源、培训和经验，能够以最佳的方式开展 HPN（Allison，1992），还要考虑是否应将患者转诊到最近的专科医院。

如果未能对这些问题加以充分的考虑和评估就启动 HPN 治疗，这样的医疗实践是不符合伦理的，甚至可被视为是医疗过失。治疗中心有责任对其结果和并发症的发生率进行仔细记录，以便对风险做出充分的判断。身体虚弱独自生活的老年患者还会出现另外一些困难，即使可能有人为老年患者提供给一定的帮助。如果证明 HPN 医疗干预风险极大，那么应采用其他的方法，如口服药物治疗并结合皮下给药（Martinez-Riquelme 等，2005）。在某些情况下，提供风险较低的肠内营养以便满足部分患者的需求也是可行的。在每一个案例中，这些问题都应该与患者、其家属和护理人员进行充分的讨论，然后再做出最终决定，因为这可能会涉及临床问题和伦理问题。

二、临床伦理困境

临床实践中伦理困境时有发生，HPN 医疗干预也不例外。人们常将临床伦理困境归因于医学技术进步。但其实这并不完全准确，还有更深层的原因，如道德目标之间的冲突、医学极限阶段的特殊性、医学的前沿性、医学的高风险性、患者对医疗决策的参与及医疗体系的原因等。伦理学理论和伦理原则之间的冲突也会影响临床决策。

（一）伦理困境的归因

1. 道德目标之间的冲突　临床医疗作为人类实践活动之一，包含并不断揭示人类道德生活的各种目标——有益于患者、遵循规则、维系和谐的社会关系、培养美德等。但在具体临床情境中，上述道德目标之间常会产生冲突。

2. 临床医疗活动的前沿性　临床医疗活动的前沿性的特性导致伦理问题的特殊性。当代医学已成为一种开拓性的"前沿活动"（frontier activity），处于人类经验的极限阶段。在临床中，医务人员和患者不得不经常面对生死相关的人类宿命，身体和精神的脆弱性及经历各种痛苦的极限体验与无奈的现实。临床境况下的伦理问题与日常生活中的问题已经大相径庭。当我们试图将智慧生活中的具体道德目标应用到临床医疗时，会凸显出不同方面的困境。

3. 临床医疗活动的高风险性　医疗活动的高风险性激化了道德目标间的潜在矛盾。正如日常生活中人们对伦理困境的看法都可能不一致，临床实践中人们对伦理困境的态度更会大相径庭。这种道德上的价值多元和差异形成道德判断上的张力和冲突，并可能持续相当长的时间。

4. 科技进步　有很多观点认为是技术的进步及新的技术的临床应用导致了临床伦理困境。但事实上，技术进步本身可能并非临床实践中伦理难题产生的根本原因。不过，医学高新技术的应用使医学实践活动的独特性、高风险性，以及道德目标的多重性更加突出，加剧了伦理困境的产生。所有医学干预都不可避免有其副作用。实现患者最佳利益的道德目标必然与将医疗风险最小化的道德责任息息相关。技术进步在为医师和患者提供新的医学干预措施的同时，也提出了谨慎评估技术应用所产生的风险和受益的新的要求。这不仅是医学科学的要求，也是在临床医疗实践中对个案评估的要求。

5. 患者参与医疗决策　尊重患者自主性和强调保障患者参与式临床决策，日益成为临床决策中不可或缺的重要伦理实践，但这种实践也更加凸显了临床伦理难题。尽管尚无证据表明两者之间的因果关系，但不少医师认为参与式临床决策，事实上导致了更多分歧和伦理困境。

6. 医疗管理体系的原因　临床医疗实践、医疗机构和医疗卫生管理、组织方面的关系也使临床伦理困境更加突出，如医疗数据保护、资源分配及医学培训等。同时卫生管理涉及的社会层面，如器官获取与分配、免疫接种的强制或自愿方式，以及传染病预防与治疗等问题，当有行政干预时这些问题会更加突出。这些组织和社会问题通常涵盖不确定的内容和受益范围，也可能产生特定患者的临床医疗伦理问题。

（二）不同的伦理理论对临床决策的影响

有时特别是在重症患者中的有争议决策是由于在伦理情境下的个体的是基于不同的伦理观点和立场。例如，患者及其家属可能会认为营养支持是一项基本需求，不仅可以维持生命，还可以提供舒适感，这是尊重人的体现。秉持权利论的医师通过被充分告知信息的患者最终做出自主的决定而实施医疗干预。

1. 义务论　对于坚持伦理学义务论的人来说，他们会倾向于坚持对患者进行喂食，而不管结果如何，因为维持患者的生命是医师的"使命"和"医务"。如今，人们很少同意完全基于伦理学"义务论"的教条的立场去不惜一切代价支持生命的神圣性。甚至罗马天主教会对于为临终患者提供人工营养和水方面也表达了这样的立场：应该有一种推定，为需要医学辅助营养和水的患者提供营养和补水的前提，是它所带来的利益超过了给患者带来的负担（美国天主教主教会议，2009 年）。

2. 后果论　对于基于伦理学后果论的人来说，他们更关注行为的后果而不是行为本身，因此，他们倾向于根据实证的数据给患者提供不同的方案。只有在证明其有效性，秉持后果论立场的功利主义者才会接受使用 HPN 为末期患者提供帮助。他们倾向于将营养作为一种药物，药物的最初定义是"影响生命过程的任何化学物质"（Goodman 和 Gilman，1941）。但他们忽略了美国肠外内营养学会的指导原则，必须对治疗性药物和维持人类健康和生存的营养素加以区分。停止药物或侵入性手段将不会使健康人产生疾病，但必须向健康人和患者提供必需的营养素。

在临床试验中，临床研究伦理要求对研究人员采用双盲，以便对照临床试验的研究结果（Freedman，1987）。因此，如果你正在照顾营养不良的失语症患者，设定一个无营养的对照组是无法让人接受的。换句话说，如果你正在研究的疗法可以成为挽救生命或延长生命的技术的话，那么你是不可能得到这种实证效果的。

3. 权利论　基于权利论的观点主要依赖于对患者意愿的辨析。在美国和大多数欧洲国家，全胃肠外营养（TPN）现在被认为是一种医疗而不是简单的基本护理，因此，在提供该医疗干预或撤除该干预时应该基于相同的伦理学理由（Bozzetti，2003）。

最后，根据不同国家的文化背景和传统，有些患者并不想被告知诊断和预后的情况。如果我们接受自愿原则作为个人的权利和医师的义务，我们也必须尊重他人不希望了解诊断和（或）预后的愿望。正如在"人权和生物医学公约"中指出的："每个人都有权知道所有关于自己健康的信息。但是，个人不想被告知的意愿也应该得到尊重"。

4. 自主性　自主性是大多数国家法律中的突出主题，这意味着患者能够意识到其疾病的诊断和预后。但更重要的是，患者的想法会随着时间的变化而变化。Chochinoy 等（1999）的研究清楚地表明，终末期癌症患者渴望生存的评分在 1 天、1 周或 1 个月内都有着显著的差异。同样，对于曾经有自杀行为但幸存下来的患者来说，在接下来的 10 年里仅有一小部分（10%~14%）的人再次自杀（Diekstra and Garnefski，1995）。因此，对患者生存意愿的评估应该是动态的、重复多次，并且只有在答案一致的情况下才能利用这些信息来确定是否对遭受恶性疾病（如 HPN）影响的患者提供或撤除延长寿命的干预措施。

三、"无效医疗干预"

"无效干预"是指一种无法实现目标的行动，而无论这种干预持续多久或重复多少次。"无效医疗干预"涵盖定量和定性两个方面。在定量方面，第一个考量侧重于 HPN 可以达到预期效果的可能性，认为低于某个阈值将不值得付诸努力。但谁有权决定这个阈值呢？第二个考量侧重于效果/受益的定性维度。但是，谁可以决定与 HPN 相关的生活质量的益处是有价值的还是无价值的？尽管伦理和法律对患者自主权给予了高度重视，伦理学家的观点认为无效医疗干预在伦理上是不合理的，因为医学专家对某种治疗最终会产生何种益处的判断未必总是正确的，医学专家常会对一种医疗干预的疗效同时做出价值相关的判断。实际上对患者可能总会有益处的，虽然可能性可能很小。此时，医学专家的意思实际是这些好处不值得付出代价，因此，说这实际是一种价值判断，而非真正完全的医学上的事实判断。在认为存在某种无效医疗干预的人看来，自主权在所有情况下都是绝对的。但是这实际忽略了其他的有效的原则作为补充，如"不伤害"和"公正"原则（Pawlik and Curley，2005）。医学无效的概念因此在伦理上是无效的，在实践上也是无作用的（Hinshaw et al，2003）。在实践中以"医疗干预无效"作为停止治疗的理由毫无用处。总会有人质疑医学判断，因而最好的做法是讨论各种替代措施可能发生或可能不会发生的特定事情，在此基础上做出医疗决定。仅是声称医学上无效，这种说法对实践没有帮助。而且，患者应该能够区分且能够受益（即涉及净增值或优势的治疗）和改善某些生理功能的效果。

当医师的选择与患者的选择之间存在冲突时，应请求更广泛的咨询或考虑营养支持的限时医疗试验。在这种情景中，患者、家属、医护人员拥有共同的目标，医疗的结果将在先前确定的时间段内进行监测。正如 MacFie（2005）所强调的，许多研究表明，如果先前已经与患者、亲属和医疗团队有过讨论，那么伦理困境是可以避免的。

四、"不提供"和"撤除"营养支持

大多数伦理学家认为，不提供治疗和撤除治疗之间的区别在概念上和伦理论证上是没有区别的，因为只要可以不提供，那么就当然可以撤除，只不过是"撤除"比起"不提供"，似乎有更多情感上的负担，特别是在特定文化中。因此建议使用"放弃"这一术语来统称二者。但是，很多临床医师、患者和亲属都认为，实际上二者在伦理和法律上都存在区别。

许多医师感觉不提供那些从未开始的治疗比撤除那些已经开展的治疗有更多的道德上的合理性。比起不再复苏和干预，医师们发现撤除营养支持和提供水反倒更难。相比医源性的因素，临床医师更愿意撤除支持自然性的器官衰竭的治疗（Christakis 和 Asch，1993；Dowdy 等，1998）。我们还应考虑不提供或撤除胃肠外营养（TPN）并不意味着患者不接受任何液体，家用皮下注射液有时可用于临终患者或无法应对 HPN 的患者。

我们应该认识到，在某些特定的情况下，有些理论的运用需要另外的理论做补充，有些原则可能会让位于另外的原则。因此我们需要确定如何考虑原则的优先顺序。在实践中不应简单机械地依赖和应用这些伦理学理论与基本原则，相反在种种特定情况下的伦理决策，需要对冲突的原则加以权衡并做出优先排序。优先排序的合理性依赖于能够减少冲突的行动和做法。

参考文献

［ 1 ］ Tom L, Beauchamp, James F Childress. Principles of Biomedical Ethics. 6th Ed, London：Oxford University，2009.

［ 2 ］ Fiderico Bozzetti，Simon Allison. Ethical and legal aspects of home parenteral nutrition，2006.

［ 3 ］ 翟晓梅. 死亡的尊严. 北京：首都师范大学出版社，2002.

［ 4 ］ Xiaomei Zhai. Informed consent in the non-western cultural context and the implementation of universal declaration of bioethics and human rights. Bioethics Asian Review，2009，1（1）：5-16.

［ 5 ］ Xiaomei Zhai. Community Consent. Encyclopedia of Applied Ethics，2012：522-529.

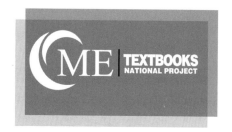

家庭肠外营养的医疗管理体系

第37章

贾震易　秦环龙
上海市第三人民医院

对于长期不能进食或不能经肠道喂养的患者，肠外营养（parenteral nutrition，PN）是维持生命的关键性治疗手段。1970 年 Scribner 首次报道应用便携式输液背心为 7 例居家患者成功实施了 PN，此后，PN 逐渐从住院患者延伸到居家患者，并在全球范围得到快速的发展。据统计，2013 年美国有 25 011 例患者（79/100 万人）正在接受家庭肠外营养（home parenteral nutrition，HPN）；欧洲肠外肠内营养学会 2009 年的调查显示 HPN 实施率也已达（2~40）/100 万人。

随着接受 HPN 治疗的患者群体增加，迫切需要建立相应的医疗管理体系以保证治疗的有效性和安全性，同时，HPN 患者承担的医疗花费也需要通过一定的渠道得到支付与报销。欧美及日本等 HPN 开展较发达地区已进行了近 30 年的探索，建立了较为成熟的医疗管理模式和准则，可供国内 HPN 应用发展过程中参考和借鉴。

一、欧美家庭肠外营养医疗管理体系介绍

（一）概述

最初的 HPN 是由住院期间负责患者 PN 的临床医师管理的，很快营养支持小组（nutrition support team，NST）成为实施 HPN 的主力军。NST 成员有医师、护理人员、药剂师、营养师及心理医师，一般由医师或营养师作为负责人，其主要工作包括：判定患者客观条件是否可行 HPN；决定营养支持方案及输注途径；对患者家属进行培训；定期随访、监测患者的营养状况，并根据结果及时调整营养支持方案；及时发现并处理并发症等。基于 NST 在欧美国家逐渐形成了一些 HPN 专科治疗中心，这些专科中心依托于大型教学医院，拥有先进的设备和药品、卓越的诊疗技术和较为丰富的 PN 治疗经验，能使患者获得满意的治疗效果，最大程度减少治疗相关并发症，并节省医疗费用。因此，他们的工作得到国家卫生保健管理部门的认可，授权在本国开展和推广 HPN。2001 年 ESPEN 的一项调查显示，有 5 个国家为 HPN 制定国家条例，3 个国家对 HPN 进行管制，即规定 HPN 应在有资质的医疗机构进行。如法国有 19 个得到国家专家医疗委员会批准的 HPN 中心，包括 14 个成人中心和 5 个儿童中心，教学医院是 HPN 专科中心必须满足的准入标准之一。丹麦、克罗地亚、捷克共和国和波兰的 HPN 工作也仅限于一些有资质的医院实施。然而随着 HPN 病例的增加，仅仅依靠有限专科中心的人力、物力很难满足所有患者的治疗需求，因此，独立的家庭护理公司开始参与到 HPN 的工作中来，这些公司有受过专科培训的护师、营养师及药师，通过与医疗机构、制药企业及保险公司的合作，可以为居家患者提供有效、安全和价优的 HPN 服

务。2019 年发表的一项全球多中心 HPN 调查显示，在所有接受调查的 22 个国家中，除了丹麦的 HPN 仍全部由医疗机构提供，其他国家的 HPN 工作均有家庭护理公司的参与，其中美国和以色列所有 HPN 所需制剂和具体实施均来自家庭护理公司。

（二）家庭护理公司在家庭肠外营养管理中的作用

家庭护理公司负责为新患者配置及提供 HPN 制剂和相关的护理。在患者仍在医院期间，家庭护理公司会派代表参加医院的护理会议，提前进行完整的家庭状况评估，在出院前协助医疗机构向家庭照护者提供 PN 和输液泵方面的培训，并安排将所有与 PN 有关的用品送到家中及提供额外的培训（包括针对患者的教育需求和应急情况处置计划）。还将对家庭的交通、电话、电力和其他标准服务的可用性等家庭环境因素进行评估：包括为 PN 制剂提供足够的冰箱空间；为非冷藏 PN 用品提供足够的储存空间；为患者提供一个单独睡眠的指定床位等。一旦患者回家，家庭护理公司会继续根据每个照护者的需要和特定的临床情况，持续提供照护者的培训。每天 24 小时、每周 7 天（包括假日）随时根据照护者反映的情况和要求解决问题；在照顾者独立提供 HPN 护理之前，随时提供家庭护理服务；不断评估患者的治疗状况和营养需求；并与直接负责 HPN 订单的医疗服务供应商进行有效的沟通。

（三）医疗机构在家庭肠外营养管理中的作用

HPN 的实施过程中存在较高的医疗风险，目前由家庭护理公司开展的 HPN 均与医疗机构的专业人员有着密切合作。一些医疗机构还配备专门的营养支持专家及团队，负责与该区域的家庭护理公司定期联系。以美国为例，除了在患者住院期间制定适当的 HPN 治疗方案和实施规程外，医疗机构营养支持团队还要负责对患者和居家照顾者进行充分的出院前教育，并编写与 HPN 治疗有关的教材，一些条件较好的医疗机构还有营养专家指导下的家庭护理委员会来负责制定和审查这些文件。此外，虽然最终分配到的护理公司取决于保险范围和患者的选择，出院前医疗机构仍有义务向患者推荐合格、有能力且与医疗机构有良好合作关系的家庭护理公司。在出院后随访期间，医疗机构必须对 HPN 治疗进行监督和监测，营养支持专家和机构内的其他保健提供者有责任就 HPN 和其他辅助措施（包括药物、补充疗法、常规实验室评估和长期监测）向家庭护理公司发出明确指示，并随时审查家庭护理公司最终实施的 HPN 配方，医疗机构的负责专家会通过定期的 HPN 门诊评估治疗的有效性和发生潜在的并发症风险，并根据患者临床状况对 HPN 指令进行例行检查，以便对方案进行必要的调整。如果评估的结果显示家庭护理公司在 HPN 的管理和实施中出现问题，营养支持专家和机构内的其他保健提供者有责任提出改革建议，家庭护理公司若不愿意作出改变，医疗机构可以向患者的保险公司提出申请，将患者转移到另一家更有能力，符合高质量 HPN 实施标准的家庭护理公司。此外，发生严重 HPN 并发症的患者会转入医疗机构进行进一步治疗。

为了保证家庭护理公司和医疗机构的无缝对接和紧密合作，ASPEN 还鼓励各机构保存最新的家庭护理公司政策、标准操作程序和患者教育材料的副本，通过机构的医疗保健提供者和家庭护理公司的共同努力，建立最符合 HPN 患者利益和安全的开放性通信联络渠道。同时，ASPEN 还希望机构可以邀请家庭护理公司参与 HPN 直接相关的医院政策和护理标准的制定和定期审查，向家庭护理公司雇员提供基本的 PN 培训，并定期提供营养支持治疗方面的服务和教育更新，增加护理公司与医疗机构在 PN 实施规程方面保持一致的可能性，而且医疗机构也能建立自己最为信任的、向患者优先推荐的家庭护理公司名单，更好地管理 HPN 患者。

（四）家庭肠外营养登记制度

欧美国家大多数都建立了 HPN 登记注册制度。这一措施有 4 个益处：①方便收集并管理需要 HPN 的患者资料；②方便评估 HPN 的疗效；③为各个机构提供统一标准；④公布研究结果，提高 HPN 患者治疗质量。完善的 HPN 登记分为初次登记与后续登记。初次登记需要记录患者姓名、联系方式、人口特征、诊断及启用 PN 的原因、初始营养配方、营养状况、心理状况和机体功能状态，而后续登记需要记录人口特征、诊断及继续使用 PN 的原因、目前营养配方、营养状况、并发症发生情况、再入院治疗情况、致死率和获取的社会援助等。

（五）家庭肠外营养医疗费用管理

1992 年美国的调查显示，每天 HPN 治疗所需医疗费用为 238~390 美元，相当于每年 8.6 万~14 万美元，进入 21 世纪以来，HPN 费用有所增加，最近一次调查结果显示为 14 万~25 万美元/年。在大多数欧洲国家，HPN 直接成本与美国的相似，但欧美之间的报销体制则明显不同。欧洲各国对 HPN 经费支持政策相对统一：由国家健康服务体系（National Health Service，NHS）提供，完全或部分承担 HPN 制剂、用品及医护相关支出。而美国由于没有统一的国家管理体系，对 HPN 的补偿机制比较复杂，不同患者之间差别很大。对于符合报销标准的患者（即 HPN 治疗至少需要 90 天，其他方法无法维持体重者），美国国家医疗保险（Medicare）可以报销这些费用的 80%，其余 20% 由二级保险或直接由消费者支付，如果患者能够提供一份显示经济困难的财务报表，这 20% 可以合法地被免除。1992 年的资料表明，Medicare 是 25% 新接受 HPN 患者的主要支付者，并最终支付了超过 60% 的所有长期存活者的 HPN 费用。但近年来 Medicare 对 HPN 的费用报销额度有所下降，最多允许报销 HPN 费用的 70% 左右，还不包括医疗咨询、实验室检测、家庭护理或因治疗并发症而重新住院的费用。对于 Medicare 不能覆盖的费用，患者可以通过购买私人保险或申请医疗补助福利支付，或者自己支付。还有些患者在没有或暂时没有达到 Medicare 的报销标准时，可在一个有完善的护理设施并可提供长期的、应急状况治疗和护理的场所（如康复医院）寻求潜在的保险福利。

尽管 HPN 有 Medicare 的政策支持，但对全美许多患者而言，目前 HPN 的医疗保险覆盖面仍然有限，一些 HPN 设备及家庭输液费用尚未被 Medicare 所覆盖。2014 年底至 2015 年初 ASPEN 的一项调查显示，78% 来自家庭护理公司的被访者表示他们不得不拒绝为患者提供 HPN 服务，主要原因有缺少保险（占 21%）、不能报销 HPN 相关治疗费用（占 27.5%）及该公司未进入"医疗保险网络"（占 50.7%）。为此，ASPEN 联合国家家庭输液协会（National Home Infusion Association，NHIA）、消化疾病全国联盟（Digestive Diseases National Coalition，DDNC）及 HPN 消费者协会（由需要 HPN 的患者组成）在争取更好的 HPN 医疗保险政策方面作着不懈的努力，包括提高国会和媒体对消化系统疾病的认识、呼吁国会通过"医疗保险家庭输液法"，以及向国家医疗保险及医疗补助服务中心（Centers for Medicare and Medicaid Services，CMS）传达 HPN 现状调查结果、提出医患及护理公司三方的共同关切和修订 HPN 报销政策的建议。

二、关于我国家庭肠外营养医疗管理体系的思考

我国的 HPN 起步较晚，1986 年上海报道了我国首例 HPN 患者。近年我国接受 HPN 治疗的患者有所增加，由于缺乏 HPN 登记系统，无详细的数据，但 HPN 人数仍远远低于欧美、日本等。目前国内 HPN 的主要管理模式与欧美国家早期 HPN 类似，即由住院期间负责 PN 的医护或 NST 团

队实施，并且主要集中在少数 PN 开展较好的城市和医疗机构。由于没有医疗保险政策的覆盖，没有家庭护理机构的协助，HPN 发展之路异常艰辛。

近年来，医疗体制改革的深化，为我国 HPN 的发展带来新的机遇。医联体的建立及医疗资源下沉，使大型三甲医院与二级医院及社区医院紧密联系在了一起，基层医院的医护人员可以得到营养治疗领域的规范化知识培训和临床实践指导。一些肠外营养制剂，包括工业化三腔袋制剂已进入社区医院的基本医保药品目录，还建立了三级医院向社区医院的延伸处方制度。同时，国家正在积极推动家庭医师签约制，鼓励社区医院发展家庭病床，这些都为 PN 走向家庭创造了条件。笔者设想，将来患者在三级医院启动 PN 并确定治疗方案后，可在社区医院的家庭病床长期治疗，社区医院的医护团队可以承担家庭护理公司在欧美国家 HPN 中发挥的相应作用。医联体中的二级医院则可以承担国外康复医院的角色，作为 PN 治疗进入家庭前的过渡治疗场所，为不能居家接受 PN 的患者提供帮助。这种医疗管理模式目前笔者正在上海地区进行积极的探索和实践。HPN 相关医疗保险的缺乏始终是严重制约国内外 HPN 发展的重要因素。从欧美的数据和经验来看，医保费用覆盖 HPN 可以降低国家的总体医疗支出，我国卫生行政管理部门在这方面尚未能充分认识，有待全国或地方性专业学术组织与之沟通与协商，在这一过程中可参考 ASPEN 的方式，与其他相关学术团体和患者团体联合，争取更多的力量以获得政策层面的支持。在争取国家医疗保险的同时，还可以在获取商业保险覆盖和慈善基金支持方面作一些探索，在某些患者群体中率先开启有费用保障的 HPN 治疗。

参考文献

[1] Hurt RT, Steiger E. Early history of home parenteral nutrition: from hospital to home. Nutr Clin Pract, 2018, 33 (5): 598-613.

[2] Mundi MS, Pattinson A, McMahon MT, et al. Prevalence of home parenteral and enteral nutrition in the United States. Nutr Clin Pract, 2017, 32 (6): 799-805.

[3] Staun M, Pironi L, Bozzetti F, et al. ESPEN Guidelines on Parenteral Nutrition: home parenteral nutrition (HPN) in adult patients. Clin Nutr, 2009, 28 (4): 467-479.

[4] Moreno JM, Shaffer J, Staun M, et al. Survey on legislation and funding of home artificial nutrition in different European countries. Clin Nutr, 2001, 20 (2): 117-123.

[5] Pironi L, Steiger E, Brandt C, et al. Home parenteral nutrition provision modalities for chronic intestinal failure in adult patients: An international survey. Clin Nutr, 2019, 39 (2): 585-591.

[6] Norman JL, Crill CM. Optimizing the transition to home parenteral nutrition in pediatric patients. Nutr Clin Pract, 2011, 26 (3): 273-285.

[7] 万晓, 王新颖. 家庭肠外营养支持治疗. 外科理论与实践, 2014, 19 (2): 179-182.

[8] Howard L. Home parenteral nutrition: survival, cost, and quality of life. Gastroenterology, 2006, 130 (2 Suppl 1): S52-S59.

[9] Kirby DF, Corrigan ML, Hendrickson E, et al. Overview of home parenteral nutrition: an update. Nutr Clin Pract, 2017, 32 (6): 739-752.

[10] Murphy L, Allen P, Bond B, et al. Home parenteral nutrition reimbursement and American Society for Parenteral and Enteral Nutrition public policy efforts. Nutr Clin Pract, 2018, 33 (3): 316-324.

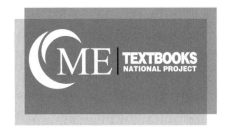

中国家庭肠外营养的未来展望

第 38 章

于健春
中国医学科学院北京协和医学院

家庭肠外营养（home parenteral nutrition，HPN）是一种患者可以在家中安全进行长期 PN 的方法。

最初在 20 世纪 70 年代至 80 年代，美国、欧洲、中国等均有学者探索 HPN，但由于当时经济条件差、医疗保险缺乏，HPN 的药品供应和配制、长期应用和并发症管理缺乏经验，HPN 在各国发展缓慢。

自 20 世纪 90 年代以来，由于医学研究、医疗技术和制药工业的飞速发展，美国、欧洲的 HPN 逐渐成熟发展。家庭药品输注供应商的快速发展，提供 HPN 制剂、装置、临床支持（护士定期家庭访视）等，更好地满足了这些短肠综合征等虚弱患者在家输注肠外营养的需求。这项重大变革使患者拥有属于自己的 HPN 供应，肠外营养配制完成后可以直接快递到家，患者无须长期住院，不但提高了生活质量和医疗满意度，也在很大程度上缓解了医院的住院压力和医护人员的工作量，有助于医务人员更好地专注于临床诊疗。输液护士，在新体系里发挥着重要作用，如护士可以上门指导一部分患者在家中完成 HPN 学习训练，一方面在实际环境中学习应用、操作性更强，另一方面这部分患者可以更早出院。此外，抽血和换药也由护士在患者家中完成。但需要明确的是，对于 HPN 患者支持治疗整体方向的把控依旧由医院 HPN 团队掌控。

中国改革开放 40 年来，我国的经济发展，人民生活水平和医疗水平明显提高，近 30 多年来，随着医药合资企业和国产制药工业的发展，北京协和医院、上海中山医院、南京军区总医院等均有少数长期 HPN 患者，但临床营养的教育理念、治疗与护理及管理体系滞后，家庭肠外肠内营养支持治疗尚未受到重视，医患对临床营养的认知水平落后，医疗保险和商业保险比例低，与国外发达国家和一些发展中国家形成明显差距。

21 世纪以来，随着工业化、现代化、城市化、老龄化的社会环境改变，导致疾病谱的变化，特别是慢性疾病、肿瘤等已成为威胁人类健康主要杀手，也成为消耗医疗和财政资源、影响人民健康福祉、制约国家发展的瓶颈。

尽管肠外营养能够有效救治外科手术、创伤、烧伤、肠功能障碍或衰竭危重症患者，但由于许多慢性疾病（短肠综合征、放射性肠炎等）仍缺乏专业人才和有效的长期治疗和管理体系的建立，无法有效长期实施肠外营养。

从长远来看，我国已进入慢性病时期和老龄化社会，恶性肿瘤、炎性肠病、肠系膜血管病、创伤等造成疾病相关胃肠功能障碍或衰竭的慢性患者日益增长，先天畸形的小儿也增加了长期医疗照护和长期住院的需求，进一步增加了的医疗负担和社会负担和成本，直接影响住院时间、医疗费用、患者生存期和生活质量。

如果能够建立家庭肠外营养的体系，多学科团队临床医师、护士、营养师、药师的继续教育、交流与合作，患者与家属的教育与管理体系的建立，从临床疾病与营养评估、静脉置管与护理、营养与疾病治疗、家庭照护，将使许多具有肠外营养适应证的患者可以回到家庭，既可以继续肠外营养治疗、照护与监测，也可以兼顾工作和生活。这样将降低医疗护理费用，提升生活质量，增加患者及其家庭的幸福感，并可以进一步凝练临床营养在长期维护患者的健康状况、生存期和生活质量方面的规范，得出中国家庭肠外营养的政策法规与管理规范及社会与卫生经济学评价。

尽管困难重重，建立家庭肠外营养并非易事，但借鉴我国和国外的成熟医疗经验和管理体系，创建中国家庭肠外营养的管理体系，这是历史赋予我们的使命，也是中国医疗未来发展的必然。

目前，我国急需培养中青年专业人才，建立临床医师、临床营养师、护士和临床药师及医疗管理团队，从知识、技能，评估与监测，到药品、管道、器械和医护药管理与配送，将科普宣教、APP、互联网医疗及人工智能等先进技术有机结合，融入到家庭肠外营养现代医疗管理体系，进一步开拓和延伸医疗领域，促进医保报销体系的合理完善，建立 HPN 长期治疗和管理体系，改变目前中国家庭肠外肠内营养缺乏的现状，带动产学研的发展。

家庭肠外营养在许多肿瘤、慢性病、老年共病等疑难病治疗中将发挥越来越重要的作用，这是患者的需求，也是国家健康和现代医疗发展的标志和必然。

"千里之行，始于足下"。

《家庭肠外营养》是启动家庭肠外营养、培养人才的继续教育教材，凝聚了国内外、老中青三代医务工作者的心血、力量和期望，将对培养和指导医护药技等医务工作者、建立中国家庭肠外营养医疗管理与教育体系、造福中国患者和家庭及社会，为 21 世纪健康中国和慢病管理，贡献我们的智慧和力量。

参考文献（略）

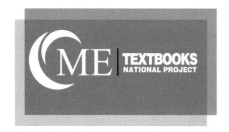

成人家庭肠外营养中国专家共识（2017）

附录 1

推荐 1：对于无法正常进食、肠内营养有障碍或无法满足机体需要，需长期依赖肠外营养支持维持生命的患者，在病情稳定后使用 HPN。

推荐 2：HPN 的实施应在营养支持小组指导下进行，营养支持小组负责并参与 HPN 的全过程，包括肠外营养方案制定、人员的培训和教育、随访和监测，以及并发症防治等。

推荐 3：营养支持小组医护人员在患者出院前须对患者和相关人员进行 HPN 技术和相关知识培训及教育，内容包括无菌操作基本规程、肠外营养液的配制和输注、导管护理、常见并发症的识别和防治等。

推荐 4：根据患者实际的代谢需要、营养状态、器官功能，准确、合理地给予机体每日所需的能量及各种营养物质，维持机体代谢及器官功能。

推荐 5-1：对于病情稳定的 HPN 患者，每日液体需要量为 30~35 ml/kg，能量需要量为 83.6~146.3 kJ/kg（20~35 kcal/kg），蛋白质需要量为 0.8~1.4 g/kg。

推荐 5-2：预计 HPN 使用>6 个月的患者，每日脂肪乳剂供给不应超过 1 g 甘油三酯/kg，必需脂肪酸的供给量不少于 7~10 g 甘油三酯/d 或每周不少于 1 g 甘油三酯/kg，以避免必需脂肪酸缺乏。

推荐 5-3：HPN 配方中应适当添加电解质、微量元素及维生素，避免机体电解质、微量元素及维生素紊乱。

推荐 6：HPN 采用 TNA 形式使用，需要建立营养液配制室，严格按照无菌操作技术及配制流程在家中配制营养液。

推荐 7-1：HPN 静脉通路首选通过颈内静脉或锁骨下静脉途径置入上腔静脉导管，短期 HPN 患者可考虑使用经外周静脉穿刺置入中心静脉导管。

推荐 7-2：长期 HPN 或终身依赖肠外营养支持以维持生命的患者，推荐采用隧道式锁骨下静脉穿刺置管的中心静脉置管。

推荐 8：选择高质量的单腔静脉导管，可降低导管阻塞或导管感染的发生率。

推荐 9：HPN 的输注通常采用循环输注法，应用输注泵控制营养液输注速度。

推荐 10：HPN 患者或家属应学会自我监测，与医护人员形成互动，发现任何异常及时告知 NST 医护人员。

推荐 11：NST 专业人员应对患者进行定期随访和监测，了解营养支持的疗效，及时发现或避免可能发生的并发症。

推荐 12：HPN 应用过程中应定期检测相关指标，并根据检测结果调整营养配方，以减少或避免代谢并发症的发生。

推荐 13-1：严格的无菌操作及认真的导管护理可有效预防导管感染的发生。

推荐 13-2：HPN 输注结束时，应用无菌生理盐水冲洗导管后再用 2 ml 肝素生理盐水或单用生理盐水封管，可以预防导管堵塞。

推荐 14：避免长时间过高热量及过量葡萄糖摄入，适当调整营养液成分或营养素比例，尽可能保持经口进食或使用经胃肠道喂养，可减轻或避免肝脏、肠道结构和功能的损害。

推荐 15：长期实施 HPN 的患者除注意钙、磷的补充外，还应适量补充维生素 D，以防止代谢性骨病的发生。

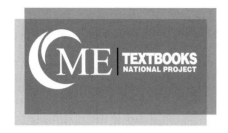

The Intestinal Recovery Treatment with Hormones in Short Bowel Syndrome

附录 2

INTRODUCTION

In normal subjects, complex neuro-endocrine crosstalk modulates the highly coordinated processes of appetite-regulation, food intake, digestion and absorption (i. e. assimilation) to ensure enough nutrient in-and uptake to meet the metabolic needs and ensure the metabolic homeostasis of life, thereby preserving body composition, function and the overall health.

This ongoing crosstalk is always meant to ensure the optimal intestinal function. The intact and healthy gastrointestinal tract has a considerable reserve capacity for nutrient assimilation. However, in patients with inadequate oral intake, intestinal diseases or increased metabolic needs, the nutritional homeostasis may be jeopardized, and malnutrition, dehydration or other deficiencies may develop.

Short Bowel Syndrome (SBS) patients with intestinal insufficiency (INS) have preserved oral or enteral autonomy and can compensate for maldigestion or malabsorption (i. e. malassimilation) by hyperphagia, by reduced physical activity and the body may adapt temporarily to this situation of "semi-starvation", even without suffering from chronic organ impairment, by metabolic adaptation.

Patients with SBS and intestinal failure (IF) on the other hand need parenteral support (PS) to ensure the adequate provision of nutrients, fluid and/or electrolytes, to prevent permanent organ damage (accommodation), ensure proper organ functions, avoid diseases and maintain life. Thus, based on the severity of the degree of malassimilation and the ability to compensate for this, SBS patients can be found within a spectrum ranging from mild, moderate and severe INS across a borderline to mild, moderate and severe IF.

Although the malassimilation seen in short bowel syndrome patients following intestinal resection is frequently explained by the reduction in the remnant absorptive mucosal surface-area, it may also relate to detrimental pathophysiological changes in GI secretions (e.g. gastric, pancreatico-biliary and intestinal), transit, blood-flow, mucosal function and even complex inter-organ communications (e. g. gut-brain and gut-liver axes). Depending on remnant bowel anatomy, the alterations in the meal-stimulated neuro-endocrine feedback mechanisms, caused by the associated under-or over-exposure of endocrine sensor-cells distributed throughout the gastrointestinal (GI) tract, may lead to a dysregulation and either impairment or a compensatory improvement of GI functions.

In general, given a more favourable remnant anatomy with more proximal bowel resection and preservation of the ileum and right-sided colon, positive neuro-endocrine feedback mechanisms may contribute to a "spontaneous, innate, endogenous intestinal adaptation", which is the process that gradually leads towards a restoration of the intestinal absorption to that pertaining before the intestinal resection. In contrast, distal ileal and right-sided colonic resections tend to favour a condition of GI hypersecretion, rapid transit, blunted structural and functional mucosal adaptation leading to a more constant, severe malabsorption, and less progressive spontaneous overall functional adaptation over time.

Over the last decades, an increased awareness of the relationship between the heterogeneity and pathophysiological characteristics of SBS patients and the detrimental or beneficial neuro-endocrine changes following intestinal resection has emerged. Based on this knowledge and by the prospect of having potent analogues (agonist or even antagonists) of the relevant endogenously secreted GI hormones for clinical use, a paradigm shift from the more empirically based general and symptomatic SBS treatments, consisting of off-label use of anti-diarrheal and anti-secretory agents, to more evidence-based, personalized, targeted and "pathophysiological-phenotype-driven" treatments. It is to be anticipated that a further understanding of the pathophysiological processes and ways to alleviate them will enhance our ability to more adequately intervene, when normal GI physiology is disturbed by intestinal resection.

This chapter summarises the findings of from the main clinical trials that have aimed to restore, mimic or even surpass the key hormonal players in the spontaneous intestinal adaptation. Currently, these studies have mainly included the use of somatostatin, growth hormone or glucagon-like peptides either as native hormones or analogues. However, since only the glucagon-like peptide 2 analog, teduglutide, has yet been approved as the first evidence-based drug for the long-term treatment of SBS, the effects of this peptide is the focus of this chapter. The use of pro-adaptive hormones is relatively new, and since more healthcare professionals outside the established centres of experience are likely to be using these agents in the future, some introductory, general suggestions to their use may be relevant.

THEORETICAL AND PRACTICAL CONSIDERATION PRIOR TO INITIATING TREATMENTS

The aim of treatment

The overall aim of any treatment in patients with SBS is to reduce potential SBS-and IF-symptoms and-complications thereby providing the best possible overall health-related quality of life and longevity in these patients.

Due to the large heterogeneity in the SBS population, and since each SBS patient tend to define their individual disease according to their complaints fears and miseries, a focused interview, objective and paraclinical examinations should seek to determine the cause of the most troublesome inconveniences and potentially, in an individualised approach, address the best means for their successful amelioration or resolution.

In general, treatments should maximize intestinal absorptive capacity, at the same time alleviating the symptoms and inconveniences of malabsorption and prevent, minimize or eliminate the need for compensatory hyperphagia or the need for home PS (HPS). Total weaning from PS, with removal of the tunnelled, central line, is the ultimate goal of treatment of SBS-IF patients, but even providing days off and diminishing infusion times may be of significant value to some patients. Evaluation of health-economic benefits should be considered.

Pro-adaptive treatments may also benefit SBS patients with severe intestinal insufficiency, who struggle daily to keep nutritional-, fluid-and electrolyte-balances by preventing re-admissions due to dehydration and other metabolic disturbances caused by accommodation-induced organ impairments.

The physical symptoms that SBS patients experience may also relate to their gastrointestinal condition leading to SBS or SBS in itself (e. g. diarrhoea, incontinence or stoma problems, abdominal pain), imbalances in body needs leading to organ or system impairments (e. g. malnutrition, dehydration and electrolyte disturbances, insatiable thirst, reduced physical energy level and/or sex drive) or the HPS infusions themselves (e. g. nausea, muscle cramping, headache). The administration of HPS potentially requires daily, timely and skilful adherence, is intrusive and often disturbs the sleep pattern of the patients. Infusions are time-consuming and restrict the leisure and social activities of the patients. SBS-IF patients are at risk of catheter complications such as catheter related bloodstream infections, metastatic infections or even sepsis and thromboembolic events. Catheter dysfunction or accidental tearing out of the catheter may necessitate hospital re-admissions. Chronic organ impairments (e. g. liver and renal failure) may be caused by SBS or by parenteral administrations. The factual or fear of the consequences and complications of SBS and PS, as well as the associated signs, symptoms and inconveniences, frequently lead to significant psychological burden, anxiety and depression.

Patient selection

Successful management of SBS patients is often based on a close dialog informing and teaching the patients about their pathologic conditions, the consequences and the potential options and risks of treatments (benefit-safety). Evaluations and discussions around compliance, adherence and motivation to support therapies may be helpful. It may also be helpful to discuss anticipated outcomes of interventions in order to align expectations to patient needs. Pre-set success criteria may be relevant or justified by high therapy costs.

To evaluate effects of new treatments, it is essential that the patients are in a stable condition and already have been optimized according the best available, conventional, individualized care. In all SBS-IF patients, absence in fluctuations in their need for parenteral support, their urine production, laboratory blood values and body weight will determine their stability, which is the ideal before the initiation of any new treatment interventions.

In SBS patients with a part of their intestine out of continuity, an attempt for a final restorative surgery should have been performed or rejected by an experienced surgeon in the field.

In SBS patients with a functional colon in continuity, time should be allowed for spontaneous intestinal adaptation to occur, unless an accelerated adaptation is aimed for. Retrospective cohort studies suggest that as much as 75% of SBS-IF patients with a jejuno-ileal anastomosis (Group 3 anatomy) have adapted and are weaned from PS at 5 years following their final surgery.

In patients with a jejuno-colonic anastomosis (Group 2 anatomy) a continued, progressive adaptation and PS weaning, estimated at around 50% at 5 years, seems minimal from two to three years from the final surgery. Thus, aggressive attempts of weaning from PS seem to be indicated in these two anatomy-group of patients. In patients with a jejuno-or ileostomy (Group 1 anatomy) adaptation and total PS weaning is seen in less than 20% of patients at 1 year, and no further adaptation seems to be evident on a group basis from this point onwards. Therefore, an earlier introduction of pro-adaptive agents may be reasonable in these patients.

In centres, where metabolic balance studies can be made, a measurement of intestinal energy absorption may be helpful in individual SBS-IF patients, especially in patients with Group 2 and Group 3 anatomy, before and after the initiation of a pro-adaptive treatment, since it is the provision of the PS of protein-energy and not fluid and electrolytes that may be most critical in these patients. Effects on energy absorption has been demonstrated in these patients in the phase 2 teduglutide study.

In SBS patients without a colon in continuity, i. e patients with a jejuno-or ileostomy (Group 1 anatomy), objective effects of interventions may be demonstrated early following treatment initiation in simple fluid balance studies or by having the patients measuring their urine production and body weight at home.

In general, patients with suspected or active malignancies should not be treated with pro-adaptive agents. This also pertains to patients with a history of malignancies in the GI tract, including the hepatobiliary system and pancreas, within the last 5 years. A colonoscopy with removal of polyps should be performed at the time of starting treatment. Once yearly follow-up colonoscopies (or alternate imaging) are recommended during the first 2 years of treatment. Subsequent colonoscopies are recommended at a minimum of five year intervals. An individual assessment, whether increased frequency of surveillance is necessary, should be performed based on the patient characteristics (e. g., age and underlying disease). If a polyp is found, adherence to current polyp follow-up guidelines is recommended. In case of malignancy, the new therapy must be discontinued. In children and adolescents aged twelve years or less, faecal occult blood testing should be performed prior to initiation of pro-adaptive treatments and annually thereafter. Positive tests should lead to a colonoscopy. Colonoscopy is recommended for all children and adolescents after one year of treatment, and at least every 5 years thereafter of continuous treatment (https: //www. ema. europa. eu/documents/product-information/revestive-epar-product-information _ en. pdf). The optimal surveillance program for SBS patients, who have colon segments out of continuity remains to be established again balancing risks and benefits.

Cholecystitis, cholangitis and cholelithiasis as well as chronic and acute pancreatitis, pancreatic duct stenosis, pancreas infections and increased blood amylase and lipase levels could occur following treatments with pro-adaptive hormones. In the case of these adverse events, the benefit and need for continued treatment should be reassessed. Additional laboratory and appropriate imaging may be indicated.

Cases of intestinal obstruction have been reported in clinical studies using pro-adaptive hormones. Treatment of patients with a history of chronic abdominal pain and the detection of a narrow stoma should be avoided. In all cases, treatments should be paused until resolution of symptoms and in case of reoccurrence, the indication for treatment and the dose should be reassessed.

It will be important to consider the overall prior medical history of the SBS-IF patient, since the initiation of pro-adaptive treatments in the initial treatment phase may disturb the nutritional and fluid/electrolyte balance. This disturbance may affect any co-morbidity that the patient may suffer from. For instance, patients with a latent cardiac impairment may suffer from overt cardiac decompensation.

Due to increased intestinal absorption, patients receiving oral medication with a narrow therapeutic index may suffer from the consequences of elevated drug levels (e. g. analgesics, anti-coagulants, thyroid or anti-thyroid agents). The prescribing or treating healthcare professionals should be aware of this risk and manage their patients accordingly.

Benefit-risk assessment

In the ideal setting, it should always be evaluated, if a drug is so effective that its benefit outweigh its potential risk to patients.

Safety

Short Bowel Syndrome is considered a rare, orphan disease. The care and treatment of SBS patients is often complicated by a large inter-patient and effect-heterogeneity. Thus, in the opinion of the author, the implementation of new pharmacological treatments in SBS patients should ideally, at least initially, be limited to skilled, high volume intestinal failure centres, where sufficient resources are allocated to a dedicated inter-and multi-disciplinary specialist care and surveillance. Thorough effect-monitoring and a close post-marketing surveillance are of great importance to validate the post-marketing, long-term benefit-risk profile of the specific treatment.

Most of the pro-adaptive agents have multiple physiological effects and are likely to influence both GI mucosal growth and secretions. Therefore, long-term treatments could induce pathophysiological disturbances in various organ functions and even neoplasia. Since the number of patients included is low and treatment duration is short in most phase 3 programs, multi-national, multi-centre registry studies will be needed to ensure long-term drug safety.

Effect

Although effects or benefit of pro-adaptive treatment may have been demonstrated in groups of SBS patients in randomised, placebo-controlled, phase 3 trials, a large inter-patient and effect-heterogeneity often exist. Therefore, establishment of a clinical meaningful and objectively measurable effect in the individual SBS patient following the initiation of the treatment is the goal.

In the ideal world, the absolute intestinal absorption of fluid, electrolytes and macronutrients in the individual patient may be determined at intervals before and after treatment initiation. This may be done by performing 48 to 72-hour metabolic balance studies, where duplicate portions of oral intakes and faecal and urinary excretions are determined (3), The use of subjective tools or questionnaires is difficult to implement and objectively evaluate in this orphan condition.

In the real world setting, only few centres have the optimal organisation, logistics and skills to objectivize effects of treatments. However, as a minimum, PS adjustments should be guided by conventional standard of care, simple fluid balance measurements with a tracking of changes in urine production, body weight and standard biochemistry. Subjectively perceived benefits in relation to the treatment with pro-adaptive agents may vary considerably in individual patients, even when patients are allocated according to the various classifications suggested by the ESPEN interest group (4). Individual effects, that may seem subtle when using conventional measuring tools, may dramatically improve the quality of life in some patients, whereas others, who do not encounter this problem, may find that the treatment has other preferred effects.

Cost considerations

Since the cost of developing new drugs in orphan conditions is high, and the potential patient group is relatively small, the price of new treatments is much higher than conventional pharmacological treatments. In addition, most patients will require these treatments for the remainder of their life. Therefore, negotiations between health authorities and companies are needed to ensure the right balance, so the barriers to prevent developments that are ethically and scientifically motivated do not become too high, the economic incentives to sponsor this development is fair, and that introduction of these agents do not impair and deprive finances from a well-functioning healthcare system.

THE PHYSIOLOGICAL BASIS FOR TREATMENT WITH PRO-ADAPTIVE AGENTS

When discussing the use of pro-adaptive agents in the treatment of SBS patients it is important to emphasize the concept of the intestine as an endocrine organ. Thus, although the enteroencrine cells only constitutes 1% of the intestinal mucosal cells, a plethora of hormones released in relation to eating ensures the physiological actions required for the optimal digestive process. The gastro-entero-pancreatico-hepatic system is now regarded as the largest endocrine organ in the body.

In general, patients with intestinal resection and a jejuno-or ileostomy are characterised by elevated post-prandial, pro-secretory and pro-motility hormones such as gastrin, cholecystokinin, secretin and motilin. This favours rapid propulsion and hypersecretion of gastric, intestinal, bile and pancreatic secretions, which in turn may contribute to large stomal losses. A lack of endogenous secretions of more distally secreted pro-adaptive feedback hormones, such as glucagon like peptide (GLP) -1, GLP-2, peptide YY (PYY), oxyntomodulin, and fibroblast growth factor (FGF) 19, may aggravate the accelerated gastric emptying and various hypersecretions, rapid intestinal transit and impaired blood and lymphatic flow as well as mucosal function. Impaired post-prandial secretion of more proximally produced hormones such as glucose-dependent insulinotrophic peptide (GIP) may also contribute to the pathophysiological characteristic of patients with group 1 anatomy.

Patients with group 2 and group 3 anatomies differ by the presence of a part of the terminal ileum and the right-sided colon. Whereas the colon in itself possesses the ability to compensate for small bowel malabsorption by increasing its ability to absorb fluid (up to 5 L/day), sodium (up to 800 mmol/d) as well as energy derived from the fermentation of carbohydrates and protein (up to 4 MJ/day), the terminal ileum and the right-sided colon may also be of significant importance in the hormonal regulation of more proximal GI functions. Thus, the constant hypersecretion of the suggested pro-adaptive distal feedback hormones demonstrated in these patients may also account for the impressive spontaneous adaptation and ability to wean from PS seen in these patients with down to 40 cm of remaining small bowel in the years following intestinal resection. In summary, it is believed that future pro-adaptive treatments in SBS will seek to mimic these effects, potentially by a replacement therapy including a combination of these beneficial feedback hormones. Treatment with small molecules to stimulate neuro-endocrine crosstalk may also be possible in the future.

OVERVIEW OF RESULTS FROM CLINICAL STUDIES

Somatostatin and analogues

Somatostatin is widely distributed in the neuroendocrine cells throughout the gastrointestinal tract and in pancreatic D cells. It decreases gastric, biliary and pancreatic secretions inhibit secretagogue-induced water and electrolyte secretion in the jejunum and the colon, stimulate sodium and chloride absorption in the ileum, decrease intestinal motility and inhibit the release of hormones that may contribute to the diarrhoea (e. g. VIP, GIP, gastrin). However, somatostatin could inhibit glucose absorption and pancreatic enzyme secretion, which would impair the macronutrient absorption in patients with SBS. Furthermore, somatostatin reduces splanchnic blood flow (24) and it may reduce the use of amino acids for splanchnic protein synthesis thereby interfering with the physiological process of adaptation to intestinal resection.

Dharmsathaphorn et al. were the first to report the acute effects of infusion of somatostatin in patients with SBS. Total colectomy was performed in 3 out 4 of the patients with Crohns disease, and their remnant jejunum was less than 3 meters. Somatostatin induced a reduction in stool weight in all 4 patients [from (1892 ± 241) g/day to (1236 ± 254) g/day, on average corresponding to 35%, p<0.05]. Blood glucose levels rose from 25 to 40 mg/dl and fasting and postprandial glucagon, GIP and peptide PP levels were suppressed by the somatostatin infusions. A rebound effect occurred immediately after infusions.

The use of a long acing somatostatin analogue, SMS 201-955 (octreotide), which prolonged the half-life from a few minutes to 3~4 hours, was first reported in a woman with Crohn's disease and removal of an ileorectal anastomosis. Four months after the creation of an ileostomy, her output was 4~6 litres per day, when on her regular oral intake, and 2~3 litres when fasting, and therefore she required PS. In relation to 24-hours of infusion of SMS 201-955 (25 μg/h), the ileostomy output decreased from 5300 to 1600 g/d and sodium excretion decreased from 656 to 162 mmol/d. The faecal excretion of fat and glucose was not affected. Small bowel transit time was prolonged from 76 to 134 minutes. Subsequently, the patient was given 50 μg subcutaneously twice daily, and her stomal output remained below 2. 5 kg/d thereby rendering PS unnecessary.

Rodrigues et al. compared the effects of octreotide to the effects of soy polysaccharide, oral and intramuscular codeine, and loperamide on nutrient fluid and electrolyte absorption in 4 SBS-IF patients with an end-jejunostomy. Following a standardised test meal, the stoma output collected the following 6 hours was reduced from (923±213) g to (358±78) g, sodium output from (95±12) to (49±9) mmol, calorie balance increased from (11±6) to 35%±8%, and intestinal transit (evaluated as the median time taken to recover 60% of a labelled marker) increased from (64±23) to (205±8) minutes. However, patients found that the subcutaneous octreotide injections were painful.

Nightingale et al. studied the effect of octreotide in six SBS patients. Apart from one, who had a jejuno-rectal anastomosis, all patients had end-jejunostomies and a remnant bowel length of less than 70 cm. Two received codeine and loperamide in relation to participating in the study. The mean daily intestinal output ranged from 3. 6 to 6. 9 kg, and all patients needed at least 4. 5 litres of PS volume per day. Following two control days, the patients were given octreotide intravenously through their central catheter in a dose of 50 μg twice daily to avoid painful injections. When possible, the study was repeated using 100 μg of octreotide three times daily, 30 minutes before each meal. Treatment with octreotide significantly reduced the mean total intestinal output from 5.13 to 3.30 kg/d (difference 1.83 kg/d, range 0.60 to 5.01 kg/d, $P=0.04$). Sodium excretion was reduced from 405 to 248 mmol/d (difference 157 mmol/d, range 56 to 405 mmol/d, $P=0.03$) and potassium from 73 to 52 mmol/d (difference 21 mmol/d, range 6 to 61 mmol/d, $P=0.05$). A non-significant reduction in faecal energy from 6894 to 5625 kJ/d was observed (difference 1270 kJ/d, range-1092 to 5083 kJ/d, $P=0.20$).

Rosenberg et al. investigated the effect of octreotide in doses from 50 μg subcutaneously twice daily to 100 ug three times daily in SBS 6 patients; two with ileostomies and 4 with a gastrointestinal tract that was in continuity. Intractable diarrhoea decreased by $73\% \pm 7\%$ in five of the six patients, but the actual raw-data is not presented in the publication. Although the treatment was very effective in controlling diarrhoea, two patients discontinued treatment within 1 week of commencing treatment due to abdominal cramping and bloating. Two patients were treated successfully as outpatients for 6 weeks. Thereafter the treatment was stopped without the re-occurrence of diarrhoea.

Two studies were only reported in abstract form. Shaffer et al. performed a randomised placebo controlled crossover trial in six patients with a persistently high stoma effluent (1.3~6 L/day). The patients received 50, 100 and then 150 μg of octreotide or matching placebo on three successive days. After a 14 days washout, the patients repeated the study with the alternative medication. Octreotide significantly reduced the median stomal volume (2.39 l/d, range 0.62 ~ 4.48 vs placebo: 4.03 l/d, range 1.28 ~ 5.98, $P<0.001$), sodium output (153 mmol/d, range 27 ~ 271 vs placebo: 311, range 94 ~ 594, $P<0.001$) and potassium output (39 mmol/d, range 8 ~ 58 vs placebo: 54, range 23 ~ 154, $P<0.001$). There was a corresponding increase in urine volume (2.09 l/d, range 0.75~6.62 vs placebo: 1.16 l/d, range 0.47~5.13, $P<0.002$). Two patients were followed for more than 2 years on treatment and did not develop any long-term adverse effects or evidence of pharmacological tolerance.

Gilsdorf et al. reported finding in 7 SBS patients requiring HPN. Three patients had stomas and in these octreotide, given in doses ranging from 50 to 300 μg subcutaneously in one to three doses, reduced stoma outputs of 5.0, 4.0 and 2.0 l/day to 3.5, 2.5 and 0.6 l/day. Daily bowel movements of up to 20/day decreased in all cases to less than 6 per day. Four patients eventually took octreotide in their PS bags and experienced the same effect as when taken subcutaneously. One patient developed confusion, oedema and a 17 lb weight gain secondary to fluid overload. One had labile blood sugars. All patients complained of dull headaches and nausea, which they attributed to octreotide. Thus, three stopped the treatment, whereas 3 continued the treatment by injecting it into their PS.

These studies were followed by a double blind, placebo-controlled balance study by Ladefoged et al. in six SBS-IF patients. Five of the six patients had a jejunostomy and less than 225 cm of small intestine, whereas the last patient only had a resection of 30 cm of the terminal ileum. Their stool masses ranged from 2320 to 8125 g/day and their stomal sodium losses ranged from 144 to 601 mmol/d. The patients were randomly allocated to intravenous placebo or octreotide 25 μg/h for two days each. After a new basal period of two days, the patients were allocated in the same manner to a subcutaneous administration of either placebo or octreotide in a dose of 50 ug every 12 hours. In the whole period, double portions of the oral intake was prepared and analysed as was the stools and urine. Infusion of octreotide caused a significant increase in the median wet weight absorption of 1124 g/d (range 347 ~ 1854 g7 d), $P<0.005$ and sodium 126 mmol/d （range 52~191 mmol/d）, $P<0.005$, whereas no significant changes in the net absorption of potassium, calcium, magnesium, phosphate, zinc, nitrogen or fat was seen during the infusion of octreotide. Subcutaneous injection of octreotide every 12 hours caused similar effects. However, one patient developed symptoms of ileus that resolved after discontinuation of octreotide and conservative treatment. None of the patients were entirely weaned from PS.

In an open label study, O'keefe et al. investigated the effect of 100 μg octreotide given subcutaneously TID, 30 minutes before meals on intestinal absorption after initial 72-hour balance studies at days 1~3 that were repeated at days 11~13 （26）, Ten adult SBS patients with end-jejunostomies performed at least a year prior to the investigation were examined. The remaining small bowel was 200 cm or below in all patients, and they all depended on PS （mean PS volume 4.5 L/d, range 1~5.5 L/d; mean sodium provision 387 mmol/d, range 247~982 mmol/d）. All patients had received H_2 antagonist therapy until a week before the study, and all patients had been given trials of common anti-diarrhoeas. The mean stomal output was 8.1 L/d （range 2.4~20.7 L/d） and sodium losses 510 mmol/d （range 247~982 mmol/d）. The study protocol consisted of a 3-day, baseline metabolic balance study, where no antisecretory or antimotility medications were given. Octreotide therapy was then commenced as 100 μg TID s. c. 30 minutes before each meal for 8 days before the 3-day balance study was repeated during the same octreotide treatment. After commencement of octreotide, reductions in the stomal fluid were counterbalanced each day by reductions in IV fluid and electrolyte infusions maintaining urine output between 1 and 1.5 L/d. In addition, amino acid metabolism, pancreatic enzyme synthesis and secretion and mucosal protein turnover were measured before and at the end of the 10 days of octreotide therapy. Likewise, mucosal biopsies and hormonal secretions were evaluated before and during stimulation with pentagastrin and cholecystokinin.

The effect of octreotide treatment on stomal output was immediate in all patients, and in spite of a reduction in oral fluid intake, this permitted a significant reduction in the PS volume in all but one of the patients. Thus, on average the stomal losses of fluids and sodium were reduced to 4.8 L/d and 340 mmol/d, respectively （both $P<0.03$）. Despite increases in net absorption, none of the patients could be weaned from PS. The average parenteral fluid volume and sodium reductions were 1.3 L/d and 118 mmol/d, respectively （$P<0.03$）. In general, the largest effect was seen in patients with the highest stomal losses and highest parenteral needs. No changes in intestinal macronutrient absorption were observed in relation to octreotide treatment.

Octreotide treatment resulted in a significant reduction in the pentagastrin-stimulated acid secretion in all but one of the SBS patients. The exogenous pancreatic excretion of lipase in response to CCK stimulation was significantly reduced before and after 10 days of octreotide treatment, and numerical reductions were seen in trypsin and amylase secretion. Although, the time taken to the appearance of carmine dye on average was 12 minutes longer in comparison with pretreatment values, this was not significant. Mucosal protein turnover and duodenal villus growth rates calculated from isotope incorporation and morphological measurements showed a significant suppression. Plasma concentrations of glucagon, insulin, gastrin and peptide YY all decreased in relation to octreotide treatment. Evidence for improved renal function was obtained from urea clearance with findings of decreases in blood urea concentration and increases in urea nitrogen excretion in the urine. However, although octreotide significantly reduced stomal output and increased fluid balance in the SBS jejunostomy patients, concern was raised that the long-term treatment would interfere with the process of intestinal adaptation. Seven patients continued treatment for over 2 years following the study. Two of these patients died one from septicaemia and the second with intestinal failure associated liver disease. Two patient developed gallstones necessitating a percutaneous cholecystectomy. Two patients complained of occasional abdominal cramps.

Nehra et al. described the use of a long-acting release (LAR) deport, octreotide preparation, sandostatin LAR, in a 15-week, open label trial in 8 adult SBS-IF patients. All the patients had been receiving PS for 1~22 years. Three of the patients had a colonic segment in continuity and in all patients the residual bowel was 200 cm or less. Metabolic balance studies and measurements of intestinal transit by radionucleotide scintigraphy employing an egg meal were performed on two separate occasions 15 weeks apart. Following the initial 48-hour balance study, the patients received the first 20 mg, intramuscular, Sandostatin LAR injection. This was repeated by self-injection as an outpatient at weeks 3, 7 and 11. The PS was kept constant throughout the study, and patients had fixed habitual like diet during admissions. The average 48-h stool weight was 4.54 g/day (range 2.91 to 11.16 kg). Sandostatin LAR treatment did not lead to significant differences in body weight, 48-h urine volume, stool weight, faecal sodium or potassium losses or faecal fat excretion. However, the depot-treatment significantly prolonged small bowel transit time, whereas the gastic emptying halftime or in the proportion of the meal emptied from the stomach at 2 and 4 hours did not change.

According to the ESPEN guideline it is suggested that octreotide is only used in the short term after intestinal resection and in patients with high output jejunostomy in whom fluid and electrolyte management is problematic in spite of conventional treatments. A careful monitoring is recommended to prevent fluid retention in relation to the initiation of treatment as well as potential adverse effects. Although the effects potentially are dramatic in patients with the highest outputs, it is of concern, that sandostatin and analogues have global effects on hormonal secretions and that potential negative interference with the process of intestinal adaptation may be seen following long-term use.

Growth hormone and analogs

The concept of "bowel rehabilitation" was introduced by Byrne and Wilmore in relation with treatment with high dose (0.14 mg/kg/day) of growth hormone, glutamine, and a high carbohydrate diet in SBS patients. In 8 SBS patients with colon in continuity treated for 5 weeks, wet-weight absorption increased from 1.7 to 2.4 kg/day, and sodium absorption increased from 74 to 113 mmol/day. However, although these patients were receiving PS, it is not clear if they met the criteria for a diagnosis of intestinal failure as defined by Jeppesen et al. (3). At the same time patients were given a high-carbohydrate diet and oral rehydration solutions as a part of the "rehabilitation-regimen".

In a subsequent placebo-controlled, double-blind study by Scolapio et al., the effect of growth hormone (0.13 mg/kg/day) and oral glutamine on intestinal sodium and potassium absorption was less than 5 mmol/day. No effects on faecal wet weight excretion were seen.

In a study by Szkudlarek et al., growth hormone (0.11 mg/kg/day) and glutamine, both orally and parenterally administered, tended to decrease wet-weight absorption and increase faecal excretion of sodium and potassium, which reached significance ($P<0.05$) in comparison with baseline values (40). However, these findings were accompanied by clinical findings of generalized oedema, increased body weight, a need for diuretics, and a reduction in parenteral saline during treatment. It is believed, that the patients were in the process of excreting water and sodium accumulated during the treatment at the time of the post-treatment balance studies 5 days after termination of treatment.

In lower dose studies from Ellegård (growth hormone 0. 024 mg/kg/day) and Seguy (0. 05 mg/kg/day), no significant positive effects on either wet-weight or sodium absorption were seen.

In a pivotal, company sponsored, randomised, double-blind parallel group study of 41 patients with SBS (mainly with a preserved colon and stool volume less than 3 L/day), who were dependent on parenteral nutrition, the effect of the recombinant human growth hormone, somatotropin (0. 1 mg/kg/day for 4 weeks) and glutamine on the need for PS was investigated. The protocol for weaning from PS was based on measurements of body weight, total body water by bioimpedance analysis and measurements of serum sodium, potassium and bicarbonate. A significantly greater reduction from baseline in total PS volume occurred in recipients of somatropin plus glutamine or somatropin alone than in recipients of placebo plus glutamine (−7. 7 and −5. 9 vs−3. 8 L/week, respectively). Thus, the effect of somatropin and glutamine averaged 557 ml/day. Balance studies on intestinal absorption were not performed and the results on urinary excretions were not reported. However, it has been reported that growth hormone increases extracellular volume by stimulating sodium reabsorption in the distal nephron and preventing pressure natriuresis. Therefore, when employing bioelectrical impedance analysis during weaning from PS, it should be considered that the effects of growth hormone on fluid balance in SBS patients may also be related to effects on the kidneys and the extracellular space rather than on the intestine.

Results on intestinal energy and macronutrient absorption in studies using growth hormone have been conflicting. In the study by Byrne and Wilmore, the baseline dietary energy intake was 2692 kcal/day, and 1618 kcal/day (~6773 kJ/day, 60%) were absorbed. Thus, according to the parameters that define intestinal failure suggested by Jeppesen et al. the majority of these patients did not need parenteral energy. After 3 weeks of treatment, the intake and absorption were 2367 and 1759 kcal/day (~7363 kJ/day, 74%), respectively, which was a significant improvement in percentage ($P<0. 003$) but an increase of only 141 kcal/day (~590 kJ/day) in absolute amounts. The "rehabilitation"-regimen included a high-carbohydrate, low-fat diet, which in itself is known to increase energy absorption in SBS patients with a colon in continuity. Supporting the hypothesis that diet alone accounted for the observed benefits, intestinal fat absorption did not improve. In the study by Scolapio et al., where only 2 of 8 patients had colon in continuity, high-carbohydrate diets were provided in both the placebo and treatment arms (39). Energy absorption was not measured, but no changes were observed regarding nitrogen or fat absorption with growth hormone. In the studies by Ellegård et al. and Szkudlarek et al. no changes were found in intestinal energy or in fat or nitrogen absorption. In the randomized, double-blind placebo-controlled cross-over study by Seguy et al., growth hormone (0. 05 mg/kg/day, 9 of 12 patients with colon in continuity) and an unrestricted hyperphagic diet increased intestinal absorption of nitrogen by 14%±6% ($P<0. 040$), carbohydrates by 10%±4% ($P<0. 040$), and energy by 15%±5% ($P<0. 002$), which in absolute terms was 427 kcal/day (~1787 kJ/day). Fat absorption was unaffected. During growth hormone treatment the mean dietary energy intake was 192 kcal/day (804 kJ/day) higher than during the placebo treatment phase.

In the pivotal study on somatropin, the mean reductions from baseline in total parenteral calories were significantly greater in recipients of somatropin plus glutamine or somatropin alone than in recipients of placebo plus glutamine 5751 and 4338 vs 2633 kcal/week, respectively. Thus, the effect of the combined therapy of somatropin plus glutamine would correspond to an effect of 445 kcal/day (1863 kJ/day). No changes in the dietary energy intake in the three parallel study groups were reported.

In the growth-hormone study by Byrne et al., a weight gain of (5.4 ± 1.2) kg was described in the eight patients after 21 days of treatment. Occurrence of oedema was not reported, but increases in body weight of this magnitude are difficult to explain considering the cumulative effect of approximately 12.4 MJ (590 kJ/day) on the energy balance over the 21 days of treatment. Neither body composition nor urine creatinine excretion was measured. Changes in body weight in the studies by Ellegård et al., Scolapio et al., (39) and Szkudlarek et al., were minor, and no changes were seen in urinary creatinine excretion In the study by Seguy et al., body weight increased 2.0 kg ($P<0.003$), and the lean body mass, measured by BIA, increased 2.2 kg ($P<0.006$). No adverse events to the lower dose growth-hormone treatment were encountered.

In the PS weaning study of somatropin, a dramatic weight loss of 5.2 kg of body weight (from 63.9 kg to 58.7 kg) was observed from week 2 (pre-treatment) to week 18 (12 weeks post-treatment) in patients receiving the combined therapy of somatropin plus glutamine. This weight loss closely reflected the anticipated weight loss derived by calculation of the energy deficit obtained by reduction of the parenteral energy support of 1863 kJ/day.

In summary, the overall impression is that the effects of high doses of growth hormone were mainly confined to the wet weight absorption and mainly in SBS patients with a preserved colon, whereas the effects on energy absorption were minor. At the lower doses of growth hormone, there may be an effect on energy absorption in SBS patients with a preserved colon, whereas the effect on wet weight absorption was minor regardless of intestinal anatomy.

In 2003, the United States Food and Drug Administration (US FDA) approved Zorbtive® for 4-week treatments in SBS patients. It has not been approved by EMA. The long-term benefits of growth hormone and glutamine on intestinal absorption following discontinuation of treatment remain to be established. The effects of growth hormone are global and not specific for the intestine. The global effects of growth hormone and the presence and severity of adverse events (swelling, fluid retention symptoms, myalgia, arthralgia, gynecomasia, carpal tunnel syndrome, nightmares and insomnia) in relation to high dose growth hormone treatment raises concern especially in relation to a long-term, potentially life-long use of this treatment modality. Trying to reconcile the conflicting findings in the growth hormone studies a recent Cochrane review concluded: "The results suggest a positive effect of human growth hormone on weight gain and energy absorption. However, in the majority of trials, the effects are short-lived returning to baseline shortly after cessation of therapy. The temporary benefit calls into question the clinical utility of this treatment".

Glucagon like peptide 2 and analogs

Glucagon-like peptide 2 (GLP-2) is a single chain polypeptide of 33 amino acid residues, which is produced by a tissue-specific posttranslational processing of the 160 amino-acid proglucagon molecule in enteroendocrine L-cells. These cells are distributed throughout the gastrointestinal tract with the highest density in the terminal ileum and the colon. GLP-2 is secreted from the intestinal L-cells following meal ingestion. Repeated administration of GLP-2 promotes the expansion of the intestinal mucosa via the stimulation of crypt cell growth and the reduction of enterocyte apoptosis GLP-2 administration inhibits gastric acid secretion and gastric emptying stimulates intestinal blood flow increases intestinal barrier function (53) and enhances nutrient and fluid absorption in both preclinical and clinical models. GLP-2 has also been suggested to have anti-inflammatory effects and in addition, GLP-2 may decrease bone resorption. The effects are mediated via GLP-2-receptors (GLP-2R), which are G-protein coupled receptors belonging to the class B glucagon-secretin receptor family. GLP-2R expression is primarily found in the gastrointestinal tract and the central nervous system, with limited expression in lung, cervix and vagal afferents. Within the GI-tract the most abundant expression of GLP-2R is found in the jejunum, followed by the ileum, colon and stomach. Different studies have identified expression of GLP-2R in enteroendocrine cells, enteric neurons and subepithelial myofibroblast. However, neither crypt epithelial cells nor enterocytes express the GLP-2R and this finding has led to the hypothesis that GLP-2 requires an indirect signal, perhaps functioning through a paracrine mechanism, to induce its effects on intestinal growth. GLP-2R activation results in the release of several growth factors such as IGF-1, EGF and KGF.

The biologically active $GLP-2_{1-33}$ is broken down at the alanine residue in position 2 from the N-terminus, catalysed by the proteolytic enzyme dipeptidyl peptidase-4 (DPP-4), and it is thereby transformed into the biologically more inactive metabolite $GLP-2_{3-33}$. Teduglutide is a GLP-2 analog, in which a substitution of alanine with glycine at position two results in a peptide resistant to degradation by DPP-4 and, therefore, has a longer half-life than native GLP-2. Following subcutaneous (SC) injection, this corresponds to a biological half-life for teduglutide of 2~3 hours compared to a half-life of 7 minutes for GLP-2.

In the first uncontrolled, clinical, "proof of concept" study with native GLP-2 by Jeppesen et al., 8 patients were treated with the empirically derived dose of 400 mcg of native GLP-2 twice a day (corresponding to (0.013±0.002) mg/kg/day, a range of 0.011~0.017 mg/kg/day), given subcutaneously for 35 days in an open label study. None of the patients had colon in continuity. Their average wet-weight absorption was (1.2±1.7) kg/day at baseline, and it increased by (420±480) g/day ($P=0.04$), whereas the effect on sodium absorption did not quite reach statistical significance [(33±49) mmol/day, $P=0.10$]. Native GLP-2 treatment improved the relative absorption of energy by 3.5% ($P=0.04$), and nitrogen by 4.7% ($P=0.04$). The absolute energy absorption tended to increase by (441±634) kJ/day [(105±151) kcal/day $P=0.09$]. The effect of GLP-2 on fat absorption was not significant. The improvement in the absolute amount of energy absorbed was obtained in spite of a non-significant decrease in intake of 173 kJ/day, which means that the reduction in the energy malabsorbed (equal to the stomal excretion) was proportionally larger: 617 kJ/day.

The first clinical study of the efficacy of teduglutide in SBS was evaluated in an open-label, phase 2, pilot study published in 2005. In this phase 2, metabolic balance study, 16 SBS-patients received 3 different doses of teduglutide for 21 days. The SBS patients were divided into 3 subgroups based on remnant functional anatomy: end-jejunostomy ($n=10$), < 50 % colon in continuity ($n=1$) or > 50 % colon in continuity ($n=5$). The 10 SBS patients with end-jejunostomy received 0.03 mg/kg/day ($n=2$), 0.10 mg/kg/day ($n=5$) or 0.15 mg/kg/day ($n=3$) of teduglutide once daily. The patient with < 50 % colon in continuity received 0.03 mg/kg/day, and the five patients with > 50 % colon in continuity received 0.10 mg/kg/day. The doses were chosen to examine dose response in SBS patients over a range of doses expected to provide clinical benefit. It was intended that dietary intake was fixed during the balance studies, and the study did not seek to evaluate the effects of teduglutide on spontaneous dietary intake. Three 72-hour balance studies were performed: at baseline; during teduglutide treatment at days 18~21;

and after terminating teduglutide treatment at day 39 ~ 42. During balance studies, all oral intake, faecal/stomal output and urine was collected, weighed and analysed for energy, nitrogen, fat and sodium and potassium content. Likewise, intestinal mucosa biopsies were done at baseline, day 21 and day 42. The patients took their usual medications such as proton pump inhibitors, codeine or loperamide, and oral and parenteral supplements were kept constant throughout the study.

Compared to baseline, 21 days of treatment with teduglutide increased absolute intestinal wet weight absorption in 15 out of 16 SBS patients. The average increase in wet weight absorption was (743 ± 477) g/day $(P < 0.001)$. The overall increase in the relative wet weight absorption was $22\% \pm 16\%$ $(P < 0.001)$, and the magnitude was similar for SBS patients with end jejunostomy $(20\% \pm 18\%, P = 0.007)$ and those with $> 50\%$ colon in continuity $(26\% \pm 16\%, P = 0.023)$. In accordance with the increase in wet weight absorption, faecal wet weight decreased significantly compared with baseline in the entire group of SBS patients $[(711 \pm 734)$ g/day, $P = 0.001]$. Since the oral intake and PS were kept constant in this study, the benefits on intestinal wet weight absorption and hydration translated into an increase in urine production in 14 of the 16 SBS patients. The urine weight increased by (555 ± 485) g/day $(P < 0.001)$. A significant decrease in faecal energy excretion was observed in the entire group of SBS patients [group $1 = (808 \pm 1453)$ kJ/day, $P = 0.040]$, in the subgroup of patients with colon in continuity [group $3 = (1343 \pm 916)$ kJ/day, $P = 0.031]$ and in those patients with high dietary compliance (group $4 = 1060 \pm 1083$ kJ/day, $P = 0.013)$. This reduction in energy excretion translated well into both significantly improved absolute energy absorption [group $3 = (1027 \pm 798)$ kJ/day, $P = 0.045$ and group $4 = (963 \pm 1290)$ kJ/day, $P = 0.043]$ and relative energy absorption [group $3 = 10\% \pm 7\%$, $P = 0.030$ and group $4 = 8\% \pm 11\%$, $P = 0.040]$.

In addition, the study also examined the possible histological changes in bowel biopsies obtained from the patients. In the jejunum biopsies, an increase in villus height $(38\% \pm 45\%, P = 0.030)$, an increase in crypt depth $(22\% \pm 18\%, P = 0.010)$ and an increase in mitotic index $(115\% \pm 108\%, P = 0.010)$ were demonstrated. Biopsies measuring the colonic crypt depth were obtained in all 5 group 3-patients, and these showed an increase in crypt depth in 4/5 sets of biopsies. However, the mean increase in crypt depth was not statistically significant $(13\% \pm 22\%, P = 0.330)$, and neither was the increase in mitotic index $(76\% \pm 112\%, P = 0.170)$. Most changes in intestinal absorption and histology related to teduglutide treatment had reversed at follow-up.

Having illustrated that increases in wet weight absorption were paralleled by increases in urine production, the ability to reduce PS according to increases in urine production became the endpoint in the phase 3 clinical study development of teduglutide.

In each of two 24-week, phase 3, outpatient studies, patients with SBS had their PS and intake of fluids optimized to produce a stable urine output of 1 ~ 2 L/day prior to randomization. Subsequently, PS requirements were reduced while maintaining clinical status and hydration.

The first long-term, multinational, double-blind randomized placebo-controlled teduglutide trail was conducted as a multicenter study in the US, Canada and Europe ("the 004 study"). 83 patients with SBS-IF of various aetiologies were included. Patients were randomized to teduglutide 0.05 mg/kg/day $(n = 35)$, teduglutide 0.10 mg/kg/day $(n = 32)$ or placebo $(n = 16)$ for up to 24 weeks. The primary efficacy variable in the study was initially the responder rate-that is, the percentage of patients who had a reduction from baseline in parenteral volume of 20 ~ 100% at week 20 of treatment and maintained at week

24. Later on, an expanded graded primary end point was introduced to compare the patients treated with teduglutide versus placebo with respect to a graded response score (GRS) criterion. Secondary efficacy end points included the number and percentage of patients who responded (defined as a parenteral volume reduction of 20%~100% from baseline at week 20 and maintained at week 24); the absolute reduction from baseline in parenteral volume and parenteral kilojoules; and the achievement of at least one day reduction in the weekly parenteral administration or total weaning from PS. The patients were seen in the outpatient clinic initially at 2 weeks intervals. The investigators used a weaning algorithm that allowed PS volume to be reduced by maximum of 10% monthly. The primary efficacy end point of the study, the GRS, was not significantly different from placebo in the teduglutide 0. 10 mg/kg/day group. However, it was decided to explore the effect of the 0. 05 mg/kg/day dose on the primary end point and these results showed a statistically significant improvement compared with placebo in the GRS ($p = 0.007$). The secondary efficacy end point-the responder rate-was not significantly different between the 0. 10 mg/kg/day group and the placebo group, but the responder rate was significantly higher in the 0. 05 mg/kg/day dose group compared with placebo ｛[46% (16/35) vs. 6% (1/16)], $p = 0.005$｝. Three subjects were completely weaned from PS. Two patients in the 0. 05 mg/kg/day group became completely independent of PS although they had received this treatment for 25 and 6. 5 years, receiving 5. 4 L and 3. 5 L per week at baseline, respectively. Another patient in the 0. 10 mg/kg/day group also became independent off PS at the end of treatment week 24 after having received 4. 5 L PS per week for 3. 7 years.

None of the active treatment arms resulted in a significant reduction in the number of days on PS, which could be explained by the fact that the algorithm for weaning PS did not specify for conversion of accumulated effects into days off PS and many investigators probably found it easier to just reduce daily parenteral volumes.

In the 0. 05 mg/kg/day teduglutide group an observation of significantly more urine production at all time points, in spite of maintaining a constant oral fluid intake and having parenteral volume significantly decreased, was seen. Since urine output increased steadily during the study, this contrasted to the objective of the study protocol, which was to maintain constant urine output by progressively reducing the PS volume. Thus, the absolute effect of the teduglutide 0. 05 mg/kg/day dose on the reduction in PS volume appeared to be underestimated. The concept of "the fluid composite effect" was introduced to reflect the sum of the reduction in oral fluid intake, the increase in urine volume and reductions in daily PS volume. Thus, highlighting the total effect of the 0. 05 mg/kg/day teduglutide dose, the fluid composite effect endpoint increased significantly by 816 ± 982 mL/day compared with placebo ($P = 0.03$) at week 20. Highlighting the total absolute effect of the 0. 10 mg/kg/d teduglutide dose, the composite effect increased significantly by 489±619, 700±723 and 953±830 mL/day at weeks 12, 16 and 20, respectively (all p-values<0. 05) compared to the placebo. Thus, the urine volume increased by ~350 mL/day and the PS volume was decreased by ~350 mL/day in the 0. 05 mg/kg/day teduglutide dose group, whereas the oral fluid intake decreased by ~350 mL/day and the PS volume decreased by ~350 mL/day in the 0. 10 mg/kg/day teduglutide dose group. Thereby, it is estimated that the true effect of either teduglutide dose on intestinal wet weight absorption is probably around 700 mL/day (i. e. 4. 9 L/week) closely reflecting the effects demonstrated in the phase 2 study.

The reductions in parenteral energy were not significant when comparing the teduglutide groups and the placebo group ($P = 0.11$), but in contrast to the phase 2 study, the oral energy intake and faecal excretions were not measured. It is suggested, that the non-significance of the 0.10 mg/kg/day dose vs. placebo could be explained by limitations imposed by the protocol, such as the inability to start reduction of PS until after 4 weeks of initiating teduglutide treatment and the maximally allowed reductions in PS of 10 % per month.

The effect on body composition was evaluated by changes in fat mass, lean body mass and total bone mineral content (BMC). Body weight was registered at all appointments and DEXA-scans were performed at baseline and again at week 24. Body weight was significantly increased in both teduglutide groups at various time points compared to placebo, and this finding was mainly due to changes in lean body mass. The total bone mineral content (BMC), was significantly higher in both teduglutide groups compared to placebo, but did not result in significant changes in T and Z-scores.

In both teduglutide groups, a significant increase in small bowel villus height in biopsies was demonstrated. A significant increase in colonic crypt depth was demonstrated in the teduglutide 0.10 mg/kg/day group.

Plasma citrulline, an organic compound derived from the amino acid arginine, is used as a biomarker of a reduced enterocyte mass in SBS. Plasma citrulline was increased in both treatment groups compared to baseline and the absolute changes from baseline in plasma citrulline were significantly ($P<0.0001$) increased after the 24 weeks of treatment in both treatment groups [(15.7±12.7) umol/L in the teduglutide 0.10 mg/kg/day and (10.9 ± 11.3) umol/L in the teduglutide 0.05 mg/kg/day] compared to placebo (1.9± 5.0 umol/L). Interestingly, while baseline values tended to be lower in the teduglutide 0.10 mg/kg/day compared to placebo group ($P=0.051$), this group showed the highest increments.

No significant changes in QoL during treatment with teduglutide were demonstrated.

Patients who completed the placebo-controlled study were given the option to enter an open-label, 28-week extension study ("the 005 study"). 52 patients were enrolled for continuous treatment of the same dose of teduglutide (25 patients receiving 0.05 mg/kg/day and 27 patients receiving 0.10 mg/kg/day) for a total length of 52 weeks. As in the initial RCT, the primary efficacy end point was a clinical response defined as reduction of 20~100% in weekly PS volume at week 52 compared to baseline.

Throughout the study period a progressive PS volume reduction was reported in the teduglutide-treated groups, greatest in the 0.05 mg/kg/day group. At week 24 (end of Study 004) 46% of the patients in the 0.05-mg/kg/d group and 25% of the patients in the 0.10-mg/kg/d group had achieved reductions of ≥ 20 % of baseline PS volume. These numbers were 68% and 52 % in the respective 0.05 and 0.10 mg/kg/day groups. Translated into ≥ 1 day (s) off PS, this was achieved in 68 % of the patients in the 0.05 and 37 % in the 0.10-mg/kg/d group. Four patients completely weaned off from PS (3 during study 004 and 1 during the 28-wk extension study). Interestingly, 11 of the 19 non-responders at week 24 became responders and achieved reduction of ≥ 20 % of baseline PS volume at week 52. In comparison, 4 of the 24 responders at week 24 became non-responders at week 52.

An increase in fasting plasma citrulline levels from baseline was seen at week 52 of 68 % and 86 % in the 0.05 and 0.10 mg/kg/day groups respectively. The levels were decreased, but did not return to baseline levels, by 20% and 32 % in the respective groups 4 weeks after end of treatment.

A second phase 3 pivotal study (the "020" or "STEPS" study) was subsequently performed using a similar study design but with a modified PS weaning protocol that allowed for earlier (at week 2 vs. week 4) and more aggressive weaning (10~30% vs. 10%) of the optimized PS volume. 43 SBS patients were randomized to a 0.05 mg/kg/day dose of teduglutide and 43 patients to placebo for up to 24 weeks. The proportion of teduglutide treated patients achieving a 20% to 100% reduction of PS at week 20 and 24 was significantly higher compared to placebo (27/43 patients, 63% versus 13/43 patients, 30%, $P = 0.002$). Teduglutide treatment resulted in a 4.4 L/week reduction in PS volume from a pre-treatment baseline of 12.9 L/week versus 2.3 L/week from a pre-treatment baseline of 13.2 L/week for placebo at week 24. However, placebo-treated patients significantly increased their oral fluid intake by 1.6 ± 3.6 L/week ($P < 0.009$) in order to maintain stable target urine output of 1.0 to 2.0 L/d. In patients treated with teduglutide, urine output continued to increase, indicating increased net fluid absorption. Even at the end of the trial, further weaning appeared possible in patients treated with teduglutide. The significant PS volume reduction with teduglutide translated into additional clinical benefits: At the end of the treatment period (at Week 24), the need for PS infusion was reduced by 1 or more days in more than half of the patients in the teduglutide group (53.8%, 21/39) compared with less than one quarter of those in the placebo group (23.1%, 9/39; $P = 0.005$).

Post-hoc analyses of the 020 study data have revealed that a positive correlation between baseline PS volume and PS volume reduction with teduglutide treatment ($y = -0.3870x + 90.0279$, $r2 = 0.61$; $P < .0001$). Patient were divided in groups based on bowel anatomy (group 1, jejunostomy/ileostomy; group 2, $\geq 50\%$ colon in continuity without stoma; and group 3, other colon anatomies), and disease features (with inflammatory bowel disease, mesenteric vascular diseases, or other conditions). The absolute effects of teduglutide on absolute PS volume were significantly greater in group 1 patients (reduction of 919 ± 644 mL/day) —not only compared with patients given placebo (reduction of 340 ± 436 mL/day; $P = .0112$) but also compared with teduglutide-treated patients in group 2 (reduction of 355 ± 306 mL/day; $P = .0066$). Teduglutide had an intermediate effect on patients in group 3. A minority of patients with SBS and inflammatory bowel diseases had colon in continuity (10.5% [n=2/19]), whereas most patients with SBS and vascular or other diseases had colon in continuity (84.4% [n=27/32] and 67.6% [n=23/34], respectively). These findings may inform initial parenteral support volume adjustments and management of these severely disabled patients.

Study 021 was an open label long term extension of study 020 in which teduglutide 0.05 mg/kg/day was evaluated for up to two years. A clinically meaningful response was defined as a 20%~100% reduction from baseline in weekly PS volume. 88 patients were enrolled; 37 patients had during the 24 week study (study 020) received teduglutide (TED), n=39 had received placebo (PBO) and=12 had been optimized and stabilized during 020, but not treated with teduglutide (NT). All patients received daily subcutaneous injections of 0.05 mg/kg/day teduglutide (TED). Thus, the study population included 3 subgroups of TED/TED, PBO/TED and NT/TED. Including the 24 weeks in 020 study, total exposure to teduglutide was up to 30 months for TED/TED and up to 24 months for the NT/TED and PBO/TED subgroups.

A total of 65 subjects (74%) successfully completed the 2 year study period. 28/30 subjects (93%) in the TED/TED group demonstrated a clinical response with a mean reduction in PS volume from baseline of 7.6 (66%) L/wk. This number was 3.1 L/wk (28%) in 16/29 subjects (55%) in the PBO/TED group and 4.0 L/wk (39%) in 4/6 subjects (67%) in the NT/TED group.

Overall, TED resulted in clinically meaningful reductions in PS requirements, allowing for additional days off PS per week; 25/65 (38%) subjects achieving an additional ≥ 3 day/wk reduction; 13 patients achieved total independence from PS versus 0 patients at the end of study 020.

The effect on parenteral energy supply was reported only in the first of the two phase 3 teduglutide studies. Reductions in parenteral energy at week 24 of 243 ± 450 kJ/day ($p=0.056$), 447 ± 1051 kJ/day ($P=0.030$) and 912 ± 1333 kJ/day ($P=0.001$) were seen in the placebo group, teduglutide 0.10 mg/kg/day group and teduglutide 0.05 mg/kg/day group, respectively, compared with baseline. However, the reductions in parenteral energy were not significant between active treatment (teduglutide 0.10 mg/kg/day and 0.05 mg/kg/day) and placebo ($P=0.11$).

In the 35-day study with native GLP-2 treatment, the overall increase in energy absorption of 15 MJ translated into a significant increase in body weight of 1.2 ± 1.0 kg ($P=0.010$) (55). The study demonstrated positive findings on urine creatinine excretion (0.7 ± 0.7 mmol/day, $P=0.02$), which suggests an increase in muscle mass or increase in renal function in relation to GLP-2 treatment.

In both the placebo-controlled clinical teduglutide phase 3 studies, body weights remained stable in spite of PS reductions. Numerical increases in body weight were seen (0.9 ± 2.1 kg, at week 3, 1.4 ± 2.5 kg, teduglutide 0.10 mg/kg/day, and 1.2 ± 2.8 kg teduglutide 0.05 mg/kg/day at week 24 (69), and 1.0 ± 2.8 kg, teduglutide 0.05 mg/kg/day at week 24. However, none of these reached statistical significance compared to placebo.

Follow-up studies

The post-drug consequences of teduglutide treatment were assessed in a descriptive, follow-up study, following the Study 004. Data were obtained from clinical visits at 0, 3, 6 and 12 months relative to discontinuation. 37 patients (25 responders, 12 non-responders) were included and classified according to whether their PS volume decreased (DEC), remained unchanged (NEUT) in NEUT/DEC group or increased in INC group.

During the 12 months post discontinuation, in the responders' group, 12 had increased their PS volume (INC) to pre-drug volumes while n=13 had maintained the same PS volume or had further PS reduction (NEUT/DEC). Of the 3 patients who weaned off PS while on teduglutide in NEUT, all remained off PS 12 months post-drug. Accordingly, BMI was decreased at 3, 6, and 12 months INC group ($P=001$), but not in NEUT/DEC group. NEU/DEC group was characterized by longer median short bowel length (58 cm vs 35 cm), longer median colon length (85 cm vs 58 cm) and more patients with colon in continuity (92 % vs 57 %) compared to INC group. Also the PS volume reduction while on drug was greater in INC vs NEUT/DEC (-4.7 vs -1.9 L, $P=.04$). The complication rate was higher in INC (13 total in 3 patients) than in NEUT/DEC (5 total in 3 patients); corresponding to complication incidence rates per person year of 1.5 for INC vs 0.38 for NEUT/DEC ($P < 0.01$). The complications consisted of multiple hospitalizations in the 3 INC patients and 1 bloodstream infection and 4 hospitalizations in 3 NEUT/DEC patients.

Other GLP-2 analogues with longer half-lives than teduglutide are currently under development. It is the hope that instead a lyophilized powder that requires daily injections and reconstitution before use, a more ready-to-use product with the potential weekly of monthly injections may be developed. However, in case of adverse events, a short half-life would be desirable.

Other pro-adaptive factors and combinations

As indicated, numerous growth factors may be involved in the postresectional intestinal adaptation, such as such as glucagon-like peptide-1 (GLP-1), oxyntomodulin, peptide YY, neurotensin, insulin-like growth factor-1, hepatocyte growth factor, vascular endothelial growth factor, cholecystokinin, epidermal growth factor, gastrin, insulin, vascular endothelial growth factor, fibroblast growth factors and keratinocyte growth factor. GLP-2 is just one of many endogenously secreted hormones involved in the process of intestinal adaptation following intestinal resection. Therefore, in theory, other hormones, or inhibitors of their degradation enzymes, individually, or in concert with GLP-2, may have positive effects on the intestinal absorption in SBS patients. Results obtained so far have been demonstrated in preclinical studies and in small, open-label, pilot-studies. In mice, inhibiting dipeptidyl peptidase-IV (DPP-IV), which is a serine protease cleaving dipeptides from the N-terminal end with l-proline or l-alanine at the penultimate position (e. g GIP, GLP-1 and GLP-2), has been suggested as a novel approach to promote adaptation in SBS patients with preserved L-cell secretion. Other peptides such as peptide YY, glicentin, oxyntomodulin and GLP-1 have also been suggested in the treatment of SBS patients. In a small 1-month study, all 5 consecutive SBS patients with less than 90 cm of small bowel (4 with colon-in-continuity) experienced improvements in stool frequency and form following treatment with the GLP-1 agonist exanatide. PS was stopped successfully in 3 of the 5 patients. Antroduodenal manometry revealed continuous low amplitude gastric contractions during fasting which completely normalized with exanatide. Another pilot study employing the GLP-1 analogue, liraglutide, showed promising results. In an 8-week, open-label, pilot study, liraglutide was given subcutaneously once-daily to eight end-jejunostomy patients, aged 63.4 ± 10.9 years (mean $\pm$ SD) and with small bowel lengths of 110 ± 66 cm. 72-hour metabolic balance studies were performed before and at the end of treatment. Food intake was unrestricted. Oral fluid intake and parenteral support volume was kept constant. Liraglutide reduced ostomy wet weight output by 474 ± 563 g/d from 3249 ± 1352 to 2775 ± 1187 g/d ($P = .049$). Intestinal wet weight absorption tended to increase by 464 ± 557 g/d ($P = .05$), as did urine production by 765 ± 759 g/d ($P = .02$). Intestinal energy absorption improved by 902 ± 882 kJ/d ($P = .02$).

Likewise, acute effects were observed on intestinal absorption in 9 SBS patients (2 with colon-in-continuity) in relation to infusion of native GLP-1, GLP-2 and co-infusion of GLP-1 and GLP-2. GLP-1 decreased diarrhea and faecal excretions in SBS patients, but it seemed less potent than GLP-2. The combination of GLP-1 and GLP-2 numerically provided additive effects on intestinal absorption compared to either peptide given alone.

SUMMARY

The control of function and adaptation following intestinal resection is complex. Thus, the true understanding and development of adequate measurements of the relevant pathophysiological changes in GI function in the individual patients following intestinal resection remains to be resolved. Over the last decades, an increased awareness of some of the key hormones and their functions has emerged. Pharmaceutical companies are now able to provide these pro-adaptive factors and analogues for the clinical use in SBS patients. However, due to the large patient heterogeneity even within recommended SBS classifications, combined with a large effect heterogeneity related to treatments, an individualised approach will be necessary. A wide range of pro-adaptive agents are suggested as potential as future treatments. Since SBS patients are relatively rare, industry interest may be limited. However, physiological findings related to testing these agents in SBS patients may prove relevant for the understanding of human physiology including signalling and regulation of gut-brain and gut-liver axes, appetite regulation and metabolism, which may also benefit other patient groups in the future.

REFERENCES

[1] Kasper H. Faecal fat excretion, diarrhea, and subjective complaints with highly dosed oral fat intake. Digestion, 1970, 3 (6): 321-330.

[2] O'Keefe SJ, Buchman AL, Fishbein TM, et al. Short bowel syndrome and intestinal failure: consensus definitions and overview. Clin Gastroenterol Hepatol, 2006, 4 (1): 6-10.

[3] Jeppesen PB, Mortensen PB. Intestinal failure defined by measurements of intestinal energy and wet weight absorption. Gut, 2000, 46 (5): 701-706.

[4] Pironi L, Arends J, Baxter J, et al. ESPEN endorsed recommendations. Definition and classification of intestinal failure in adults. Clin Nutr, 2015, 34 (2): 171-180.

[5] Jeppesen PB. Spectrum of short bowel syndrome in adults: intestinal insufficiency to intestinal failure. JPEN J Parenter Enteral Nutr, 2014, 38 (1 Suppl): 8S-13S.

[6] Messing B, Crenn P, Beau P, et al. Long-term survival and parenteral nutrition dependence in adult patients with the short bowel syndrome. Gastroenterology, 1999, 117 (5): 1043-1050.

[7] Jeppesen PB. Growth factors in short-bowel syndrome patients. Gastroenterol Clin North Am, 2007, 36 (1): 109-121.

[8] Baxter JP, Fayers PM, Bozzetti F, et al. An international study of the quality of life of adult patients treated with home parenteral nutrition. Clin Nutr, 2018.

[9] Amiot A, Messing B, Corcos O, et al. Determinants of home parenteral nutrition dependence and survival of 268 patients with non-malignant short bowel syndrome. Clin Nutr, 2013, 32 (3): 368-374.

[10] Prahm AP, Brandt CF, Askov-Hansen C, et al. The use of metabolic balance studies in the objective discrimination between intestinal insufficiency and intestinal failure. Am J Clin Nutr, 2017, 106 (3): 831-838.

[11] Chaudhri O, Small C, Bloom S. Gastrointestinal hormones regulating appetite. Philos Trans R Soc Lond B Biol Sci, 2006, 361 (1471): 1187-1209.

[12] Nightingale JM, Kamm MA, van der Sijp JR, et al. Gastrointestinal hormones in short bowel syndrome. Peptide YY may be thecolonic brake to gastric emptying. Gut, 1996, 39 (2): 267-272.

[13] Jeppesen PB, Hartmann B, Hansen BS, et al. Impaired meal stimulated glucagon-like peptide 2 response in ileal resected short bowel patients with intestinal failure. Gut, 1999, 45 (4): 559-563.

[14] Nordgaard I, Hansen BS, Mortensen PB. Importance of colonic support for energy absorption as small-bowel failure proceeds. Am J Clin Nutr, 1996, 64 (2): 222-231.

[15] Jeppesen PB, Hartmann B, Thulesen J, et al. Elevated plasma glucagon-like peptide 1 and 2 concentrations in ileum resected short bowel patients with a preserved colon. Gut, 2000, 47 (3): 370-376.

[16] Gyr KE, Whitehouse I, Beglinger C, et al. Human pharmacological effects of SMS 201–995 on gastric secretion. Scand J Gastroenterol, 1986, 119 (Suppl): 96-102.

[17] Creutzfeldt W, Lembcke B, Folsch UR, et al. Effect of somatostatin analogue (SMS 201–995, Sandostatin) on pancreatic secretion in humans. Am J Med, 1987, 82 (5B): 49-54.

[18] Reichlin S. Somatostatin (second of two parts). N Engl J Med, 1983, 309 (25): 1556-1563.

[19] Lembcke B, Creutzfeldt W, Schleser S, et al. Effect of the somatostatin analogue sandostatin (SMS 201–995) on gastrointestinal, pancreatic and biliary function and hormone release in normal men. Digestion, 1987, 36 (2): 108-124.

[20] Dueno MI, Bai JC, Santangelo WC, et al. Effect of somatostatin analog on water and electrolyte transport and transit time in human small bowel.

Dig Dis Sci, 1987, 32 (10): 1092-1096.

[21] Krejs GJ, Browne R, Raskin P. Effect of intravenous somatostatin on jejunal absorption of glucose, amino acids, water, and electrolytes. Gastroenterology, 1980, 78 (1): 26-31.

[22] Fuessl HS, Carolan G, Williams G, et al. Effect of a long-acting somatostatin analogue (SMS 201-995) on postprandial gastric emptying of 99mTc-tin colloid and mouth-to-caecum transit time in man. Digestion, 1987, 36 (2): 101-107.

[23] Davis GR, Camp RC, Raskin P, et al. Effect of somatostatin infusion on jejunal water and electrolyte transport in a patient with secretory diarrhea due to malignant carcinoid syndrome. Gastroenterology, 1980, 78 (2): 346-349.

[24] Lucey MR, Yamada T. Biochemistry and physiology of gastrointestinal somatostatin. Dig Dis Sci, 1989, 34 (3 Suppl): 5S-13S.

[25] Bass BL, Fischer BA, Richardson C, et al. Somatostatin analogue treatment inhibits postresectional adaptation of the small bowel in rats. Am J Surg, 1991, 161 (1): 107-111.

[26] O'Keefe SJ, Haymond MW, Bennet WM, et al. Long-acting somatostatin analogue therapy and protein metabolism in patients with jejunostomies. Gastroenterology, 1994, 107 (2): 379-388.

[27] Dharmsathaphorn K, Gorelick FS, Sherwin RS, et al. Somatostatin decreases diarrhea in patients with the short-bowel syndrome. J Clin Gastroenterol, 1982, 4 (6): 521-524.

[28] Williams NS, Cooper JC, Axon AT, et al. Use of a long acting somatostatin analogue in controlling life threatening ileostomy diarrhoea. Br Med J Clin Res Ed, 1984, 289 (6451): 1027-1028.

[29] Rodrigues CA, Lennard Jones JE, Thompson DG, et al. The effects of octreotide, soy polysaccharide, codeine and loperamide on nutrient, fluid and electrolyte absorption in the short-bowel syndrome. Aliment Pharmacol Ther, 1989, 3 (2): 159-169.

[30] Nightingale JM, Walker ER, Burnham WR, Farthing MJ, et al. Octreotide (a somatostatin analogue) improves the quality of life in some patients with a short intestine. Aliment Pharmacol Ther, 1989, 3 (4): 367-373.

[31] Rosenberg L, Brown RA. Sandostatin in the management of nonendocrine gastrointestinal and pancreatic disorders: a preliminary study. Can J Surg, 1991, 34 (3): 223-229.

[32] Shaffer JL, O'Hanrahan T, Rowntree S, et al. Does somatostatin analogue (SMS 201-995) reduce high output stoma effluent? A controlled trial. Gut, 1988: 1432-1433.

[33] Gilsdorf RB, Gilles P, Gigliotti LM. Somatostatin effect on gastrointestinal losses in patients with short bowel syndrome. ASPEN13th Clinical Congress Abstracts, 1989: 478.

[34] Ladefoged K, Christensen KC, Hegnhoj J, et al. Effect of a long acting somatostatin analogue SMS 201-995 on jejunostomy effluents in patients with severe short bowel syndrome [see comments]. Gut, 1989, 30 (7): 943-949.

[35] O'Keefe SJ, Peterson ME, Fleming CR. Octreotide as an adjunct to home parenteral nutrition in the management of permanent end-jejunostomy syndrome. JPEN J Parenter Enteral Nutr, 1994, 18 (1): 26-34.

[36] Nehra V, Camilleri M, Burton D, et al. An open trial of octreotide long-acting release in the management of short bowel syndrome. Am J Gastroenterol, 2001, 96 (5): 1494-1498.

[37] Byrne TA, Morrissey TB, Nattakom TV, et al. Growth hormone, glutamine, and a modified diet enhance nutrient absorption in patients with severe short bowel syndrome. JPEN J Parenter Enteral Nutr, 1995, 19 (4): 296-302.

[38] Byrne TA, Persinger RL, Young LS, et al. A new treatment for patients with short-bowel syndrome. Growth hormone, glutamine, and a modified diet. Ann Surg, 1995, 222 (3): 243-254.

[39] Scolapio JS, Camilleri M, Fleming CR, et al. Effect of growth hormone, glutamine, and diet on adaptation in short-bowel syndrome: A randomized, controlled study. Gastroenterology, 1997, 113 (4): 1074-1081.

[40] Szkudlarek J, Jeppesen PB, Mortensen PB. Effect of high dose growth hormone with glutamine and no change in diet on intestinal absorption in short bowel patients: a randomised, double blind, crossover, placebo controlled study. Gut, 2000, 47 (2): 199-205.

[41] Ellegard L, Bosaeus I, Nordgren S, et al. Low-dose recombinant human growth hormone increases body weight and lean body mass in patients with short bowel syndrome. Ann Surg, 1997, 225 (1): 88-96.

[42] Seguy D, Vahedi K, Kapel N, et al. Low-dose growth hormone in adult home parenteral nutrition-dependent short bowel syndrome patients: a positive study. Gastroenterology, 2003, 124 (2): 293-302.

[43] Byrne TA, Wilmore DW, Iyer K, et al. Growth hormone, glutamine, and an optimal diet reduces parenteral nutrition in patients with short bowel syndrome: a prospective, randomized, placebo-controlled, double-blind clinical trial. Ann Surg, 2005, 242 (5): 655-661.

[44] Johannsson G, Sverrisdottir YB, Ellegard L, et al. GH increases extracellular volume by stimulating sodium reabsorption in the distal nephron and preventing pressure natriuresis. J Clin Endocrinol Metab, 2002, 87 (4): 1743-1749.

[45] Jeppesen PB, Szkudlarek J, Hoy CE, et al. Effect of high-dose growth hormone and glutamine on body composition, urine creatinine excretion, fatty acid absorption, and essential fatty acids status in short bowel patients: a randomized, double-blind, crossover, placebo-controlled study. Scand J Gastroenterol, 2001, 36 (1): 48-54.

[46] Wales PW, Nasr A, de Silva N, et al. Human growth hormone and glutamine for patients with short bowel syndrome. Cochrane Database Syst Rev, 2010, (6): CD006321.

[47] Drucker DJ, Erlich P, Asa SL, et al. Induction of intestinal epithelial proliferation by glucagon-like peptide 2. Proc Natl Acad Sci USA, 1996, 93 (15): 7911-7916.

[48] Wojdemann M, Wettergren A, Hartmann B, et al. Glucagon-like peptide-2 inhibits centrally induced antral motility in pigs. Scand J Gastroenterol, 1998, 33 (8): 828-832.

[49] Wojdemann M, Wettergren A, Hartmann B, et al. Inhibition of sham feeding-stimulated human gastric acid secretion by glucagon-like peptide-2. J Clin Endocrinol Metab, 1999, 84 (7): 2513-2517.

[50] Guan X, Karpen HE, Stephens J, et al. GLP-2 receptor localizes to enteric neurons and endocrine cells expressing vasoactive peptides and mediates increased blood flow. Gastroenterology, 2006, 130 (1): 150-164.

[51] Bremholm L, Hornum M, Henriksen BM, et al. Glucagon-like peptide-2 increases mesenteric blood flow in humans. Scand J Gastroenterol, 2009, 44 (3): 314-319.

[52] Bremholm L, Hornum M, Andersen UB, et al. The effect of Glucagon-Like Peptide-2 on mesenteric blood flow and cardiac parameters in end-jejunostomy short bowel patients. Regul Pept, 2011, 168 (1-3): 32-38.

[53] Cani PD, Possemiers S, Van de WT, et al. Changes in gut microbiota control inflammation in obese mice through a mechanism involving GLP-2-driven improvement of gut permeability. Gut, 2009, 58 (8): 1091-1103.

[54] Brubaker PL, Izzo A, Hill M, et al. Intestinal function in mice with small bowel growth induced by glucagon-like peptide-2. Am J Physiol, 1997, 272 (6 Pt 1): E1050-E1058.

[55] Jeppesen PB, Hartmann B, Thulesen J, et al. Glucagon-like peptide 2 improves nutrient absorption and nutritional status in short-bowel patients with no colon. Gastroenterology, 2001, 120 (4): 806-815.

[56] Jeppesen PB, Lund P, Gottschalck IB, et al. Short bowel patients treated for two years with glucagon-like Peptide 2: effects on intestinal morphology and absorption, renal function, bone and body composition, and muscle function. Gastroenterol Res Pract, 2009, 2009: 616054.

[57] Ivory CP, Wallace LE, McCafferty DM, et al. Interleukin-10-independent anti-inflammatory actions of glucagon-like peptide 2. Am J Physiol Gastrointest Liver Physiol, 2008, 295 (6): G1202-G1210.

[58] Sigalet DL, Wallace LE, Holst JJ, et al. Enteric neural pathways mediate the anti-inflammatory actions of glucagon-like peptide 2. Am J Physiol Gastrointest Liver Physiol, 2007, 293 (1): G211-G221.

[59] Henriksen DB, Alexandersen P, Hartmann B, et al. Four-month treatment with GLP-2 significantly increases hip BMD: a randomized, placebo-controlled, dose-ranging study in postmenopausal

women with low BMD. Bone, 2009, 45 (5): 833-842.

[60] Munroe DG, Gupta AK, Kooshesh F, et al. Prototypic G protein-coupled receptor for the intestinotrophic factor glucagon-like peptide 2. Proc Natl Acad Sci USA, 1999, 96 (4): 1569-1573.

[61] Dube PE, Brubaker PL. Frontiers in glucagon-like peptide-2: multiple actions, multiple mediators. Am J Physiol Endocrinol Metab, 2007, 293 (2): E460-E465.

[62] Yusta B, Huang L, Munroe D, et al. Enteroendocrine localization of GLP-2 receptor expression in humans and rodents. Gastroenterology, 2000, 119 (3): 744-755.

[63] Bjerknes M, Cheng H. Modulation of specific intestinal epithelial progenitors by enteric neurons. Proc Natl Acad Sci USA, 2001, 98 (22): 12497-12502.

[64] Orskov C, Hartmann B, Poulsen SS, et al. GLP-2 stimulates colonic growth via KGF, released by subepithelial myofibroblasts with GLP-2 receptors. Regul Pept, 2005, 124 (1-3): 105-112.

[65] Bahrami J, Yusta B, Drucker DJ. ErbB activity links the glucagon-like peptide-2 receptor to refeeding-induced adaptation in the murine small bowel. Gastroenterology, 2010, 138 (7): 2447-2456.

[66] Marier JF, Beliveau M, Mouksassi MS, et al. Pharmacokinetics, safety, and tolerability of teduglutide, a glucagon-like peptide-2 (GLP-2) analog, following multiple ascending subcutaneous administrations in healthy subjects. J Clin Pharmacol, 2008, 48 (11): 1289-1299.

[67] Marier JF, Mouksassi MS, Gosselin NH, et al. Population pharmacokinetics of teduglutide following repeated subcutaneous administrations in healthy participants and in patients with short bowel syndrome and Crohn's disease. J Clin Pharmacol, 2010, 50 (1): 36-49.

[68] Jeppesen PB, Sanguinetti EL, Buchman A, et al. Teduglutide (ALX-0600), a dipeptidyl peptidase IV resistant glucagon-like peptide 2 analogue, improves intestinal function in short bowel syndrome patients. Gut, 2005, 54 (9): 1224-1231.

[69] Jeppesen PB, Gilroy R, Pertkiewicz M, et al. Randomised placebo-controlled trial of teduglutide in reducing parenteral nutrition and/or intravenous fluid requirements in patients with short bowel syndrome. Gut, 2011, 60 (7): 902-914.

[70] O'Keefe SJ, Jeppesen PB, Gilroy R, et al. Safety and efficacy of teduglutide after 52 weeks of treatment in patients with short bowel intestinal failure. Clin Gastroenterol Hepatol, 2013, 11 (7): 815-823.

[71] Jeppesen PB, Pertkiewicz M, Messing B, et al. Teduglutide reduces need for parenteral support among patients with short bowel syndrome with intestinal failure. Gastroenterology, 2012, 143 (6): 1473-1481.

[72] Jeppesen PB. Teduglutide, a novel glucagon-like peptide 2 analog, in the treatment of patients with short bowel syndrome. Therap Adv Gastroenterol, 2012, 5 (3): 159-171.

[73] Jeppesen PB, Gabe SM, Seidner DL, et al. Factors Associated With Response to Teduglutide in Patients With Short-Bowel Syndrome and Intestinal Failure. Gastroenterology, 2018, 154 (4): 874-885.

[74] Schwartz LK, O'Keefe SJ, Fujioka K, et al. Long-Term Teduglutide for the Treatment of Patients With Intestinal Failure Associated With Short Bowel Syndrome. Clin Transl Gastroenterol, 2016, 7: e142.

[75] Jeppesen PB, Sanguinetti EL, Buchman A, et al. Teduglutide (ALX-0600), a dipeptidyl peptidase IV resistant glucagon-like peptide 2 analogue, improves intestinal function in short bowel syndrome patients. Gut, 2005, 54 (9): 1224-1231.

[76] Compher C, Gilroy R, Pertkiewicz M, et al. Maintenance of parenteral nutrition volume reduction, without weight loss, after stopping teduglutide in a subset of patients with short bowel syndrome. JPEN J Parenter Enteral Nutr, 2011, 35 (5): 603-609.

[77] Sueyoshi R, Woods Ignatoski KM, Okawada M, et al. Stimulation of intestinal growth and function with DPP4 inhibition in a mouse short bowel syndrome model. Am J Physiol Gastrointest Liver Physiol, 2014, 307 (4): G410-G419.

[78] Okawada M, Holst JJ, Teitelbaum DH. Administration of a dipeptidyl peptidase IV inhibitor enhances the intestinal adaptation in a mouse model of short bowel syndrome. Surgery, 2011, 150

(2): 217-223.

[79] Kunkel D, Basseri B, Low K, et al. Efficacy of the glucagon-like peptide-1 agonist exenatide in the treatment of short bowel syndrome. Neurogastroenterol Motil, 2011, 23 (8): 739-e328.

[80] Hvistendahl M, Brandt CF, Tribler S, et al. Effect of Liraglutide Treatment on Jejunostomy Output in Patients With Short Bowel Syndrome: An Open-Label Pilot Study. JPEN J Parenter Enteral Nutr, 2018, 42 (1): 112-121.

[81] Madsen KB, Askov-Hansen C, Naimi RM, et al. Acute effects of continuous infusions of glucagon-like peptide (GLP) -1, GLP-2 and the combination (GLP-1+GLP-2) on intestinal absorption in short bowel syndrome (SBS) patients. A placebo-controlled study. Regul Pept, 2013, 184: 30-39.

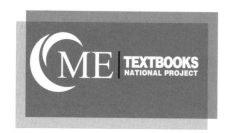

肠外营养相关操作步骤 及流程（视频）

附录 3

扫码免费观看 本书配套视频

手机端：扫描二维码→点击"报名学习"→关注并注册中华医学教育 在线→进入"我的课程"→选择"《家庭肠外营养》配套视频"→点 击"开始学习"

PC 端：登录中华医学教育在线 http://cmeonline.cma-cmc.com.cn/ cms/→注册→进入"我的课程"→选择"《家庭肠外营养》配套视 频"→点击"开始学习"

视频 1：长期家庭肠外营养支持病例分享（视频来源：复旦大学附属中山医院）

视频 2：外周静脉至中心静脉置管、导管维护及换药护理操作（视频来源：北京协和医学院 北京协和医院）

视频 3：药师配制肠外营养袋+护师配制即用型肠外营养三腔袋（视频来源：北京协和医学院 北京协和医院）

视频 4：超短肠综合征：肠外肠内营养支持（视频来源：北京协和医学院 北京协和医院）

视频 5：家庭肠外营出院宣教及上门访视（视频来源：中国人民解放军东部战区总医院）

学习培训及学分申请办法

一、《国家级继续医学教育项目教材》经原卫生部（现为国家卫生健康委员会）科教司、全国继续医学教育委员会批准，由全国继续医学教育委员会、中华医学会联合主办，中华医学电子音像出版社编辑出版，面向全国医学领域不同学科、不同专业的临床医生，专门用于继续医学教育培训。

二、学员学习教材后，在规定时间（自出版日期起1年）内可向本教材编委会申请继续医学教育Ⅱ类学分证书，具体办法如下：

方法一：PC激活

1. 访问"中华医学教育在线"网站 cmeonline.cma-cmc.com.cn，注册、登录。

2. 点击首页右侧"图书答题"按钮，或个人中心"线下图书"按钮。

3. 刮开本书封底防伪标涂层，输入序号激活图书。

4. 在个人中心"我的课程"栏目下，找到本书，按步骤进行考核，成绩必须合格才能申请证书。

5. 在"我的课程"-"已经完成"，或"申请证书"栏目下，申请证书。

方法二：手机激活

1. 微信扫描二维码 关注"中华医学教育在线"官方微信并注册。

2. 点开个人中心"图书激活"，刮开本书封底防伪标涂层，输入序号激活图书。

3. 在个人中心"我的课程"栏目下，找到本书，按步骤进行考核，成绩必须合格才能申请证书。

4. 登录PC端网站，在"我的课程"-"已经完成"，或"申请证书"栏目下，申请证书。

三、证书查询

在PC端首页右上方帮助中心"查询证书"中输入姓名和课程名称进行查询。

《国家级继续医学教育项目教材》编委会